名家纵谈传统文化

传统文化

主编　毛国强

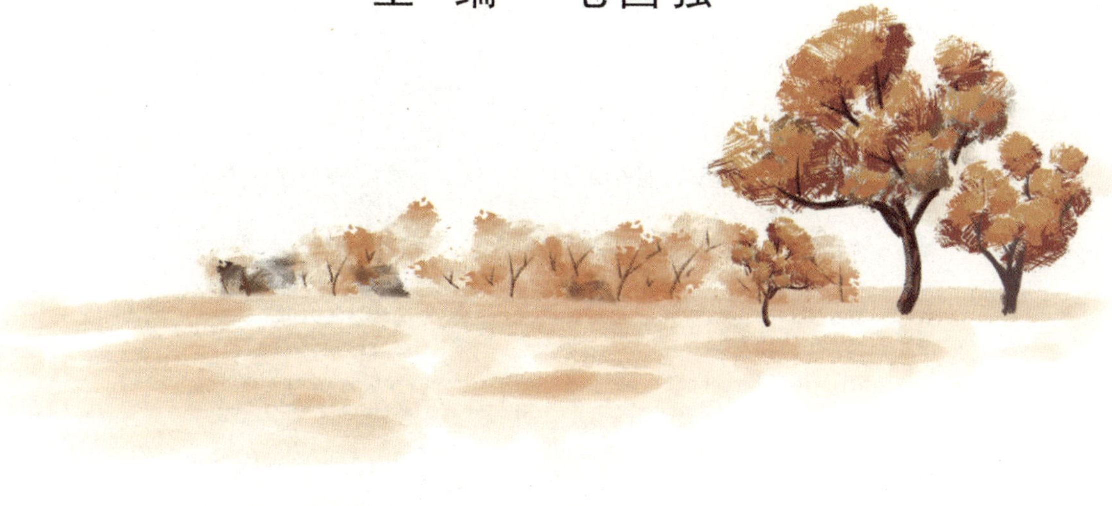

天津出版传媒集团
天津科技翻译出版有限公司
天津社会科学院出版社

图书在版编目(CIP)数据

名家纵谈传统文化 / 毛国强主编. —天津 : 天津科技翻译出版有限公司：天津社会科学院出版社，2024.9

ISBN 978-7-5433-4455-6

Ⅰ.①名… Ⅱ.①毛… Ⅲ.①中国医药学-文化研究 Ⅳ.①R2-05

中国国家版本馆 CIP 数据核字(2024)第 066703 号

出　　版：	天津科技翻译出版有限公司	天津社会科学院出版社
出 版 人：	方　艳	高　潮
地　　址：	天津市南开区白堤路 244 号	天津南开区迎水道 7 号
邮政编码：	300192	300191
电　　话：	(022)87894896	(022)23360165
传　　真：	(022)87893237	(022)23075303
网　　址：	www.tsttpc.com	www.tass-tj.org.cn
印　　刷：	雅迪云印(天津)科技有限公司	
发　　行：	全国新华书店	
版本记录：	787mm×1092mm　16 开本　31 印张　550 千字 2024 年 9 月第 1 版　2024 年 9 月第 1 次印刷 定价：180.00 元	

(如发现印装问题，可与出版社调换)

编纂委员会

北京语言大学：崔希亮

北京中医药大学：张其成

天津师范大学：刘卫东、谭汝为、赵建忠、王世凯

天津美术学院：贾广健、霍春阳

天津音乐学院：李清资

天津市文学艺术界联合会：万镜明

天津社会科学院：罗澍伟

天津博物馆：张玲

第六代“泥人张”：张宇

编委名单

序言

“文化兴国运兴，文化强民族强。”

党的十八大以来，党和国家把文化建设摆在全局工作的重要位置，不断深化对文化建设的规律性认识，提出一系列新思想、新观点、新论断。2017年中共中央办公厅、国务院办公厅印发《关于实施中华优秀传统文化传承发展工程的意见》，2021年国家五部门联合印发《中医药文化传播行动实施方案（2021—2025年）》，2023年国家八部门联合印发《“十四五”中医药文化弘扬工程实施方案》。特别是党的二十大报告中提出：“只有把马克思主义基本原理同中国具体实际相结合、同中华优秀传统文化相结合，坚持运用辩证唯物主义和历史唯物主义，才能正确回答时代和实践提出的重大问题，才能始终保持马克思主义的蓬勃生机和旺盛活力。”在2023年6月召开的文化传承发展座谈会上，习近平总书记强调，中国文化源远流长，中华文明博大精深。只有全面深入了解中华文明的历史，才能更有效地推动中华优秀传统文化创造性转化、创新性发展，更有力地推进中国特色社会主义文化建设，建设中华民族现代文明。习近平总书记曾在多个场合强调，“中医药学是中国古代科学的瑰宝，也是打开中华文明宝库的钥匙”“凝聚着中国人民和中华民族的博大智慧”“是中华民族的伟大创造”“切实把中医药这一祖先留给我们的宝贵财富继承好、发展好、利用好，在建设健康中国、实现中国梦的伟大征程中谱写新的篇章”，这让我们深刻认识到中医药是中华优秀传统文化的杰出代表和重要组成，大力弘扬中医药文化对于增强文化自信具有重要的支撑作用。

作为国家“双一流”建设高校里屈指可数的中医药类院校，天津中医药大学在传承和弘扬包括中医药文化在内的中华优秀传统文化方面责无旁贷。文化与健康传播学院是我校的人文特色学院。学院成立于2014年初，最初院名为“语言文化学院”，2018年更名为“文化与健康传播学院”。在十年的发展历程中，学院由"语言+文化"两翼齐飞，拓展为"文化+健康+传播"多元并举，尤其突出中华优秀传统文化的传承、中医药文化的传播以及健康传播人才的培养。学校历来重视人文专业和学科的建设，在全国中医药大学中最早设置汉语言专业（2003年招生）、汉语国际教育专业（2010年招生），以及唯一的传播学专业（2018年招生），三个专业相互支撑，彼此促进。引进文学、语言、传播、历史、艺术等专业教师，在全校，尤其是为医学生开设各类文化、文学、艺术等通识课程，邀请人文学科的专家学者来校讲座，大大提升了学生的人文素养。

文化与健康传播学院还深度参与我校"双一流"中"文化传承与创新"和"中医药文化传播"板块建设，并在学院设有"天津市中医药文化研究与传播中心"和"中国健康传播研究中心"两个研究机构。前者是与天津市卫生健康委员会共建的，后者是与中国健康传媒集团共建的。2018年9月，天津中医药大学60周年校庆时，在学院举办的全国中医药文化传播高峰论坛上，我与两个共建单位领导共同揭牌。在大家的不断努力下，中医药文化和健康传播相关主题的研究和实践，以及社会服务都取得了丰硕的成果。中医药文化研究与传播中心2019年获批天津市科普基地，在2022年天津市科技局的综合考核中，从全市近40家科普基地脱颖而出，获得少有的"优秀"等级。2021年，中医药文化研究与传播中心被天津市卫生健康委员会命名为"天津市中医药文化宣传教育基地"，2022年被天津市文化和旅游局认定为"天津市非物质文化遗产研究基地"，2023年天津市社科联被纳入"天津市智库联盟"成员单位，成为全市高校中唯一"四元"兼顾的研究机构。可以说，文化与健康传播学院不仅是我校师生人文素质培养的生力军，还是天津市中医药文化传播、健康文化、中华优秀传统文化传承与传播的一支重要力量，他们10年来所取得的成绩，可喜可贺！

建院以来，文化与健康传播学院积极发挥中医药院校人文学科"桥头堡"作用，在教学、科研、社会服务、文化传承、人才培养等方面取得了丰硕的成果，形成了自身的特色，有力地支撑了学校"双一流"建设。学院的品牌讲座——"人文大讲堂""中医名家讲坛"便是其中一个亮点。十年中，学院围绕专业学科发展，先后邀请全国高校涉及文学、语言、传播、文化、医学等多学科知名学者开展了200多场名家讲座，受益人数达数十万人次，是我校以文育人、以文化人的重要平台，在大力推进校园文化建设、提升学生综合素养、引领校园文化发展等方面发挥了重要作用。这部《名家纵谈传统文化》正是众多名家讲座精华之荟萃，其中不乏闻名全国、蜚声世界的学者。本书是学院建院十年来的学术成果之一，以名家讲座内容编成书奉献给学校师生和社会各界读者，希望其可以使更多的人得到人文知识的充盈与精神修养的提升。书中涉及传统文化、中医文化、语言文化、健康文化、历史文化的众多领域，由多位文化巨擘倾情讲授。叶嘉莹、陈洪、张其成等大家带您领略传统文学文化的博大；石学敏、张伯礼、张大宁等为您揭示中医文化的奥妙；崔希亮、谭汝为、邢欣等向您讲述语言文化的理趣；孙少晶、张明新、许静等与您分享健康文化的精髓；贾广建、张颐武、霍春阳等将您引入艺术的殿堂，获得大美的享受；罗澍伟、赵建忠、张宇带您徜徉于历史长河。在本书中读者能够近距离感受名家的风采，“一站式”获取各类“文化套餐”全方位的熏陶与多层次的滋养。

正如习近平总书记在2020年9月8日全国抗击新冠肺炎疫情表彰大会上所指出的，文化自信是一个国家、一个民族发展中最基本、最深沉、最持久的力量。向上向善的文化是一个国家、一个民族休戚与共、血脉相连的重要纽带。希望我们这部《名家纵谈传统文化》能够在创造属于我们这个时代的新文化、建设中华民族现代文明的伟大征程中贡献一份力量。

作为全国医药医科大学唯一以文化与健康传播命名的学院，将文化的大文章做足，将文化传播的使命做大，能够汇聚这么多的文化大家，举办如此高层次和丰富多彩的讲座实属难得，体现了人文学院的角色担当，也凸显了学院的重要价值，希望天津中医药大学文化与健康传播学院在未来的发展中不忘初心，继续发挥特色，坚持不断创新，在文化传承方面，在中医药传承创新发展和健康中国战略中做出更多更大的贡献。

书将付梓，谨呈此文为序。

天津中医药大学名誉校长

中国工程院院士、国医大师

张伯礼

2024.2.27

专家推介

中国有很悠久的、丰富的、优秀的文化,《名家纵谈传统文化》就汇聚了很多中华文化的优秀内容,祝贺这部书籍出版。

我曾写过“喜见旧邦新气象,要挥彩笔写江山”,我们应该一起努力把中华优秀传统文化传承下去,使我们的国家更加美丽、我们的前途更加远大。

叶嘉莹

2024.3

目录

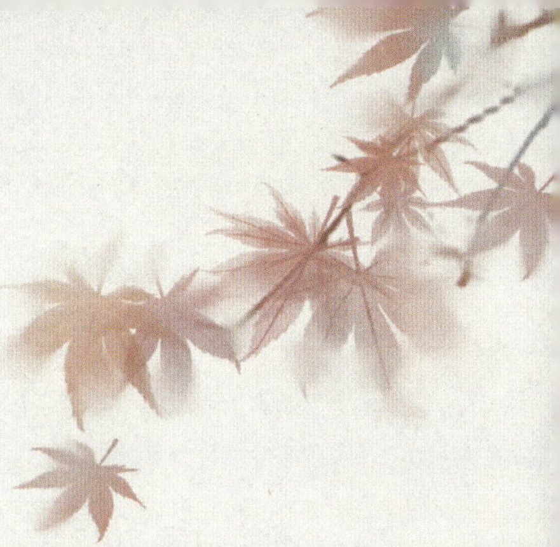

第一篇 传统文化

传统文化

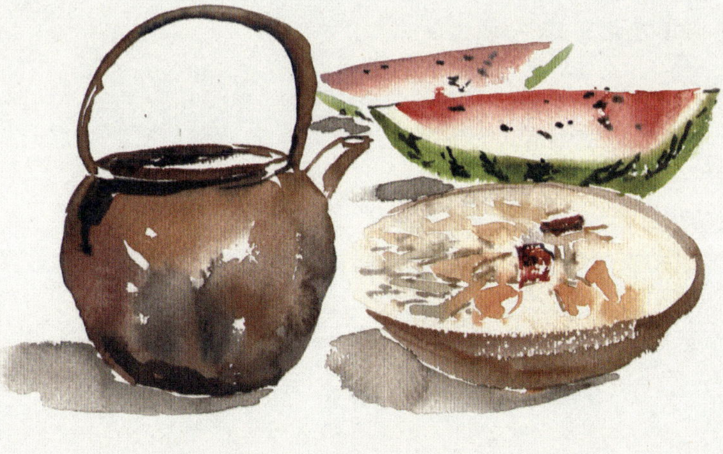

说唐人七绝的几种不同风格及我与唐人合作的三首七言绝句

叶嘉莹
讲座时间:2017 年 12 月 12 日

专家简介

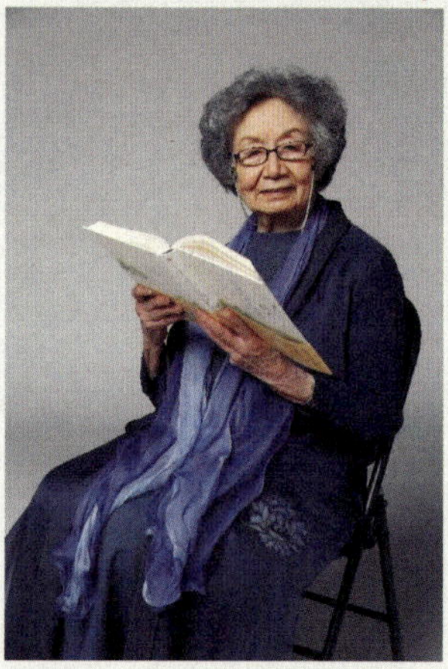

叶嘉莹,中国古典诗词专家、诗人。1945 年毕业于北京辅仁大学国文系,曾任中国台湾大学专任教授、加拿大不列颠哥伦比亚大学终身教授。此外曾被哈佛大学、耶鲁大学、北京大学等国内外多所知名高校邀聘为客座教授及访问学者,1990 年当选为加拿大皇家学会院士。2008 年 12 月,被授予首届“中华诗词终身成就奖”,2012 年被中华人民共和国国务院聘为中央文史研究馆馆员。现担任南开大学中华诗教与古典文化研究所所长。

叶嘉莹教授毕生致力于中国古典诗词研究,努力将其独特的美学价值引入现代社会,并将西方文学批评方法融入中国传统诗学,促进中华文化的全球传播。曾获“2015—2016 年度‘影响世界华人大奖’终身成就奖”“改革开放 40 周年最具影响力的外国专家”、2018 年度“最美教师”、2019 年度中国政府友谊奖、“感动中国 2020 年度人物”等荣誉称号。其《灵谿词说》(与缪钺合著)获教育部高等学校科学研究优秀成果奖(人文社会科学)一等奖。

叶嘉莹教授著作等身,曾出版 *Studies in Chinese Poetry*、《王国维及其文学批评》《灵谿词说》《中国词学的现代观》《叶嘉莹作品集》《迦陵论词丛稿》等中英文专著。

我从 1945 年教书到现在,已经有七十几年了,都是站着讲课,还没有坐着讲课过。我非常感谢张伯礼校长。我觉得张校长无论是医术,还是医德,都是很了不起的。我本来是希望今天好好地讲一讲,可是今天几乎不能出门,因为血压高。不过我还是愿意跟大家谈一谈“唐人七绝的几种不同风格及我与唐人合作的三首七言绝句”。

我们先看一首七言绝句,我们就先看李白的作品。李白是唐朝最有名的一位诗人,人称李白是“诗仙”,杜甫是“诗圣”。我们今天本来是准备了两首李白的诗,我先把这两首李白的七言绝句读一下。

第一首《黄鹤楼送孟浩然之广陵》:

故人西辞黄鹤楼,烟花三月下扬州。
孤帆远影碧空尽,唯见长江天际流。

第二首《早发白帝城》:

朝辞白帝彩云间,千里江陵一日还。
两岸猿声啼不住,轻舟已过万重山。

我们念“白”(bái)这是普通的口语,在诗里它是个入声字,所以念 bò。可是“白日依山尽”中的“白”我们可以念 bái。因为那是第一个字,第一个字的平仄不重要。大家都觉得这两首七绝很不错。我在讲这两首七绝以前,我要问大家一个问题:七言绝句是谁定下来的这样一个格式?我们先把“朝辞白帝彩云间,千里江陵一日还”的平仄说一下。我们中国的语言,在诗歌里分平声和仄声。第一声、第二声是平声;第三声、第四声是仄声。这首诗的第一句“朝辞白帝彩云间”,是平平仄仄仄平平;下边“千里江陵一日还”,是平仄平平仄仄平;

第三句“两岸猿声啼不住”，是仄仄平平平仄仄；第四句“轻舟已过万重山”，是平平仄仄仄平平。那么，我要问大家一个问题：谁定下来的这个七言绝句的格式？为什么七言绝句的格式是平平仄仄仄平平，仄仄平平仄仄平？从哪里来的？大家都知其然，而不能够知其所以然。所以我今天要给大家讲的就是我们中国这七言绝句体式的由来。

为什么我们的诗歌形成一个这样的形式，这是非常奇妙的一点。我可以说，世界上只有我们这个民族、这个国家才有这样的体式，才有传世这样长久的文化。本来世界上有几大文明，古希伯来、古埃及、古希腊等。可是现在他们的后人，在看他们的古籍时，却再也读不出来了。他们觉得非常困难，不能够理解了。可是我们就很妙了，我们的《诗经》，几千年以前的作品，我们现在仍在读它。就以《关雎》来说，“关关雎鸠，在河之洲。窈窕淑女，君子好逑”，我们现在还能读，一点儿问题都没有。我们不但能读，而且如果有一点旧学的修养，你也可以作出来这样的诗歌。我们中国的文明、文化非常奇妙。传世几千年，没有断绝。虽然《诗经》《易经》是很古老的文字，但其所说的“天行健，君子以自强不息”，到现在我们也是理解的，我们也是认识的，也是能够读出来的，甚至我们自己也能够写作出这样的句子来。为什么？而且为什么我们的语言文字这么特殊？为什么我们就产生了平平仄仄仄平平的七言绝句的这种体式呢？所以我今天就要给大家讲一讲中国的语言文字传承之间的微妙作用，最后再归纳到为什么形成了七言绝句这样的形式。

世界上所有的文字都是拼音的文字。拼音的文字当时间、地点一转移，当它说话的声音不一样了，它的拼音也不一样了，于是乎它们就不能够再流传下来，人们也就不能够再理解它的意思了。而中国的语言文字，并不是拼音的，而是形象的。我们说仓颉当时创造“六书”，是按照宇宙万物观察所得的各种现象、各种物理而创造出来的，才得出了这种形象的文字。而且，秦始皇下的一道命令，“书同文，车同轨”，统一了中国的语言和文字，这是极重要的一件事。那我们这种以形体流传的语言，与以拼音流传的语言，有什么不同呢？比如说“花”字，一个字，单形体，单音节。我小的时候，我父亲教我念“字号”，裁成小方块儿的纸，一个小方块儿写一个字，我就认这个字。西方的语言是拼音的，所以当它的词性改变了，它是在拼音上改变。比如说“学习”一词，英文是“learn”。我学英文，英文是“I learn English.”。如果说学英文的这件事情，把它变成一个名词，怎么说？“English learning is not very difficult.”它加上 ing 这个词性就改变了。它还可以变，比如说，“张校长是一个很有学问的学者。”“Mr. Zhang is a learned professor.”“learned”在这里指有学问的。所以西方的语言，当它词性变化的时候，是用拼音来表示。可是我们中国的语言不是拼音，我们一个字就是一个方块字。当我们的词语性质有变化的时候，我们怎么办呢？比如说数学的“数”字，数学是个名词，它的发音就是数(shù)学。它还可以用作动词，比如数(shǔ)数。两个字一样，但是读音不一样，一个是动词，一个是名词。它还可以用作副词，比如说我屡次地问你，数(shuò)问之。这个字还可以用作形容词，《孟子》里有一句“数(cù)罟不入洿池”，“数”表示很繁密的意思。“罟”是抓鱼的网。孟子说，网眼很繁密的网不要到深水的水池去捞鱼，因为这样就会连小鱼都捞了上来，会使得鱼类断子绝孙，你不可以这样做。这时，“数罟”指繁密的网，“数”念“cù”。所以中国的语言文字是非常微妙的。

而且我还认为，比中国的语言文字更加微妙的，就是我们中国有天干、地支。天干：甲、乙、丙、丁、戊、己、庚、辛、壬、癸；地支：子、丑、寅、卯、辰、巳、午、未、申、酉、戌、亥。我们将十个天干与十二个地支结合起来，可以纪年、纪月、纪日、纪时。而且这十个天干代表五种不同的颜色，代表五种不同性质的事物。甲乙是木，其色是青；丙丁是火，其色是赤；戊己是土，其色是黄；庚辛是金，其色是白；壬癸是水，其色是黑。我如果在别的地方讲这些，可能听的人不大容易理解。可是我在中医药大学这里讲,大家都理解。这是非常微妙的学问,用阴阳五行来推算世界上一切的人情物理。像我们中医针灸学的研究与人体的穴位息息相关,而我们中国几千年以前就能够有如此细腻、准确的观察和认定,而且知晓人体经络的一切关系,这是了不起的。这些内容出于《黄帝内经》,我们说炎黄子孙,炎帝、黄帝是比尧、舜更早的人物,所以我们文化传世极为久远。

现在要从我们文化传世的久远,说到我们的语言文字,说到中国诗歌的形成。我们的语言是单音独体,比如说“花”字,它是一个字,一个方块儿,一个空间。那么,它的英文是什么?是“flowers”,它是很长的一个音节。中国每一个字都是方块儿、单音的。我们说到作诗,诗歌之所以成为诗,如做劳工的人,像拉纤的,或是扛重东西的,“邪许(yé hǔ)”之声,彼此互相呼应。这种声音,是人的生理本能,有时我们的语言需要有一定的韵律。像我们这样单音独体的文字,花、草,是没有韵律的。我们的文字是单音独体,而我们的诗歌是有音节的,所以诗歌形成最早的一个格式是单音独体文字四言的体式,四言就是说四个字一句。因为你说“天”,没有音节;“红花”,没有音节。一个字或两个字,是没有音节的。我们单音独体的文字要让它有一个 rhythm(韵律),有一个节奏,那最简单的节奏是什么?就是二二,“关关雎鸠,在河之洲。窈窕淑女,君子好逑”。所以最早的《诗经》是以四个字为主,没有人规定。当然,《诗经》中也有不是四个字的,例如,“螽斯羽,诜诜兮。宜尔子孙,振振兮”等,也有三个字的、五个字的,或六个字的,但是大部分是四个字。在那时,并没有人规定诗句是几个字为一句,是自由的。可是在自由的这种形式之下,我们形成的最基本节奏,是二二的节奏。所以我们最早是四言的诗,“关关雎鸠,在河之洲。窈窕淑女,君子好逑”。一定念 hǎo,不能念 hào。窈窕,不是苗条。“窈窕”都是穴字头,是有内在的品德的,不是只在外表上炫耀自己的美丽,是有内在品德的窈窕的淑女。“淑女”,不只是美女。“淑”是一种品德,一种修养。这样的女子，是君子好的配偶。所以"好"是形容词，不是爱好。我们现在很多人都认为这首诗的意思是：苗条的女子，君子就爱好，就会追求，不是这样的意思，这样理解是不对的。中国最早的诗是四个字一句，可是总是四个字一句，这不是太单调了吗？于是就要有一点变化，就从四个字变成了五个字，从二二的节奏，变成了二三的节奏。那最有名的当然是汉乐府里的五言诗，但是成熟的五言诗最有名的一组是《古诗十九首》。《古诗十九首》的第一首：

> 行行重行行，与君生别离。
>
> 相去万余里，各在天一涯。

这个天涯的"涯"字有三个读音：它可以念 yá，是麻韵；可以念 yí，是支韵；可以念 ái，是佳韵。在这首诗里，它念 yí。五言的诗句，《诗经》内也有，但是较为成熟的、美好的五言诗是建安时代前后东汉时期的那一组《古诗十九首》。于是从建安以后，五言诗就开始流行了，所以可以看到，曹植的很多诗都是五言诗。

五言诗再进步，就有了七个字一句的诗句。五言诗是怎么变成七个字一句的诗句了呢？我们要知道，《诗经》本来是北方流行的歌曲。除了北方的文化，我们还有南方的文化，在古时，南方就是指楚国。楚国的文化里最有名的当然是屈原的《离骚》。"帝高阳之苗裔兮，朕皇考曰伯庸。摄提贞于孟陬兮，惟庚寅吾以降。"这首诗是前面六个字，后面六个字，中间加一个"兮"字。但是这种诗句太长了，作起来太吃力，所以这个体式后来没有流行。除了像屈原的《离骚》这么长的句法，楚国还有一种比较简单的句法，那就是《楚辞》中的一组作品——《九歌》。《九歌》一共有十一篇，它是楚国地方祭祀鬼神的歌，是人与神交流的时候所唱的歌。如果你请的是男神，就让女巫来主唱这个歌；如果你请的是女神，就让男巫来主唱这个歌。《九歌》中产生了一些新鲜的句法，在这些句法中，被后代沿袭使用下来的是前面三个字，加一个“兮”，后面再加三个字。《九歌》中有几句诗，我背给大家听一听。例如，迎天上的神灵时的一句诗，“入不言兮出不辞”，说的是神灵来了，由巫来唱歌，想象之中接来了神灵。神灵“入”，来的时候没有言语；“出”，走的时候也没有告别。“入不言兮出不辞，乘回风兮载云旗。”她怎么来的？她是乘“回风”，就是天上摇荡的、吹拂的风，她是乘着风来的。“载云旗”，她的车上还有旗子，旗子是用白云做的。真是富于想象。人们迎来了神灵，神灵随着风，随着天上的云影飘动，就来到我们中间了。“入不言兮出不辞，乘回风兮载云旗。悲莫悲兮生别离”，人生没有什么比“生别离”更悲哀的了。“死别”当然是痛苦的，但那是无可奈何的，无可挽回的。可是“生别离”，你们本来应该在一起，却硬生生地把你们分开了。例如，陆游所作的《钗头凤》，这首词怀念的是他以前的妻子。一直到几十年以后，他说“沈园非复旧池台”，是“曾是惊鸿照影来”，是“采得黄花作枕囊，曲屏深幌閟幽香。唤回四十三年梦，灯暗无人说断肠”。因为他们这么相知相爱的夫妻，却被他的母亲硬生生地分开了，这就是“生别离”。这个“生”字可以说是硬生生地被分开了，也可以说是你们虽然都活在世间，可是音讯天地隔绝，永远不能够相见了。我的先生在海军工作，我毕业以后因为结婚，所以随着海军到了台湾，我曾经有一位辅仁大学的同学，他是空军，所以就随着空军的撤退，也到了台湾。那时，他仓促地与他的妻子分别，从此就再也没有机会见面了。他终身没有再恋爱，终身没有再结婚。一直到他在台湾死去，当时的台湾与大陆还没有通音信，从此他就与他的妻子永远地两地隔绝了。“乐莫乐兮新相知”，指的是人生没有什么比新相知更快乐的了。你最近认识一个朋友，你觉得他与你的性情、志趣、心思、感情无比契合，人生逢一知己，死而无憾。当然，几十年的朋友有几十年朋友的好处，故交的友谊沉淀下来是十分厚重、坚实的。可是还有一种友谊是“新相知”，你刚刚认识了一个人，只与他见过几次面，但是却觉得你们交谈过后彼此的心灵如此之契合。

已经沉淀下来的友谊，这是故交，是知己。可是如果是“新相知”的友人，你就会时时刻刻地带着好奇和发现的眼光，每次与他见面，你会觉得我今天又发现了彼此之间新的契合之处，而且可能还会有很多新鲜的、未知的东西等待你去追寻。

下面我要讲的是《九歌》的句法和句式。“入不言兮出不辞，乘回风兮载云旗”，它的节奏就是前面四个字，后面三个字。这种体式促使了七言诗句的产生。李白为什么写“朝辞白帝彩云间，千里江陵一日还”，因为有这样一种句法和模式，它是四三的节奏。可是楚辞的《九歌》虽然有了四三的节奏，但是那时并没有七言诗。那只是偶然在《九歌》中出现的几个断句，而且它中间都有一个“兮”字的语助词。七言诗是什么时候流行起来的呢？到了楚汉之争的时候，项羽作了一首《垓下歌》：“力拔山兮气盖世，时不利兮骓不逝。骓不逝兮可奈何，虞兮虞兮奈若何。”汉高祖统一了天下，回到故乡。他也作了一首诗：“大风起兮云飞扬，威加海内兮归故乡。”它的节奏是前面四个字，后面三个字。所以可见《楚辞》中“入不言兮出不辞”这种四三的句法影响了楚歌，有了楚歌，我们就发展出了七言诗。曹子桓，就是曹植的哥哥曹丕，他写的《燕歌行》：“秋风萧瑟天气凉，草木摇落露为霜。群燕辞归雁南翔，念君客游思断肠。”每句都是七个字，句句是押韵的。刚才，我与大家说，李白为什么写“朝辞白帝彩云间”呢？它不是突然跑出来的，是中国的语言和文字从《诗经》《楚辞》，从《离骚》《九歌》，从曹丕的《燕歌行》中，就有了七个字一句这样的形式。可是你要知道，“大风起兮云飞扬，威加海内兮归故乡”，“力拔山兮气盖世，时不利兮骓不逝”，这些诗句没有严格的平仄。可是李白的“朝辞白帝彩云间”，是平平仄仄仄平平；“千里江陵一日还”，是平仄平平仄仄平；“两岸猿声啼不住”，是仄仄平平平仄仄；“轻舟已过万重山”，是平平仄仄仄平平。所以以前我们只是说一句诗句是几个字，而现在我们说的就不单是几个字一句，是在诗句中还有平仄的声调。李白所写的七言绝句，不是忽然间冒出来的，这是我们中国的语言、文字自然而然形成的。怎么形成的呢？就是我们本来有了七个字的诗句了，如“入不言兮出不辞”“力拔山兮气盖世”，但是我们并没有给它规定平仄的声调。以前我们只考虑一句诗有几个字，如“行行重行行”，五言诗，五个字一句。“行”，第几声？第二声。“行行”，两个第二声；“重”，还是第二声；“行行”，依然是第二声。“行行重行行”，五个字都是阳平声，平平平平平。后来我们就发现这样作诗不好听，而且容易引起人的误会。那什么时候我们才对语言的声调有了这种反省呢？在南北朝时。从东汉以后到魏晋之间，佛教传入后，除了讲佛法，还会念诵佛经。美国法界佛教大学是一所佛教大学，我曾被邀约去讲陶渊明的诗。当时，我就住在他们的庙里。庙里的人凌晨两三点钟就起床了，开始念诵佛经。他们会读诵、吟唱佛经。那时我住的客房位于西边，他们念经的大殿位于东边。凌晨三四点钟天还没有亮，我就听到他们念诵的声音，然后，我就一直追寻着这个声音，追到了佛殿，我觉得他们的念诵真好听。我也会找到一个蒲团，坐在那里，与大家一起唱。他们唱的是什么呢？他们所唱的是大乘的佛经——《华严经》。这个《华严经》是念一段说法，就唱一段歌词，唱得非常好听。当时，我借阅了他们所唱的大乘佛经《华严经》，我打开《华严经》一看，开头一页都是拼音。那时候不叫拼音，叫反切。比如我们说东方的“东”，它说“德红切”，就是取“德”字的声母，“红”字的韵母，d-ong，就是“东”。所以我打开佛经一看，开头都是反切，这就是那时的拼音。为什么有这个拼音呢？因为佛经的文字，有的字是可以翻译的，可是佛经中有很多“颂赞”，它只有声音，无法翻译，所以要按照它的声音来读诵。

我现在要讲的不是佛教，也不是佛经的拼音，而是佛经的拼音影响了我们的诗歌。因为有佛教的传入，有佛经的翻译，而佛经中“颂赞”的语言不是翻译的，是要学习它的声音。所以我那时就知道，反切，就是拼音，就变得很重要。你要知道万物都互相影响，佛经中说的“譬如众镜相照”，这个大宇宙、大世界就好像一面一面的镜子，彼此互相地照明。我们这个宇宙、这个大世界，生生不息，彼此相关。所以我就想到，佛经中的拼音也影响了中国的文学。以前我们没有平仄的观念，也没有四声的观念。可是现在，因为佛经的传入，以及文化的交流，作诗的人就会想到，原来有平声和仄声。于是，他们又发现，“行行重行行”，五个字都是平声，是说他走路再走路，是一个动作，所以并不觉得它重复。但是如果写一首诗，例如，“溪西鸡齐啼”，这句诗是什么意思呢？是说溪水的西边，鸡都一齐啼叫了。事实上这是可以的，溪水的西边天明破晓，鸡都叫起来了。可是你念起来，“溪西鸡齐啼”，声调都是平声。这就使得文人有了反省和反思，如果诗句都用一个声调，念出来是不好听的。

当时齐梁之间，像沈约、周颙，他们就发现，因为佛经反切的四声的影响，就反省到，中国的单音独体字，其实是有四声的分别，一声、二声、三声、四声，平声、上声、去声、入声。由此发现诗句要有平仄的声音才好听，像“溪西鸡齐啼”这样的诗句念出来不好听。所以后来发展为一种新的体式，就是有声调的规律，平仄两个声调要间隔地运用：平平仄仄平平仄，仄仄平平仄仄平。仄仄平平平仄仄，平平仄仄仄平平。仄仄平平仄，平平仄仄平。平平平仄仄，仄仄仄平平。因此，到盛唐时才有李白这样的七言绝句出现，这不是我故意地加重、夸张。李白以前，在初唐时也有七言绝句，可是没有这么成熟、完美。为什么有七言绝句出现？谁定的？不是谁定的，中国的语言文字是方块儿单音，从《诗经》《楚辞》，从《离骚》《九歌》，从受佛教吟诵的影响，才形成了七言绝句这样的一种体式。这一体式的形成是很奇妙的，如果没有平仄，作诗是从诗人要表达的意思、思想跑出来的。可是现在有了平仄的声调，作诗就会跟着平仄跑出来。纯粹用理性的思维写出来的诗，是以情意为主的。可是有了平平仄仄的声调，诗歌的语言文字是伴随着平仄跑出来的。这是非常奇妙的一件事情，这就是我们中国近体诗七言绝句，这么完美的近体诗，其实是到盛唐才开始成熟的。在唐朝以前，南北朝的时候，还没有这么成熟的声调。

我们前面讲到了李白的几首七言绝句，下面我们还会讲其他七言绝句。大家可以发现，在课件中，我们在每一位作者的后面，都标注了诗人的生卒年代。李白，是公元701—762年；王之涣，是公元688—742年，下面还有注释，是武后垂拱四年到玄宗天宝元年。我们要看到这个诗的发展，刚才我们讲了李白，现在我们来看王之涣，我们选了他的一首《凉州词》，现在我把《凉州词》念一下。“黄河远上”，这个“白”字刚才我说了，“白”字是入声bò，“黄河远上白云间”。可是“白日依山尽”你可以念bái，为什么呢？因为是第一个字，第一个字的平仄声不重要，句子中间的平仄声就重要了。“黄河远上白云间，一片孤城万仞山。羌笛何须怨杨柳，春风不度玉门关”。“羌笛”的“笛”字是入声字。我们再念一首王昌龄的《从军行》，王昌龄的生年是公元698年，卒年不详，大概是公元757年，是武后圣历元年到肃宗的至德二载。这里请大家注意，一般的年号都是说多少年，而唐肃宗的至德，不说至德二年，而是至德二载。这个请大家一定要注意，这是历史上应该了解的知识。我们把《从军行》也念一遍：“琵琶起舞换新声，总是关山离别情。撩乱边愁听不尽，高高秋月照长城。”

我们可以发现，从李白到王昌龄再到王之涣，他们的诗都有一个特色。他们所写的诗，形象特别高远，特别开阔，像“黄河远上白云间，一片孤城万仞山”，这个景物开阔、高远。王昌龄的“琵琶起舞换新声，总是关山离别情。撩乱边愁听不尽，高高秋月照长城”，李白的“朝辞白帝彩云间，千里江陵一日还。两岸猿声啼不住，轻舟已过万重山”，他们所写的景物的形象都是高远的，气象是开阔的，诗句的声调也都是开阔响亮的，这是盛唐诗的风格。所以后来人就说，盛唐诗有一种特殊的风格，那是盛唐的气象。北京大学的一位很有名的教授，林庚先生有“盛唐气象”之说。现在在北京大学教书的葛晓音教授论初唐、盛唐的绝句，就说盛唐的诗，盛唐的七言绝句的一个特色，就是它的气象。宋朝严羽的《沧浪诗话》有“兴趣”之说，说“盛唐诸公唯在兴趣”。什么是

“气象”？什么是“兴趣”？我们前面说，中国的语言文字有种种的好处，有种种的美，我们的文化能够传世几千年不断绝，都因为中国的文字是方块儿字，是单音、独体字，所以中国的文明、文化才不会断绝。而其他拼音文字，如古希伯来、古希腊，只要时代一改变，说话的声音一改变，他们的文化就不能传承下来了，这是他们的短处，我们的长处。但凡事有一利就有一弊，一利，是中国的诗歌、语言文字传世久远；那一弊，这个弊在哪里？就是我们中国的语言是诗歌的文字，不是逻辑的文字，它没有很强的逻辑性。例如，杜甫的诗：“国破山河在，城春草木深。感时花溅泪，恨别鸟惊心。”我在国外教了多年的书，对于中国的诗，不但我的学生翻译时存在很多问题，就算是西方大学的学者，也不能很好地翻译中国的诗。在美国斯坦福大学，有一位刘若愚教授，他是华人，他写了一本书，讲李商隐的诗。李商隐有一首诗《北楼》：“春物岂相干，人生只强欢。花犹曾敛夕，酒竟不知寒。”李商隐的一生都是在各节度的幕府之中，所以他永远是四处流转的。李商隐是河南人，北方的一年四季鲜明，春天植物发芽、长叶、开花，秋天结果，然后草木黄落。他有一段时间在广西桂林的幕府之中，那年在此过春节时，他说我感觉不到一点点的过年气象，因为四季的景色不变。这就是我当年离开了祖国大陆到台湾的感觉，台湾是亚热带气候，它没有明显的四季变化，树叶永远是绿的。你说草木黄落？没有这回事。那么到冬天，春节过年，北方还很寒冷，很多人会去赏雪、去饮酒，但广西一点寒冷的气息都没有。李商隐说如果要找到一点气息呢，就是“花犹曾敛夕”，花可以有一点变化。因为在广西有一种朱槿花，这种花早晨开放，晚上就枯干下垂了。他觉得要在广西这个地方找一找寒暑交替的天气变化，就是花还有一点变化。“酒竟不知寒”，我们说冬天喝酒可以抵抗外界的寒冷，可是我一点也没有觉得寒冷。那么“酒竟不知寒”怎么翻译？刘若愚先生认为，“酒竟不知寒”，意思是说酒喝完了，我就不冷了。但另外一位教授，李祁教授，就认为这样翻译不对，他觉得“酒竟不知寒”的意思是我竟然不觉得这个酒冷了。事实上,他们的翻译都不对。那么,李商隐这首诗是什么意思呢?他是说我远在他乡,我要找到一点节物的春夏秋冬,找到中国北方过年、过节的这种感受,花呢还有花开花萎;"酒竟不知寒",而我喝酒呢,竟然一点点身外的寒冷的感觉都没有。

中国的语言不容易翻译,如杜甫的诗"感时花溅泪",是花上溅了我的泪呢,还是花落下来像溅泪呢?中国的语言文字传世几千年都不断绝,所以我们的文化没有断绝,世界上那些古文明的文化都断绝了,这是我们中国语言的优势。那我们的缺点在哪里?我们的语言是诗歌的语言,不是逻辑的语言,所以说理说不清楚。我还曾经探讨,王国维说"词以境界为最上",什么叫"境界"?王国维举了很多例证,如"细雨鱼儿出,微风燕子斜","马鸣风萧萧",都是诗中的形象。"境界"是什么?王国维整本的《人间词话》也没有把"境界"说明白。所以中国的诗是形象化的,是诗歌的语言。它不是逻辑的,不是思辨的语言。我后来就不得不用西方的理论来说明我们词的好处是什么。你说"词以境界为最上",那"境界"是什么?大家都不明白。词的好处在哪里?诗是言志的,"情动于中而形于言",所以你要说什么你自己知道。可是词是什么呢?我们现在都是平等地看待诗与词,说词是另外一种诗歌的形式。其实不是。词是什么?词就是 song words(歌词),《花间集》翻译为 *collection of songs among the flowers*,即花丛里唱的歌。所以词就是给曲填的词,中国的词也是非常微妙的一种体式。诗是显意识的,"情动于中而形于言",诗是言志的。词呢?我就是给这个曲填个词嘛!而词早期都写什么呢?《花间集》写的都是美女和爱情。大家觉得这个内容很美,文人也感兴趣,声调也很好听,所以当时都给这个曲填词。晏殊是宰相,也会填词。有人就认为,做宰相可以写词吗?都是写爱情、离别和相思的,做宰相可以写吗?还有黄山谷(黄庭坚),他也写词。于是有人就劝黄山谷,说你作诗,这是严肃的,是正当的,那涉及美女和爱情的词,就不要写了。黄山谷说有什么关系,我写的是关于美女和爱情的词,而不是我与美女有什么爱情啊！所以词就很妙，当你为曲填词时，你不必是consciously（有意识的），你不一定是显意识的，可能就是顺手、顺笔写了词，可是微妙的事情就如此发生了。当你知道要写什么时，你所写的内容就限制了。当你不知道要写什么时，就是随便为曲填个词，它不是consciously（有意识地）写出来的，它是unconscious（无意识地）跑出来的东西。所以就有很多你自己都不知道的，潜意识里的东西就跑出来了。

后来，词的这种微妙的作用，在中国也慢慢地被人感觉到了，但是他们说不出为什么词会有这种微妙的作用。清朝的词人张惠言，他说词是“幽约怨悱”，它可以“道贤人君子幽约怨悱不能自言之情”。就是在诗中不能明白说出来的话，你藏在心中的那些东西，因为填写歌词无意之间就跑出来了。词就有了这样一种微妙的作用，所以张惠言就说词中有比兴寄托，说温庭筠那写美女和爱情的词都是忠贞的感情。王国维也说，词中有境界。“境界”是什么？张惠言没有说明白的，王国维也没有说明白。西方的理论有西方理论的好处，它的逻辑性和思辨性，是我们应该学习的。我用了一个西方的名词来说明，就是西方的接受美学，文本，就是一首词，作者写了这首词，读者怎样接受这首词，这中间有很多微妙的变化。中间的文本，这个语言文字，是个什么东西呢？我就从西方的接受美学中找到了一个词，来说明词的好处。你说境界，你说词中有比兴，谁相信每首词中男女的爱情都是比兴？你不知道。可是很妙的就是，词可以给读者非常丰富的联想。那我就用了一个接受美学的英文词语，说它是一种potential effect（可能的效果）。Potential effect是英文，那中文怎么说呢？我说那里边有一种“潜能”，是隐藏在语言文字之间的，读者可以自己去发掘、发现的。

现在我要回来说七言绝句了。我们从李白的七言绝句，说到七言绝句这个体式是怎样形成的，与中国的语言文字有什么关系。它从四个字、五个字、七个字，怎么会发展出来七言的绝句，怎么会有平仄，这我刚才都说了。这是因为佛经的传入,有平平仄仄才好听。李白、王之涣、王昌龄,平平仄仄平平仄,仄仄平平仄仄平,他的感觉、感情都是随着声音跑出来的。所以"兴趣","兴"是一种感发出来的,"趣"是一种意趣。气象,它有很开阔、高远的形象,有一种精神和作用,所以是气象。我们所说的李白、王之涣、王昌龄都是有气象的。现在另外一位伟大的诗人——杜甫,把这些都破坏了。你不是"平平仄仄平平仄,仄仄平平仄仄平"吗?杜甫把它改变了。杜甫的七言绝句《江畔独步寻花》:"黄四娘家花满蹊,千朵万朵压枝低。留连戏蝶时时舞,自在娇莺恰恰啼。""留连戏蝶时时舞,自在娇莺恰恰啼",平平仄仄平平仄,仄仄平平仄仄平,后两句的平仄是对的;头两句"黄四娘家花满蹊,千朵万朵压枝低",平仄仄仄仄平平,平仄都不合,他把平仄给破坏了。

我们从四言、五言、楚歌,从永明体、四声,好不容易才建立起来平平仄仄的七言绝句的格式和声调,杜甫——一位伟大的诗人把它破坏了。所以诗是很奇妙的,你可以建设它,也可以破坏它。你建设要建设得有道理,你破坏也要破坏得有道理。杜甫为什么破坏了它?《江畔独步寻花》是什么时候创作的?杜甫的晚年,流寓在四川的时候,他已经衰老多病。欧阳修也写过几首词:"昨日红芳今绿树。已暮。残花飞絮两纷纷。"像我们老年人,我们今年看到花,明年还能看到这个花吗?所以就有一种悲哀。杜甫晚年流寓在四川,他想要回到故乡,而人已经老了,他也回不去了。所以说"黄四娘家花满蹊,千朵万朵压枝低",他内心真是充满了感动,充满沉重的感觉。后边他说:"不是爱花即欲死,只恐花尽老相催。繁枝容易纷纷落,嫩蕊商量细细开。"不是我爱花爱得这么疯狂,爱到这样子,是"千朵万朵压枝低"这么写,是"只恐花尽老相催"呀!所以我希望你慢慢地开,"繁枝容易纷纷落,嫩蕊商量细细开"。

所以诗歌的格律也是可以破坏的,只要作者的感情深厚、沉重,感动的力量是更大的。那杜甫不但是因为年老看花而感动，杜甫还有《三绝句》，说："前年渝州杀刺史，今年开州杀刺史。群盗相随剧虎狼，食人更肯留妻子。"这是杜甫晚年流落在四川的时候，盛唐已经过去了。而当时，唐朝之所以衰败，一个是节度使的专权，就是各地的节度使都变成军阀了，还有就是宦官的专权，战乱蜂起。所以杜甫写了《三绝句》，其中的一句"前年渝州杀刺史，今年开州杀刺史"，这平仄是不对的，平平平平，"前年渝州"四个字都是平声，"今年开州"四个字都是平声。为什么？这真是杜甫非常沉痛及关怀国家、老百姓的感情。一个国家，怎么能够刺史这个长官随便就被人杀死呢？"前年渝州杀刺史，今年开州杀刺史。""群盗相随剧虎狼"，一拨强盗跟着一拨强盗，比虎狼还可怕。"食人更肯留妻子"，虎狼也许吃一个人，而这些乱军来了，全家都会被杀了。杜甫，就因为他感情的深厚与沉重，所以写出来了如此破坏格律的诗篇。

最后，我们要讲一下李商隐。中国的诗实在很微妙，有盛唐李白的诗，有杜甫感慨离乱的诗。李商隐的年代是宪宗元和七年到宣宗的大中十二年，已经到了晚唐时期。我们看李白的诗，《送孟浩然之广陵》，他通常都有个题目。可是李商隐的诗常常就是把诗中的两个字当作题目，他到底要说什么？我们看他一首《昨夜》：

> 不辞鶗鴂妒年芳，但惜流尘暗烛房。
> 昨夜西池凉露满，桂花吹断月中香。

"鶗鴂妒年芳"，"鶗鴂"是鸟，有人说就是杜鹃。《楚辞》中说"恐鶗鴂之先鸣"，指的是我恐怕鶗鴂鸟很早就开始叫，"使夫百草为之不芳"，说鶗鴂鸟一叫，万花就零落了。他说我不逃避，我不推辞，我知道我们要衰老的，我知道年华要消逝的，我"不辞"，等鶗鴂叫的时候所有的芳华都消逝了，但我不逃避，我不推辞。“但惜流尘暗烛房”，我觉得惋惜的是什么？“烛房”就是蜡烛的烛心，蜡烛烛心的光明，被尘土给遮盖了。所以他说，人生老病死，衰老是人之常情，我“不辞鶗鴂妒年芳”，我所惋惜的是一辈子内心的心事、感情为什么没有得到你的谅解，为什么没有一个表白的机会。我所惋惜的，是我内心的那一点光明，那个蜡烛的光被“流尘”所遮盖、遮蔽。所以“不辞鶗鴂”，这是深一层，我“不辞鶗鴂妒年芳”，只是觉得悲哀和惋惜的是，“流尘暗烛房”。我这么光明的内心为什么不被你了解呢？“昨夜西池凉露满”，“西池”，我们中国常常说“西楼”“西池”。东方是甲乙木，其色青，是生发的现象；西方是庚辛金，是衰老、衰退的形象。所以“昨夜西池凉露满，桂花吹断月中香”，古人传说，月亮里有一棵桂花树。如果幸运的话，八月十五的月圆之夜，你不但可以闻到天上的桂花香，天上桂花树上的桂子还会坠落在人间。他说我已经是“流尘暗烛房”了，我的内心已经不被你理解了，已经得不到表白了。何况昨天晚上，“西池凉露满”，是如此之寒冷，如此之寂寞。“桂花吹断月中香”，不用说我到不了月亮上，我连月亮里桂花的香气都闻不到了。古人还有蟾宫折桂之说，是代表仕宦得意、顺利的一种象征。可是“昨夜西池凉露满，桂花吹断月中香”，一切期待和希望都落空了。

李商隐还有一首《海上》：

石桥东望海连天，徐福空来不得仙。
直遣麻姑与搔背，可能留命待桑田。

这是神话传说，秦始皇要求海上的神仙，要找长生不死之药，所以令徐福带着童男童女，到蓬莱仙岛去求神仙。但是有神仙吗？传说秦始皇建造了一座石桥一直通到海上，从石桥向东遥望，天连海、海连天。哪里是仙岛，哪里是蓬瀛，哪里又是救赎？所以“石桥东望海连天”，是“徐福空来”，你令徐福到海上去求神仙，白白地来了，找不到神仙，天下哪里有神仙呢？所以“石桥东望海连天，徐福空来不得仙”，这是第一层，是根本就没有神仙，根本也见不到神仙。后边说“直遣麻姑与搔背，可能留命待桑田”，就算你见到了神仙，你就真的长生不老了吗？你就真的得到神仙的境界了吗？“直遣”，“直”是就算，“遣”是使得，就算你能够使麻姑给你搔背（这是古人的一个传说，麻姑的指甲特别长，有一个人看到麻姑的画像，就忽发奇想，这么长的指甲，我后背如果痒的时候，让她给我搔一搔背多好呢！这是对于麻姑很不尊敬的说法），就算你与麻姑有这么亲近的接触，“可能留命待桑田”，你真的就长生不老了吗？就算你见到了麻姑，你能够把生命留下来，等到沧海变成桑田吗？不可能的。不用说你见不到麻姑，见到麻姑你也改变不了这个残酷的现实。

所以你看，李白的诗是开阔博大的气象，杜甫的诗是沉痛的、直接的悲哀，李商隐的诗又表达着这种绵渺的、难以言说的情思，他们所写的都是七言绝句，但都是不同的风格和境界。

最后我要谈一谈与李商隐合作的几首七言绝句，也就是《梦中得句杂用义山诗足成绝句三首》（李商隐，字义山），这三首诗的诗句都是我梦中得句。我从前常常做梦，还在梦中梦见诗词。有时我梦到一副联语，有上下联两句，是完整的。有时候梦到一两句诗句，但是诗至少要有四句，一两句是不完整的。我醒来以后，就想给它凑完整，可是梦是隐意识的，subconscious（下意识的），醒来后，清清醒醒的，就找不到梦中的感觉了，而且从隐意识到显意识会有很多造作的意思，就显得不自然了。而恰好李商隐的诗常常写得朦胧不清楚，所以我就拿过来几句他的诗，与我梦中的诗句凑在一起，凑成一首完整的诗。先来看第一首：

换朱成碧余芳尽，变海为田夙愿休。

总把春山扫眉黛，雨中寥落月中愁。

“换朱成碧余芳尽，变海为田夙愿休”这两句是我梦中的诗句。“换朱成碧余芳尽”，红花都谢了，变成满树的绿叶，是指所有的花都零落了，春天已经走了。“变海为田”，我也曾经想要把沧海变成桑田，把世界上不平、不幸的地方都能够挽回，但我这个愿望不能达成，所以是“夙愿休”。“换朱成碧”“变海为田”其实都是成语，但是我在梦里还不止梦到两个成语，我梦到的两句是对句，醒来后用了两句李商隐的诗，可是这两句诗跟李商隐本来要表达的意思完全不一样了。

“总把春山扫眉黛”出自李商隐《代赠二首》的第二首，原诗是：

东南日出照高楼，楼上离人唱石州。
总把春山扫眉黛，不知供得几多愁。

李商隐一生仕宦都不得意，所以有时他的诗是幽怨哀感的，但他也有轻薄、不大庄重的一面。《代赠二首》就是代人写给相爱而不得不分离的对象的诗，本身没有特别的意思。

至于“雨中寥落月中愁”，则出自李商隐的另一首题为《端居》的诗，这首诗所写的是他自己真实的情感：

远书归梦两悠悠，只有空床敌素秋。
阶下青苔与红树，雨中寥落月中愁。

“远书归梦两悠悠”，是因为李商隐一辈子都在外地，在幕府之中，一直与妻子分离，收不到家里的信，连做梦也不能够梦到回家，所以“只有空床敌素秋”，他一个人当然是很孤独、寂寞的，他要面对的是“阶下青苔与红树，雨中寥落月中愁”的现实。这是李商隐真正写自己的感情，而且写得不错的一首诗。

李商隐的这些诗都是本来就在我的脑中，我并没有费很大劲去查很多诗来拼凑，梦中得到“换朱成碧余芳尽，变海为田夙愿休”两句，我就很自然地将“总把春山扫眉黛，雨中寥落月中愁”和它们拼在一起了，结合起来后就与李商隐原来的意思完全不一样了，有了新的意思。

其实很多诗是不需要讲，也不可以讲的，我当时梦中跑出来两句诗，就把李商隐这两句诗很自然地凑上去，完全把他的原意丢开了。梦中这两句诗也都不是无缘无故的，“换朱成碧”“变海为田”都是古人常说的话，可是我在梦中把它结合起来，变成两个对句“换朱成碧余芳尽，变海为田夙愿休”，就不只是两句成语了。对偶的句子中自然有一种张力，“换朱成碧余芳尽”说的是生命之不能久长，这是一种悲哀，“变海为田夙愿休”说的是期待的愿望不能实现，这是另外一种悲哀。两个一对就有了一种张力，生命是短暂的，愿望是难以完成的。在这双重悲哀之下，你虽然是在现实上失败或者失落了，但是你没有放弃自己，而是“总把春山扫眉黛”，在唐人的诗歌传统中，“扫眉”表示一种爱美的、要好的心情，说的是自己的努力，虽然现实是失败的，但是我没有放弃，坚持自己要好的、向善的持守和情意，“总把春山扫眉黛”，这是一个向上的转折，可是外在却依旧是“雨中寥落月中愁”，一切都落空了，最后还是失落的悲哀。把我梦中的诗句和李商隐本来不相干的两句诗句凑起来，就有了比较沉重的深意。

再来看我《梦中得句》的第二首：

> 波远难通望海潮，硃红空护守宫娇。
>
> 伶伦吹裂孤生竹，埋骨成灰恨未销。

同样的，这首诗的头两句是我梦中的诗句，也是两个对偶的句子。“波远难通望海潮”，《洛神赋》中说“托微波而通辞”，如果水中有游鱼，水中的鱼就会给我带来信息，可是这个水波那么遥远，鱼很难渡过，也就没有消息从远方传来，所以我说“波远难通”，而“望海潮”是一个词牌名，这里是希望有海潮可以将消息带到远方的意思。我说“波远难通望海潮”，象喻着消息完全断绝了，但是“硃红空护守宫娇”，古人说用朱砂喂养一种叫守宫的动物，等它的身体变红了，把女子的手臂刺破，滴上守宫的血，再揉进去，就会在女子手臂上留下红色的印记，如果这个女子守住了自己的贞洁，那么守宫砂就永远都会保持住鲜艳娇红的颜色。这里是说虽然消息断绝，离别了或者没有希望了，但是我守得住我的硃红，我的持守是没有改变的。这里的“硃红”是与“波远”相对，“硃”和“波”都是名词，“远”和“红”都是形容词。这两个对偶的句子对起来就有了一种张力。

“伶伦吹裂孤生竹”出自李商隐的《钧天》，这首诗本来也是有深意的，原诗是：

上帝钧天会众灵，昔人因梦到青冥。
伶伦吹裂孤生竹，却为知音不得听。

李商隐常常以为自己不得意，没有知音，这首诗也表达了这个意思。“钧天”是天之中央，天帝居住的场所，所谓“钧天广乐”，是完美而博大的天上的乐曲。天帝在钧天之上与众灵相会，有人很幸运，做梦就可以到青冥之上，就能够听到钧天之美乐，可是一个极有音乐天才的人却不能去参加。“伶伦吹裂孤生竹，却为知音不得听”，伶伦是古代一位乐师，是音乐方面的天才，能够制造乐器并规定乐律，他的笛子吹得非常好，李商隐说他的竹笛材质是孤生之竹，一方面是因为传说用孤生的竹子做的笛子，声音特别响亮；另一方面，也隐喻了他的音乐天才之不同于俗，而现在则是即使他“吹裂”这孤生之竹，也决然没有知音鉴赏的那种失落和悲哀，这是李商隐真正写自己不得知赏的感情的诗。

“埋骨成灰恨未销”出自《和韩录事送宫人入道》，为了要押韵，所以我把原句的“休”字改成了“销”字，原诗是：

> 星使追还不自由，双童捧上绿琼辀。
>
> 九枝灯下朝金殿，三素云中侍玉楼。
>
> 凤女颠狂成久别，月娥孀独好同游。
>
> 当时若爱韩公子，埋骨成灰恨未休。

韩录事是李商隐的一位朋友，李商隐喜欢与朋友开玩笑，特别是当他的朋友有一些爱情经历时。韩录事与一位宫中的女子相爱，可是这位女子却被朝廷送入道观之中去了。前六句所写都是这位女子与相爱的韩录事离别后孤独的情状。最后两句说当时你们两个是相爱的，可是现在却永远见不到面了。这本是他戏谑朋友韩录事的诗句，可是我把它与我梦中的诗句结合在一起就变得严肃，而且具有深沉的意蕴了。

首句“波远难通望海潮”是写隔绝的悲哀，次句“硃红空护守宫娇”则是写持守的坚定，是一个人在失落之中的持守。“伶伦吹裂孤生竹，埋骨成灰恨未销”，说的是人生的失落，虽然有美好的才智、美好的愿望，也尽了很大的努力，可是却没有相知、相赏的知音；虽然有很好的持守，但毕竟都落空了，所以是“埋骨成灰恨未销”。

接下来是《梦中得句》的第三首：

一春梦雨常飘瓦，万古贞魂倚暮霞。
昨夜西池凉露满，独陪明月看荷花。

这首诗其实只有最后一句“独陪明月看荷花”是我梦中的诗句，前面的三句都是李商隐的。你要拿李商隐的诗来对照就会知道，李商隐的诗与我要写的完全无关。李商隐这个人，有深刻、悲哀、沉重的一面，但也有轻薄、轻佻、爱开玩笑的一面。我所引用的李商隐的诗句，都是他轻薄、轻佻一面的诗句，但是被我拿来重新一组合，就给了它们一种严肃沉重的情意。

“一春梦雨常飘瓦”出自《重过圣女祠》，本来只是形容圣女祠当时的景物：

白石岩扉碧藓滋，上清沦谪得归迟。
一春梦雨常飘瓦，尽日灵风不满旗。
萼绿华来无定所，杜兰香去未移时。
玉郎会此通仙籍，忆向天阶问紫芝。

李商隐早年也曾经入道，有很多女性的道友，一方面可以说他所写就是道观中男女的感情；另一方面，圣女祠是他从老家河南到长安的路上所经过的一个地方，他有好几首写圣女祠的诗，也可能有很多他自己仕宦不得意的失落及悲慨在其中。这是一种双重的结合，很难指说。

“万古贞魂倚暮霞”出自李商隐的《青陵台》：

青陵台畔日光斜，万古贞魂倚暮霞。
莫讶韩凭为蛱蝶，等闲飞上别枝花。

这首诗写的是韩凭与他妻子的故事。康王夺走了韩凭的妻子，还囚禁韩凭，韩凭因此而自杀了。他的妻子为了殉情，事先将药水抹在自己的衣服上，然后从高台上跳下来，因药水将她的衣服腐烂而导致救护不及，她最终摔死了。传说这两个相爱的人同梁山伯与祝英台一样变成了一对蝴蝶。李商隐说女子是贞洁的，她的丈夫死了，而且是为了她而死，所以这个女子随之也殉节而死，是"万古贞魂倚暮霞"。但李商隐接着说"莫讶韩凭为蛱蝶，等闲飞上别枝花"，你们两个人都变成蝴蝶了，可是有没有想到你为了韩凭而死，但韩凭变成蝴蝶以后又会飞到别的花朵上去了。这首诗李商隐只是写一个历史的传说，而且态度并不严肃，甚至有些轻薄。

下一句"昨夜西池凉露满"出自李商隐的《昨夜》：

不辞鶗鴂妒年芳，但惜流尘暗烛房。
昨夜西池凉露满，桂花吹断月中香。

这首诗前面已经讲到，是李商隐比较好的一首诗，他把平生不得令狐谅解的悲哀分作两步去说，体现了李商隐诗的特色。"鶗鴂妒年芳"是可悲哀的事情，是年命的短暂无常，是生命的落空，但李商隐进一步说，我不逃避人生年命无常的这种悲哀、痛苦，"但惜流尘暗烛房"，我觉得惋惜的是，我很光明的烛房的心蕊被尘土给遮暗了。人生的短暂无常是每个人都要面对的，李商隐认为他的不幸是自己的心志一生得不到表白。"昨夜西池凉露满，桂花吹断月中香"，我们常常说月中折桂代表仕宦或科考的得意，可是现在不要说我上不到蟾宫，折不到桂花，我连桂花的香气都闻不到了。按照一般传统的说法，李商隐这首诗是因为他当年受令狐楚的知遇，但后来他与王茂元的女儿成婚，而王茂元与令狐楚分属唐朝政治上两个不同的党派。令狐楚去世后，他的儿子令狐绹一辈子都不谅解李商隐，后来令狐绹官至宰相，如果肯对李商隐稍加援手，提拔他一下，李商隐就不会如此落寞了，可是令狐绹终生没有消解对他的怨恨，李商隐多次表白自己的感情，令狐绹都不接受。这首诗中李商隐是真正写自己的失落，是一首好诗。

"一春梦雨常飘瓦"，你有梦吗？你曾经有一些向往吗？那么缥缈、恍惚的梦就随着雨丝飘飞在瓦上，这是一种绵渺的情思。"万古贞魂倚暮霞"，"魂"，你的精神和灵魂；"贞"，那种坚贞的持守、万古的贞魂、坚持的品格，像什么一样？就像西天的那一片彩霞，你那持守的精神就像西天的彩霞一样高远而美丽。而"昨夜西池凉露满"，但是光阴是不停留的，秋天来了，西池的荷花也零落了。"独陪明月看荷花"，只有这句话是我的，没有人欣赏凉露之下凋零的荷花，是我自己孤独地陪着天上的明月来观赏荷花。

我用了李商隐的诗，但是我都给了它们我自己本身的一种情意，而且所表现的情意和境界都是完整的。我把自己梦中隐意识的活动与李商隐的诗做了一种微妙的结合，尝试给梦中无意识的语言做了一种显意识的诠释。

《周易》中的人生智慧

陈洪

讲座时间:2017年6月6日

专家简介

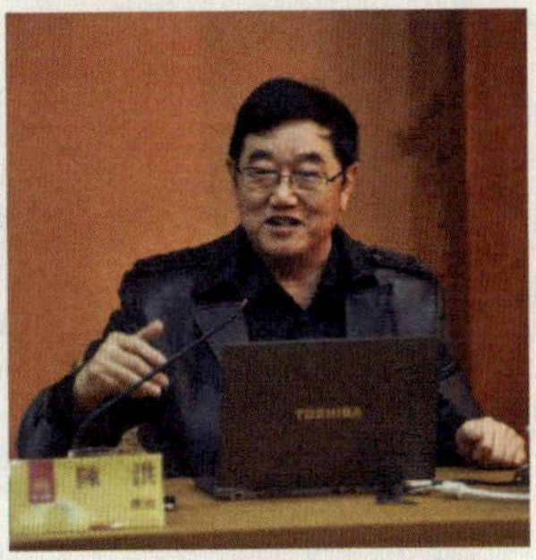

陈洪,南开大学"南开讲席教授";南开大学原常务副校长;曾任教育部中文专业教学指导委员会主任、教育部学科发展与专业设置专家委员会副主任、教育部文化素质教育指导委员会副主任、天津市文联主席、南开大学文学院院长等,现任南开大学传统文化与当代文化建设研究院院长、天津市政府首席督学、《文学与文化》杂志主编。国家万人计划领军人才、国家级教学名师,入选首批"国家高层次人才特殊支持计划"。

一、《周易》的作者

按照古代的说法,《周易》作者是"人更四圣",即四个圣人级别的人先后接续完成了这本书。那么,这四个圣人分别是谁呢?先说第一个,按照《易系辞》里的说法:"是故天生神物,圣人则之;天地变化,圣人效之;天垂象,见吉凶,圣人象之;河出图,洛出书,圣人则之。"这个圣人是谁?是传说中华夏文明的初祖伏羲。按照过去的说法,伏羲在中原大地,在黄河边,在洛水边,思考着宇宙之间的奥秘。结果黄河里出来了一匹神马,这个马背上的花纹,就是传说中的九宫。洛水里浮现出了一个大龟,这就是八卦。"河出图,洛出书",有了九宫八卦,当然这是个传说。总而言之,第一个圣人就是伏羲。按照传说,伏羲受上天的启示,发明了八卦,而八卦是《周易》的基础,这是第一个圣人。

第二个圣人是周文王,他那时候还叫西伯侯,被商纣王囚禁在羑里。司马迁说:"文王拘而演《周易》。"周文王在被拘禁的情况下,用蓍草做工具,把前人的八卦加以演化,于是有了《周易》。他总结历史与现实的经验教训,思考自己的人生体会,把这些东西附着到了以八卦为基础的符号系统里。所以这部书充满了忧患意识,它是一个国家处在危难之中的产物。

周文王演化出《周易》六十四卦以后,商纣王把他放回去了,他把心得讲给他的儿子们听。周公听了他父亲的学说以后,将心得转化成文字,并和他父亲的符号结合起来,就是卦爻辞。他们父子共同完成的《周易》,传了五百年,传到了孔子手里,这是第四个圣人。孔子说:"加我数年,五十以学易,可以无大过矣。"孔子这个时候最大的愿望便是好好钻研《周易》,就不犯大的错误了。

孔子晚年研究《周易》,把自己学习《周易》的体会写成了 10 篇读书报告,附在了《周易》的后面。前面文王和周公写的书后世叫《易经》,孔子写的叫《易传》。孔子写的《易传》到什么程度?可以用韦编三绝来形容,这是很有名的典故。韦编是什么？那个时候没有纸本图书，书都是刻在竹简上，竹简拿牛皮带子穿起来，这个牛皮带子就叫韦编。孔子学《周易》学到什么程度？把这个牛皮袋子看断过三次，说明什么呀？第一，孔子太喜欢了，翻过来调过去地看；第二，《周易》太深奥了，不是一两天就能看明白的。所以孔子说“我于《易》则彬彬矣”。

这就是“人更四圣”。

正是因为这部书的作者是伏羲、文王、周公和孔子，阵容非常强大，后世几乎很少出现，所以我说《周易》是第一书，这是一个原因。

说明一下，这是两千多年的传统说法，现在的学界看法不尽相同，我们就不细说了。

二、《周易》是一本什么书

（一）占卜

在初民阶段，经历过一个巫术色彩很浓的时期。巫术的一个表现是占卜，中国古代占卜有两大系统，一个叫龟卜，一个叫蓍占。什么叫龟卜？就是把乌龟的壳放到一个神圣的地方供着，比如说祖庙中。遇上大事请出来，在这个龟的腹甲打眼儿，龟壳就会产生裂纹儿。大巫师根据裂纹儿来分析你所问的事情吉凶如何。这种占卜没有人可以完全控制龟壳出现的裂纹，所以存在的不确定因素比较多。

第二种叫蓍占，即用蓍草进行占卜。蓍草是一种韧性极好的草类植物，将其晒干之后，截成段来进行推演。这个系统既有人的因素，又有“天”的因素，人可以来操作，同时这个操作的过程具有随机性，这就是所谓“天”。这种半人半“天”的方法实际是文明程度上了一个台阶的体现。

（二）《易系辞》中的概括

《易系辞》中记载：“圣人设卦观象，系辞焉而明吉凶，刚柔相推而生变化。”

我们来解读一下这句话，首先，《周易》这本书与世界上绝大多数的书都不一样，它的主干部分不是文字，而是文字之外的一种符号系统，这个系统叫卦象。而这个卦象，显示哪是吉哪是凶。对这种吉凶判断的说明，包括遇到某种情况该怎么办，文字的说明就是附着在符号系统上的文字——卦辞与爻辞。这就是“圣人设卦观象，系辞焉而明吉凶”。

其次，《周易》不是静止的。我们看《三国演义》，刘备被陆逊火烧连营，仓皇逃走白帝城。陆逊来追他，追着追着，前面有一大堆石头。别人说，这一堆石头你可别过去，这是当初诸葛亮在这留下的。陆逊说一堆石头有什么了不起的，就过去了，但一走进去就出不来了，说是阴风惨惨，感觉石头全都转起来了。当然这是传说。《周易》这本书有点类似。你看这符号、卦爻辞，是在纸面上静止的，但是你假如拿一个问题去《周易》里找答案，它会按照特定的法则动起来，显示出某种见解，这就叫“刚柔相推而生变化”。

（三）地位与影响

按照《四库全书》的概括，《周易》具有“易道广大，无所不包”的特点。它的影响面太广泛了。中国古代典籍很多，有《论语》《老子》《孙子兵法》……但是只有《周易》这本书敢称“无所不包”。比如，道教炼丹的第一部经典就叫《周易参同契》，这部书既是古代气功的一个重要的书籍，也是中国古代原始化学的典籍；文学最有名的理论著作是《文心雕龙》，当你打开这本书时，你会发现，在前五篇里，范文澜的注三分之二都出自《周易》；《周易》与中医学关联更密切了，中医的典籍《素问》，里面70%的内容都提到阴阳，而阴阳这个概念就是从《周易》中开始的，并从阴阳里衍生出许多的变化规律。

从地位来看，在汉代以后的两千多年里，《周易》这本书被奉为“五经之首”。

另外，这部书不仅在中国有着深远的影响，它还具有世界性的影响。

莱布尼茨发明了二进制，他在法国的学报上写过一篇文章，提到他的发明思路与《周易》是一致的，在写给朋友的信里也三次提到了《周易》，所以有一派人认为是《周易》启发他发明了二进制，这真是一件很神奇的事情。

(四)"符号"组合为骨架的奇书

《周易》骨架是文字之外的另一个符号系统，这个系统最基本的符号是阴爻和阳爻，也叫两仪。大家看：这一个长道叫阳爻，中间断开成两个短道的叫阴爻。

那么，"阴阳"这个概念从哪来的呢？简单来说，初民阶段，人们认识世界是具象的，随着智力的提升，开始把具象的事物进行相关的归类，而归类就要抽象，到了最高层的抽象就出现了阴阳。注意，世界各民族其实都经过类似的阶段，但是像这样高度抽象成阴阳两个符号而不带具象的，只有中国。

总之，阴阳是个高度抽象的产物，但是它们为什么要以这种符号形式出现呢？《易系辞》中记载圣人"仰则观象于天，俯则观法于地，观鸟兽之文，与地之宜，近取诸身，远取诸物"。人类生存的环境中，最大和最基本的是天和地。天为阳，地为阴。所以这两个符号最开始便是天地的象征。另外，"近取诸身"，中国古代有三才，即天、地、人。而在初民阶段，各民族都有过生殖崇拜，认为生殖是件很神秘的事，现在很多国家和民族还有生殖崇拜的遗迹，所以这两个符号既代表天和地，也代表男性和女性。

阴阳是无穷大的一个外延，那么怎么具体表示阴阳呢？我们祖先很有智慧，他们把这两个符号排列组合，即两个符号在两个位置上排列，就出来了四种情况，称为四象，即"两仪生四象"。四个符号可以代表东南西北，代表春夏秋冬，这就复杂一些了。我们按照这个思路再复杂一点，将两个基本符号在三个位置上排列组合，最后所能有的结果就是我们常说的八卦。

1.八卦

八卦是《周易》的基础。但是这八个符号分别是什么含义呢？我在这里给大家一个口诀，能够帮助大家理解和分析八卦。

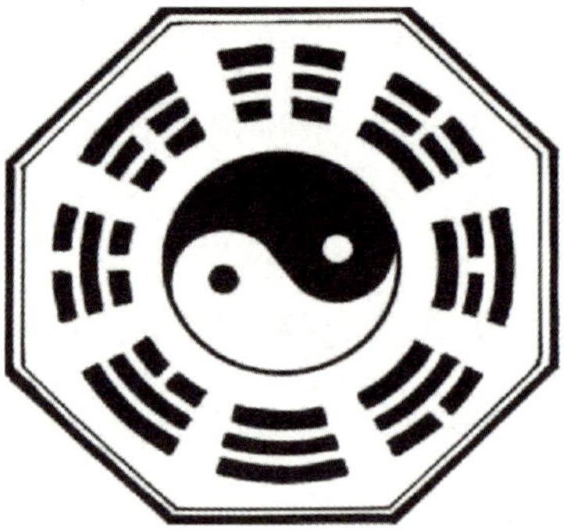

“乾三连，坤六断”，八卦图里最下面三个道都连在一起的符号，叫作乾。乾的基本象征义为天，第二个象征义为男人，第三个象征义是父亲，再往下，象征君主，动物界象征龙……诸如此类，大家发现有什么特点吗？居于主导地位的事物都可以用乾来象征。跟乾对着的符号中，三个道中间断开，形成六个小短道，这叫作坤。按照刚才的思维逻辑，坤的基本象征义为大地，同时也象征女性、象征母亲、象征大臣、象征骏马等。“离中虚，坎中满”，离的基本象征是火，而坎的基本象征是水。

接下来，“震仰盂，艮覆碗”，右侧的符号像一个口朝上的钵盂，而钵盂就是和尚要饭的碗，口朝上，即“震仰盂”，它象征雷。而左上角的符号像一个扣着的小碗，它象征山。“兑上缺，巽下断”，左下角的兑象征湖泊、沼泽、湿地，右下角的巽象征风，这些就是八卦的名称和它对应的基本象征义。大家记住这八个符号后，就能很好地分析《周易》了。

2.六十四卦

那么，按照这个思路继续排列下去，八卦就演出六十四卦。在这里就有一个小故事，周文王被拘禁的时候，他拿着八卦两两组合，再把自己的人生经验结合起来——假如上面是天，下面是地，这会怎么样？相当于社会里的什么现象？相当于人生的什么情况？这就是所谓的“文王拘而演《周易》”了。

两个符号出来八个符号组，这八个符号组两两相叠加，就形成了六十四个更大的符号组，符号组之间有严密的逻辑关系，就形成了一个符号组群，这就构成了全书的大框架。大框架有了，周文王就把他的见解讲给周公听，周公形成文字，附着到相应的符号上。其中，说明符号组的文字就叫作卦辞，说明某一个符号的就叫作爻辞。

如果有同学之前看过《周易》，你一定有一个体会，《周易》这本书，它又好懂又难懂，什么意思？你要看《尚书》，至少有三分之一的字句都很古奥，而《周易》却相反，它里面多半都是比较平易的句子，这是它好懂的地方；但是这个句子什么意思？人们阅读时往往琢磨不透，因为其中的逻辑很奇特，这是它难懂的地方。现在，我就帮助大家解决这个问题。我把所有的卦爻辞，归纳成六类，通过我的讲解，希望每位同学今后阅读起来困难小一些。

先来看最简单的一类：《周易》的吉凶判断词，一共有八个，从最好到最不好分别是：吉、利、亨、悔、吝、咎、厉、凶。但是，每种经常还会加上定语，来体现更细微的差别，比如小吝，代表你有小损失，它用这个方法，把情况细化。

第二类是直接的吉凶说明，如“利建侯”，这是第三卦屯卦的卦辞。建侯，建立新的诸侯国，象征开创新事业。这个卦主要告诉我们：当你在开创新事业的时候，机遇和风险的关系。再如“利西南，不利东北”，这是针对当时某一个具体事件的利弊分析。这一类比较好理解。

第三类是行动指南，如“知临，大君之宜”，这是临卦第五爻的爻辞。什么是“临”？从上到下就叫作“临”。那么这个爻具体是什么意思呢？通俗点说，当你被派到一个单位去做CEO，这一爻会告诉你，要“知临”。“知”就是智，即你要靠你的智慧和领导能力在这个单位立足，这才是领导者该具备的素质。

第四类是场景象征，如“履霜，坚冰至”，这是第二卦坤卦第一爻的爻辞。这一爻描写的是什么场景呢？深秋季节，你早晨推门出去，一脚迈出，地上便留了一个脚印。为什么会有印迹呢？因为地上有霜，这就叫履霜。当你发现在地上踩出了有霜的脚印时，你要知道冰天雪地的恶劣天气离我们不远了。这一爻象征着事态会越来越严重，而且是不可挽回的。再比如“密云不雨，自我西郊”，情况是旱了好长时间，庄稼都打卷了，可密云遮天，就是不下雨。这就象征着矛盾还在酝酿之中，短时间不会爆发。《周易》上的这种情况挺多的，写一个季节，写一种气候，写一类景象，意义在象征之中。你得学会有悟性地理解。

第五类是故事类比，例如“旅人先笑，后号啕”。这是旅卦的第六爻。这七个字讲了一个故事，我认为这是全世界最早的微型小说。旅人，在这里指的是离家在外的人，不知道遇到什么好事了，哈哈大笑了起来。可是一转眼倒霉了，又哇哇大哭。这个故事有情节，有戏剧性，所以说是微型小说。那么，这句话有什么特点呢？第一，旅人是脱离了根本的人；第二，旅人先尝到了甜头；第三是告诉我们的重点，人千万不要得意忘形，小心后边有逆转。

第六类，是真实的历史事件，也是类比关系。例如《归妹》卦，嫁姑娘，在婚礼上出现了反常的情况，新娘子穿的婚纱还不如伴娘的服装好看，大家都觉得非常奇怪，虽然出现这样反常的事，但是婚礼总体很顺利。那么这样的一卦我们怎么理解呢？应该是说，当我们碰到一些反常的事件，不要慌张，最终无碍大局。

三、读《周易》，长智慧

《周易》是有两面性的：哲思之原点，巫术之残余。

哲思之原点，话题非常多，例如乾卦里我们可以吸取“审时度势、成功之道”的智慧；泰卦里我们可以吸取“照应沟通，和谐之境”的智慧；从贲卦里我们可以吸取“文质彬彬，大朴之美”的智慧，而这大朴之美既是一个审美的境界，也和中医养生在哲理上是相同的。从未济里我们可以吸取“留余不尽，无穷之韵”的智慧，它告诉我们处理问题要留有余地，它是一种思想的方法，其实和中医也有一种内在的相通。

(一)审时度势，《乾》之德

首先，我们先来看乾卦，看它的卦辞，乾卦的卦辞特别简单，就四个字——元、亨、利、贞。元，古代有一个词叫乾元，乾是天，元是开头，天是一切的开头。亨和利是天重要的两个德行，亨，给万事万物准备一个发展的平台；利，利益众生；贞是正道。

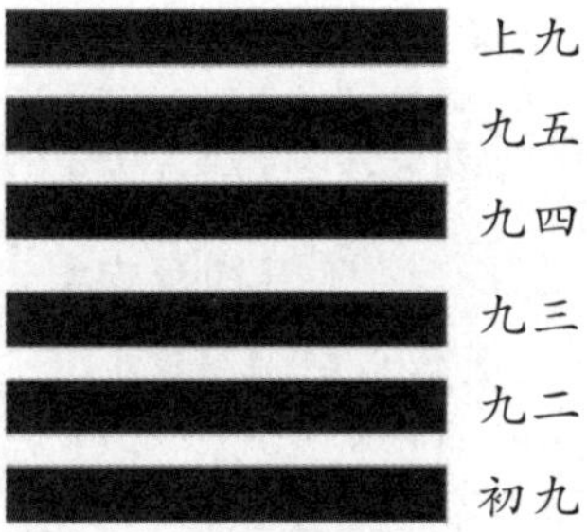

其次，我们来看它的卦象，从下往上看，下面的三道叫下卦，上面的三道叫上卦，最底下的位置叫初，最上面的位置叫上。现在，就来具体分析这个乾卦。第一句是“初九，潜龙勿用”，这句话什么意思呢？这个卦，六个爻都是阳，阳可以象征龙，龙是中国古代的一种图腾，它非常神圣，而且能量很大。可是这个龙同时还有另一面，它是爬行类动物，有冬眠，这就叫潜龙。所以对应初九，它的位置在最底下，便是我们前面说到的“潜龙”。这告诉我们，虽然你的能力很好，但是不要勉强做事情，天时地利未到，勉强做事情会事倍功半的，所以叫“潜龙勿用”。

那么如果往上走一步，就到九二的位置了，即“见龙在田，利见大人”。“见龙在田”，指龙出现在了原野上。冬天过去了，春天惊蛰，雷一响，龙钻出来了。我们来看这个卦的位置，它在下卦居中的位置，不在最底下了，居中就意味着你有支配资源的能力了。

龙出来了，春天了，可以开始做事情，但是因为潜伏了一冬天，所以能量消耗很多，条件还是不够充分。当时周文王被商纣王关了七八年，放回去之后，周文王励精图治，想要报仇，但是自己的国家小，财力又弱，抵挡不过商朝，非常忧愁，每天睡不好觉。有一天晚上他做了一个噩梦，梦见一头巨大的熊，熊的背上生了一双翅膀飞进宫殿，扑到他的身上。梦醒后文王出了一身冷汗，非常害怕，于是便召开了御前会议。有一位官员很聪明，他告诉文王，飞熊入梦是一个好征兆，意味着神将要派一个强有力的人来帮助周文王，他建议文王明天出去溜达溜达，看看能不能碰到一些好事。结局我们同学们应该都猜到了——周文王遇到了姜子牙。所以，九二告诉我们，当你可以做事情但是能力不足的时候，成功的关键往往是要得到有力量的人帮助才可以。

九三——君子终日乾乾，夕惕若，厉无咎。通过发展，你到达了第三个位置，这是个什么位置呢？下卦你做到了最高，阳爻到阳位，表明你已经把你的能量充分地发挥了，而且有了相当的成绩，占有了相当高的位置。这个时候它要告诫你的是什么呢？你要清楚两点，第一点，你在相对最高的位置上，风险与责任也伴随着你；第二点，上面还有上卦，你不要得意忘形。所以它讲到“终日乾乾”，告诫我们保持奋斗，不可松懈，“夕”是晚上，“厉”是警觉，“若”是样子，到了晚上该休息了，你也要保持警觉，不能放松，为什么呢？因为你处在第一线，随时可能有风险出现，但只要你保持这种勤奋、警觉的姿态，即便遇到了风险，你也能够化解。

再往下，九四——或跃在渊，无咎。上了一个层次，但是上卦里你最低，而且阳爻在阴位，意味着你在一个新的层次里，却处在一个相对弱的位置上，这个时候你一定不能冲昏头脑。“或跃在渊，无咎”，这句话的主语还是龙，不要急于求成，在较为劣势的处境里，龙需要跃入深渊，调整姿态，积蓄能量。只要你时刻保持从容的姿态，就不会犯错误。

再往下发展到九五——飞龙在天，利见大人。九五的位置居中，是阳爻，又在阳位，天时、地利、人和全齐。这种情况下，飞龙在天，大丈夫当如此矣，你的抱负可以在这个阶段充分地实现。但是“利见大人”什么意思呢？你到了这么高的位置，应该让被领导管理的民众以见到你而得利，反过来说，你要给大家带来利益，这样人们才会拥戴你，你在这个高位上才会完全实现你的抱负，才会更长久地坐在九五之尊上。

到最后即上九——亢龙有悔。我们祖先的智慧在这里就体现了，古时认为不是越高越好，要适度发展，“亢龙”的“亢”是亢奋的意思，过分发展就会走向反面。什么意思呢？有两点，第一点，从下往上走，走到最高了，你再往前只能转折，与月满则亏有异曲同工之妙；第二点，到了上九这里，我们回过头一看，就可以看出乾卦的问题，六个爻全是阳爻，按照中国古代的看法，“孤阳不育，独阴不生”，所以需要调整。

一个符号系统里面有自己的内在逻辑，为我们提供了很多人生的智慧。

比如左宗棠，晚清四大名臣之一，他对我们民族最大的贡献便是收复新疆。同治年间，清朝的国力非常衰弱，英国人乘虚而入，侵占了新疆南部，扶持了一个傀儡叫阿古柏，要搞新疆独立。俄罗斯随之也发兵直接把北疆掠夺了。

此事一出，朝堂上便进行了紧急的讨论，大部分官员都想要放弃这些土地，认为战力上敌不过俄罗斯和英国，况且新疆这么远，收复回来也没什么用。

左宗棠力排众议，坚决主张收复新疆。这里有个背景：当初林则徐被发配到新疆，发现了英国和俄罗斯阴谋的苗头，在那里搜集了大量的信息，等到他被赦免回到内地后，他把这些内容全部托付给了左宗棠。左宗棠向慈禧讲述了新疆的重要性，慈禧听了之后觉得很有道理，就同意让左宗棠去收复新疆。于是，左宗棠发兵西下，灭掉了阿古柏，后来通过和俄罗斯谈判把北疆也收了回来。但左宗棠年轻的时候非常不得意，家里贫困，他自己曾说："身无半亩，心忧天下，书破万卷，神交古人。"这句话是什么意思呢？我有学问，有才能；当代我一个瞧得起的人都没有，我只能跟古代的圣人精神相通。他还给自己起了别号叫"今亮"——当代诸葛亮，可见年轻的他心气极高。有一次他到庙里遇到一位高僧，这位高僧看出他将来会很厉害，但是现在陷入了一个很大的误区，性格、心理存在问题，于是这位高僧便送给左宗棠四个字——隐忍、借力，"潜龙勿用，利见大人"。这句话一下子把他点醒了，所以后来的他成就了一番事业，成为一代名臣。

上面左宗棠的故事是一个正面例子，下面我再讲一个反面典型——关羽的故事，当初刘备带着黄忠和魏延到了四川，连遭挫败，紧急调诸葛亮来应援，诸葛亮就带着张飞和赵云去了，临走对关羽说，你在这里守荆州，这个地方八方受敌，除了你别人也守不住。不过我要送你八个字——"东和孙权，北拒曹操"，这样才可以更好地保住荆州。关羽当时很骄傲，不是很愿意接受诸葛亮的建议，后来曹操果然发兵，不过被关羽打败了，水淹七军，俘虏了统帅于禁，朝野震动，曹操当时都想迁都了。这时候，司马懿告诉曹操不要着急，因为他很了解关羽的性格，处在困难的境地，关羽的能量可以激发得非常强大，但是如果一直顺利，他很容易骄傲。这时，孙权派了诸葛亮的哥哥诸葛瑾来见关羽,想要与关羽结为亲家。关羽不仅没有答应,还侮辱了孙权,诸葛瑾狼狈地逃了回去,非常生气,向孙权说了此事。孙权的手下有一位谋臣叫虞翻,研究《周易》,他算出了关羽开始要走下坡路,并且两个月之后,他还会掉脑袋。于是,孙权便用了陆逊的计策,由吕蒙白衣渡江,使关羽败走麦城,最后导致刘备整个事业的大逆转,关羽和他儿子一起都被杀了。这个故事实在太典型了,“亢龙有悔”啊!

(二)《乾》《坤》合德,完美人格

那么对于今天的人们,有什么启迪和帮助吗?乾卦里讲“天行健,君子以自强不息”。君子是社会的精英骨干,精英骨干要自强地度过人生,告诉我们要做一个主体性和意志力都很强的人,终身都要保持强者的姿态。人是天地之间的性灵所钟,我们应该体现出天道里最有力量和活力的精神。宇宙天道,永恒地运转着,我们效法上天,就要做一个意志力非常强的主体。但这句话有一个问题,太过强调主体性和意志。

但是,我们的祖先非常有智慧,就补充了另一句话,“地势坤,君子以厚德载物”。效法上天,做一个意志力强大的主体,同时要效仿大地。大地顺从和承载着万物,所以君子要厚德载物,就像大地一样承载着并给别人更多的帮助。那么拿现代的哲学观念来看,这句话是什么意思呢?这个世界,我们既要有主体性,又要充分地认识世界,世界的法则是在若干主体之间确定的,就是“主体间性”。这两句话放在一起,就非常完美了。

后来,孔子把这两句话变成两个字——忠恕。忠是忠心之忠,把你的主体精神真实地、真诚地、充分地体现出来,这就是刚才提到的“自强不息”。恕不是宽恕和饶恕,是要如其心,即你有这样的精神需要,你要想到别人和你是相同的。所以孔子说“己欲利而利人,己欲达而达人”。你想要发展,就要想到别人也想发展。正面说是己利己达,负面说就是“己所不欲,勿施于人”,把这

两个方面放到一起就叫作恕。

到了现代，费孝通把它变成了十六个字，更生动一些："各美其美，美人之美。美美与共，天下大同。"我们人与人之间相处，或者民族和民族之间相处要各美其美，自己对于美好的东西要有充分的信心，学会自我欣赏和自我坚守。"美人之美"，告诉我们学会欣赏别人的美好很重要，无论我们生活在哪里，都要保持着美好的初心，自己的内心才会更加安稳。"美美与共，天下大同"，每个民族的美是不一样的，是多元化的，各有各的美好，它们是能够并存的，这就是我们追求的一种天下大同。

(三)《泰》，对社会的和谐追求

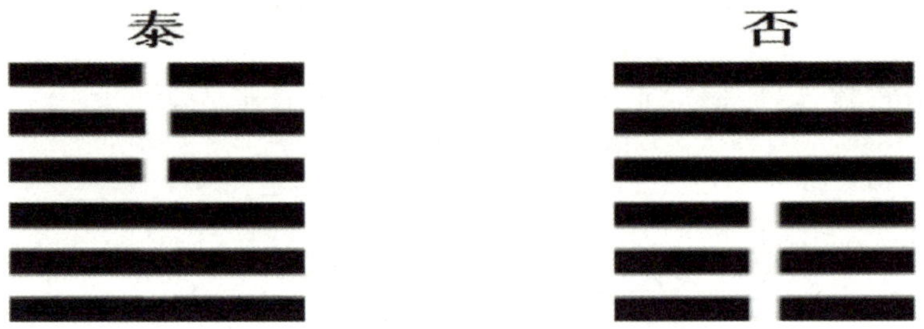

周易有泰卦，还有否卦，泰卦是好的，它有着国泰民安的含义，而否卦与泰卦相反，是不好的，所以一泰一否，一好一坏，一大吉一大凶。通过图片，我们可以看到其中一个是天在上地在下，这不是泰，而是否；另外一个天翻地覆，这才是泰。我们说一个卦是从下往上看，从下往上看是三个阳爻开始了泰卦——三阳开泰。为什么天在上、地在下，反而"否"？翻天覆地，反而"泰"呢？这就有我们中国的哲理智慧了。

我们来看卦辞，先看否卦："天地不交而万物不通也，上下不交而天下无邦也。"这是什么意思呢？天在上面，地在下面，天之为物，轻轻上浮往上飘，地之为物，重浊下沉，天越飘越高，地越沉越低，两者就会慢慢脱节，天地都不相交了，那么万物就没有了生存和发展的空间。地是指向下，天指向上，二者能有很好的沟通，这种状态是最好的。对于一个群体来说，强势的一方应该有低的姿态，而弱势的一方要给予一些扶持，这样才能减小反差，使得两者之间得以沟通，这个群体就可以走向通泰吉利，这便符合一种自然之道。

国学智慧与幸福人生

张其成
讲座时间:2018 年 9 月 18 日

专家简介

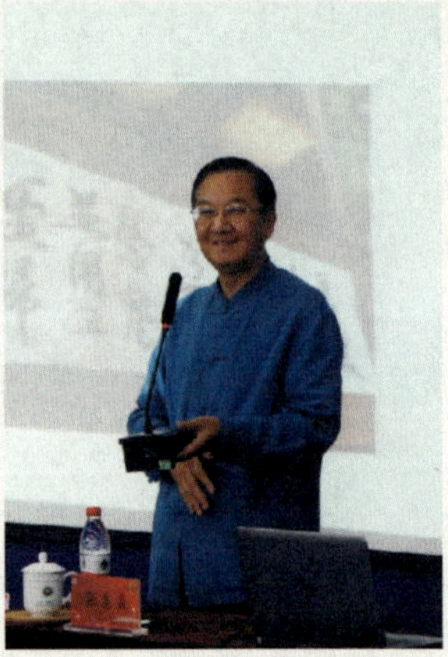

张其成,教授,著名国学专家,中医文化学家,全国政协委员,享受国务院特殊津贴专家,北京中医药大学国学院创院院长、北京张其成中医发展基金会理事长、北京大学中国文化发展研究中心研究员、山东大学讲席教授、北京中医药文化研究基地首席专家、世界中医药学会联合会中医药文化专委会荣誉会长。主持国家社科基金重大项目“以中医药文化助推中华优秀传统文化复兴研究”等省部级以上项目 10 余项。主编国家级规划教材、出版学术专著 40 余部。

什么是国学？这个概念一直存在争论，到今天为止也没有一个统一的定义。最简单地说，国学约等于中国传统文化，约等于，不是全等于。准确地说，中国传统文化的概念要广一些，国学的概念要窄一些。那么我有一个定义：国学是中国人的心灵家园。

文化自信就是中国人对自己固有文化坚定不移的信仰，文化最后就会变为一种信仰。我们一提中国传统文化，如果用四个字来概括，那就是“博大精深”。“博大”是外延，“精深”是内涵。中国文化与西方文化相比，或者与阿拉伯文化相比，一个最大的区别就是他们的文化是一源一流，而我们的文化是一源三流，这是反映它的“博大”，一个源头，三条河流。我发现这很有意思，中华大地的地理结构就是一源三流，我们中医讲的人体的生命结构也是一源三流。中华大地的源头在哪？我们知道玉树是三江之源，然后从玉树流出三条河流，第一条是什么？黄河。第二条呢？长江。第三条，澜沧江。那我们中医讲的生命的源头是什么？是肾，肾为先天之本源，然后流出三条河流，三条经脉：任脉、督脉、冲脉。那中国文化的源头在哪？中华文化的源头可以用一本经典著作来代表，因为经典著作是文化的主要载体，是哪一部经典呢？应该是《易经》。

我在1992年2月主编出版了《易学大辞典》，这是我国第一部易学大辞典，分为八大类。把《易经》《易传》各家的解释都收集在里面，同时还把历代研究易学的那些著作、人物、观点，全部收集在《易学大辞典》中。在1994年的时候，我又主编出版了《易经应用大百科》，它主要分为两大部分，一部分就是易理，是理念的部分，就是相当于各种道理。另外一个部分，是应用的部分。这就是我们老百姓都知道的，比如说拿来预测的各种术数、占卜的方法，都收集在这里面，所以叫《易经应用大百科》。

我通过研究易学发现，其实中国最早的文化，是巫术文化。占卜，最早就是一种巫术，这一点是没错的。因为任何一个民族的文化，一切人文文化，都来源于巫术文化。在《易经》里面也保留了这种痕迹。但是请注意，我们不能把《易经》纯粹就看成是一本占卜的书，那就不对了。《易经》成书的过程是非常漫长的，它是由多位古代圣人在不同时期逐渐完成的：第一位是伏羲。伏羲也叫太昊，伏羲创作了八卦。这个距今多少年？7000多年。7000多年前就有八卦了，现在对这个还在研究。但是，很有意思的是在浙江的义乌桥头村那里就发现了八九千年以前的卦爻的符号，是在陶器上的。然后到了5000年以前，炎帝和黄帝，就是神农炎帝和轩辕黄帝时期。传说神农炎帝做了《连山易》，轩辕黄帝做了《归藏易》。所以注意，《易经》不止一部，已经有三部了。神农炎帝的《连山易》，什么时候最后成书的？一般认为是夏代成书的。轩辕黄帝的《归藏易》，传承下来的时候还没有这么详细的文字，但是到商代的时候，就汇编成书了。所以《周礼·春官》说："太卜掌三易之法，一曰连山，二曰归藏，三曰周易。"你看《易经》和三皇是连在一起的。我们都知道中华文明的历史，自从盘古开天地，三皇五帝到如今。三皇为什么是中国的人文始祖？那是因为他们和《易经》连在一起了。传说7000年前的伏羲氏创作了八卦，5000年前的神农氏和轩辕氏创作了《连山易》《归藏易》，但这两部书都失传了。我们现在只剩下《周易》，谁创作的《周易》？周文王姬昌，这个应该没有问题，是学术界基本公认的。但其实我的考证是这样的，《周易》就是由周文王和他的儿子一起编写的。第几个儿子呢，第四个儿子，叫周公，姓姬名旦。那么也就是说这本书形成于西周初年，这是学术界公认的，距今约3000年。这应该是没有问题的，如果说炎黄创作《连山易》《归藏易》还有传说的色彩，那么周文王姬昌创作《周易》，基本上就是事实，就不是传说了。到距今2500年左右，春秋战国时期，有了诸子百家，诸子百家都看过《易经》，从某种意义上说都是在解读《易经》中提出了自己的观点、思想。从7000年前的伏羲氏，到5000年前的神农炎帝、轩辕黄帝，再到3000年前的周文王、周公，再到2500年前的诸子百家，从这个历史流变当中你发现了什么？《易经》这本书成书的历史非常漫长，那么它和中华早期文明形成的历史之间有一种什么关系呢？《易经》这本书成书的过程，其实就是中华早期文明形成的历史。

德国哲学家卡尔·雅斯贝尔斯发现，在公元前500年左右，世界几乎各民族的文化都形成了一个“轴心期”，后来的文化都没有偏离这个轴心，我把它叫作高峰期，也就是说世界文化在公元前500年左右形成一个高峰，直到今天还没有形成第二个高峰。这里大家容易犯一个基本错误：认为文化总是越来越进步的。准确地说，科技文化、法制文化是越来越进步，但是宗教文化、哲学文化、伦理文化不见得是这样的。东方三圣——儒家、道家、佛家三位创始人孔子、老子、释迦牟尼就出生在这个高峰期。孔子生于公元前551年阳历9月28日，阴历八月二十七。老子生于公元前585年，阴历二月十五。释迦牟尼生于公元前565年，阴历四月初八。孔子活到73岁，释迦牟尼活到80岁，老子活到多少岁不知道。而公元前500年左右，西方是古希腊时代。古希腊文明是西方文明的摇篮：古希腊时代有古希腊神话，西方的文化可以用两个神来代表，一个是太阳神阿波罗，一个是酒神狄俄尼索斯。古希腊还有三大悲剧家：埃斯库罗斯、索福克勒斯、欧里匹得斯。有古希腊的《荷马史诗》——《伊利亚特》《奥德赛》，古希腊历史之父希罗多德，古希腊医学之父希波克拉底，当然最重要的还是古希腊的哲学，有哲学之父泰勒斯，有三代哲学家：苏格拉底、柏拉图、亚里士多德。而现在我们依然在用亚氏逻辑，那么为什么就在这个时期形成轴心期呢？这个问题很值得思考。

在轴心期的中国有孔子、老子等诸子百家。孔子、老子和《周易》有什么关系呢？我们接着说《周易》，《周易》分为两个部分。第一部分是周文王和周公写的《易经》经文，这部分就是六十四卦的卦爻象符号和卦爻辞文字。第二部分，传说就是孔夫子创作的传文部分，叫《易传》，又叫《十翼》，就像为《易经》插上了十个翅膀，《易经》一下子飞起来了。孔子解释的这个部分叫作传文，请大家记住，这个传就是解释的意思，对经文的解释叫作传。当然据考证《易传》不是孔子一个字一个字写的，而是孔子的弟子或者弟子的弟子整理后写出来的，但反映了孔子的思想。我的导师朱伯崑先生认为，《周易》传文是在战国中后期形成的。再看与孔子同时代的老子，老子看过《易经》没有？当然看过，因为老子是“周守藏室之史”，相当于国家图书馆馆长。那他做了解释没有？解释了，解释叫《道德经》。老子的《道德经》不是明解《易经》，而是暗解《易经》。其实老子将《易经》看成是“道”。《道德经》第二十五章说：“有物混成，先天地生，寂兮寥兮，独立而不改，周行而不殆，可以为天地母。”“独立而不改，周行而不殆”其实就是“易”，也就是“道”。所以你要读《道德经》一定要结合《易经》。比如说为什么“道生一，一生二，二生三，三生万物”，这是啥意思？为什么“反者道之动，弱者道之用”？你要是不懂得《易经》，你就读不懂《道德经》。当然《道德经》里面并没有讲八卦，但是《道德经》里面讲到阴阳，《道德经》第四十二章说：“万物负阴而抱阳，冲气以为和”。好多人问我说，为什么叫阴阳不叫阳阴？我说这很简单，这是老子的思想，阴在前，阳在后，说明老子崇尚坤卦阴柔。《易经》说到底就是讲阴阳。孔子崇尚阳，老子崇尚阴。再看老子“反者道之动”这句名言。“反”是什么意思？就是《易经》六十四卦排列式的反复律。六十四卦两个卦一组，后面这个卦是前面这个卦反过来的卦，也就是颠倒的卦，所以“反”也叫作“覆”，要反覆其道。那六十四卦中有八个卦是反不了的，比如说乾卦，六根爻都是阳，你反过来还是六根皆阳，不能反，那就变，六根皆阳变成六根皆阴，所以乾卦之后就是六根皆阴的坤卦。所以我认为老子《道德经》是暗解《易经》。当然六十四卦排列次序的秘密到今天为止只解开一半，另外一半到今天还没有解开。

释迦牟尼看过《易经》没有？我认为他很可能没看过。为什么？那个时候交通不便，他在古印度，那《易经》肯定没传过去；即便传过去，他也看不懂甲骨文或金文的文字。但佛经中没有讲八卦,没有讲六十四卦。可是佛教在2000年前,也就是两汉之际传到了中国,现在历史书上记载是汉明帝的时候传到了中国。佛教传入中国有三条路径:南传、汉传、藏传。南传传的是小乘佛教,汉传和藏传传的是大乘佛教。那为什么从对佛教的全盘排斥一下子变为全盘接受?这里有一个什么机缘呢?就是因为佛教传教士找到了《周易》上的一句话,就是《坤卦·文言传》的一句非常有名的话:“积善之家,必有余庆;积不善之家,必有余殃。”佛教的传教士一看到这两句话就兴奋不已,于是佛教一下子在中国大地生根、开花、结果,到隋唐时期,佛教在中国形成八个宗派:天台宗、三论宗、法相宗、华严宗、净土宗、禅宗、密宗、律宗,其中最具中国特色的是禅宗。从此之后中国文化三足鼎立——儒、释、道。所以我说这个佛教一定是经过中国化改造的佛教,而中国化的佛教,以禅宗为代表,禅宗修行的方法与《周易》高度一致,《易传》有一句话是“易,无思也,无为也,寂然不动,感而遂通天下之故”,就是禅修的方法。我再说一遍,中国文化一源三流,三流就是儒、道、佛,这个佛是指中国化的佛教,不是指印度佛教。中国化佛教绝对受到《易经》的影响。儒、道、佛是圆融和合的。我告诉你,中国人是有信仰的,你光信儒不行,光信道不行,光信佛也不行,儒、道、佛三家互补,你不行也行。这三家不仅是同一个来源,而且是同一个主干。

最后落实在五部经典上,我认为这五部经典是最重要的,作为一个中国人,尤其是作为一个中医人,必须要读读国学五经。国学五经与四书五经的五经不是一回事。四书五经的五经,是儒家信奉的。国学五经是整个中国文化五部重要经典。整个中国文化不仅仅是一个儒家,是儒、道、佛三家互补,再加上国医和国艺。所以我提的国学五经就是:《易经》——中华第一经典;《论语》——儒家第一经典;《道德经》——道家第一经典;然后中国佛家第一经典,也是唯一一部叫经的——《六祖坛经》。这是一源三流,然后两支,中医第一经典——《黄帝内经》，但另外一支——国艺，应该是《乐经》，非常遗憾《乐经》失传了，没有留下来，如果留下了那就是六经。我觉得这五经是作为一个中国人必须要读的。

上面是我讲的第一部分内容，主要讲了中华文化的“博大”：一源三流，两支五经。下面我重点讲一讲中华文化的“精深”，也就是国学的智慧。还是从《周易》说起。《周易》是通过阳爻和阴爻两个符号来展现的，这就是传说当中的伏羲八卦。《周易·系辞传》说：“古者庖牺氏之王天下也，仰则观象于天，俯则观法于地，观鸟兽之文与地之宜，近取诸身，远取诸物，于是始作八卦，以通神明之德，以类万物之情。”这个要体悟出来，你就知道，就这两个符号，三次组合就是八卦，六次组合就是六十四卦。你看《易经》，真正用的不是八卦，而是六十四卦，阴爻、阳爻的六次组合，2^6 等于 64。《易经》第一卦乾卦和第二卦坤卦开头都有一个字“元”。乾卦是“元亨利贞”，坤卦是“元亨，利牝马之贞”。那“元”是什么意思？孔子《彖传》解释：“大哉乾元，万物资始，乃统天。”乾卦，万事万物是靠它而开始的，这个“资”是依靠的意思，那么“始”是什么意思？始当然是开始，那为什么是女字旁？《说文解字》说：“始，女之初也。”女人刚生下来为“始”。女人刚生下来是女婴、童女，童女自己能不能生孩子？那当然不能，所以乾卦不能直接产生万物，只有到了坤卦才能生孩子，“至哉坤元，万物资生”。资生是依靠它而生，生了孩子的女人叫什么？生了孩子的女人叫母亲。母亲的母怎么写的，就是“女人下跪貌”，然后母亲的母就在这个女字上面加两个点。这两个点是什么？是两个乳房，代表成熟的女人，成熟的女人才能生孩子。那这是谁的观点？是孔子的观点，也就是说在孔子看来乾卦阳刚的东西是第一位的，坤卦阴柔的东西是第二位，乾卦好比是童女、少女，坤卦好比是女人、母亲。我不知道你们如何看《道德经》。老子的《道德经》与孔子所说恰好相反，老子认为女人是第一位的，男人是第二位的。《道德经》第一章：“道可道，非常道，名可名，非常名。”后面怎么说？“无，名天地之始”,他用了这个“始”,“有,名万物之母”。这个“无”是什么?就是阴,阴到极点就是无。所以先阴后阳嘛。所以在老子那儿阴性坤卦是第一位,阳性乾卦是第二位的。所以《道德经》准确地说应该来源于《归藏易》,《归藏易》第一卦是坤卦,我们现在《周易》第一卦是乾卦,《连山易》第一卦是艮卦,我觉得《连山易》与禅宗的思想更为密切。那我现在问你个问题,你说谁是第一位?男人第一位还是女人第一位?女人说女人第一位,男人说男人第一位是吧?我再问你们男人能不能生孩子?不能。女人能不能生孩子?不能。男人和女人能不能生孩子?不能!男人和女人怎么才能生孩子?请看乾卦《彖传》后面解释:“云行雨施,品物流形。”一般人都是这么解释:天上有云,云密集了之后就下雨,雨下来之后万事万物就流动成形。这么解释当然没错,但是没说到点子上。这里讲的“云雨”就是交合的状态,不交合,怎么生孩子?所以《易传》讲“天地氤氲,万物化醇;男女构精,万物化生”。这可以用一个字表达就是“和”。我认为中华文化“精深”的内涵可以用四个字来表达,我们现在已经找出了其中一个——和,然后接着找其余三个字。我们要从乾卦和坤卦中找。大家都非常熟悉乾卦和坤卦《象传》的两句话,就是“天行健,君子以自强不息;地势坤,君子以厚德载物”。这两句是清华大学的校训。乾坤两卦其实表达了中华文化的两大精神,一个是阳刚精神,一个是阴柔精神。儒家崇尚阳刚精神,道家崇尚阴柔精神。所以“阴阳”二字是必不可少的。

太极图,也叫阴阳八卦图,或者阴阳鱼图。太极图中只有“小头鱼”是唯一正确的太极图。太极图是《易经》或者说是中华文化最完美、最形象、最精准的表达方式。不懂这张图,肯定不懂中国文化,不懂中国哲学。对于这张图我做了一个考证,写了一本书叫作《易图探秘》。我认为我这张图是唯一正确的太极图。因为最早的太极图就是对伏羲八卦次序图的形象描述,所以它是可以量化的,它的八条半径就是对应八个卦:乾一、兑二、离三、震四、巽五、坎六、艮七、坤八,两个鱼眼就是两个卦。这张图其实就是“易”的另外一种形象表达。“易”有两种写法，第一种写法像蜥蜴，表明“易”是讲变化的；第二种写法上面是日、下面是月，日是太阳，月是太阴。《周易》讲“一阴一阳之谓道”，讲的就是阴阳，是变化。这张图的含义我用三句话来概括：宇宙周期变化的大规律；人类知变应变的大法则；人生为人谋事的大智慧。在这张图中儒家、道家、佛家都可以找到各自的位置。儒家在哪里？白的。道家呢？黑的。因为儒家崇尚阳，道家崇尚阴，但是这两家中间不是截然分开、绝对对立的，它们是互相包容的。佛家就是在外围的那个圈。因为佛家用一个字来概括就是“空”。有人看出儒、道、佛三家都在两只眼睛或者S曲线上。也对！两只眼睛和S曲线代表什么？一个字“中”。黑眼睛是阳中含阴，白眼睛是阴中含阳，S曲线处在中间。三家都讲“中”。儒家是站在阳刚的立场上讲中，叫中庸；道家是站在阴柔的立场上讲中，叫中道；佛家，是站在空性的立场上来讲中，叫中观。再看中医——医家在什么地方？在中间S曲线。好多人看儒家、道家、佛家、医家都看成是两个点，对吧？对！那两个点是什么意思？我们最简单地把它概括一下，那个黑点是阳中有阴，那个白点是阴中有阳，用一个字表达是什么？和。再用一个字是什么？中。对了，合起来就是“中和”。儒家、道家、佛家、医家四家都讲中，都讲和，儒家叫仁和，道家叫柔和，佛家叫圆和，医家叫调和。所以我认为中华文化的基本精神可以用四个字表达，那就是“阴阳中和”。

我再进一步解释一下“中”与“和”。先看“中”。“中”是古圣先贤所追求的最高境界，也是最根本的价值观。比如，周文王《保训》：“昔舜久作小人，亲耕於鬲茅。恐，救中……测阴阳之物，咸顺不逆。舜既得中……帝尧嘉之，用受厥绪。”(《清华大学藏战国竹简》)《论语·尧曰》：“咨尔舜，天之历数在尔躬，允执其中。”《尚书·大禹谟》：帝曰：“皋陶……民协于中。”《尚书·大禹谟》：“帝曰：来，禹！……人心惟危，道心惟微，惟精惟一，允执厥中。”“中”的核心价值观代表了中正、公正、公平正义！

"和"既是古圣追求的目标,也是行为方式,比如,《尚书·尧典》:"克明俊德,以亲九族;九族既睦,平章百姓;百姓昭明,协和万邦。"《国语·郑语》:"和实生物,同则不继。"《左传·昭公二十年》:"和如羹焉,水、火、醯、醢、盐、梅,以烹鱼肉。"《论语》:"子曰:君子和而不同,小人同而不和。"《老子》:"万物负阴而抱阳,冲气以为和"。"和"的核心价值表现为"中和、和合、保和、太和"。在现代,以"和"为核心将会带来和平发展。也就实现了费孝通先生所向往的"各美其美,美人之美。美美与共,天下大同"。

"中正——平等;和谐——自由的中华文化核心价值";"自由、平等、公正、和谐"的社会主义核心价值观;"和平、发展、公平、正义、民主、自由"的全人类共同价值,都可以在一张太极图中展现出来。因此太极图是中华传统文化的精神标识。

从太极图上看,我们中医在哪里呢?在中间的S曲线。有人攻击我们中医太简单了:一个人生病了,就是阴阳失调。怎么治病?调和阴阳。那病治好了呢?阴阳调和了。他们说这也太简单了,我说这就对了,因为越简单的东西越接近事物的本质,越复杂的东西越是偏离了事物的本质。我有一个命题,把复杂的问题简单化,这叫智慧;而把简单的问题复杂化,叫知识。学国学、学中医是开智慧,不是纯粹学知识。

明代张介宾引用孙思邈的话说:"不知易,不足以言太医",强调了医学与《易经》的紧密联系。虽然从现存孙思邈文献中并没有找到这一句原话,但他在《大医习业》中表达了这样的想法。他提出学医者必须要学习两类知识体系,一类是以医学为本体的知识,另外一类就是以《易经》为代表的象数之学。张介宾说:"天地之道,以阴阳二气而造化万物;人生之理,以阴阳二气而长养百骸……虽阴阳已备于《内经》,而变化莫大乎《周易》。故曰:'天人一理者,一此阴阳也;医易同源者,同此变化也。岂非医易相同,理无二致?可以医不知易乎?'我将它概括为易为体,医为用。"在张介宾看来,《易经》讲的是天地之理,中医讲的是身心之理;《易经》讲的是天地变化的大规律,而《内经》讲的是身心变化的大规律。《易经》和中医是内外关系。医具《易经》之理,《易经》得医之用。所以学中医的人不懂易学,很难成为一个大医。

中医哲学有两个关键问题。第一个问题是生命本体论,第二个问题是思维方式。生命观可以说很多,但从本体来讲就是气一元论,也叫气本论。中医最重要的思维方式是象数思维方式。这个思维方式是说明气本论的,方法论和本体论是一体不二的。中医当中最重要的"象"就是气。气虽看不见,但真实存在。我把中医象数思维模型概括为"气-阴阳-五行模型"。不仅仅是中医,中国古代的科技文化,包括天文、历法、方术都是象数模型,是按照象数模型建构起来的。阴阳就是二气,五行就是五种气,气是最大一个象。气是什么?有人说气是物质,有人说气是能量,有人说气是功能,有人说气是信息等等。究竟气是什么呢?其实气是什么不重要,重要的是你能不能在自己身体上体察到气、感觉到气。

现在很多人都把中医的原创思维叫作象思维,我觉得更准确地说应该是象数思维。中医与西医从本体论上来说,我们讲元气,他们讲原子;从思维方式来说,我们是象思维,他们是形思维。象可以为两类,一种是有形的物象,一种是无形的意象。那么有形的可以是"象",无形的也可以是"象",请问什么不是"象",这样说有什么意义呢?当一个概念它的外延无限大的时候,它的内涵就无限小。所以这个无形的"象"是要有一个限定的,不是所有无形的都是"象"。我们来思考一下,哪些无形的东西才是"象"?有形的"象"可以用现代的科学实验去实验、验证,但是那些无形的"象"怎么去实验?什么才是无形的象呢?举一个例子,说"《易经》是中华文化的第一经典",这是无形的,但这不是"象",是"理"。风是无形的,是不是"象"?是。因为它是可以感知的。所以准确的说法是无形而可感的才是"象"。

来看看中医的藏象、脉象、舌象、证象、药象、经络之象……这些当然都是

“象”,而且是有形和无形相结合的“象”,这是中医的特点。这是第三种“象”。中医藏象肝、心、脾、肺、肾是有形和无形的结合,如果仅仅是有形的,那就是纯粹的解剖器官,而实际上中医五脏是五大功能系统,更重要的是指无形的功能。我认为五脏就是五种“气”的系统、“象”的系统。所以“象”必须和“数”连在一起才有意义,就是说“象”是可分的,也是必须分开的。

《易经》强调天地之理,而中医强调身心之理,《黄帝内经》就是《易经》生命观的完美体现。中医强调“气”,气分阴阳,阴阳生五行,五行生万物,最终达到阴阳中和。中医药学凝聚了中华民族几千年来的哲学智慧和实践经验,“是打开中华文明宝库的钥匙”,是让世界了解中华传统文化的先行者。

我们要实现中华民族伟大复兴的中国梦,我认为最重要的就是中国精神。中国精神由两部分构成,一是爱国主义为核心的民族精神,一是改革创新为核心的时代精神。爱国,不仅爱我们的国土,更重要的是爱我们优秀的文化。一个民族的复兴最终肯定是文化的复兴。21世纪世界的文化一定是要以中华文化为主导,因为我们的文化是阴阳中和的文化,只有这样才能带来世界的和平与发展。如果世界文化继续以西方二元对立的文化为主导,那么只能带来世界的战争与毁灭。马一浮说:“世界未来一切文化最后之归宿,必归于六艺。”我将它延伸一下,必归于中国传统文化。

最后我来说一下“幸福”。幸福是一种深层次的、持续不断的、不可更改的快乐和满足。《道德经》第四十六章中的“故知足之足,常足矣”,强调了幸福的基础就在于一种精神的信仰,而这种信仰就蕴藏在国学经典之中。经典是原创的、经过长期历史检验的、常读常新的著作,而国学经典则是古圣先贤人生经验的智慧总结,中国人的幸福密码就在其中。曾国藩说“六经外有七书,能通其一,即为成学”,梁启超、钱穆等大学者也都有列出“中国人必读书单”。各种“经典必读”让我们眼花缭乱,那么我们应该如何去选择呢?我提出“国学五经”,因为这五部经典代表了国学的全貌,代表了中国文化的脉络,再说一下:

《易经》《论语》《道德经》《六祖坛经》《黄帝内经》。这五部经典，是我们达到幸福境界的五个台阶。

儒家价值观——以《论语》为例

李海彬
讲座时间:2022 年 6 月 7 日

专家简介

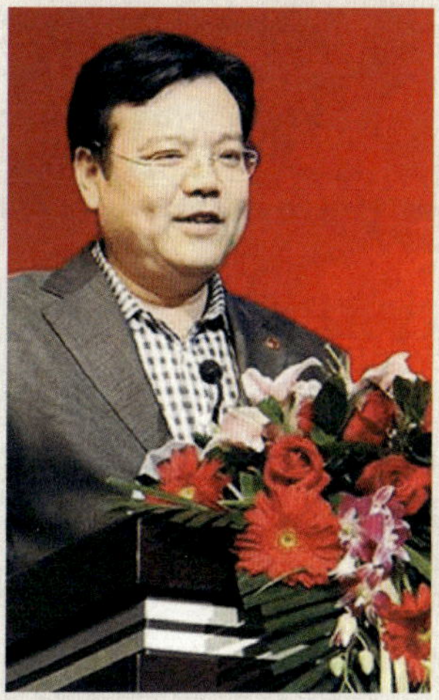

李海彬,1969 年生,山东人,哲学博士。曾任中国人民大学培训学院院长、继续教育学院院长、九三学社中央思想建设中心主任、最高人民法院特约监督员、中国实学研究会副会长。现任中国人民大学国医学院筹建办副主任、中国教育发展战略学会传统文化教育专业委员会理事长。主要研究领域:中国传统文化、政党理论。著有《中国文化的复兴之路》《国学经典诵读》(国家“十二五”教育科学规划课题试验教材)、《国学基础教程》(中国人民大学出版社“新编 21 世纪远程教育精品教材”)等。为中宣部宣教局和中央电视台联合摄制的九集大型教育类政论片《托起明天的太阳》总撰稿,中央广播电视总台摄制的十二集大型历史人物纪录片《家国》总撰稿,并常年受邀为中央及地方政府、大型企事业单位和科研机构讲授国学,深受听众好评。

今天从五个方面与各位分享我对儒家价值观的看法。

一、教育之殇

第一个切入点是教育,从教育谈到文化,落脚点是孔子的儒家价值观。

(一)原因何在

关于教育,我们要问三个基本问题:第一个是教育的宗旨(why),教育的目的是什么?教育的初衷是什么?第二个是教育的内容(what),拿什么内容来教育?教材中应该有什么样的内容?第三个才是教育的方法(how)。在这三个基本问题中,教育的内容对于教育本身来讲至关重要。从教育的内容看,中国有三次以文化为教育内容的改革:第一次是孔子,第二次是董仲舒,第三次是朱熹,他们教育改革的着重点都是教育的内容。1912年,当时的“中华民国”教育总长蔡元培签发了《普通教育暂行办法》,指出经科一律废止。也就是说传统文化的内容从整个国家的教育体系中被删除了,这就造成了100多年来中华优秀传统文化在中国教育体系中的缺席。

(二)内容缺失

由此我们得出结论,这些年我们对于中国传统文化的价值判断出现了问题,什么是精华,什么是糟粕,我们没有一个基本的判断。一般来讲,无知比偏见更可怕。对于传统文化,对于祖先留下了什么,我们处于无知的状态,这正是导致这些年来教育之殇、教育内容偏离的原因所在。

(三)修改教材

2013年,教育部颁布了《完善中华优秀传统文化教育指导纲要》,从爱国、处世、修身三个层次概括优秀传统文化教育的主要内容:第一个是以天下兴亡、匹夫有责为重点的家国情怀教育;第二个是以仁爱共济、利己达人为重点的社会关爱教育;第三个是以正心独智、崇德弘毅为重点的人格修养教育。

这三个方面的内容恰恰是《论语》所提倡的儒家价值观的核心内容。也就是从这一年的秋天开始,全国中小学教材《道德与法治》《语文》《历史》都据此做出了重大的修改。

2017年秋季,全国中小学生开始使用部编版新教材。2018年及2019年,我们的教材一直在变,这几次教材改革最大的亮点是增加了大量传统文化的内容。

(四)三句话四件事

2018年,当时的教育部部长陈宝生讲传统文化教育就是三句话、四件事。传统文化进校园就是三句话:一是覆盖教育的各个学段,从小学到大学,我们把这项工程看成一个固本工程;二是融入教材体系中去,我们把这项工程看成铸魂工程;三是贯穿人才培养的全过程,我们把这项工程看作是中国人打底色的工程。办好四件事,具体来讲就是:第一件是教材体系建设;第二件是拓展校园文化;第三件是加强研究和阐释;第四件是推进国际传播。教材体系建设是首要工作,孔子晚年做了教材体系的建设,就是把《诗》《书》《礼》《易》《乐》《春秋》六部经典作为教育的内容。此后,汉代的董仲舒把《五经》作为教育的内容,南宋的朱熹把《四书》作为教材。我们今天仍要加强教材建设,不断完善教材内容。原来的教材中出现过对《论语》的误读,例如人教版《语文》七年级上册有《论语》十则,原来教材里的解释是有问题的。比如说第一则"子曰:'学而时习之,不亦乐乎'",原教材把"习"字解释成了"复习""温习"。实际上"习"在这是"习行"的意思,是"做"的意思。在《论语》中孔子多次强调,从知识到知识,从书本到书本,从知到知,这是没有意义的。应该是学而时习之,要学以致用。孔子曾经多次讲:"诵诗三百,授之以政,不达;使于四方,不能专对;虽多,亦奚以为?"强调的就是做,所以"习"字不能解释为"温习"。第三则"温故而知新","温"字才是"温习"的意思。《论语》第二则中原教材解释也是错误的。“曾子曰:‘吾日三省吾身’”,关于“三”字,原教材解释是“为虚数,多次的意思”。但是我们解释一个字是什么意思,一定要看上下文。曾子说我每天要反省下面三件事情:“为人谋而不忠乎?与朋友交而不信乎?传不习乎?”曾子列了三方面的事情,所以前面的“三省吾身”的“三”就是实数,而不是虚数。原来教材的解释是有问题的,没有联系下文。这说明我们的教材要加强研究阐释。

二、文化自信

现在谈到文化自信,我想强调的一点是一定要“理性自信”。理性自信的前提是“文化自知”。中华传统文化历史悠久、博大精深,首先我们要知道自己家里有什么,几千年来我们的祖先给我们留下了什么,然后才是传承,是批判继承,就是所谓的“古为今用”,要立足在今天的立场,对于传统进行检讨。我们还要“文化借鉴”,世界上有许多先进的文化、主流的文明,我们用“拿来主义”的方法,做到“洋为中用”。

关于“理性自信”我举一个例子,比如说,当年孔夫子讲,周文王死后500年中国缺少圣人,周文王死之后,中国传统文化的优秀旗手就是我,我就是那个扛大旗的人。孔子非常有文化自信,但是据考证,孔子在说这句话的时候还没有见到另外一个比他更有文化的人,那个人就是老子。在《史记》《论语》《庄子》等典籍中都记载孔子曾经拜见老子,孔子在东周的洛邑(河南洛阳)见到了老子。拜见之后,孔子回到了鲁国,他的学生们就问孔子见到老子后有何感想,孔子发出“今见老子,岂犹龙邪”的慨叹。我们知道孔子在《论语》里曾经自比为凤,他说老子是龙,表达的是自愧不如。可见,孔子在见到老子之后,他终于明白了山外有山,人外有人。就像庄子所说:“吾非至于子之门则殆矣,吾长见笑于大方之家。”当年的河神见到了海神,也是望洋兴叹。所以一定不要太盲目自信,一定要知道人外有人。

三、走进孔子

关于孔子生平，据《史记》记载："纥与颜氏女野合而生孔子。"叔梁纥和颜氏女，一个六十多岁，一个十几岁，野合而生孔子。孔子活了 73 岁，他在 70 岁以后给自己提前写了一个墓志铭，他讲道："吾十有五而志于学，三十而立，四十而不惑，五十而知天命，六十而耳顺，七十而从心所欲，不逾矩。"孔子讲，我 15 岁开始学习，学什么呢？学周礼。按照匡亚明先生《孔子评传》的说法，孔子 23 岁在鲁国的杏坛开坛设教，到 30 岁的时候已经做私立学校 7 年了，于是孔子说我能够立足了。孔子 40 岁时已经为官 20 年，孔子 20 岁时第一份工作是仓库管理员，后来做过乘田、司空、大司寇、代理宰相。1973 年出土的帛书《周易》《论语》《史记》等典籍中都曾记载，孔子晚年喜易，韦编三绝。孔子对《周易》的喜爱程度可谓是"行则在囊，卧则在席"，他一出差就把《周易》放在他的行囊里，在居住的地方就把《周易》放在他的床上。所以孔子说，他到了 50 岁时已经了解了天人之际的事情。60 岁的孔子为什么耳顺？因为孔子 53 岁时在鲁国进行了一场轰轰烈烈的住房改革，以失败而告终，所以 60 岁的孔子在鲁国之外已经流亡了七八年的时间。《论语》中说孔子所到之处，总能听到一些刺耳的、批评的、谩骂的、讽刺的、挖苦的声音。孔子说，我此刻已经 60 岁了，耳朵已经长茧子了，你们说去吧。"七十而从心所欲，不逾矩。"70 岁的人，就可以收放自如了。这是孔子对自己一生的概括。

孔子 3 岁的时候，父亲就去世了，孔子从小吃过很多苦，所以他什么活都能干。孔子是一个什么样的天才？我做过一个比较，就是李白和杜甫两种天才，一个是 gift，天纵之才，那是李白；一个是 talent，后天磨炼而出的，那是杜甫。为什么李白是 gift，杜甫是 talent？在《全唐诗》中，李白诗里面的酒全是清酒，就是现在比较贵的茅台、五粮液，与清酒相对的就是浊酒。中国古诗第一名——李白的《将进酒》，里面就有金樽清酒、玉盘珍馐，为了喝这种清酒，他可以“五花马，千金裘，呼儿将出换美酒”。这就是李白的喝酒和自信，李白诗里的自信就是唐朝的文化自信，“千金散尽还复来”，永远充满自信。而杜甫则不然，杜甫在公元712年去世，711年写下了千古绝唱《登高》——中国历史上的律诗之冠，里面写到“潦倒新停浊酒杯”，他喝到最后还是浊酒，清酒的价格和浊酒的价格差别很大，物质决定意识，喝好酒的天才和喝浊酒的天才还是有区别的。孔子是什么天才？他是李白和杜甫之才，既是天纵之才，后天又非常努力。孔子“发愤忘食，乐以忘忧，不知老之将至”，孔子学了一辈子还在努力。

四、《论语》中的对话者

要了解《论语》说什么，就必须了解谁在说。首先要了解《论语》的对话者，《论语》是对话集、散文体，80%以上的内容是对话。对话者主要是孔子及其弟子、当时的政治家，以及孔子从53岁到68岁这14年里周游8个国家所遇之人。我们要了解《论语》的内容及核心价值，就要知道这些人的背景，了解他们何出此言。孔子弟子3000，这3000多学生估计很多是上培训班的学生，常年跟随孔子的“授业身通”的学生是77人。在孔子众多学生中，我们主要谈三位学生，颜回、子路和子贡。

（一）颜回

颜回13岁来到孔子的课堂，大致于42岁去世。在孔子的心目中，颜回名列第一。孔子经常讲，我就是颜回，颜回就是我，我们俩是一种人。孔子把颜回视为自己的衣钵传人。颜回有四个第一，这包括三个第一和一个倒数第一，即德商第一，智商第一，情商第一，财商倒数第一。

颜回与孔子的对话在《论语》中数量排第二，不怪孔子，也不怪颜回，因为孔子的学生子路太爱说话，导致他和孔子的对话在《论语》里最多。在孔子与颜回的所有对话中可以看出，孔子认为颜回是一个没有缺点的人，“不怨天，不忧人”,“不迁怒,不贰过”,“回也,三月不违仁”,孔子说三个月都看不到他的任何缺点。

孔子说,颜回的智商也不得了。颜回 13 岁来到孔子的课堂,孔子讲了一天课,发现大家纷纷举手发言,只有一个孩子始终一言不发,孔子认为这是一个愚笨的孩子。但是有一天孔子下课之后发现大家还没走,都围在颜回旁边问课堂上没明白的问题。颜回不仅回答了大家的问题,还对孔子的课堂内容多有发挥。孔子非常震惊,说颜回可不是愚笨的孩子!孔子曾经有一次对子贡说,你不如颜回,我与你的智商加起来也不如颜回。在孔子的学生中,颜回的情商也是无与伦比的,在《论语》赞美孔子的论述里,颜回的水平是最高的。

有一次,在周游列国的路上,孔子和学生们走散了,后来大家纷纷回来了,却不见颜回,孔子等啊等啊,颜回终于回来了。孔子说,我以为你死了。颜回说,孔老师您还活着,我哪敢先死啊!不幸的是,后来颜回真的死在了孔子的前面。

颜回财商倒数第一。颜回家里太穷了,最后是穷死了。颜回死的时候他的父亲还在,颜回的父亲到孔子那里说,我儿子死了,家里穷得买不起棺材,您能不能把您的车给我儿子换成一口棺材?由此可见,颜回死的时候连口棺材都没有。

(二)子路

孔子最讨厌的学生非子路莫属。孔子讨厌子路到什么程度呢?孔子说,“若由也,不得其死然”。孔子说,子路啊,你不得好死!果然,后来子路死于卫国内乱中乱刀之下。子路之所以不受孔子的喜欢大概有三个原因,第一个是子路干涉老师的政治追求;第二个是子路不信奉老师的政治主张;第三个是子路干涉老师的个人生活。最明显的例子是孔子曾说:“野哉!由也!君子于其所不知,盖阙如也。名不正,则言不顺;言不顺,则事不成;事不成,则礼乐不兴;礼乐不兴,则刑罚不中;刑罚不中,则民无所措手足。"这段话孔子在论语中多次谈到,"知之为知之,不知为不知,是知也",说的都是子路。

(三)子贡

最令孔子纠结的学生是子贡,当时很多人认为"子贡贤于仲尼",《史记》记载"孔子常黜其辩"。孔子上课的时候不怕颜回,因为颜回这种学生老师说什么就是什么。孔子也不怕子路,因为子路这种学生问问题很少过脑子。子贡则不然,他提的问题经常把老师问倒了。在《论语》中可见,子贡问孔子问出了很多精彩的答案,但是更多时候孔子是被子贡问得无言以对。子贡问问题的方式大概是这样:老师,然后呢?老师,又然后呢?如此这样穷究不已。问到最后,孔老师说,求求你别问了,我回答不出你的问题。

五、儒家的核心价值

2014 年 3 月教育部《完善中华优秀传统文化教育指导纲要》中提到,今后的教材要把家国情怀、社会关爱和人格修养作为教育的三个方向,即以天下兴亡、匹夫有责为重点内容的家国情怀教育,以仁爱共济、立己达人为重点内容的社会关爱教育,以及以正心笃志、崇德弘毅为重点内容的人格修养教育这三个方向。这三个方向的重要源头就是《论语》,所以我们今天讲儒家的核心价值,也从这三个方面来讲。

(一)家国情怀

什么是家?什么是国?《大学》中谈到"齐家治国平天下",那时候的家国和现在的家国有密切的渊源关系,但不完全是一个概念。那时的"家"是贵族的家,"国"是诸侯的国,"天下"是周天子的天下,所谓"普天之下莫非王土,率土之滨莫非王臣"。在西周分封之初,周公提出鲁国的治国之策是"尊尊亲亲"。

在孔子35岁时,景公问政于孔子,孔子回答说:“君君、臣臣、父父、子子。”孔子的思想与周公的思想一脉相承。这两次跨越了500年的齐国人和鲁国人的对话,实际上谈的都是家和国的问题。

家是小国,国是千万家,家国同构,孝忠一体,政治伦理化、伦理政治化,政治伦理一体化,所以才会有“天下兴亡,匹夫有责”。否则的话,天下和我们匹夫有什么关系?因为家是小国,国是千万家,家国是同构的,孝忠是一体的,在家尽孝、为国尽忠是天经地义的事,这是它的一个内在逻辑。

(二)社会关爱

关于社会关爱教育,伦理学是《论语》的核心。我们来看《论语》及《圣经》里的两段对话,《论语》:“或曰:‘以德报怨,何如?’子曰:‘何以报德?以直报怨,以德报德。’”孔子说,拿什么来报德?以直报怨,以德报德。在《论语》里,“直”的意思是根据实际情况做出理性的应对。《圣经》的说法是,你们听见有话说“以眼还眼,以牙还牙”,我倒要告诉你们,不要跟邪恶的人对抗。这里面谈到了两种态度,一种观点是“以德报怨”,另一种观点是“以怨报怨”。但是儒家的观点是以直报怨,这是社会应对与伦理应对。孔子说,我们不能够一味地以怨报怨,冤冤相报何时了?我们也不能够以德报怨,这种毫无原则地打左脸给右脸也是不对的,正确的态度应该是“以直抱怨”,即根据实际情况做出理性的应对。

谈一个相关的概念,就是“忠恕之道”。孔子在上课时坐在第一排的是年龄小的同学,曾参比孔子小46岁,他入孔子课堂的时候只有7岁。有一次孔子上课时对曾参讲:“参乎,吾道一以贯之。”我的学说用一个概念就可以贯穿其他。曾子说,老师,我听懂了。之后同学们问曾参,孔子的那个概念是什么?曾参说,孔老师一贯之道就是“忠”和“恕”。在另外一个场合,子贡问孔子,“有一言而可以终身行之者乎?”就是在“忠”和“恕”两个概念里面,哪个概念更重要?孔子回答说:“其恕乎!己所不欲,勿施于人。”“忠”是个体概念、道德概念,“不自欺谓之忠”;“恕”是个体和个体关系,是伦理概念,“不欺人谓之恕”。孟子用伦理学的例子来解答伦理学的问题:“老吾老以及人之老,幼吾幼以及人之幼”——推己及人。但是,这种用伦理学的例子来解答伦理学的问题存在一定的局限性。现在有个新概念叫作“换位思考”,可以弥补其不足。

在1989年法国《巴黎宣言》及1993年《走向全球伦理的共同宣言》中讲到了21世纪儒家的重要性,尤其是后者说21世纪人类要存在下去,必须信奉两个基本的原则:一个是平等,来自基督教的《圣经》;一个是忠和恕,来自中国儒家的《论语》。“恕道”有五层含义。第一个叫承认,我们必须承认世界是丰富的、多样的,世界上没有两片相同的树叶,有不同的性别、不同的阶级、不同的民族、不同的宗教、不同的文化,世界丰富多彩。第二个叫尊重,我们应该尊重事物的个体性、特殊性、差异性。这是伦理学的两个前提,否则的话无法进行有效交流和沟通。儒家提倡“推己及人”和“换位思考”,如果男人和女人不能够换位思考,家庭、婚姻就没有了;如果穷人和富人不能够换位思考,社会就要发生革命;如果现在世界上不同的文明之间不能够做到“恕道”,我们的地球随时就会毁灭,这是摆在我们面前严峻的现实。如果我们做到了推己及人和换位思考,这个世界就会有更多的理解和宽容,就会有更多的和谐与和平,所以说“恕道”的力量是非常伟大的。

(三)人格修养

《论语》里十分注重人格修养教育,孔孟教育思想的核心就是“把小人变成君子”。在《论语》中,我们通篇可见,君子如何如何,小人如何如何。《论语》中的小人和君子是一对反义词,君子是四有,小人是四无。孔子说有钱人是君子,有权人是君子,有道德的人是君子,有知识的人是君子。有钱的叫富贵,有权的叫权贵,有道德的叫高贵,有知识的叫清贵,都是君子。四无就是没有权力、没有财富、没有知识、没有道德，孔子说这都是小人。总之，孔孟教育思想的核心就是把小人变成君子。

我们前面讲到教育的三个基本问题，第一个就是why，教育的目的何在？教育的目的就是把人教育成什么样人的问题。德国洪堡特的教育思想认为，学校是培养scholar(学者)的地方，注重的是求知；英国的教育理念是培养gentlemen，培养gentlemen就是培养君子和淑女的教育，这是从古希腊柏拉图到英国近现代一以贯之的教育理念，这种教育思想非常接近孔孟的君子教育理念。

《论语》中有一个词是“中行”，这是孔子对理想人格的概括性描述。孔子说：“不得中行而与之，必也狂狷乎！狂者进取，狷者有所不为也。”孔子把人的性格分成四种：狂者、狷者、中行、乡愿。孔子说“中行”就是“中庸”，“中行”就是“行中”(走中间道路)，“中庸”就是“用中”。下面与大家分享一下我对这几个概念的理解。中国传统文化中有所谓的“比德”说。孔子说，我如果结交不到“中行”之人，我宁愿与“狂狷”做朋友，但是我绝对不和“乡愿”做朋友。孔子讲：“乡愿，德之贼也。”乡愿，这种没有任何做人准则和底线的人是道德的敌人。那什么是狂狷呢？其实“狂”和“狷”是两个观念。中国传统文化中有四君子之花，即梅、兰、竹、菊。我认为，梅、兰为狂者，竹、菊为狷者。梅、兰为气，竹、菊为节。当年，朱自清先生写过一篇文章——《论气节》，说到梅是一种傲气，兰是一种幽气，无论是傲气还是幽气，它们都是弥散外溢的，是外向，是有为的。梅花也好，兰花也好，体现了一种积极外向的性格，这就是所谓的狂者。竹子呢？“未出土时便有节，及凌云处尚虚心”，竹有节，是有所不为的。菊也是如此，菊的有所不为体现在：春天群芳争妒之时，菊花却默默无闻，但是在寒风劲吹、百花凋零的时候，菊花却独自傲然开放，凌冬不凋，体现了一种有所不为的品格，这就是狷者。

所谓的“狂”就是积极作为,所谓的“狷”就是有所不为。儒家认为,“见义不为无勇也”,我们要见义勇为,这就是“狂者”;同样,见不义而为乃无智也,君子应有所不为。

《诗经》中的情感世界

沈立岩
讲座时间：2023 年 4 月 25 日

专家简介

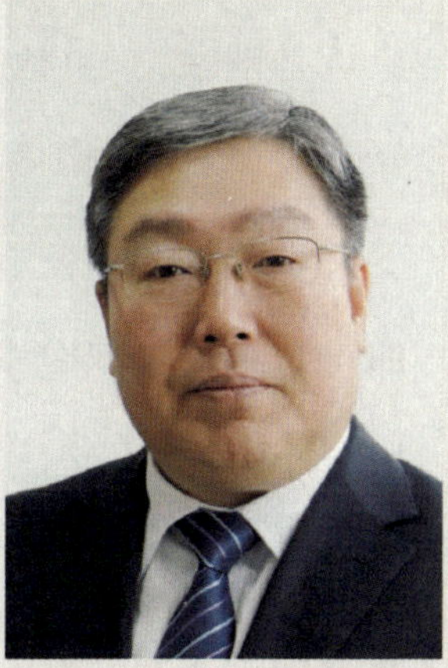

沈立岩，河北邯郸人。1982 年考入南开大学中文系，先后获得文学学士、文艺学硕士、中国古代文学博士学位。其博士学位论文《先秦语言观念及其文学意义》被评为全国百篇优秀博士学位论文。现任南开大学文学院教授，博士研究生导师，教育部中文专业教学指导委员会副主任委员。代表性专著有《先秦语言活动之形态、观念及其文学意义》，在《文学评论》《文艺研究》《文学遗产》等刊物发表学术论文多篇，主要研究领域为先秦文学思想与文化、文学理论。

按照通常的看法，人类心理由“知、情、意”三者构成。知，是认知，认识活动；情，是情感；意，是意志，意志与行为相关。但是与理智相比，人类对情感是相对看轻的，而且这个传统从古典时代就开始了。在西方的古典时代，像哲学家柏拉图有一个非常著名的“御马比喻”：一个人驾驶一辆马车，这两匹马分别是人的激情与人的欲望，由人的理智来驾驭，他认为这个御者应该是理性的，由他控制人的激情和欲望。柏拉图有一个非常著名的乌托邦设想，就是所谓的理想国，在他的理想国里，基本上不需要诗人，也不需要文学艺术。即使有几个诗人，年龄也在60岁以上，然后写一些爱国歌曲即可。他说荷马的史诗让人们在诗歌中陶醉，在诗歌中欢笑，在诗歌中痛哭，他认为这不是一个成熟的公民该有的样子。一个成熟的公民应该是理智、坚定的。柏拉图认为情感能够瓦解人的理性，柏拉图在西方哲学史上有着很高的地位，所以他的这一观点影响着很多人对情感的看法，包括对文学和诗歌的看法。

古典时代的中国是一个强调道德伦理的国家，对情感也说不上有一个特别正面的鼓励。但是中国人比较中和，我们在《诗大序》中能够看到“发乎情，止乎礼义”的说法。“发情止礼”，就是从自然感情出发，但是不能任凭感情自由地宣泄，还需要用理智对它加以调节和控制。所以总的来说，人类对情感都充满着一种警惕。而且一个人如果情感比较充沛，有时在别人看来是一种不成熟的表现，是幼稚的表现。

不知道同学们如何看待你们这一代人的特点，与我关系很好的一些小朋友告诉我：“我们这一代人最大的问题就是无感。”我问他们什么是无感？他说就是“情感枯竭”。没有激情，没有什么东西能让他们感动。可是大家知道，我们人类世界如果没有情感是不可能存在的。你可以想象一下，如果把情感从我们的世界中彻底抹去，会发生什么？我曾经看到一篇英文文章，说的就是这样的情况。我们发现，没有情感的世界是相当恐怖的。所以，为什么要谈《诗经》中的情感世界呢？根源就在于此。

幸运的是，总会有一些独具慧眼的思想者来提醒我们。如丹麦哲学家克尔凯郭尔。他说："我在故我思，我愈思，便愈不在。当人沉醉于纯粹思想时，他便忘却了自己的存在。情绪是表达存在的根本形式，因为存在的个体是借助情绪而进入自己存在的现实之中；它是人存在的真正象征。"情绪是比理智更为古老的心理功能，它是我们存在的直接反应。我们的祖先对情感的意义也有非常深刻的认识。郭店楚简之《性自命出》云："凡人虽有性，心亡定志，待物而后作，待悦而后行，待习而后定。喜怒哀悲之气，性也。及其见于外，则物取之也。性自命出，命自天降。道始于情，情生于性。始者近情，终者近义。"这个"道始于情"的说法令我们对先贤的思想深度有了新的认识。因此我常想，在中国文化的早期，华夏先民有着怎样的情感？他们又是怎样表达他们的情感的？我们从他们的情感世界中还能吸收到什么有用的营养呢？

于是我注意到《诗经》。《诗经》有305篇诗，是我们中国古代最早的一部诗歌总集，主要作于从西周初年到春秋中期的数百年间。它一共包括三个部分，即风、雅、颂。十五国风，二雅，三颂。十五国风又包括《周南》《召南》《邶风》《鄘风》《卫风》《王风》《郑风》《齐风》《魏风》《唐风》《秦风》《陈风》《桧风》《曹风》《豳风》。

它对我们中国人的生活和思想产生了深远的影响。孔子曾把这个影响概括为四个方面：兴、观、群、怨。兴、观、群、怨是中国诗学最早的一个比较系统的理论。兴是什么呢，古人说"兴"是感发志意；"观"是风俗之盛衰；"群"是群居相切磋；"怨"是怨刺上政。其实古人的这个解释不错，但是有的表述并不确切。我们用现代的眼光来看，什么是兴呢？"兴"从文字学角度来看，是起的意思，许慎的《说文解字》就是"兴，起也"，起什么东西呢？使我们的感情起来，人的情感，按照古人的理解，通常是处于一种潜在的状态，就是如果现在我有一种喜怒哀悲的潜能，但是我不一定真的能感到喜怒哀乐。如果有外物的触动，我就有可能引起这种情绪，这个道理大家应该都能理解。孔子说，诗歌有“兴”的作用，在人的成长过程中，有一个特定的阶段是对诗比较敏感的。从现代心理学上讲，人的道德情感的发展，也有这个阶段。在儿童时期，孩子是没有道德感的，他对父母的喜怒哀乐几乎视而不见，但是到了某个特定的阶段，他看到父母笑或哭泣，也会跟着一起做出笑或哭泣的反应。他开始具有了一种设身处地体验别人感情的能力。此时孩子接触什么样的情感类型，对他未来道德情感的发展会产生非常深远的影响。

情感的触发或唤起作用叫作“兴”。“观”就是观察和认识。而“观”则有两个方面：“观风”和“观志”。观风是通过诗中的叙述可以看到一个时代的社会历史风貌。如先秦时期的诗作描写了这个时代男孩和女孩对于爱情的看法，以及对爱情的体验。此外，还有一个反向作用，即我们可以从一个人的诗歌或对于诗歌的爱好中看出这个人精神世界的特点。

“群”具有增强群体凝聚力的作用。因为人是群居的社会动物，所以人的合群性特别重要。人合群性的高低会影响未来的命运。西方心理学中的“大五人格”，就是用五个纬度来测量人格，其中很重要的一点就是“宜人性”，意思就是看是否喜欢与人交往、交流、表达自己。那么我们也可以通过学诗去唤起我们对人群的亲和性。

“怨”是这四字中最有趣的。“怨”和愤怒的“怒”很像，但“怨”是一种相对低调的消极情绪。例如，“我有一点怨你了”，是表达我内心的不满，却到不了“怒”的程度。提到“怒”，会使人联想到“怒发冲冠”“怒不可遏”等词，感情发展到这个程度是很难控制的。所以“怨”是一种低调的消极情绪。俗话说“人生不如意十之八九”，这是不可避免的，我们人生受挫时就会有“怨”。如果“怨”在人们心中累积，有一天会变成定时炸弹。我常讲“宁可没有强健的肌肉和满腹经纶，也不能没有一个健康的人格”，而健康人格的核心，就是要乐于并善于表达自己。当你心中有“怨”时，应当找一个人去表达这种想法。人是否能够及时地表达自己内心的消极情绪是一个非常重要的能力。弗洛伊德的心理学治疗方法核心就是谈疗法，“谈出”(talk out)。有些症状一旦说出便立即能够减轻甚至消除，因为心底的积郁得到了释放。可见学会表达自己的内心是特别重要的。

《诗经》中的情感世界，主要表现为道德情感或一种伦理情感，它围绕着我们古人讲的“五伦”展开。孟子说“父子有亲，君臣有义，夫妇有别，长幼有序，朋友有信”，五伦就是父子、君臣、夫妇、长幼、朋友。《礼运》里面也讲“夫义妇听，父慈子孝，兄良弟悌，长惠幼顺，君仁臣忠”。这些伦理关系的衍生顺序在《周易》的《序卦》中是这样说的：“有天地然后有万物，有万物然后有男女，有男女然后有夫妇，有夫妇然后有父子，有父子然后有君臣，有君臣然后有上下，有上下然后礼义有所错。”我们可以从中获知“五伦”是我们中国人对人的伦理关系的基本认识。古人认为“五伦”是天经地义、无法改变的，除非人类的社会结构发生了根本性的改变。所以当今社会夫妇、父子、君臣、上下、朋友仍然存在。古人讲的君臣，从古代汉语角度来说并不限于指“国君”或“帝王”与臣民，他们把各级领导都叫君。例如，在典型的封建社会周代，各级封君都可以叫君，再往前追溯，一开始叫“尹”，不是一个，而是很多，所以叫“众尹”，也就是各级领导。现在确实没有古代那种性质的君臣关系了，但是领导和被领导的关系仍然存在。所以人类社会无论怎么变化，“五伦”始终构成了人类社会的基本关系，古人说它是“天之经也，地之义也，民之行也”，是不能改变的。

《诗经》的情感，就围绕着人类的这五种伦理关系而展开，写得既全面又非常动人。例如，《蓼莪》写孩子对父母的感恩之情，就很真挚动人。“蓼蓼者莪，匪莪伊蒿。哀哀父母，生我劬劳。蓼蓼者莪，匪莪伊蔚。哀哀父母，生我劳瘁。”父母生我们养我们，真是历尽艰辛，即使现在条件有所改善，父母仍会为了养育孩子而倾尽自己的所有。“莪”是一种蒿，俗称“抱娘蒿”，一丛丛抱在一块，如一群孩子围绕着父母。这些蒿子看似强壮，但其实就是一群“臭蒿子”而已——这是作者的自省和自责。所谓“瓶之罄矣，维罍之耻”。“瓶”是汲水器，“罍”是存水器。用瓶去罍里取水，结果罍里一滴水都没有。意思是父母年轻时悉心养育我们，现在父母老了，该我们反哺他们的时候，却什么也给不了他们，这是多么羞耻的一件事。古代经济和卫生条件不像现在，人的寿命往往都不长，很早就去世了。本文作者就是如此，当父母需要他的时候，他却发现什么都给不了父母，所以他感到特别羞耻，觉得自己活着毫无意义。作者说“鲜民之生，不如死之久矣。”意思是像我这样毫无意义地活在这个世界上有什么意思呢？还不如死了算了。他说“无父何怙，无母何恃”，没了父亲谁爱我们？没了母亲我们依靠谁？没有了父母的孩子那当然就已经成了孤儿了。所以说“出则衔恤，入则靡至”。外出的时候，心里怀着悲伤，进了家门也没有到家的感觉。“父兮生我，母兮鞠我。抚我畜我，长我育我，顾我复我，出入腹我。欲报之德，昊天罔极！”父母的心时时刻刻都在孩子身上，有急事要出门了还会一直回头看着孩子——父母活着的时候爱护和养育自己的一幕幕情景，就这样在诗人的脑海里不断地闪回，负疚感不断加深。“欲报之德，昊天罔极”，但当我明白这个道理想去回报父母的时候却已经晚了，这就是子路所说的“树欲静而风不止，子欲养而亲不待”。

《凯风》写母爱的伟大和人子的愧疚。诗的开篇，诗人用了一个比喻：“凯风自南，吹彼棘心。”凯风就是南风，温暖的风从南方吹来，吹化了荆棘那小小的嫩芽。“棘心夭夭，母氏劬劳”，母亲用尽自己的全部心血和力量呵护着自己的孩子，荆棘于是茁壮地成长。“凯风自南，吹彼棘薪。”温暖的南风就这样不断地吹来，吹在我们的身上，我们都长大了，长成了茁壮的荆条。接着诗人用对比的写法，赞美“母氏圣善”，自责“我无令人”，母亲是伟大和善良的，我们这些孩子没一个好人，对母亲毫无回报。“爰有寒泉，在浚之下。有子七人，母氏劳苦。”清冽的泉水，滋润着幼小的生命。七个孩子一个比一个强壮，可是母亲依然还是这么劳苦，诗人说“睍睆黄鸟，载好其音”，你看那小小的黄雀尚且能用自己美妙的歌喉去唱歌给母亲听，我们七个强壮的孩子却没有一个人能去慰藉母亲孤独的心灵。想到这里，诗人就无比地自责。我们看《诗经》的时候觉得特别惭愧，古人这种淳朴的情感，他虽然做不到，但他在反省的时候知道自己做得太不好了。

接下来是兄弟之情。《小雅·常棣》中唱道：“常棣之华，鄂不韡韡。凡今之人，莫如兄弟。”讲兄弟之情特别珍贵，就像常棣之花，常棣就是郁李，开花时花团锦簇，好像兄弟聚在一起一样。文中说兄弟之情，是“死丧之威，兄弟孔怀”，也就是当你面临生死存亡的紧急关头，兄弟之情是最为真挚的。“原隰裒矣，兄弟求矣”，无论你是流浪他乡还是抛尸荒野，只有兄弟会踏遍万水千山去找到你，带你魂归家乡，这就是兄弟之情。接下来“脊令在原”，脊令是一种水鸟，脊令鸟离开自己赖以生存的水边跑到荒原上，是因为他的兄弟出现了最危急的情况。但此时那些平时的好友，“每有良朋”，这个时候会说我也无能为力了，然后发出一声叹息。与此相比“兄弟阋于墙，外御其侮”，说兄弟的情感特别特殊，平时在家里大家打成一锅粥，一旦遇到外敌入侵大家却能够团结起来。而平时那些好朋友，“烝也无戎”，却往往帮不上忙。“戎”就是“助”。因为兄弟之间血浓于水，不同于友情，危难之际还得是亲兄弟。接下来就很有趣，当危难已经过去，事情已经平息，“丧乱既平，既安且宁”，这时候又回到原来的状态，“虽有兄弟，不如友生”，朋友之间呼朋引类，大家一起喝酒吃肉，兄弟之间又开始吵吵闹闹。诗人对人情的体察真的非常准确。文末诗人好像突然转过来问读者：“是究是图，亶其然乎？”列位听众，你们说我说的是不是这个道理？古人突然向我们——也就是无数的后世读者——讲话了，这种感觉真是有点奇特。

接下来是夫妇之情。中国古代诗歌有一种题材是悼亡诗，一般是写丈夫对亡妻的悼念。这首《邶风·绿衣》被称为"千古悼亡之祖",可以算是最早的一首悼亡诗了,感情真挚,非常动人。诗人的面前摊开了一件绿色的衣衫,"绿兮衣兮,绿衣黄里",绿色的衣服黄色的里,一针一线都是妻子活着时所缝制的。如今物是人非,"心之忧矣,曷维其已",我心里的忧伤什么时候才能停止。"绿兮衣兮,绿衣黄裳",绿色的衣衫和黄色的下裙。"心之忧矣,曷维其亡",诗人在反复地摩挲这件衣服,悲伤的情绪翻涌上来,久久无法摆脱。第三章写道"绿兮丝兮,女所治兮",这件绿色衣服上的一针一线都是妻子为他缝制的。"我思古人",这个"古"在这里应该是"故",这里的"古人"实际上就是故人,诗人思念已经故去的贤内助。接下来的诗句让整首诗上了一个台阶,诗人不仅是因为妻子平时对他无微不至的照顾而思念亡妻,而是"俾无訧兮",妻子不仅勤劳,还特别贤惠,有美德,在丈夫行差踏错时会及时进行劝导,避免错误的产生,就是所谓的"家有贤妻,夫无横祸"。而现在妻子不在了,谁来劝告我呢?然后最后一章说"絺兮绤兮,凄其以风",因为妻子去世了,再也没有人九月授衣,给他制备寒衣了,所以诗人还是穿着粗葛布,被冷风吹得浑身发抖,让他更加思念亡妻了。"我思古人,实获我心",过去从未如此,妻子很早会备好衣物,就像知道我心中所想一般,但现在再也回不去了。诗人的这种情感在这里作为悼亡诗写得非常有层次。

还有妻子对丈夫的思念,如《郑风·风雨》。夏天丈夫在外行役,突然间狂风大作,骤雨倾盆,这时,妻子开始担心丈夫的安危。诗人不是直写妻子如何担心焦虑,而是透过风狂雨骤、鸡鸣嘈杂来渲染和暗示妻子的心情。"风雨凄凄,鸡鸣喈喈""风雨潇潇,鸡鸣胶胶""风雨如晦,鸡鸣不已",分别写出了这场风雨给人的不同角度的感受,有温度的感受,有雨势的感受,也有天色的感受,我们每个人都有这种体验:盛夏时节,天气本来非常晴朗,但是突然间乌云翻滚,暴雨如注,天色犹如黑夜一样,此时在外行役是有危险的。这首诗非常妙,它没有写妻子如何担心丈夫,没有写妻子惶惶不安的过程,而是写了最富有表现力的时刻——突然丈夫回来了，写此时妻子的最强烈的感受。所谓“既见君子，云胡不夷”“既见君子，云胡不瘳”“既见君子，云胡不喜”，这几个反问用得非常精彩：丈夫突然推门而入，妻子心里悬着的那块大石头“咣当”一声落了地。那种突如其来的释然、突如其来的惊喜，就仿佛是大病忽愈一样。这种强烈的对比，竟然凝聚在一句话，甚至是一个词之中，这种精湛的语言艺术真是令人赞叹不已！

从父母到兄弟再到夫妻，这些都是最亲近的家庭关系。接下来是相对疏远、没有直接血缘关系的社会关系。这首诗就是《小雅·伐木》。我们只选了第一章，它的下面几章还涉及有血缘关系的社会关系，比如说同宗的关系，古人把这些关系都视为朋友。今天我们的朋友主要是指没有血缘关系的。诗歌一开始，就写到伐木的情景，其实诗人只是借此场景来起兴，“伐木丁丁，鸟鸣嘤嘤”，斧子砍到树上的沉重的咚咚声与树上轻盈流转的鸟鸣交织在一起，成为一个美妙听觉的盛宴。鸟儿受到了伐木声的惊扰，从深邃的山谷中飞出，飞到高高的树巅，在那里呼朋引伴。诗人看到或想到这个美好的情景，不禁发出一声感慨：“相彼鸟矣，犹求友声。矧伊人矣，不求友生？”诗人说，你看小鸟尚且在那里呼朋唤友，我们人类号称万物之灵，又怎么能够不需要朋友和友谊呢？好朋友在一起的欢声笑语，那种推心置腹、亲密无间的感情交流，神仙听了都会感到快乐，并因此降给我们幸福和安宁，这就是“神之听之，终和且平”。从这种对美好友情的期待中，我们可以看到中国人对朋友和友情的高度重视。这种朋友当然不是《常棣》中所描写的酒肉朋友。

另外一种朋友就是战友。写战友之情的，有《秦风·无衣》。这首诗留给我们两个成语：“同仇敌忾”和“袍泽之情”。“岂曰无衣，与子同泽”，这个泽是恩泽的泽，其实应该是衣字旁的“襗”，就是汗衣、内衣的意思，他说：“岂曰无衣，与子同袍。王于兴师，修我戈矛。与子同仇。岂曰无衣，与子同泽。王于兴师，修我矛戟。与子偕作。岂曰无衣，与子同裳。王于兴师，修我甲兵。与子偕行。”因为战争是非常残酷的，只有同仇敌忾、步调一致才能克敌制胜，所以战友之间是生死与共的关系。生与死常常悬于一线之间。不要说衣服，连生命都是紧紧连在一起的。共同经历过战火洗礼、生死考验的战友，情逾骨肉，衣服又算得了什么呢？

最后是君臣。一般来讲，君臣关系是最不容易维系的，因为这是一种纯粹的社会关系，往往没有血缘亲情的纽带，而仅仅是一种等级的关系，所以这种等级关系特别容易没有人情味。周代分封制下的君臣，有些有血缘关系，有些有姻亲关系。但即使是兄弟关系，随着世代的久远，亲情也会越来越淡薄，因此，要建立牢固的君臣关系，强调在严格的君臣之分外还要有一种情感的交流和强化，这种情感交流常常靠宴饮等仪式来进行。《小雅·鹿鸣》就是描写了这样的宴饮仪式。“呦呦鹿鸣，食野之苹”，鹿在原野上鸣叫，是因为它发现了苹草（一种蒿草），《诗经》里边讲到苹、蒿、芩都是蒿草，是一种香甜的蒿草。鹿发现蒿草之后它不是自己独自享用，而是呼唤伙伴们一起来吃。《鹿鸣》以此为起兴，渲染君王对臣下的恩德。“我有嘉宾，鼓瑟吹笙。吹笙鼓簧，承筐是将”，有礼仪就有礼物，古人讲究送礼。中国古人的送礼与现代人的送礼很不一样，现代人的送礼是没有规则的。而中国古人是有礼必有礼物，礼尚往来，来而不往非礼也，往而不来亦非礼也，必须得还礼。周代对于送礼是有严格规定的，例如，婚礼分六礼，分别是“纳采、问名、纳吉、纳征、请期、亲迎”。纳采，主要的礼都是用雁，因为雁是一种信鸟，它冬天飞到南方，春天又会飞回来，所以古人就用雁表示对婚姻的忠诚。而最后比较贵重的礼物是鹿皮，但在古代，鹿皮不算是很昂贵。古时婚礼有很严格的规定，而且送完礼物之后还需要还礼。古人是以礼物作为信物以表示对主人的尊重，而主人再还礼给客人则表示我不贪图你的礼物。真正的贵族对钱看得都是很轻的，具体可见《左传》，贵族贪财是很丢人的一件事。贵族的特点是荣誉重于一切。这在西方中世纪也是如此，贵族承诺你，我要帮助你，那么最后我即使是死也要帮助你，因为这是我的责任。最后，一旦我尽不到这个责任，我的荣誉没有了，那么一切都结束了，政治生命结束了，没有任何意义了，所以那时人们把承诺、信义看得极其重要。春秋时期，很多贵族自杀，就是因为他觉得自己背弃了信义，为了挽回自己的颜面才自杀，这就表现了中国人当时重信义、重然诺的社会风气，这才是真正的贵族。在贵族的心目中，荣誉是最重要的，轻财重礼，一旦自己失礼了，他甚至会用生命去挽回。如在《左传》中记述崤之战，秦穆公对晋惠公有恩，一是派兵送他回晋国继任国君，二是晋国闹饥荒的时候秦国送粮食给晋国。可是后来秦国有灾荒时晋惠公却见死不救，所以秦穆公很生气，就派了几个老臣的儿子孟明视、西乞术、白乙丙去攻打晋国，结果这三个将军战败，被晋国所俘。但是晋惠公的姐姐也就是秦穆公的夫人向弟弟晋惠公求情，晋惠公就又把这三位秦国的将领释放了。晋国的将军先轸听说晋惠公私自做主释放了秦国的将军，非常生气，说这几位秦将是晋国将士“三军暴骨”、浴血奋战才俘获的，就这样直接释放了，太过分了，说到激愤之处，对晋惠公吐了一口痰以发泄自己的不满。可是先轸又觉得自己的这个行为太过分了，于是他在一次对抗狄人的战斗中脱掉自己的全部甲胄，几乎是毫无保护地冲进狄人当中，让狄人把自己杀死并把首级送了回来，他是用这种方式为自己失礼的行为表示歉意，中国人的血性在《左传》里就很能体现，这才是真贵族。

本文提到的君臣关系是君主把自己的诸侯臣下召集在一起，宴请他们。但是吃饭不是为了满足口腹之欲，“吹笙鼓簧，承筐是将”，也是要送礼的，但这个礼是表达互相尊重。“人之好我，示我周行”，意思是你对我好并不是你给我食物吃，而是你告诉我正确的人生道路，“示我周行”。这是一种很高的精神境界,不同于我们现在的"酒桌文化",它不是一种利益的交易。

《诗经》里有一句话说得很好,"饮之食之,教之诲之",通过吃饭来教会我们做人的道理。春秋时期的宴会分为燕礼、食礼、飨礼,燕礼基本上是有酒无饭;食礼是有饭无酒;飨礼是最隆重的,有饭有酒。在一开始大家都是端着酒杯,互相敬酒,分成献、酢、酬三个不同的环节,等到这些仪式结束有一个无算爵,根据个人意愿喝酒,不受数量限制。但是走出去的时候步伐必须合上音乐节拍,如果最后失态,步伐杂乱无章,作为贵族就是一种失礼。所以叫"饮酒不及于乱",意思就是不管你怎么喝,你必须按照音乐的节拍走出去。这对礼有很高的要求,也就是我们说的礼乐文明。

《小雅·湛露》讲的就是君臣关系。中国人的这种关系实际上是非常有趣的,充满了人情味和情感内涵。它不是一种冷冰冰的关系,无论是从父母和孩子、兄弟之间、夫妻之间的关系,还是这种更为广泛的朋友、君臣的社会关系,都强调符合道统的原则,都带有道德伦理的意味,但不是一种简单的道德情感。

其中最有趣的当属爱情,爱情真的是永恒的主题。有人做了统计,《诗经》中至少有七十多篇诗是以爱情为主题的,占了全部诗篇的近四分之一,而这几乎会影响到我们对《诗经》的性质乃至周代社会文化特征的判断。《诗经》中对爱情和婚姻的描写能够看出周人对人类社会的基本设想。现在人普遍认为,爱情是两个人的事,父母不应参与太多。但是在古代完全不是这样,如《礼记·昏义》中有"昏礼者,将合二姓之好",二姓是两个家族,甚至是两个宗庙。"上以事宗庙,而下以继后世也",然后说"男女有别,而后夫妇有义;夫妇有义,而后父子有亲;父子有亲,而后君臣有正,故曰:昏礼者,礼之本也"。现在的婚礼,"婚"字加了个女字旁,但是在古代特别是先秦时期,"昏礼"就是黄昏的昏,因为"昏礼"要在黄昏时举行,我们现在大多数地方的婚礼都是白天举行。但是在天津，一般都是在下午或者黄昏的时候举行，这比较符合古礼。

婚礼是涉及两个家族结二姓之好，是两个宗族的关系，所以不只是个人的问题。在古代，夫妻双方一旦缔结婚姻关系，夫妻有共同祭祀男方祖先的义务。除了奉祀宗族祖先，更重要的是传宗接代，让幸福传递下去，所以古人说这是两个家族的关系，而不仅是两个人的关系，古人把婚姻看得非常重。

比如说像《周南·关雎》，为什么说《关雎》是第一篇，因为它是讲忠贞爱情的。那该如何看待爱情的忠贞呢？它其中透露中国文化的特点。如“君子好逑”，男孩看到这个女孩，一见钟情，一往情深，就好像天上掉下个林妹妹，日思夜想，想得很痛苦，辗转反侧睡不着觉。但在这种情况下非常可贵的是他没有非分之举，而是弹琴鼓瑟，“窈窕淑女，琴瑟友之”“窈窕淑女，钟鼓乐之”，他用艺术的语言来感动对方，来求得对方心灵的共鸣。这是彬彬有礼的爱，是“发乎情止乎礼”。

与之相对的是古希腊神话，《伊利亚特》中讲到的帕里斯为了爱情而不顾国家，导致特洛伊彻底毁灭。从这里就能看到中西方文化的不同了。中国人对集体的责任感和意识非常强烈，即使再爱对方，一般也不会因此失去理智。而西方的文化则是权力高于责任。帕里斯是特洛伊的一个王子，他刚出生的时候就被预言会给城邦带来灾难，所以他的父亲就抛弃了他，他是被别人收养长大的，后来海神和人间英雄珀琉斯结婚，双方把所有的神明都请来了，唯独没请纷争女神——厄里斯，厄里斯很生气，她就在金苹果上写“献给最美丽的女神”，然后把这个苹果扔到了宴会上。大家看到“献给最美丽的女神”立刻就产生了纷争，天后觉得自己是最美的女神，爱与美的女神阿佛洛狄忒认为自己是最美的女神，智慧女神雅典娜认为自己是最美的女神，她们争执不休。宙斯也没办法,最后让帕里斯来决断,帕里斯最初也不知道怎么选择,随后这三个人就开始给他许愿。天后说我给你最尊贵的权力让你当最伟大的国王;雅典娜说我赐给你人间最高的智慧,阿佛洛狄忒说我给你人间最漂亮的女孩。帕里斯觉得女孩最重要,他就把这个金苹果给了阿佛洛狄忒。后来,他遇到了海伦,海伦是有夫之妇,但两人却迅速相爱,最后私奔。希腊认为这是奇耻大辱,于是就联合攻打特洛伊,战争延续了10年,死伤无数人,最后将特洛伊毁灭了。这不是玩笑,很有可能是真实事件。德国考古学家谢里曼在特洛伊发掘的时候,发现了七层特洛伊的废墟,所以这个故事很有可能在历史上是真实存在的。为了自己的爱情置整个国家于不顾,可以说与《关雎》和《蒹葭》有天壤之别。

《蒹葭》是一首很奇特的诗,因为它出现在了《秦风》当中。秦国地处西北边陲,最初是为周王养马,擅长马政,且与游牧民族生活在一起,所以它特别忘生轻死,十分刚烈。《秦风》中其他诗篇全是阳刚尚武的,突然之间冒出来一首《蒹葭》,这么温和、委婉、迷离,体现出秦人精神世界的丰富。一首爱情诗,一首相思之苦,一首可望而不可即的感觉,真是极其传神,可以说它是《诗经》里写得最好、最迷离的一篇。《汉广》和《蒹葭》有点相似,也是男孩对女孩的思慕之情,言语之中充满想象,但是最后,他发现人与人之间有不可逾越的鸿沟,"汉之广矣,不可泳思。江之永矣,不可方思",表面上看两人之间隔了一条水,但是这条水不是现实中的水,是心灵中的水。表达了这位作者有一个特别钟爱的女子,但是不知什么原因两个人之间有着不可跨越的鸿沟,他觉得很无望。其实先秦时期在民间两性间的关系是相对宽松的,如在《郑风·溱洧》里,溱河和洧河是郑国首都新郑城外的两条河,冬去春来,冰雪融化,河水流得特别欢畅,所以说"溱与洧,方涣涣兮",这个涣就是水畅流的样子。"士与女,方秉蕳兮","士"指的是男孩,"女"指的是女孩,无论是男孩、女孩，手里都拿着兰草一起去郊外游玩。“女曰观乎”，女孩问男孩：“怎么样？跟我出去玩会吧？”但是那个男孩就假装矜持，“士曰既且”，我已经去过了，不去了。这女孩还不死心：“且往观乎？”再跟我去一回？“洧之外，洵訏且乐”，说那个地方你没见过，特别好玩，跟我走吧。读到这里，我回想起上中学的时候，男孩和女孩互相玩耍，与诗中描写的几乎一模一样，神态口气都特别像。“维士与女，伊其相谑，赠之以勺药。”互相调笑，就在这个过程中，如果男孩看到了一个自己特别中意的女孩，就会送给她一束芍药花。芍药花代表着信物，药就是约的意思，想和你约会，女孩接受了，那两人就可以见面了。这首诗就是典型的社会历史文献诗，像一幅风俗画一样，使我们知道几千年前在郑国的郊外男孩和女孩说话的口吻，以及当时社会生活的风貌，非常传神。

《子衿》中，“青衿”是周代的士子也就是学生的服装，学生普遍穿的都是这种青色的衣衫。文中的女孩思念男孩，男孩的样子总是浮现在眼前，想着想着就生出来了一点“怨”——“纵我不往，子宁不嗣音”，说我是个女孩啊，那我不去你还不给我来信吗？你总得给我来个信啊，这就怨他了。然后说“纵我不往，子宁不来”，其实就是喜欢这个男孩，脑海中总想着他羞涩的样子，女孩心里就想非要我主动去找你，你就不能主动来见我吗？然后女孩心里七上八下的“一日不见，如三月兮”，这写得就非常传神。

《将仲子》是非常可爱的一首诗，诗中的女孩承认自己很喜欢这个男孩，但是即使我喜欢你，你也不要爬着我家的树从墙上跳下来，我不是心疼那棵树，也不是心疼我家的墙，是因为我父母在看着呢，他们说人言可畏，我哥哥也是“诸兄之言，亦可畏也”。当时的场景和我们现在很相像，有很开放的一面，也有很矜持的一面。女孩对男孩说不要这么做，即使咱俩关系很好，将来大家说出去也不好听，人言可畏。

《褰裳》也很有趣，很短但是很干脆。“子惠思我，褰裳涉溱。子不我思，岂无他人？狂童之狂也且！子惠思我，褰裳涉洧。子不我思，岂无他士？狂童之狂也且！”我们可以看到我们中国古代的女性，在当时那个生活上不能自主的年代，精神仍有很强的独立意识。这首诗的意思就是说，你要是真对我好，真想我，那你就来啊，溱河水很浅，你拎着裤腿就来了，很简单，你别找任何理由。你要是不喜欢我，你也直说，“子不我思，岂无他人”，你要是不思念我，难道就没有人喜欢我？你就直接一边待着去吧，你狂什么狂。他讲的这个口吻，我觉得这个女孩太可爱了。下边就是“子惠思我，褰裳涉洧”，洧河也不深啊，你把裙子脱下来就过来了，找什么借口呀。但是不同人有不同观点。顾颉刚先生就评价说这是荡妇骂恶少的口吻，男孩和女孩都不在乎。其实我觉得不然，孔子说“诗三百，一言以蔽之，曰思无邪”，孔子能认可的诗，绝对不是淫诗，大概孔子也很欣赏这个女孩的这种精神。

我为何觉得这个女孩特别可爱，因为她绝不让自己走进死胡同，这个世界上能爱你的人和能让你去爱的人可能不是一个人。不要有过分理想的爱情观，爱情关键在于两个人的经营。在结婚前这么短的时间两个人相爱很容易，但是两个人真正在一起天天生活，能够有很强烈的爱是很难得的，是对人性的考验，主要靠的是责任意识。真正的爱情是既纯洁又通达的。文中这个女孩她就很豁达，我们要有这个女孩的这种智慧，在这种时候，实际上有更值得我爱的人。我们的先民，包括《诗经》的编者都是很伟大的，他看到这种诗篇不是表达从一而终的，那为何选这种诗呢？他们觉得这个女孩做得对。他们可能也希望自己的孩子像她一样，有一种很通达的人生观。

可是古代结婚的时候，直到入洞房之前男孩女孩都没见过面，如《召南·草虫》中描写的就是这种情形。这首诗有很多种解释，但是在我看来有一种解释最有道理。这首诗应该是女孩怀着惴惴不安的心情在去往男方家的途中，她不知道这个男孩到底如何，是否能够托付终身。“喓喓草虫，趯趯阜螽”，这些蚂蚱在山坡上乱蹦乱跳，其实是写她心里七上八下，“未见君子，忧心忡忡”。但是“亦既见止，亦既觏止，我心则降”，“降”字在这里读 hóng，可见这个女孩还是非常幸运的，一见到这个男孩，心里的一块石头就落了地。这个男孩不仅仪表堂堂，言行举止也很温文有礼，于是女孩心里很踏实。

《诗经》写华夏先民的情感，真挚而生动，它能成为经典是因为经过了阅世很深的人，包括史官及孔子的筛选。他们觉得《诗经》可以作为施教的教材来用，其中沉淀了很多先民的宝贵经验和教训。

读《诗经》，虽然其言语比较古奥，但是当你熟读后就会发现其中诗句非常亲切，就像朋友之间促膝谈心一样。虽然其中有一些对于伦理道德的想法与我们今天有差距，但是基本的人情非常相像，是一个特别动人的情感世界。我之所以选择这个话题，也是希望大家要养成读诗的习惯，因为可能某一诗句瞬间就会击中你的心灵，给你精神上的支撑和一种经验的参考。前人遇到这种情景，把它表达得非常充分，你看完就发现真的受用。诗的语言简洁，很容易记住，也可以将其作为自己人生的重要参考。读史使人明志，读诗也是一样，因为诗中蕴含了我们人类所有的经历和情感，甚至一些哲学的思考，所以有很多诗我们读后会深受启发，我觉得这是一个很宝贵的资源。我来做一个这样的宣传，希望大家都能喜爱读诗，养成读诗的好习惯。

坚定文化自信，弘扬民族精神

万镜明

讲座时间：2017年12月1日

专家简介

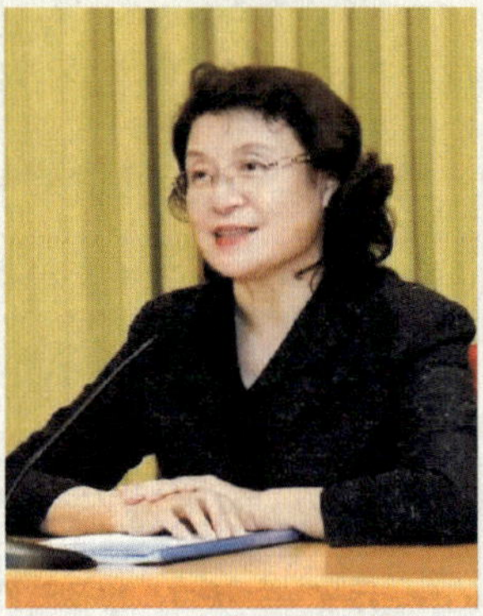

万镜明，研究员，文艺评论家，天津文联原党组书记、副主席。毕业于南开大学中文系，长期从事文艺理论、文艺评论工作，出版专著及发表各类理论、评论文章60余万字。其专著《天津戏剧创作20年》及其他理论文章曾获得天津市社会科学优秀成果奖，首届、第二届华北地区文艺理论成果奖，天津市委宣传部社科优秀成果奖，天津社会科学院年度优秀成果奖等各类奖项；曾担任天津音乐学院、天津师范大学、天津工业大学、天津大学、南开大学等高校艺术史论课程的兼职教授；入选天津市首批“五个一批”人才；获得“文旅部优秀专家”称号。

2014年10月15日，习近平总书记主持召开文艺工作座谈会并发表了重要讲话，在讲话中有许多精辟的论述，例如："文化是民族生存和发展的重要力量。人类社会每一次跃进，人类文明每一次升华，无不伴随着文化的历史性进步。""历史和现实都证明，中华民族有着强大的文化创造力。每到重大历史关头，文化都能感国运之变化、立时代之潮头、发时代之先声，为亿万人民、为伟大祖国鼓与呼。中华文化既坚守本根又不断与时俱进，使中华民族保持了坚定的民族自信和强大的修复能力，培育了共同的情感和价值、共同的理想和精神。"今天，我想结合习近平总书记关于文化的有关论述，谈一下我自己对于增强文化自信、弘扬民族精神的体会。

一、深入理解中华民族的优秀文化

对于一种文化的研究和理解，一般从三个维度来看，即人与自然、人与自我、人与社会。从自然环境看，我国处于欧亚大陆东部，太平洋西岸，陆地面积辽阔，以温带季风气候和温带大陆性气候为主要的气候类型。内陆地形，土壤丰富，水源充足，人们可以依靠自己的力量，开垦土地，种植庄稼，过上自给自足的生活，只要风调雨顺，就可以国泰民安。这就是我们的祖先创造出农耕文明的重要条件，在这样的生存背景下，形成了勤俭、务实的生活观和价值观。东晋文学家陶渊明在一首诗作中说道，"衣食当须纪，力耕不吾欺"，大意是说，自己的吃穿要认真经营，只要努力耕耘，大自然就不会辜负我们。说明人和自然在本质上是相通的，一切人和事均应顺乎自然规律，达到人与自然和谐。所以，古人提出的"天人合一"是中国古典哲学阐述人与自然的基本观点。

农耕社会比较明显的生活模式是群居而稳定，由血缘关系形成的族群日益庞大，产生了维系族群社会的公序良俗，因而，在共同的语言、地域、经济方式下形成的共同的认知和思维方式就形成了一个民族的价值观。

统治者和士大夫阶层则较早地提出了"民为邦本，本固邦宁"的思想，产生了"修身、齐家、治国、平天下"的个人修为和国家治理观念，如《礼记·大学》

所说,“古之欲明明德于天下者,先治其国。欲治其国者,先齐其家。欲齐其家者,先修其身。欲修其身者,先正其心。欲正其心者,先诚其意。欲诚其意者,先致其知。致知在格物,物格而后知至,知至而后意诚,意诚而后心正,心正而后身修,身修而后家齐,家齐而后国治,国治而后天下平。自天子以至于庶人,壹是皆以修身为本。”在这样的思想基础上,中国传统思想文化中一些的优秀成分,延续发展几千年而从未中断,至今仍然是我们提升人文素养和精神境界的重要财富。

而孔子关于“大同世界”的构想则为我们描绘了一个理想社会,成为人人向往的最高境界:大道之行也,天下为公。选贤与能,讲信修睦,故人不独亲其亲,不独子其子;使老有所终,壮有所用,幼有所长,矜寡孤独废疾者皆有所养。男有分,女有归。货恶其弃于地也,不必藏于己;力恶其不出于身也,不必为己。是故谋闭而不兴,盗窃乱贼而不作,故外户而不闭,是谓大同。

2014年9月24日,习近平总书记在纪念孔子诞辰2565周年国际学术研讨会暨国际儒学联合会第五届会员大会开幕会上的讲话中指出,“孔子创立的儒家学说以及在此基础上发展起来的儒家思想,对中华文明产生了深刻影响,是中国传统文化的重要组成部分。儒家思想同中华民族形成和发展过程中所产生的其他思想文化一道,记载了中华民族自古以来在建设家园的奋斗中开展的精神活动、进行的理性思维、创造的文化成果,反映了中华民族的精神追求,是中华民族生生不息、发展壮大的重要滋养。中华文明,不仅对中国发展产生了深刻影响,而且对人类文明进步作出了重大贡献”。

习近平总书记在2014年10月15日召开的文艺工作座谈会上的讲话中指出,“中华民族在长期实践中培育和形成了独特的思想理念和道德规范,有崇仁爱、重民本、守诚信、讲辩证、尚和合、求大同等思想,有自强不息、敬业乐群、扶正扬善、扶危济困、见义勇为、孝老爱亲等传统美德。中华优秀传统文化中很多思想理念和道德规范,不论过去还是现在,都有其永不褪色的价值。”

从历史的角度看，在五千多年的文明发展进程中，中华民族创造了灿烂的中华文化，因此，我们应该高度重视和深入理解中华民族的优秀文化，像习近平总书记在文艺工作座谈会上所说的，“我们要坚守中华文化立场，传承中华文化基因，展示中华文化审美风范”。

二、正确解读经典作品的深刻内涵

文学艺术是人类精神活动的一种特殊创造形式，它记载和表达了人们对生命的完美形态和对人生理想方式的执着追求。任何民族的经典作品中所蕴含的美学精神，其实都与其生命的存在感和人性的内质息息相关，经过一代又一代的传承、延续，形成了一个民族独特的审美定式，这也是传统文化提供给后人的宝贵精神财富。在历史发展过程中，这些精神财富对于助推民族生命力起着潜移默化的作用，它教人以德、教人以善、教人以美，陶冶人们的性情，塑造着民族的文化品格和精神气质。

元杂剧《赵氏孤儿》无疑是中国古典悲剧的代表作之一。该剧写春秋时期，晋国朝廷内外忠与奸的斗争，以及由此引起的围绕杀害和保护赵氏孤儿而展开的迫害与反迫害的斗争。奸臣屠岸贾得到昏君的支持，气焰嚣张，疯狂地迫害忠臣赵盾，致使其被满门抄斩，只有刚出生的赵氏孤儿，被草泽医生程婴暗中救出，而屠岸贾穷追不舍，公孙杵臼、韩厥等人为了救出孤儿先后献出了生命，最后程婴将自己尚在襁褓中的幼子假冒赵氏孤儿交给屠岸贾杀掉，才算保住了真正的赵家血脉。程婴因此受到不明真相的国人辱骂和轻视，但却得到了屠岸贾的信任，他便借机让孤儿认屠岸贾为义父，巧妙地在屠岸贾的强大势力庇护下将孤儿抚养成人，最后由孤儿亲手杀了仇敌，为赵家复仇。剧中揭露了以屠岸贾为代表的黑暗势力凶狠残暴的罪恶行径，同时歌颂了以程婴等人为代表的一系列忍辱负重、舍生忘死、慷慨悲壮的品格崇高的悲剧人物形象。

最早见于《国语》《左传》中的历史事件的痕迹，繁杂而琐碎，在《史记·赵世家》中才出现有关“赵氏孤儿”的记述，此后，在文本的流传演变过程中被不同时代的人不断地梳理和改变，经过不断地合理加工和想象性创造，慢慢地形成了一个渗透着中国传统价值与情感倾向的故事文本，陆续出现了代表正义与邪恶的忠奸对立的双方，出现了一个个为了正义而被邪恶势力毁灭的理想主义的英雄形象。

在正义与邪恶的对比中，惩恶扬善一直是中国传统文化中的一个亘古不变的价值尺度，它代表着正义最终战胜邪恶的理想主义精神。尽管中国封建社会的黑暗统治势力坚固而强大，是悲剧的主人公们所无法抗拒的，但在这些悲剧中，这些被毁灭的代表善与美的一方，仍然以各种方式表达着对胜利的渴望和对理想的执着，他们或是化为鬼魂向敌人复仇，或是借助外力实现自己的愿望。在元杂剧《赵氏孤儿》中，孤儿的复仇不仅仅代表着一个家族，而是代表着一系列具有正义情怀的人们的理想与信念，其中包括坚强、进取、反抗、斗争等传统精神。

可以说，元杂剧《赵氏孤儿》是在这样丰厚的价值观念基础上完成了它的最终构筑，成为一部对世界戏剧都产生了巨大影响的名作。

16 世纪中期，法国启蒙主义思想家、文学家伏尔泰根据元杂剧《赵氏孤儿》的故事，创作了戏剧《中国孤儿》。伏尔泰力图通过此剧传达出法国大革命前夕启蒙思想家的社会理想追求，尽管戏剧的时代、人物和情节与原作大有出入，但他强调道德的力量，颂赞主人公的美德、忠诚和牺牲精神。《中国孤儿》是第一部传入欧洲的中国戏剧，曾被称为“孔子伦理剧”。

21 世纪初期，北京人民艺术剧院和国家话剧院几乎同时改编上演了《赵氏孤儿》。其在对历史的思考与现代的表现、艺术追求等方面自然各不相同，但有一个最大的共同点，就是沿着故事演变的线索追根寻源，将元杂剧所提供的人物回溯到最早的记载中，似乎要还历史人物以本来面目，于是，晋灵公变成了一位深谋远虑的政治家，赵盾与屠岸贾之间并没有善恶之分，无非是在权力的欲望下相互争斗和仇杀；既然无所谓正义与邪恶，这个故事就失去了价值判断标准，两部戏都没有了孤儿报仇的结果。其中一部戏中的孤儿不肯承受历史的包袱，包括祖辈、父辈的人生惨剧，“不管有多少条人命，它跟我也没有关系！”另一部剧中的孤儿面对两个父亲及两种人生观、价值观的迷惘与困惑，只好以自杀来逃避自己的两难境地。2010年，电影《赵氏孤儿》上演，剧中的程婴是一个地道的小人物，他无意中把赵氏孤儿当作自己的孩子抱回了家，无奈之下只好养育了这个婴儿。主动与被动，看似差之毫厘，而人物的道德品行显然是云泥之别。这样的改编与再创作，无论怎样用新的价值观、艺术观去重新阐释这个题材，就其根本问题来说，是消解了悲剧人物的主体性，而主体性一旦失落，也就是自身的悲剧精神的失落，是中国古典艺术中的美学精神的解构与颠覆。我认为这是极不足取的。

习近平总书记在中国文学艺术界联合会第十次全国代表大会、中国作家协会第九次全国代表大会开幕式上的讲话中说，“历史给了文学家、艺术家无穷的滋养和无限的想象空间，但文学家、艺术家不能用无端的想象去描写历史，更不能使历史虚无化。文学家、艺术家不可能完全还原历史的真实，但有责任告诉人们真实的历史，告诉人们历史中最有价值的东西。”

今天的我们，要在学习传统文化中学会正确解读经典作品的精神内涵。因为在不同的时代，每一次故事的改写和变化，都会反映出当时的社会环境和社会思潮，对历史事件的新理解和阐释也影响着故事结构和人物形象，但最重要，也是最宝贵的，却是在发展演变过程中保留下来的那些恒定不变的因素，这些因素就是构成一个民族特定性格和精神、奠定其价值观的根本所在。价值观既具有时代性也具有历史继承性，那些经过证明具备合理性的价值观，会在社会生活中代代相传，保留在人们的观念之中。

三、自觉弘扬传统文化的美学精神

马克思主义唯物史观认为，社会存在决定社会意识。文艺作为社会意识的一种表现形式，需要反映社会存在，任何脱离时代的艺术作品都难以具有长久的生命力。习近平总书记说,“凡作传世之文者,必先有可以传世之心。”“我国久传不息的名篇佳作都充满着对人民命运的悲悯、对人民悲欢的关切,以精湛的艺术彰显了深厚的人民情怀。”今天流传下来的经典作品无不对当时历史时代有着深刻把握和刻画,正是这种时代性成就了这些作品的超越性和永恒性。

习近平总书记在2014年10月15日召开的文艺工作座谈会上的讲话中说,“我同几位艺术家交谈过,问当前文艺最突出的问题是什么,他们不约而同地说了两个字:浮躁”。在前期调查研究的基础上,这段话可谓一针见血,直指问题要害。继而,总书记分析了在这个问题影响下,文艺界产生的乱象:“在文艺创作方面,也存在着有数量缺质量、有‘高原’缺‘高峰’的现象,存在着抄袭模仿、千篇一律的问题,存在着机械化生产、快餐式消费的问题。在有些作品中,有的调侃崇高、扭曲经典、颠覆历史,丑化人民群众和英雄人物;有的是非不分、善恶不辨、以丑为美,过度渲染社会阴暗面;有的搜奇猎艳、一味媚俗、低级趣味,把作品当作追逐利益的‘摇钱树’,当作感官刺激的‘摇头丸’”。在讲话中,习近平总书记深刻地分析了问题形成的主要原因——“改革开放以来,我国经济发展很快,人民生活水平提高也很快。同时,我国社会正处在思想大活跃、观念大碰撞、文化大交融的时代,出现了不少问题。其中比较突出的一个问题就是一些人价值观缺失,观念没有善恶,行为没有底线,什么违反党纪国法的事情都敢干,什么缺德的勾当都敢做,没有国家观念、集体观念、家庭观念,不讲对错,不问是非,不知美丑,不辨香臭,浑浑噩噩,穷奢极欲。现在社会上出现的种种问题病根都在这里。这方面的问题如果得不到有效解决,改革开放和社会主义现代化建设就难以顺利推进。”

面对这些问题,该怎么办?习近平总书记在各种讲话中给出了明确的回答:

“文以载道,文以化人。当代中国是历史中国的延续和发展,当代中国思想文化也是中国传统思想文化的传承和升华，要认识今天的中国、今天的中国人，就要深入了解中国的文化血脉，准确把握滋养中国人的文化土壤。”①

“中国人民的理想和奋斗，中国人民的价值观和精神世界，是始终深深植根于中国优秀传统文化沃土之中的，同时又是随着历史和时代前进而不断与日俱新、与时俱进的。”②

“在21世纪的今天，几千年来人类积累的一切理性知识和实践知识依然是人类创造性前进的重要基础。只有不断发掘和利用人类创造的一切优秀思想文化和丰富知识，我们才能更好认识世界、认识社会、认识自己，才能更好开创人类社会的未来。”③

“中华优秀传统文化是中华民族的精神命脉，是涵养社会主义核心价值观的重要源泉，也是我们在世界文化激荡中站稳脚跟的坚实根基。”④

中国传统美学是中国传统文化的重要组成部分，有着丰富多样的形态，映射出中华民族心灵的各个方面：刚健向上、厚德载物、自强不息……中国文化的这些基本价值观念在传统美学中以人格境界显示出来，通过艺术作品表现出来，通过一系列体现着这些传统美学精神的人物形象传达出来，影响和感动着人们，使得传统美学的人文底蕴与精神价值在当代社会发挥应有的作用。

每一个人，无论作为个体还是群体，都要受到社会文化和时代精神的影响和作用。因此，我们的文艺家在创作过程中，应该引起对正确历史观的重视，正确地考察历史才能指导我们正确地指向未来，做到通古晓今；而作为当代青年，每个人都应该多读书、读好书，认真了解中华民族的历史文化发展，正确解读经典作品的文化内涵，也就自觉地承担了继承和弘扬传统文化中的美学精神这样一种神圣的社会责任和使命。

注释①②③：摘自习近平总书记《在纪念孔子诞辰2565周年国际学术研讨会暨国际儒学联合会第五届会员大会开幕会上的讲话》

注释④：摘自习近平总书记《在文艺工作座谈会上的讲话》

红学的历史形成及《红楼梦》对当代人的启悟

赵建忠
讲座时间:2019 年 10 月 22 日

专家简介

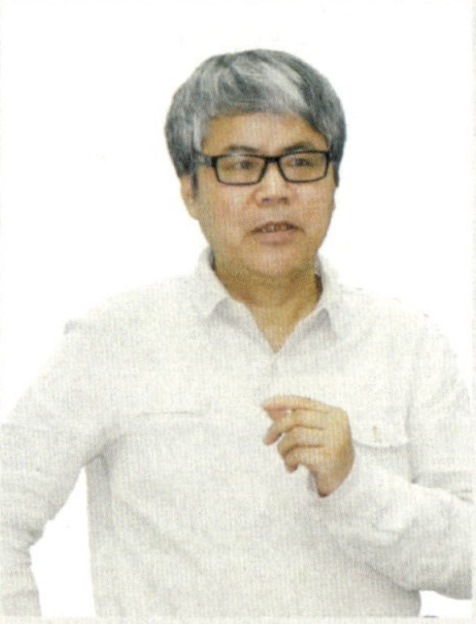

赵建忠,天津师范大学文学院教授、博士研究生导师,主要从事《红楼梦》研究,兼任中国红楼梦学会副会长、《红楼梦学刊》编委等。

多年来,在《文艺研究》《文艺理论与批评》《红楼梦学刊》《明清小说研究》及《南开大学学报》等高校学报发表学术论文近百篇,有的论文被《新华文摘》等转载。出版学术专著八部,其中,《红楼梦》续书研究成果的专著在业内颇受推重,被红学史家评价为"对新时期的续书研究起到推动作用"。国家项目优秀结项成果《红学流派批评史论》,由中华书局出版。主编的《天津红楼梦与古典文学论丛》,获天津市社会科学优秀成果奖。曾在北京大学、南京大学等高校及北京恭王府、正定荣国府、深圳市民文化大讲堂等单位举办多场红学讲座。学术事略见《红楼梦大辞典》。

一、红学作为“显学”的形成原因

当代学术界有三大“显学”的说法，“红学”“甲骨学”“敦煌学”三足鼎立，其中“红学”最热。任何一门学问若能成为“显学”，总有其原因，“红学”自然也不例外。其中包括外因和内因。外因有媒体的宣传，如百家讲坛的著名作家刘心武讲座、《红楼梦》电视剧演员海选、红学书的出版热等。最重要的，是一批大学者如王国维、蔡元培、鲁迅、胡适、俞平伯、周汝昌等的介入。《红楼梦》诞生以来一直很“热”，清代有《京都竹枝词》：“开谈不说《红楼梦》，读尽诗书也枉然。”当然，红学“热”主要应从内因找，《红楼梦》后四十回的残缺，是主要原因。很多读者和研究者不满意高鹗参与整理的后四十回续书，想揭开谜底，但众说纷纭。后四十回优劣问题的争议，成为百年红学主要“热点”话题。从后四十回的相关内容，可以考辨一下哪些可能是作者曹雪芹原稿，哪些可能是他人所续或补缀的，这就进入了研究层面，如第八十一回《占旺相四美钓游鱼，奉严词两番入家塾》，此回距第七十八回晴雯死未远，变故迭生、山雨欲来，贾宝玉似不应有此雅兴。且此回文本中并无“占旺相”的内容，与回目不符，可以判断这回系续书。再如第八十二回《老学究讲义警顽心，病潇湘痴魂惊恶梦》，从回目看，续作者想表现宝黛爱情的生死不渝，但与曹雪芹写的第三十二回《诉肺腑心迷活宝玉，含耻辱情烈死金钏》比较，艺术高低显而易见。曹雪芹的描写是诗化的，尽管宝黛二人的感情已经发展到铭刻心骨、倾诉肺腑的程度，但曹雪芹并没有放洪开闸，而是写得含蓄蕴藉，产生了隔院听音、雾中观花的艺术效果。而这回续作者竟然写黛玉梦见宝玉用刀划胸弄得鲜血直流。像这样用鲜血淋漓、剖心挖肝来表白爱情的画面，不能给人以美感。这种描写，同人物的个性气质难以衔接。又如第九十六回《瞒消息凤姐设奇谋，泄机关颦儿迷本性》、第九十七回《林黛玉焚稿断痴情，薛宝钗出闺成大礼》、第九十八回《苦绛珠魂归离恨天，病神瑛泪洒相思地》，构成了凄惨苦楚的文章。独立看，这些凄绝而富有戏剧性的情节不啻为感人至深的悲剧佳作，将“黛死”与“钗嫁”二者置于同一时间背景，给读者留下深刻印象，但如与《红楼梦》前八十回联系起来看，“黛死钗嫁”的设计越读越感觉破绽越多。第九十六回傻大姐“泄机关”一段文字历来为人称道，但与第七十三回她拾绣春囊的文字比较，大为逊色。同样是作为结构故事纽带的人物，两者在人物言行的写法上却大相径庭。第七十三回中的傻大姐，其语言行止同她的个性特征是水乳交融、浑然天成的，而第九十六回中的她却大大走了样，她懂得理论，实在与心性愚顽不相干，她还能陈述自己的委屈，根本不像个傻丫头说的话。既然傻大姐“泄机关”是后面情节的起因，则“黛死钗嫁”的安排就根基不牢。

《红楼梦》是中国封建社会的百科全书或中华历史文化的“全息图像”。这部作品对中国的全部文化进行了过滤，超越了之前任何一部优秀的古代文学名著。《红楼梦》中包含着明清时期中国南方和北方的很多地域风俗、丰富物产和民俗用语，如书中写到的栊翠庵梅花二尺来高，旁有一横枝纵横而出，有五六尺长，这应是典型的南方梅花。乌进孝进献贾府的物品中，有大鹿、獐子、狍子、熊掌、鲟鳇鱼、银霜炭等，多为典型的北方物产。鲟鳇鱼是黑龙江地区的特产，银霜炭则产自北京西山。《葬花吟》曲中“今日葬花人笑痴”的“痴”是明清时代的南方方言，北方这个词意一般称为“傻”。《红楼梦》中将这些南北风情熔于一炉的纽带是大运河。这条河也成为《红楼梦》故事展开的舞台，如林黛玉离开扬州乘船进京，走的正是水路。大运河在《红楼梦》中成为人物远行的重要交通基础，推动着南北文化及中外文化的交汇融合。在京杭大运河这条承载着南北经济往来的生命线上，南北文化也以其为纽带发生着强烈的碰撞、交汇与融合，它运送着南北行人，更运输着南北文化，运河城市的文化沿大运河南下或北上，实现南北文化的融会。正是由于大运河带来的这种巨大的文化交流，使得南北各地的文化、语言、历史、风俗能汇集于曹雪芹周围，上演了怀金悼玉的《红楼梦》。

红学能成为“显学”,也与《红楼梦》作者的著作权争论相关。据不完全统计,《红楼梦》“作者”新说的候选人已逾百位,提出者各持所据,莫衷一是。然而论证曹雪芹系《红楼梦》作者的结论已形成证据链,那些欲剥夺曹雪芹著作权的论者若想立新说,乾隆时期的永忠、明义、脂批等文字就是最难逾越的障碍。当年胡适确定《红楼梦》的作者为曹雪芹,正是从文献出发,据清代笔记、志书等资料,通过嘉学派式的严谨考证得出的结论。相对其他百余位新说候选“作者”而言,将《红楼梦》的著作权判给曹雪芹,是目前为止争论最少因而也仍是最有说服力的结论。

《红楼梦》研究形成“显学”,还与其研究方法相关。红学研究方法包括索隐、考证、批评等。索隐研究作品与历史人物的关系,考证研究作品与作家的关系。批评派中的社会学研究方法,强调文学反映社会,而文学研究方法,则强调写作技巧和人物塑造及结构、语言等的探讨。索隐、考证、社会学的研究方法,诠释过度或阐释缺位,是在作品外兜圈子,遮蔽了《红楼梦》的审美视线。文学研究方法探讨的写作技巧又太宽泛,不是形而上的深度思考,有些还容易形成“套版反应”,如人物性格鲜明、语言通俗、结构严谨等套话。

二、什么样的作品能对当代更具启示意义?

卡夫卡认为好的作品应是“击破心中冰海的利斧”;获得诺贝尔文学奖的摇滚歌手鲍勃·迪伦喜欢“改变自己头脑中原有想法”的作品。“击破”和“改变”,就是鲁迅说的“唤醒”,这是鲁迅高于“五四”时期同代作家的原因。

写爱情的作品如《西厢记》,王实甫虽深受中原文化的影响,但同时他也能体会到草原文化的旺盛生命力。通过《西厢记》,讴歌青年男女的自由爱情,发出“愿天下有情人终成眷属”的呐喊。然而《西厢记》中的张生仍热衷科举,迥异于《红楼梦》中贾宝玉的蔑视功名,崔莺莺的思想境界与林黛玉相比也有天壤之别。贾宝玉与林黛玉的爱情,是中国文学史上最富文化含量和灵魂含量的爱情；还有写爱情的《牡丹亭》，汤显祖将生机勃勃的春天展现在观众眼前，让深居幽闺的杜丽娘感受到大自然生命力的震颤。她在满园春色中唤醒了“自我”意识。然而杜丽娘与柳梦梅的结合，最终仍凭借皇帝赐婚，属于大团圆而非悲剧结局。《红楼梦》是真正意义上的悲剧结局，是人们日常生活中常见的悲剧，这种悲剧并不全是恶人造成，好人也可以制造悲剧，构成共同犯罪，是病态的“集体无意识”使然，因此有普遍的社会意义。同样写爱情的作品《桃花扇》“借离合之情，抒兴亡之感”，但主要写的是家国之痛，作品局限于历史语境而不是生命语境。有的作品如《三国演义》《水浒传》《金瓶梅》虽然有批判社会的意图，但就形象所造而言，《三国演义》中的貂蝉成为男人的附庸，董卓、吕布故事结局后就不再写她；《水浒传》也有负面影响，如市民“看客”对潘金莲的快意恩仇，作者不屑于去追究造成这一女性悲剧的深层原因；《金瓶梅》虽写了女性，但不具正面意义。《红楼梦》第一次用长篇小说的形式为女性塑造了正面群像，曹雪芹解构了圣人的话语权，作品满纸是人的宣言。西方有《圣经》，达到了欧洲文学与文化的高度。中国有《红楼梦》，上升到对人生根本问题的叩问和终极关怀的品位，超出了一般的作品，提升至古代文学罕至的境界。

《红楼梦》与一切有文化底蕴的文学作品一样，离不开深厚的思想文化背景。幅员辽阔的中国地大物博，人口众多，很早就跨越了文明的门槛。跨越门槛的标志是有甲骨文作为早期文字、进入青铜时代及有成型的社会制度。长江、黄河、险峻的高峰、难以穿越的沙漠、森林，以及家国同构的社会秩序和千年科举制度，使得体量巨大的中国传统文化得以延续不湮没和不中断。比较而言，世界其他著名文明古国如巴比伦、埃及，虽然跨越文明的门槛比中国还早些，但由于体量不够庞大及单调的生存空间，后来都没能延续下来。

孔子的《论语》奠定了儒家思想的基础，儒家入世，倡导“修身、齐家、治国、平天下”，属于中国文化塑造的理想人格，但由于将人想象得过于完美，从道德层面提出的要求相对过高，作为社会人的言行，稍有不妥便动辄得咎；差不多同时期的道家，又将人想得太坏，看破红尘、游戏人生。其实儒家、道家的人性观都较为偏激、片面，不契合社会人的真实存在。《红楼梦》中提出的“正邪两赋”人性观惊世骇俗，有种“陌生化效果”，是观察思考了宇宙人生后总结出的崭新观点。第二回贾雨村发了一番议论，将社会上的人分为大仁、大恶、正邪兼有三类，实际是曹雪芹借他之口，表达了自己的人性观。长期以来，很多人认为《红楼梦》作为现实主义力作，“暴露了封建社会的罪恶”，打破了“传统的思想”，这是没有进行整本书细致阅读导致的片面认识。《红楼梦》从“女娲补天”写起，从那一段“历史”到曹雪芹的时代，历史跨度那么漫长，远非封建社会所能囊括，何况整部作品的基调也不全是“暴露”，还有作者对其所喜爱人物及中华文化的礼赞。曹雪芹开篇描写的弃置未用的顽石，暗示了贾宝玉这类人才在历代封建王朝体制下的无情毁灭。《红楼梦》写出了这类人的共同命运，以深邃的思考写出了中华民族艰辛的发展史。曹雪芹清醒地反思了人的生存困境，认为人生不过是自彼岸到此岸、再经此岸达彼岸。《红楼梦》还吸纳了佛家文化的优秀成分，如“缘起性空”“度己度人”等。佛学中的“空”，具有哲学意义，《红楼梦》开篇的《好了歌》，深受其影响。

三、《红楼梦》中的人物对当代人的启悟

红学史论家刘梦溪说，“《红楼梦》里仿佛装有整个中国，每个有文化的中国人都能从中找到自己。” 文化是一种成为习惯的精神价值和生活方式，渗透日常生活，就像用手去抓空气，抓不到又无处不在。《红楼梦》塑造的人物特别是金陵十二钗，是世人的众生相。

王熙凤更适合现代职场，这个人物是“坏人”还是“好人”，读者众说纷纭。若说她是“坏人”，针对宁国府弊病的对症下药、治家有方，连痛恨她的人也心悦诚服。描写王熙凤的治家理财，是为闺阁立传，曹雪芹曾感慨“金紫万千谁

治国，裙钗一二可齐家”；若说她是“好人”，其谄上欺下、贪婪狠毒的性格，如对尤二姐使的借刀杀人计，无论如何也不会被任何时代的社会公德所认同。但在负面评论中，潜藏的传统文化心理不应忽视，如对女性的逞威弄权、杀伐决断，长期以来不被男权社会所容纳。按照马斯洛的需求层次理论，人类与生俱来有自我实现的需求，然而在“女子无才便是德”的时代，大多数女性的潜能未被释放。所谓“好人”或“坏人”的概念，属于道德评价，局限于这个层面去评论文学作品的人物，势必导致概念化，王熙凤是“圆形”立体而非“扁平”的人物，这个艺术形象增加了读者多元解读的可能性，难怪红学前辈王昆仑用“恨凤姐，骂凤姐，不见凤姐想凤姐”评论。

与王熙凤关系密切的平儿，虽未进入金陵十二钗正册，但在《红楼梦》前八十回的回目中出现四次，足见曹雪芹对她的重视。评论家对平儿的看法褒贬不一，褒之者赞美她是集色、才、德于一身的“完人”，甚至认为她对女主人具有“古名臣事君之风”；贬之者认为她待人处事“伪善”，她对下人所施小恩惠，无非是奴才为主子采取的“以宽济猛”权宜之计。平儿身兼王熙凤陪嫁丫头和贾琏侍妾的角色，过于软弱无能，不配做王熙凤的心腹助手；而太精明强干，王熙凤一天也容她不下。平儿若是紫鹃那样温和淳厚的好人，在那样一位精强狠辣的主子手下，不可能活下去。根据《红楼梦》人物命名常用的谐音法，平儿的名字“平”可谐音“公平”，她在很多事情的处理上能做到主持公义。“平”还可谐音“平衡”，既平衡凤姐与贾琏的关系，又帮凤姐去平衡上下的关系。从这个意义上讲，“平”可谐音“屏风”的“屏”，在王熙凤不露面的情况下，平儿挡在前替她出头做事。平儿是称职的“副职”，身居权要能心存淳厚，更为难得。平儿不矜才、不使气、不恃宠、不市恩，不辞劳怨，能保护自己并力所能及为周围的人排忧解难，她的“生存策略”，对当代职场人也有所启示。以贾琏之俗、凤姐之威，她能周全妥帖，在人际关系复杂的贾府与上下和谐相处，可谓深谙中庸之道。其实中庸不等于平庸，更不等于无原则的庸俗。中国传统文化的一个重要特点是不极端，这正是中庸的精髓。中，是指中间值；庸，是指寻常态。中华民族能够历万劫而不灭，就是在关键时刻避免了最容易出现的极端主义。极端主义的口号有时很响亮，能让群情激奋，但极端主义割断时空，而中庸显得平淡、低调。这与农耕文明有关，农耕文明靠天吃饭，服从四季循环。冬天冷到极端，春天就不远了，夏天热到极端，秋风又起。这种“天人合一”的体验由《易经》提升、儒家总结，已经成为文化共识。当然，中庸之道并不完美，会使人左右徘徊，不应该用中庸之道对抗创新和突破，但即使在创新和突破中，中庸之道也能提示人们选择可行和安全。当代世界某些地区的极端主义、单边主义，以极端对极端，给人类造成了灾难，中国传统文化的中庸、反对极端，正是本色。

性格外向泼辣的尤三姐，面对贾珍、贾琏的淫威，以“放浪形骸”的方式反抗。她也幻想柳湘莲能救赎自己，但只是一厢情愿，最终殉情身亡。不过，其所挚爱的男人毕竟能为她出家，九泉之下，她也算得到些安慰。比较而言，司棋就没尤三姐幸运，她幽会时被人撞见，潘又安竟自顾先逃走，司棋一人应对困局，后来也痴情地为那个缺失担当的男人殉情。她俩像生于深海的鱼族，若不自燃也只有一片漆黑。以青春去祭奠，令人窒息、惋惜，那纵身迎向死亡的血色浪漫，在众人皆醉我独醒的“看客”时代，变成了别人隔岸观的火。

《红楼梦》中既有尤三姐、司棋式烈女，也有对现实有清醒认识的女子，如小红在宝玉的房里只能做些烧水、喂雀的工作，不得近身服侍。面对职场不公，她选择怎样做？辞职、隐忍还是反抗？这是摆在小红也是职场人面前的难题。她曾劝丫鬟坠儿：“俗语说得好，‘千里搭长棚，没有不散的筵席’，谁守谁一辈子呢？不过三年五载，各人干各人的去了。那时谁还管谁呢。”小红懂得用长远眼光去看问题，对贾府的衰败早有清醒的预判，她学会了在“隐忍”中等待时机。她能根据聊天对象选择不同话题，针对不同的人切换语言频道。终于有一天机遇来了，她被凤姐赏识，“跳槽”转换了职业。小红也并非秋纹骂得那样不堪，不过是小红“越位”给宝玉倒了杯茶，就被秋纹骂作“不配”干这个活儿。脂砚斋批语透露，贾府败落后，小红和贾芸一起去“狱神庙”探望凤姐和贾宝玉，即“仗义探庵”，可见她是个有情有义、知恩图报的人。小红这一形象，对当代职场人也有所启示。在复杂的社会环境中，不要拘泥于眼前的沉重与艰辛，应有长远的理想抱负，靠智慧掌握未来的命运。

薛宝钗代表占主流地位的儒家入世文化，她随分从时，与人和谐相处。她是慎言敛迹之人，虽然对世间百态、贾府关系洞若观火，但其在含蓄中隐藏大智慧，上下对其交口称誉。薛宝钗在关系复杂的大家族中有一套自己的生存策略，而林黛玉尖酸刻薄，就不大适应当代职场。当时的环境，没有空间容纳林黛玉这道稀有的生命景观。

贾探春是法家思想的投影，她有个绰号叫“玫瑰花”，不难看出在其娇艳的外表下，藏着一颗不愿受人摆布的心。王熙凤可以随意作践赵姨娘，但对她从来不敢小觑。探春文武双全，既会赋诗填词，又能治家理财。她的能力，主要体现在管理大观园上。《敏探春兴利除宿弊，时宝钗小惠全大体》一回，写她采取的两方面措施：一是“节流”，因日常笔墨纸张钱、头油脂粉费用等，存在重复支取现象，她严格了财务纪律，禁止破例冒领；二是“开源”，她受到赖大家院子里管理方法的启发，用“责任制”将大观园里的田地、苗圃、花木等承包给专人，不但鸟食、插花等开销可免，还能收取租金。除了按规定上交的，剩下的都归承包者所有，从而提高了承包者的积极性。探春的判词是：“才自精明志自高，生于末世运偏消。清明涕泣江边望，千里东风一梦遥。”与判词相配的画面，是二人放风筝，大海上船中有一女子掩面涕泣，暗示她的远嫁。风筝象征探春心志高远，也预示“游丝一断浑无力，莫向东风怨别离”的结局。脂砚斋对探春的远嫁有评语：“使此人不远去，将来事败，诸子孙不至流散也，悲哉伤哉！”可见，她不是在贾府遭遇灭顶之灾后才离开。评语透露的信息，与程本后四十回续书中探春嫁给镇海总制周琼家公子的情节有出入。贾家四姊妹的名字“元”“迎”“探”“惜”，谐音“原应叹息”，《红楼梦》昭示了“千红一哭，万艳同悲”的女性共同命运。曹雪芹写探春，使用了“香草美人”的象征手法。王逸《楚辞章句》有注解：“《离骚》之文，依《诗》取兴，引类譬喻，故善写香草，以配忠贞。……灵修善于美人，以譬于君。”优秀的文学作品往往具有微言大义，如王昭君故事作为文人墨客的创作题材，长期以来表达的主题不出“悲怨”二字，但到了欧阳修笔下，却能翻出新意，他写下了“耳目所及尚如此，万里安能制夷狄？”的名句，借皇帝不识美人比喻大臣的怀才见弃。刘鹗在《老残游记》“自叙”中满含深情地写道：“《离骚》为屈大夫之哭泣，《庄子》为蒙叟之哭泣，《史记》为太史公之哭泣，《草堂诗集》为杜工部之哭泣；李后主以词哭，八大山人以画哭；王实甫寄哭泣于《西厢记》，曹雪芹寄哭泣于《红楼梦》。”《红楼梦》是“借情言政”，就探春而论，曹雪芹写她的治家理财，也是间接抒发自己的政治抱负。探春有忧患意识，她关注整个家族的命运。然而，这样一位想做事又能做事的人，命运却很凄惨，一腔热血空余恨！小女子尚如此，何况壮志难酬的英雄汉？曹雪芹在《红楼梦》开篇就发出了“无才补天”的沉痛感慨。“出师未捷身先死，长使英雄泪满襟”，成为历史上美好理想难以实现的仁人志士的共同遗憾。

贾迎春在为人处世上只知退让、任人欺侮。为息事宁人，对周围发生的事常视而不见。其思想源于《太上感应篇》。此书系道教经典，内容主要是劝人遵守道德规范，特别强调人与人之间相处的承负法则。迎春的判词是：“子系中山狼，得志便猖狂。金闺花柳质，一载赴黄粱。”“中山狼”借明代马中锡《中山狼传》的典，指孙绍祖是忘恩负义之人。儒家的入世及道家的出世、忘世，分别属于不同的处世哲学。迎春属于“忘世”，这种“事不关己、高高挂起”的消极人生态度，在那黑暗的社会中，其命运必然是悲惨的，这是迎春形象对当今社会的启示。

《红楼梦》描绘了场面宏大的秦可卿葬礼，可谓备极哀荣。葬礼时长、参与人数、陪葬物品等也都是高端顶配;葬礼之后,紧接着就是规模更大的省亲盛典。出宫省亲本是凡人羡慕之极的事,但元妃本人却很伤感。一场期待已久的家庭会见,虽隆盛之至,却如昙花一现。所谓的人生高光时刻,也不过是瞬息的繁华。曹雪芹之所以将元妃省亲排场写得这样喜庆热烈,固然是想用她高贵的地位反衬其"高处不胜寒"的寂寞心境,但同时也是为与此前秦可卿葬礼的庄严肃穆形成鲜明的对比,从不同角度说明贾府的虚假繁荣。葬礼的"冷"色调与省亲的"热"氛围,可视为《红楼梦》结构布局上使用的"冷热金针"法。当然,所谓"冷"与"热"叙事,并不意味着"冷"与"热"截然分开,热中只写热,冷中只写冷,《红楼梦》很多情节都是冷热交替。

比较而言,笔者更喜欢史湘云这个人物。贾宝玉与林黛玉的"木石前盟",在《红楼梦》中被突出描写;贾宝玉与薛宝钗的"金玉良缘",也有通灵玉和金锁两种饰物联系的线索可循;佩戴金麒麟的史湘云与贾宝玉也有密切联系。从探佚学角度,第三十一回的回目"因麒麟伏白首双星",预示了史湘云的结局。诸如此类具有问题意识的话题,颇具学术张力。有迹象表明,史湘云早年曾在贾府生活过,如史湘云为贾宝玉梳头时,她说:"这珠子只三颗了,这一颗不是的。我记得是一样的。怎么少了一颗?"显然,史湘云早年在贾府生活时为贾宝玉梳过头,不然她对其头上的装饰物不会这般熟悉。据判词和曲子留下的蛛丝马迹,史湘云应属于曹雪芹心目中最初构思的女一号,"襁褓中,父母叹双亡",原计划可能写她父母双亡后离家到贾府投靠祖姑史太君,但今本《红楼梦》中,前二十回没有史湘云,其实不是没有,很可能是移并到林黛玉描写中去了。林黛玉到贾府时,母亲虽亡但父亲尚在,且在维扬任巡盐御史,其家世显赫不下于贾府。胡适收藏过的甲戌本第三回的回目作《荣国府收养林黛玉》,并不符合林黛玉的实际,只有"收养史湘云"才更符合,通过考察《红楼梦》版本的演变及文本的逻辑分析,也可以看出这一点。曹雪芹从创作的最初设想到成书之后,"披阅增删"过程中,对林黛玉和史湘云这两个人物的主从关系，可能进行了变动处理。不同阶层的读者对史湘云颇有好感，从传统文化角度看，史湘云内外澄澈、磊落明净形象的塑造深得玄学精髓。除了性格率真本色、高谈阔论具有魏晋风度外，史湘云的诗写得也脱俗，“寒塘渡鹤影”，体现了其闲云野鹤特色。她每次在《红楼梦》里出现，都如同惊鸿一瞥，让人惊艳。她喝酒是“豪饮”，第四十九回写她雪天在园中烧鹿大嚼，颇有点惊世骇俗的味道。她不仅豪饮还豪睡，第六十二回酒后醉卧园中，青石为床、落花为枕，“湘云醉眠”早已成为《红楼梦》的传统画题之一，其旷达乐观的性格寄寓着曹雪芹的审美理想。

曹雪芹经历了生命的大起大落、大悲大喜，对人生深刻思考后才大彻大悟。《红楼梦》打破了千古以来许多人打不破的名利迷关，提醒人们做精神的守望者，呼唤生命所本应有的一切而不是任何附加的东西。生活于当下社会的人们，忘记追问生命的本源和意义，沉迷在物欲中难以自拔，忘记自己真实的存在，“反认他乡是故乡”。读《红楼梦》，可以有更多的启悟，让自己在纷纭复杂的红尘世界认真生活。

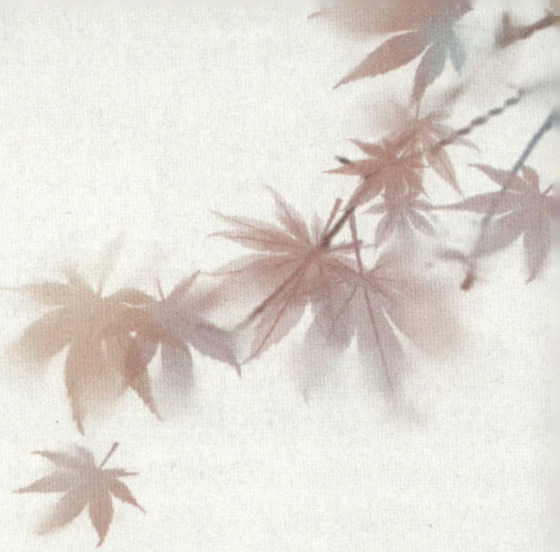

第二篇 中医文化

传统文化

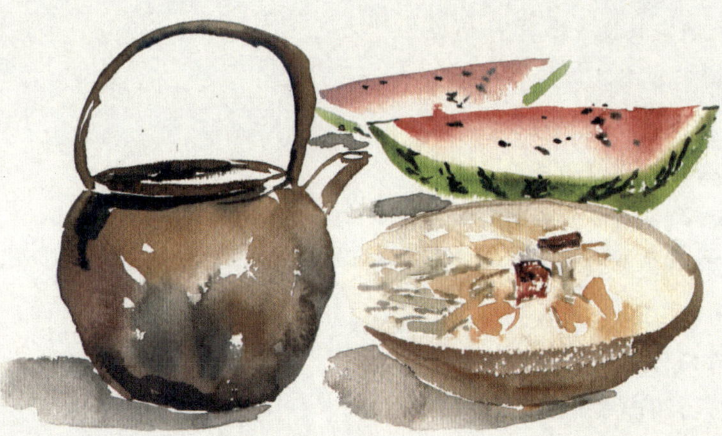

健康是人的第一财富

石学敏
讲座时间:2019 年 6 月 12 日

专家简介

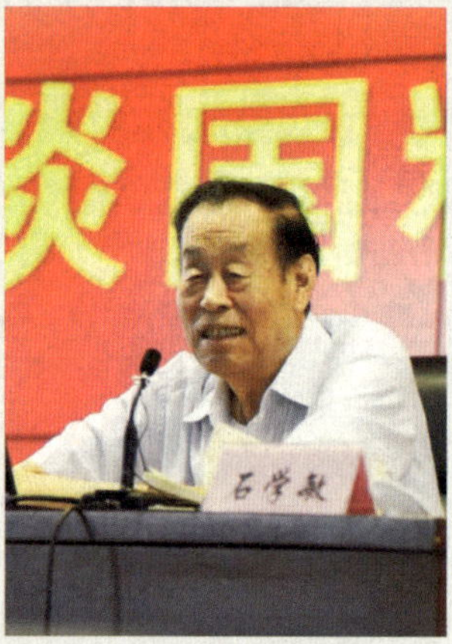

石学敏,著名中医、针灸学专家,中国工程院院士,国医大师,国家级非遗项目针灸代表传承人,现代中国针灸奠基人,全国中医药杰出贡献奖获得者,国家卫生健康委员会“中国好医生”“最美医生”荣誉称号获得者。中国医学科学院、中国中医科学院首届学部委员。现任天津中医药大学第一附属医院名誉院长、教授、主任医师、博士研究生导师,中国针灸学会高级顾问,是国家有突出贡献专家,天津市授衔针灸学专家。

石学敏院士是天津中医药大学第一附属医院针灸学科带头人,从医 60 余年。从 20 世纪 70 年代初开始研究世界公认的三大疑难病之一的中风病(脑梗死、脑出血)的针灸治疗,创立“醒脑开窍”针刺法,开辟了中风病治疗新途径。20 世纪 80 年代初创建的 “针刺手法量学”,填补了针灸学发展的空白,并广泛应用于多种疑难杂症的治疗。创立“中风单元”疗法,为治疗脑血管病开创了新的思路。至今,共主持完成包括国家“973”项目在内的科研课题 43 余项,其中获国家科技进步奖 1 项,省部级科技进步奖 33 项(次),国家教委及天津市教学成果奖 3 项,获国家专利 6 项。共培养国内外硕士、博士、博士后 300 余名,发表论文百余篇,出版《中医纲目》《脑卒中和醒脑开窍》《石学敏针灸学(英文版)(法文版)(西班牙文版)》等著作 50 余部。2006 年荣获中华中医药学会“首届中医药传承特别贡献奖”;2008 年荣获世界中医药联合会“中医药国际贡献奖”;2016 年荣获中国针灸学会“中国针灸传承贡献奖”;2019 年荣获国家卫生健康委员会“全国中医药杰出贡献奖”等荣誉。

一、健康，人类永恒的主题

医学的起源是朴素的，伴随着人类疾病痛苦的最初表达，医学应运而生。针灸作为传统医学的一部分，也是同样。《山海经·东山经》记载："高氏之山，其上多玉，其下多砭石。""砭"在《说文解字》中为"以石刺病也"。远古时期，我们的祖先在劳作时碰到一些石头、动物骨骼等尖锐的物体，恰好治疗了身体某些位置的病痛，这种偶然慢慢变成主动治疗的过程——以坚硬的石头刺激疼痛部位，从而减轻病痛。

社会经济的进步，为针灸学的发展提供了物质基础。针刺工具由砭石、骨针发展到金属针具，特别是九针的出现更是扩大了针灸实践的范围，促使针灸技术飞速发展。与此同时，针灸理论也不断发展，春秋战国时期形成了《黄帝内经》，较为成熟的针灸理论体系已初步形成，尤其是《灵枢》部分，着重介绍了经络、腧穴、针具、刺法及治疗原则等，为后世针灸学术的发展奠定了基础。

经络运行气血，连接五脏六腑，沟通四肢百骸，如同纵横交错在大地上的河流，构成了复杂的物质交换网络。逐渐形成了由十四经脉、奇经八脉、十五别络、十二经别、十二经筋、十二皮部及孙络、浮络等组成的经络理论，总结了361个腧穴及经外奇穴等知识，发现经络与穴位间的联系规律。在长期的医疗实践中，依托经络腧穴理论产生了一套完备的疾病诊疗体系，几千年来，人们利用针灸解除病痛、防治疾病，这无疑是中华民族智慧的结晶，也是整个人类文明的瑰宝。

随着社会文明的发展、科技的进步，疾病谱发生了根本性改变，但对于生命观的思考和健康的追求是永恒的主题。疾病的发生、转归、预后都难以脱离社会环境因素、个人行为因素单一而论，综合因素分析更能全面客观地厘清当代健康问题。

历史上，烈性传染病、寄生虫病是人类健康的主要威胁，其随着预防接种的普及而得到有效控制，甚至消灭。工业的迅猛发展导致生态平衡、人类饮食结构和生活作息等发生巨大改变，易患疾病也随之变化——心脑血管疾病、恶性肿瘤的发病率不断提高，慢性疾病防治已经成为全球范围内重要的公共卫生问题。我国已经进入老龄化社会，预计到2050年，60岁以上的人口将占我国总人口的1/3，超过5亿人患有慢性疾病，我国同样面临慢性病致死率提高和疾病负担加重的挑战。根据国家卫生健康委员会2015年发布的慢性病状况报告中的数据，我国慢性病致死人数占全国总死亡人数的86.6%，慢性病导致的疾病负担占总疾病负担的70%。

健康是立国之基、发展之要，更是群众最关心、最直接的诉求，是中国特色社会主义建设之需。在医疗模式新旧转化的重要时期，健康策略的重点已从单纯的疾病治疗逐步向预防转化。《“健康中国2030”规划纲要》确立了“以促进健康为中心”的“大健康观”。事后对抗性治疗往往为时已晚，倡导健康的生活方式、管理慢性疾病、消除健康隐患、防患于未然，是当今医学的主要目标。

在数千年岁月中，中医药防治体系在中华民族繁衍生息中发挥着不可替代的作用。有人说，中医是“一根针、一把草”，同时从侧面说明了中医药具有简便易行、经济高效的优势，尤其适合在基层推广应用。中医也具备广泛的群众基础，深受人民群众喜爱，至今在我国卫生健康体系建设中担负着重要使命。

二、中医不是“慢郎中”

中医药根植于群众，群众对中医药有感情且信任中医药。但有一些误区，必须阐述清楚。

在很多人的认识里，中医是“慢郎中”。所谓“慢郎中”，原本是早些时候，一些中医领域的老先生年岁大、性子慢、动作慢，并没有疗效慢、不擅长治疗急性病的含义。长期不正确信息的传播，就使得中医和"慢"画上了等号。在普通大众的观念里，中医不能处理急性病、传染病，只善于康复调理，对于处理慢性病、老年病有优势，我认为这样的观点很片面。

我们可以看到，在几千年的中国医学发展史中，中医与传染病（也就是"疫病"）数次博弈，战功赫赫，捍卫了中华民族的生命健康。在现代医学未在我国普及时，中医学一直承担着急症抢救的任务，特别是在我参与并主持的1966年邢台地震、1976年唐山大地震的两次救援中，中医针灸、中医外科治疗外伤、急症的疗法均发挥了巨大作用，证明了中医善于治疗急症。下文扁鹊的故事再次佐证了以上观点。

名医扁鹊，司马迁曾称赞道："扁鹊言医，为方者宗。守数精明，后世修（循）序，弗能易也。"

春秋战国时期，针灸疗法日趋成熟，涌现出大量精通针灸的医生，有"中华医祖"之称的扁鹊便是其中之一，针灸疗效迅速的美名便源自他。在《史记·扁鹊列传》中记载了这样一则故事：扁鹊游历至虢国，听闻年轻的虢国太子不省人事，御医们束手无策，见太子没了生气，就宣布太子已暴厥而亡。举国哀痛之际，扁鹊忖度太子症状，觉得十分可疑。于是，他赶到虢国宫殿门前，对宫人称他有办法令虢国太子起死回生。宫人诧异，于是扁鹊告知宫人可依照他的办法诊视太子，一定可以听到太子耳部有细弱的声响，鼻翼在微微地翕动，两腿内侧应该可触及余温。宫人将信将疑地按扁鹊的办法尝试，虢国太子症状确实如扁鹊所言，存有生息。于是宫人赶忙入宫禀报虢国君王，君王亲自迎接扁鹊入宫，为太子诊治。扁鹊判定虢国太子所患之症为"尸厥"，证属阴阳失调、气脉纷乱，形静如死。扁鹊以针砭为虢国太子治疗，取百会等穴，不久太子果然苏醒。后扁鹊又以汤剂调理，二十余日后太子便痊愈了。此事后，扁鹊医术高超之声名不胫而走。这便是文献记载以针灸治疗急症的代表事例。

虽然在特定的历史背景下，中医急症暂未取得长足发展，但中医也绝非“慢郎中”。临床上也可以见到大量案例，中医疗法治疗中风、外感高热、胸痹、痛证等急性病证疗效显著。因此，固化西医治急症、中医善调理的概念，是违背科学原理的。

中医药产生于中国农耕文明时代，历经千年，至今仍迸发着勃勃生机，在与疾病斗争的实践中不断传承，与不同文明体系、不同科学知识冲突、裂变、融合，不断地借鉴、吸收、再修正。中医、西医各有长短，合则双美，面向国民健康需求，以解决重大疑难问题为导向，以技术和学术创新为引领，找准中西医协同发展的“命门”，才是应对当今健康问题的良策。

三、中风病防治，谨守调神醒脑

（一）中风病——危害我国国民健康的“第一杀手”

我们刚才谈及，扁鹊医治虢国太子的故事，文献记载太子所患之症为“尸厥”。厥证中还有一病，我们很熟悉，它就是中风。早在两千年前，中医学对中风病就有记载，《黄帝内经》称中风为“大厥”“薄厥”。因发病急骤、变化多端、病变迅速，与风善行数变的特征相似，故被称为中风。

中风为急性脑血管疾病，现代医学称之为脑卒中，是危害我国国民健康的重大疑难疾病。脑卒中具有高发病率、高复发率、高致残率、高死亡率的特点，现已成为危害我国国民健康的“第一杀手”。当今的中国社会，每 10 秒，就有一人发生脑卒中；每 28 秒，就有一人死于脑卒中；每年有 150 多万患者死于脑卒中。2016 年，全球疾病负担调查数据显示，中国是全球终身脑卒中风险最高的国家，是造成我国国民寿命年损失的第一大病因。

脑卒中，不仅仅是中国的难题，也是世界医学界面临的重大难题。我走访过很多经济发达的资本主义国家，无论是神经外科，还是神经内科，针对脑卒中都缺乏行之有效的治疗方法。罹患脑卒中后，多数患者会产生严重的后遗症，如肢体障碍（半身不遂）、吞咽困难、认知障碍等，甚至危及生命。这极大地影响了患者的生活质量，需要家庭投入极大的精力去照顾，帮助其康复。患者也将遭受疾病的痛苦折磨，给家庭带来沉重打击，也加重了社会医疗负担。

中风病的病情发展迅速，常预后不佳。在中风的急性发病中，时间就是生命，脑血流每中断1分钟，就会有190万个神经元死亡，中断5分钟，就会造成不可逆的神经功能损伤。很多人不能快速识别中风，从而造成院前救治的延误，错失了最佳治疗时机。患者和家属需要掌握“中风120”，快速识别中风。

中风“120”的“1”就是观察面部是否对称，是否存在口角歪斜；“2”是检查两侧手臂，是否出现一侧无力；“0”是指聆听语言，是否存在含糊不清、说不出话的情况。如果出现以上症状中的任何一项，请确定发病时间，并立即拨打急救电话120！

（二）中风病的中医治疗方法

中医治疗中风病的积淀很深，对中风病的认识，历代医家均有发展，关于中风病的记载首见于《黄帝内经》，病机以“正气稍衰，邪气独留，发为偏枯”立论；汉代张仲景认为，中风以外风为因，有中络、中经、中腑、中脏之分证。针灸在治疗中风病方面具有显著优势。自20世纪70年代起，我带领团队结合现代医学理论和临证经验，开始中风病临床研究。虽然中风病的病因病机复杂，临床症状以神志障碍、肢体运动障碍多见，部分中风患者虽无昏迷、嗜睡等神经病变，但出现表情淡漠、反应迟钝、言语不清等症状，皆为神机失用的外在体现，故而神机失用是中风病发病的关键。由此，我们基于对中医理论中“神”的概念的深刻领悟，提出中风病的根本病机在于“窍闭神匿，神不导气”，以醒脑开窍、滋补肝肾、疏通经络为治则，形成具有明确针刺手法量学规范的“醒脑开窍”针刺技术理论体系。

简单来讲，“醒脑”包括醒神、调神、开脑窍、醒脑神，使神能导气于五官九窍、四肢百骸，修复其病理状态，恢复其生理功能，故而确立醒脑开窍为中风病的首要治则；其次，中风病多由饮食不节、起居失调、劳逸无度等原因引起，阴阳失调、肝肾亏虚为中风病最常见的中医证型基础，故而确立滋补肝肾的治疗原则；患侧肢体不遂，气血运行不畅，经络阻滞，脑窍闭塞，故辅以疏通经络，以运行气血，加快肢体功能的恢复。

后来我们还吸纳了脑卒中单元的理念，将多元医疗和循证医学融入中医诊疗，整合多年研究成果，逐步建立了融抢救-治疗-康复-预防于一体的科学管理和综合治疗体系，形成以“醒脑开窍针刺法”为主体，配合康复训练、饮食营养、心理防护、健康管理等形成完整、规范的脑卒中综合治疗体系——“石氏中风单元”。在“石氏中风单元”疗法中，我们建议患者第一时间介入针灸治疗。“醒脑开窍针刺法”对脑卒中急性期有良好的正向调节作用，基础实验也证实了这一结论。

“醒脑开窍”针刺技术理论体系和“石氏中风单元”使我获得了一些荣誉，但对我而言，让瘫痪的患者恢复运动功能，让吞咽困难的患者拔出胃管，让失语的患者可以流利表达，让中风患者生活自理、回归家庭和社会，才是最大的成果。

(三)中风病的关键是预防

“人命至重，有贵千金”。虽然中风病危害极大，除了发现可疑症状及时就医外，预防也是关键一环。根据《中国脑卒中防治指导规范(2021 年版)》，脑卒中的危险因素分为可干预与不可干预两种。不可干预因素主要包括：年龄、性别、种族、遗传因素等。可干预因素包括：高血压、糖代谢异常、血脂异常、心脏病、无症状性颈动脉粥样硬化和生活方式等。

在脑卒中患者中，80.9%患有高血压，34.8%患有糖尿病，52.2%患有血脂异常，新发脑卒中增加的主要危险因素为高血压。脑卒中可防可控，针对中风病的上游——危险因素,进行积极有效的干预,可以明显降低脑卒中的发病率,减轻疾病负担。

健康是一个需要全程呵护的过程，中医药防治体系在中华民族繁衍生息中发挥着不可替代的作用,在疾病预防领域有着得天独厚的优势,在慢性疾病的防治中同样扮演着重要角色。早在两千多年前，古人就对“防”与“治”的辨证关系有了一定的认识。《黄帝内经·素问》记载:“是故圣人不治已病,治未病;不治已乱,治未乱,此之谓也。夫病已成而后药之,乱已成而后治之,譬犹渴而穿井,斗而铸锥,不亦晚乎?”“治未病”包含未病先防、既病防变、愈后防复,其中“未病”二字,应理解为“病将作”或“将病”。治未病的关键在于见微知著、防微杜渐,预知疾病的发生、发展和转归,从而实现疾病的早发现、早治疗。

对于脑卒中危险因素的预防,针灸就可以做到。

高血压病作为脑卒中最重要的独立危险因素，是脑卒中预防的重中之重。但许多患者难以耐受高血压药物的副作用,基于此,我们创立以人迎为主穴,具有明确手法量学标准的“活血散风、疏肝健脾”针刺法。“气海失司”是高血压病的主要病机,人迎穴连接头、胸气街,交汇胆、胃两经,是气海“营运之腧”,主营卫开合、气血运行。选此穴配合合谷、太冲、曲池、足三里可调节营卫,通畅气血,调和血脉,维持血压稳定。2009年,我们设立了针刺降血压门诊,多年临床经验证实,其即刻降血压效果和远期降血压效果明显,并且能改善血压节律,减轻高血压对心、脑、肾靶器官的损害。“活血散风、疏肝健脾”针刺法治疗高血压的临床研究获得国家“973”项目的支持,现已建立起稳定针刺降压研究团队。

(四)以指代针,开启身体的保健机关

预防脑血管事件的发生,还有一种简便验廉的方法——指针疗法。

指针疗法是以指代针的治疗方法，也叫点穴疗法。其适应证广泛，一般毫针刺法的适应证，大都可应用指针疗法。指针疗法主要以经络取穴结合病变部位取穴，根据不同疾病特点，变化加减。

指针疗法的操作方法简单易学，包含点掐、点叩、按扳、捏拿等方法。

点掐：用拇指指尖对准穴位，向下直掐。分轻刺激和重刺激两种。轻刺激是拇指稍微用力，掐后马上松开，接着再进行点掐操作；重刺激则是拇指指尖用力于筋骨肌肉深处沉以取之，每按一下，在原处停留持续发力 1~3 秒，然后再执行掐按操作。

点叩：单指点叩，常用右手中指操作，以指力快速点击腧穴，适用于重刺激；多指点叩是指用单手或双手以 3~5 个手指做梅花状或排列状，同时点叩肌群、脑部等施术部位，多适用于轻刺激。

按扳：单指下按，余下各指向相反方向扳，适用于刺激深部神经及肌腱。

捏拿：拇指、中指、示指对捏，适用于刺激深部肌腱、肌群及对侧两个穴位，如曲池、外关等。

久病、虚弱、年老、小儿及肌肉浅薄处，一般使用轻刺激；初病、强壮、年轻及肌肉丰厚处或昏迷不醒者，多使用重刺激。特别注意的是，指力大小与疗效关系密切，无论轻刺激、重刺激，前后用力需均匀。

日常防病保健、改善脑部血液循环，可以使用指针法，参照以下操作：

取穴：风池、完骨、天柱。

操作：点掐法，拇指点压风池穴，其余四指自然张开，拇指用力持续 1~3 秒，点压后松开，重复 10 次，以酸胀感为度；接着再进行点掐操作，依据如上方法点压完骨穴、天柱穴。每日操作 1~2 次，促进脑部血液循环。

(五)养生摄身，也应注重“守神”

“神”是《黄帝内经》中的重要概念，“神”包括机体外在生命活动和内在精神活动，可协调脏腑、调整形神、通关窍、泽肌肤。因其生理功能，疾病防治当以“调神”为根本。另一方面，“神”是治疗效应的关键，《黄帝内经》指导针刺治疗——“凡刺之真，必先治神，五脏已定，九候已备，后乃存针”，这就是说，治疗以“守神”为首务，疗效以“神应”为保障，以“治神”“调神”为核心贯穿于治疗始终。

患者情绪平稳，则神志安定。当患者情绪不稳定时，人的兴奋性下降，其生理功能、心理承受能力、机体的免疫功能随之下降，治疗和预防的方法不能被充分激发，机体的自我调整能力下降，无法调动机体固有的积极因素扶正祛邪、达到调和阴阳气血的目的；若患者情绪平稳，可提高大脑皮质的兴奋性，使得循经感传的效率明显提高，可进一步提高疗效。

守神，也符合《黄帝内经》中“恬淡虚无，精神内守”的摄生理念。恬淡虚无，即宁静淡泊、少私寡欲，量力适度追求心中目标；精神内守是指精神在内，不涣散，保持愉快，无情志激扰。如此，病邪难以侵犯机体，这是疗愈身心、保持健康的良方。

（六）动静结合，国医大师的生活处方

良好的作息是健康的前提，戒烟限酒、规律饮食、良好作息是一切疾病预防的前提，我主张清淡饮食、荤素搭配、三餐定时、不过量摄入，饮食调味不宜过浓、过甜、过酸、过咸、过辣，口味偏重一方面是钠盐摄入过多，另一方面，不利于清淡饮食习惯的养成。

日常饮食推荐以水煮、清蒸为主，红烧、煎炸少量食用，利于食物中精微营养的吸收。此外，饮食营养搭配、荤素配比也十分重要，蔬菜适宜低温烹饪或制作成蔬菜沙拉，维生素、叶酸不易流失。另外，不能只食用蔬菜而不摄入肉类，优质蛋白质的补充也极其重要，每日早晚饮用牛奶，正餐中配以适量的肉类，也有助于均衡营养。

适量运动促健康。运动是健康良方，我个人热爱运动，从青年时期，我就是一名运动健将，日常喜欢的运动是篮球、跑步、游泳。当然，现在快走更适合我，每天仍坚持走路超过万步。

我认为参加运动一定会受益，运动可促进新陈代谢，调节神经中枢；运动使人精力充沛，提升心肺功能，提高睡眠质量，这一点对脑力劳动者尤其如此。与正常人群相比，超重人群发生缺血性脑卒中的风险大幅增加，其次，超重还易导致血脂异常，血脂异常也是发生心脑血管疾病的危险因素。坚持运动，保持合适的体重，对维持身体健康大有裨益。

四、传承创新，让世界共享"中国智慧"

健康是人的第一财富，医生就是健康的护航者。

针灸含纳大量基于数千年实践的医疗技术，并形成了独特的知识体系，在疾病预防、治疗、康复中发挥着重要作用，针灸正以多元的价值，在新时代经济社会发展中担任重要使命。

针灸根植于中华文化，是传统文化的重要载体，随着我国对外开放不断深入，针灸作为中医药走向世界的闪亮"名片"，在促进文明互鉴方面也发挥了重要作用。原型出自北宋的天圣针灸铜人，作为国礼被赠予世界卫生组织，这标志着针灸将为全人类卫生健康事业贡献"中国智慧"。

一枚银针贯中西，针灸已在183个国家和地区推广应用，世界范围内针灸从业者已达50余万人，20多个国家将针灸列入医疗保险支付范围，接受过中医药、针灸、推拿或气功治疗的人数占世界总人口的1/3以上，中医针灸已成为世界上被广泛应用的替代医学疗法。2010年，联合国教科文组织将"中医针灸"列入《人类非物质文化遗产代表作名录》。国际对针灸的态度经历了从排斥到接受、从好奇到认同、从不合法到合法的重大转变，这一转变的基础是针灸的疗效。

当然，针灸学的发展也面临着诸多问题，如各地区发展水平不均、基础研究薄弱、高级人才匮乏、创新能力不足，亟待探索针灸效应机制、加速人才培养和成果转化。纵观医学发展百年，1895 年，伦琴发现 X 射线，引发诊断技术革命；1928 年，青霉素问世，感染性疾病治疗开启了新纪元；1953 年，DNA 双螺旋结构的发现，标志着人类在揭示生命奥秘过程中的崭新脚步。针灸的发展，要在痛点、难点上寻求突破口，走出创新发展的路径，实现从“0”到“1”的突破。

传承绝不是泥古不化、故步自封，坚持中医理论主体，以现代化的科技手段，为具有两千年历史的针灸学增添与现代沟通交流的“词汇”，揭开罩在针灸之上的层层“神秘面纱”，理性探讨新时代针灸的现在与未来。

针灸作为世界人民维护健康、治疗疾病不可缺少的医学手段，必须打破东西界限，摆脱文化背景束缚，因时制宜、因地制宜、因人制宜地将中医针灸、中医药文化带到海外，让全世界“知其然，也知其所以然”，在世界卫生健康问题的处理中展现中国特色，提供“中国处方”，在构建人类卫生健康共同体的新时代中扮演新角色。我认为，健康是人的第一财富，针灸是维护健康财富的重要手段，祝愿中医针灸在国家的大力支持下，立足于服务人民健康，为世界人民的健康做出应有贡献。我一直有个愿望，等待我们共同实现：全世界有人的地方，就有中医，就有中国的针灸！

中医药现代化与文化自信

张伯礼
讲座时间:2020 年 10 月 20 日

专家简介

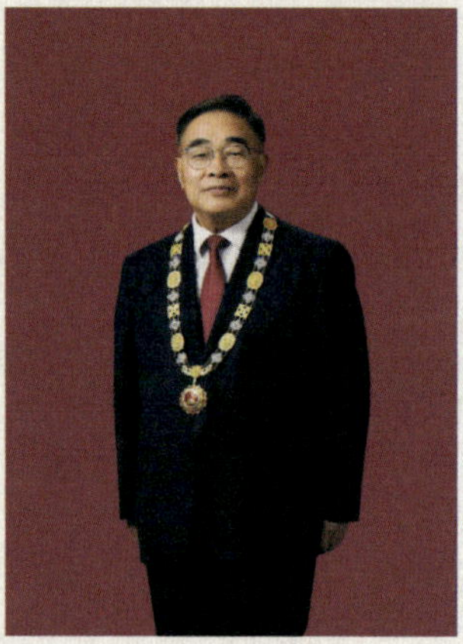

张伯礼,“人民英雄”国家荣誉称号获得者,国医大师,教授,博士生导师,中国工程院院士。中国中医科学院名誉院长,天津中医药大学名誉校长。“重大新药创制”科技重大专项技术副总师,国务院医改咨询专家委员会成员,第十届国家药典委员会执委兼中医专业委员会主任委员。

张伯礼教授从事中医临床、教育和科研工作40余年。在中医药防治冠心病、中风、痴呆等重大疾病方面有丰富经验。主持血管性痴呆(VD)系统研究,开展了第一个中医药对心肌梗死二级预防的循证研究,承担3项国家“973”项目,开展方剂配伍规律的系统研究等。主持制定了第一个《中国中医学本科教育标准》,开展中医学专业认证。积极推动中医教育走向国际,组织多国专家起草的《世界中医学本科(CMD前)教育标准》已颁布执行,在50多个国家和地区推广应用;主持制定了中医核心课程体系,组织全球专家编写国际通用系列中医药教材,保障世界中医教育的健康发展。获包括一等奖在内的国家科技奖励7项,省部级一等奖10余项,发表论文400余篇,编写专著20余部,培养硕士、博士及博士后200余名,获全国百篇优博论文3篇,提名奖2篇。曾获中国医师奖、教学大师奖、全国中医药杰出贡献奖、何梁何利基金奖、树兰医学奖、吴阶平医学奖、国家科技计划组织管理突出贡献奖及全国优秀共产党员、全国敬业奉献道德模范、全国杰出专业技术人才、全国先进工作者、全国优秀科技工作者、有突出贡献中青年专家等荣誉称号。

我国抗击新型冠状病毒感染从暴发到现在大致分为6个阶段，最初是“武汉遭遇战”，随后经历了常态化防护、动态清零、科学精准动态清零，工作重心从“防感染”转向“保健康、防重症”。到后来的实施“乙类乙管”。这6个阶段都是根据病毒的变异、患者的临床表现及全国的防控态势，有针对性地提出来的。总的来说，我们取得了很好的阶段性成果，对经济生产的影响降到最低，对人类生命的保护取得了很好的效果。同时，我们总结经验，有力支援全球抗击新型冠状病毒感染。在这次抗击新型冠状病毒感染中，中医药深度介入、早期参与，在全程的各个阶段都发挥了重要的作用。

一、中医药在抗击新型冠状病毒感染中发挥重要作用

疫情是突发的，但是中医药抗击疫情却有3000年的文字记载历史。从甲骨文开始，中华民族记载的大大小小的疫情有500多次，比较大的有300多次。从先秦、两汉、魏晋、隋唐、两宋、金元、明清，一直到现代，历朝历代都有疫情，中医药没有一次缺席过。并且中医药人还善于总结经验，总结有效方药，这些都是宝贵的财富。西汉成书的《黄帝内经》是中医的开山著作，书中就提出“五疫之至，皆相染易，无问大小，病状相似”，阐述了疫病的基本特征。而第一部辨证论治的专著《伤寒杂病论》，是东汉时期张仲景所著，他在书的《序言》中提到，在东汉建安时期，连年疫情，不到10年的时间，他的家族伤亡了2/3。张仲景痛感于此，勤求古训，博采众方，著就了《伤寒杂病论》，建立了外感热病的辨证方法，书中很多治疗外感热病，包括疫病在内的方药，我们至今仍在使用，后世也是如此。所以说，我们去武汉的时候是两手空空，但是脑子里边装满了历朝历代对疫病的认识，包括有效的方药，这也是我们的底气。

对于本次新型冠状病毒感染疫情，我们根据最初的证候学、流行病学调查结果总结出：湿毒内蕴是核心病机，兼夹发病是临床特点。在这期间，我们

看到了新型冠状病毒感染和中医湿类疾病的特点比较吻合，如起病隐匿、兼夹症多、变化多样、黏腻焦灼、缠绵难愈等。中医讲，湿邪致病起病比较和缓，但是容易兼夹发病，病情变化多样，兼夹症多，而病势黏腻胶着，不易好转，病程缠绵难愈。新型冠状病毒感染的潜伏期常无症状，传染性强，病情多变，兼夹症多，阳性、复阳、二次感染及后遗症等基本符合湿邪致病的特点。在岭南地区，临床表现以发热为主，兼夹热病；而在江浙一带常湿温并重，病势缠绵；在青海、甘肃等西北地区常夹燥伤阴，患者的舌象干燥；在北方常夹风邪。2019 年底至 2020 年初，我国中南地区，包括武汉在内，连续阴雨绵绵，非常寒冷，具有夹寒的特点。所以，我们总结，新型冠状病毒感染属于湿毒疫，湿毒内蕴是它的核心病机，兼夹发病是它的临床特点。治疗方面，核心也应是以宣肺祛湿法治湿毒，兼夹治它邪，结合各地的特点遣方用药，疗效都很好，称为因时因地而治宜。

对于本次新型冠状病毒感染疫情，中医药做到了早期介入、全程参与，在各个阶段都发挥了重要作用。如对于在隔离点的疑似患者主张普遍使用中药，它可以改善患者的焦虑状态，同时，也可以降低阳性的检出率，起到阻断感染的作用。对于无症状、轻型和普通型的新型冠状病毒感染患者，我们直接用中药就可以控制和治愈，达到改善症状、降低转重率的治疗目标。对于重症和危重症患者，我们用中西医结合的方法挽救。针对恢复期的患者，我们同样采用中西医结合的方法，以减少后遗症，促进患者尽快痊愈。所以，中医药参与了疾病发展的各个阶段，中西医结合治疗疗效显著，成为中国方案的亮点。

2022 年 3 月，天津流行的是奥密克戎 BA.5.2.1，也是当时全球的优势菌株。随即，我们提出发挥中药治未病的优势，构筑除疫苗外的第二道防线。我们发现，随着病毒的变异，其传染性越来越强，但毒性有所降低，所以，在这种情况下，早期干预有重要意义。通过研究，我们在上海、天津和吉林都对密接人群普遍使用中药，与没有使用中药相比，阳性检出率可以降低 20%~40%。

特别是感染奥密克戎后出现了大量的无症状感染者，具体来讲是没有肺炎症状，但并不是没有上呼吸道感染症状，按照中医来讲，这类患者有证候表现，或多或少地出现倦怠乏力、咽干咽痒、脘腹胀满、大便黏腻、舌苔厚等证候表现，中医认为这是有证可辨、有症可治的。所以，对于西医无症状、中医有证候的感染者进行早期干预，产生了比较好的效果，让患者可以一直没有肺炎症状，或者以后出现了症状也比较轻。特别对于一些中老年患者，不要等有了症状再治，要先症而治，产生了积极干预的作用，避免转为重症。我当时向国务院抗疫领导小组提出，对于有基础病的老年感染者，即使无症状也要把他们放到定点医院积极检测，这些人开始无症状，随后发展成有症状，并且可能发展成重症。这样的例子有很多，去年天津新发的住院患者就有这种情况，有基础病的老年人，开始症状很轻或没有症状，但是几天以后就转为有症状，甚至比较重，所以，先症而治，可以截断病势，阻断病情发展。在上海，我们取得的经验也是对于有基础病的老年人，即使是无症状的，也要给予特别关注。如果将这些患者送到方舱，方舱治疗不及时或不治疗，只是隔离，几天后转为重症了，再送到定点医院，救治的主要矛盾就不是新型冠状病毒感染了，而是基础病，非常棘手。所以，应当早识别、早研判、早干预，轻症也按重症管理，防止患者真正转为重症。对于同时身患基础病的患者，不要忽视基础病的治疗，这些都是总结的临床经验。

针对重症的肺炎患者，我们总结了"重视'清、通、托'三法""肺肠同治，斡旋枢机""固本培元，扶助正气"等治疗方案。中医治疗中应经常关注患者大便情况。大便通畅后，肠道的功能改善了。宿便排出来后，肠系膜上的血运得到了改善，而蛰伏在肠黏膜上的一些病毒碎片和代谢物一起排出，改善了肠道的环境，提高了肠道的屏障作用，防止菌群移位。特别是大便通畅后腹压降低，膈肌下降，胸腔扩大，患者呼吸得到了明显改善，氧合水平得到了提高，这些作用大家都看得见，逐渐认同了中医的"肺肠同治，斡旋枢机"是改善了内环境,具有重要的意义。

针对康复期的患者,我们早在武汉的时候,对第一批出院的患者就主张早期康复、综合康复、自我康复。在武汉组建了三家康复病区,湖北省中西医结合医院、武汉市中医医院和武汉协和医院均设立了康复门诊和康复病房。

历朝历代总结了许多有疗效的药,《伤寒论》的方剂、安宫牛黄丸、局方至宝丹、牛黄清心丸,这些药都是历代名医总结出来的。所以,这次新型冠状病毒感染也要总结。中央指导组采纳这个建议,要求由国家中医药管理局来组织实施,经过筛选,我们推出"三药三方",连花清瘟胶囊、金花清感颗粒、血必净注射液三个已经上市的药,增加适应证;同时,又研发了清肺排毒汤、化湿败毒方、宣肺败毒方三个方剂。"三药三方"疗效确切,证据成链。现在,这些药都已经上市,为我国的抗击新型冠状病毒感染提供了有力的武器。同时,我们也支援了世界上的其他国家,连花清瘟胶囊在30多个国家推广使用。宣肺败毒方是麻杏石甘汤、麻杏苡甘汤、千金苇茎汤、葶苈大枣泻肺汤、藿香正气散5个经典名方的优化方。同时,我们团队建立的组分库有6万种组分,我们在掌握新型冠状病毒的基因结构以后,分析其主要致病蛋白是S蛋白,它的受体是ACE2受体,我们进行了相关组分的筛选,筛选出虎杖的提取物,它对这次新型冠状病毒有很强的抑制和杀灭作用,而马鞭草苷对小气道炎症作用非常突出。我们把这两味药和5个经典名方进行优化一起组成了宣肺败毒方,其具有宣肺化湿、清热透邪、泻肺解毒的作用,适用于新型冠状病毒感染的湿毒蕴肺证。在随后的药学研究方面,我们做了分子对接的研究,进行对冠状病毒抑制和灭杀的研究,特别是对炎症免疫调节作用的系统研究。这个药已经批准上市,并且在几个国家也已注册。针对康复期患者我们团队研制了清金益气颗粒,它也是由经典名方生脉饮、平胃散加减化裁而成,现在是院内制剂,在石家庄抗击新型冠状病毒感染时就被广泛使用,在天津也被广泛使用,现在正在新药审批的进程中。同时,我们承担了科技部一个重大的项目,要求说清楚、讲明白这些重要作用的机制。所以，我们也总结了这"三药三方"的主要作用，分成不同团队分别进行机制的研究，最后大家汇总。我们开展了"三药三方"主要作用途径研究，从病毒侵袭、宿主免疫反应、机体释放炎性介质抑制和杀灭病毒及后期脏器损伤的保护。我们发现这几个方子作用的途径虽然有所区别，但是最后表现出来的结果均是多靶作用，而主要都是在炎症免疫调节上。临床上各期包括轻型、普通型、重型和危重型，不同阶段的作用虽并不完全一样，都能发挥脏器保护和免疫调节作用，只有强度的区别，以上研究成果均发表在不同刊物上。特别是我们课题组研制了全球第一个新型冠状病毒感染评价的核心指标，即转重率。2020 年 3 月，我们团队根据武汉临床治疗经验，提出转重率是核心指标。开始的时候，往往以退热时间、转阴时间为评价指标，但认真思考后，发现住院多几天少几天、转阴早几天晚几天并不是核心，而转重率才是核心指标。所以，我们向 WHO 的临床评价组织做了报告，该组织成员包括霍普金斯大学、牛津大学的专家。我们汇报的研究成果和依据与他们达成共识，直到现在，转重率被 WHO 指定为临床评价的核心指标。我们负责的江夏方舱医院 564 例患者均采用中医药治疗，没有一例转为重症。当时在武汉推广了我们的经验，所以，14 个方舱普遍使用中药后转重率平均为 2%~5%，而不用中药的转重率一般为 10%~20%。所以，我们认为中药降低转重率的疗效是确切的。中医药主要的原理是扶正祛邪，辅助机体正气，改善人体免疫功能，杀伤病毒。现在研究表明，中药作用的主要机制在于发挥调节机体免疫功能，针对不同病理环节，中药具有抑制病毒活性、减轻炎症反应、抑制炎性细胞因子释放、缓解肺损伤及纤维化、多脏器保护的作用。其中包含多种成分作用于多个环节，实现多靶效应的综合作用。

我们也和世界分享在抗击新型冠状病毒感染中的经验。2020 年 3 月，中国抗击新型冠状病毒感染已经初见曙光，而西方一些国家刚刚开始。所以，世界中医药学会联合会举办了第一次全球直播，介绍中国抗击新型冠状病毒感染的经验，63 个国家 9 万名医务工作者在线，我和大家分享了在武汉抗击新型冠状病毒感染的经验。从那以后，我陆续进行了 50 多场经验交流，还参加了中国政府举办的国际合作抗击新型冠状病毒感染论坛。同时，直接参加海外会诊和答疑，包括美国、英国、澳大利亚、加拿大和日本等国家。2023 年 3 月，WHO 对于中医药抗击新型冠状病毒感染举行了专家评估会，得出的结论是中国中医药抗击新型冠状病毒感染评估报告的方法学是恰当且缜密的，中医药对轻型和普通型的患者有效，可以有效降低轻型和普通型转为重症的风险，可以缩短病毒清除时间、临床症状缓解时间和住院时间，可以改善患者的预后，并向世界推荐这种中国的中西结合方法。

二、中医药现代化彰显了文化自信

中华民族有着悠久的历史和优秀的文化传统。在近代中国百年历史中，西方文化对中华文化的重大冲击有两次。第一次就是五四运动，当时我们国败民穷，列强侵略中国。这时候我们一部分人提出睁眼看世界，看到了国外洋枪洋炮的强大，所以，痛感自己国家的落后，认为落后的根源在文化，以夷为师，所以，当时出现了新文化运动，对传统文化开始了严厉抨击。第二次是在改革开放初期，又看到了国外科技比我们进步，特别是走出去看到国外的科技和生产，还有社会的发展，对自己国家的落后有所痛感，又出现了一次否定自己文化的思潮。这两股思潮对有些人产生了不利的影响，有一些人至今还崇洋媚外，有些人到了海外说了很多不负责任的话，办了很多不负责任的事，以洋为尊，以洋为美，以洋为崇，让我们感到痛心！我们中华优秀的文化有几千年的历史，源远流长。同时，中华民族五千年的文明积淀所形成的优秀文化，已经孕育在民族每个人的骨髓之中，平时不显山不显水，但是每次遇到重大挑战时，就能迸发出巨大的潜能。而这些文明积淀，在每个中华儿女身上或多或少都存在，是最为宝贵的，必须予以继承。南开大学的叶嘉莹先生和我有过多年的接触,我给先生做保健、看病,由衷敬佩先生的气质和风骨。也非常欣赏她的古诗词,她是当代古诗词吟诵第一人,是在海内外有重大影响的大家。她就经常呼吁"每个人都应该汲取中华文化的美好方面",我们应该继承和学习中华的优秀文化。

中医药是中华优秀传统文化的卓越代表。2015 年,我任中国中医科学院院长时,曾给习近平总书记写了一封信,汇报中国中医科学院成立 60 周年及屠呦呦教授获得诺贝尔生理学或医学奖情况。总书记给我们的回信提出:"中医药学是中国古代科学的瑰宝,也是打开中华文明宝库的钥匙。希望广大中医药工作者增强民族自信,勇攀医学高峰,深入发掘中医药宝库中的精华,充分发挥中医药的独特优势,实现中医药现代化,推动中医药走向世界。"这对我们中医药人有极大的鼓舞和鞭策。总书记还向 WHO 赠送针灸铜人,该铜人如同真人大小,铜人上面布满了针灸常用的 300 多个穴位,每个穴位均位置精准。它既是针灸标准化的工具,也是考试项目,考试时将体表用蜡完全遮盖经络穴位,扎针后能有水流出,就说明扎对了;要无水流出,就是扎错了。习近平总书记提出,中国期待世界卫生组织为推动传统医学振兴发展发挥更大作用,为促进人类健康、改善全球卫生治理做出更大贡献,实现人人享有健康的美好愿景。

屠呦呦老师获得诺贝尔生理学或医学奖,我当时作为中国中医科学院院长,在听到这个消息时,非常兴奋,激动不已,随即写了一首词《浪淘沙》。这首词是我在天津接到通知后,立刻赶往北京的路上写的:"诺奖落京东,青蒿素名。良药治疟救苍生。百般艰辛实验难,医典启明。协作会战兴,递补相竞。古方须赖科技成。埋头干事何顾它,呦呦晚鸣!"几天后,《人民日报》用《呦呦晚鸣》做题目,写了一篇社论,记述这件事。作为代表团团长,我陪同屠老师去斯德哥尔摩领奖,全程参加了领奖活动,10 天内参加 7 场正式活动。其中有一场活动是与卡罗林斯卡学院进行交流,有一位教授说:"我们给屠老师评奖的时候非常担心，给了诺贝尔奖以后，会不会中国学者都搞中药单体了，实际你们最主要的精华是复方，千万别丢了那么多古方啊！”我非常感慨，回应道：“万里之外有知音啊，我们一直在进行方剂的研究。中医药重要的优势是复方，单体很重要，但是复方更好。”所以，我写了一首词，里边有一段话：“慨百草根叶，聚天地精，抗逆苦害，自然馈赠，四气五味，七情和合，增效减毒复方雄。”复方是配伍的君臣佐使，其有多靶效应，对于复杂性疾病更有自己的优势。

但是，我们并不排斥单个有效部位或成分的研究，屠老师发现青蒿素就是一个成功案例。为支持抗美援越，研制抗疟药，成立了523项目，这是周恩来总理筹划的一个大项目，这个项目有十几个团队同时进行，屠老师承担的是从中药中找药物，但是中药中也有几十个目标药物，其中就包括青蒿。为什么是青蒿呢？青蒿抗疟，自古有之。但实际研究发现，有时成功，有时不成功，如果都不成功也就放弃了，但青蒿的药效总是波动，这种反复的结果令人焦虑。屠老师就提出来：“我们还是从文献里找灵感吧。”她查到了一本书——《肘后备急方》，是东晋时期葛洪写的，这本书里有那么一句话：“青蒿一握，以水二升渍，绞取汁，尽服之。”就那么一句话启发了屠老师，书中用的是水渍，就是用水浸泡，然后用干净的白布包裹后搅拧，取其鲜汁。这一方法属于冷提法。屠老师受到启发后，用冷提法乙醚来提取，它的结晶就是青蒿素。而用青蒿素结晶做成的制剂应用到临床中，100%有效。可想而知，浩如烟海的中医文献中有多少宝贝啊，值得我们去认真发掘。

2006年，我们在天津中医药大学成立了世界中医药学会联合会教育指导委员会，我担任主任委员，来自世界五大洲的32个国家和地区的相关学者参与这个委员会。我们做的第一项工作就是制定了中医药教育的国际标准。在20世纪80年代，中医药教育在世界开始受到重视，但是教学质量堪忧，没有统一的教育标准，而教材和教师主要来自日本、韩国、中国台湾等地，这些教材不规范，甚至不正确，有很多误导性内容。20世纪90年代始，有一批中医药人走出去，痛感于此，呼吁要传承正宗的中医药知识，所以，我们就必须要用标准引领中医药健康教育的发展。于是，我们组织海内外专家制定了本科教育的国际标准推广应用，同时，又组织海内外的数百位中医专家、翻译专家，共同编纂了一套中医药核心教材，一共13本。该教材问世前，我们去收集了国外认可的一些好的版本和我们教育部所出的一些优秀版本，互相对照，一一分析，哪一章哪一节写得好，大家达成共识后，我们重新编一套，而这一套教材达成了共识，现在世界推行的就是这套教材。现在英文版全部编纂完成了，接下来是德文、俄文、西班牙文、日文和葡萄牙文等版本，一共有8个版本正在翻译之中。

中医药是中华民族的瑰宝，那中医和西医到底有什么不同？这两种医学有各自的优势，我们说从历史、文化背景、思维方式、理论基础、研究对象、研究方法、诊断方法、治疗的理念都不一样，两种优势可以互补，但不能互相取代。中医学简单说是以整体观念为指导，追求人和自然的和谐共生。从整体上把握人体健康，重视患病的人，而不仅仅是疾病。从生理上是以脏腑经络、气血阴阳为基础，主张阴阳平衡、气血畅通。治疗上以辨证论治为特点进行个体化诊疗，重视个体差异和疾病的动态演变。在方药上根据药物的性味归经，运用七情和合的配伍法则，使方剂起到增效减毒的作用，而这些特点也符合现代医学的发展理念。现代科学也好，现代医学也好，均强调人与自然和谐，讲究系统科学、精准医疗、药物预防。在预防医学中，早在2000年前中医就系统总结出“天人合一、整体观念、辨证论治、复方治疗”，这些理念和现在医学的前沿，应该说是不谋而合，有相同的理念及相同的认识，只是表述方式不同，所以说中医学古老，但其理念并不落后。有人说中医几千年不变，而西医是几年或几个月就变。这个变和不变不是根本，关键是在于其正确与错误，正确的就不变，错误的就要修订。说中医不变也不对，中医恒定的是它的哲学思维，根本理念是不变的，因为正确而不变。但是变的是什么？理法方药一直都在变，不但在变，变得还挺大。中医为什么几千年可以学术常青、历久弥新，就是其不断变化、与时俱进。中医的理法方药一直在进步，代代都有更新，这是中医的内生动力。例如：胸痹，包括冠心病，但不限于冠心病，我们认为其主要发生原因是阳微阴弦，《伤寒论》指出："阳微阴弦，即胸痹而痛，所以然者，责其极虚也，今阳虚知在上焦，所以胸痹心痛者，以其阴弦故也。"阳微阴弦就是本虚标实。我们团队总结了这半个世纪以来冠心病证型的变化，每10年一个周期，20世纪70年代到80年代，气阴两虚的很多；到了90年代，心血瘀阻的多；而到了现在，痰浊内阻的越来越多，气阴两虚的却越来越少。这就提示我们，现在人们生活水平提高，代谢性疾病越来越多。我们现在看到冠心病患者伸出来的舌都是湿漉漉、黏腻的，它反映了一种内环境的紊乱、代谢综合征的出现。从中医来说叫痰浊，这种证型越来越多，不同的地区变化趋势大致相同，证型变了，方也变，药也变，这就是技术层面的进步。

中医治疗冠心病，采用的方法也是复方治疗，调节整体阴阳气血失衡的情况，达到阴平阳秘，以致平和。现在用得最多的复方丹参类制剂，也是我做的973项目。复方丹参方里面就三味药，丹参、三七、冰片，这三味药的功效组分既有扩张冠状动脉的，也有抗氧化的、抗炎的、抑制交感活性的、抗凝血的，也有雌激素样作用、钙拮抗作用，还有心肌保护作用，是综合作用、多靶效应，但是强度不一样。所以，中药治疗疾病是多种弱效应的整合，但其综合效应、滞后效应并不差，而且还有优势。

为什么中药寿命都比西药长。寿命超过百年的西药就两种，阿司匹林和硝酸甘油，其他药都过时了。而中药每个药方，像六味地黄丸是北宋的，金匮肾气丸是东汉的，都有千百年历史。多成分的组方多、寿命长，也经过实践考验，确实有效。所以，中药的多靶干预对复杂性疾病不但具有明确的疗效，且还具有综合的优势，对复杂疾病更是如此。药学界有人讲，21世纪是复方的世纪。美国FDA审批药中，组合的复方药也越来越多。

同时,中医的理论也在不断进步。我们总结了中华人民共和国成立以来中医药重大理论传承创新取得的成果,经过几十年的考验和临床证实确实是有效的,全国一共遴选出 24 种,编著《中国中医药重大理论传承创新典藏》,受到业内广泛好评,获得了第五届中国出版政府奖图书奖,这是第五届政府奖唯一的一本医学书。随着科技进步,我们中药也在进步,我本人非常荣幸参与了中药现代化的全过程,从开始制订方针,规划实施,一直到现在也取得了很多成绩。受科技部的委托,我和陈传宏司长组织专家总结了中药现代化 20 年的进展。恰好这 20 年国家有个重大新药创制,我们制订了国家生物药产业三步走的战略:15 年来,三个"五年计划"。每个五年都有自己的计划,总的目标从仿制走向创新,从制药大国走向医药强国。紧跟国际水平,中药要确保领先。同时,我自己的团队在中药现代化过程中创建了组分中药的理论和关键技术。过去是用饮片,一碗汤药能治病,但是这汤药里有什么成分说不清。我们把这碗汤药里的各种组成药物的功效组分进行提取,然后明确组效关系,活性明确了以后,重新进行组方配伍,进行优化设计,把西药的设计理念引进中药中。建立了"标准组分、组效关系、组分配伍、优化设计"的组分中药研发模式,提出了"强化主效应、兼顾次效应、减少副效应"的配伍策略。我们团队研制了一系列组分中药。我们的组分库现在有 6 万种组分,现在还在不断的发展中,我们也获批了组分中药国家重点实验室,借助此平台研制了一批组分中药,有的已经上市,有的正在进行临床研究。

我们用组分中药的理念进一步创建了中成药二次开发的模式。现有中成药有上万种,常用的中成药有几千种,但是规模不大。所以,在启动这个研究前,销售额过亿的中成药只有不到 100 种,距国际认可的大药销售额 10 亿美元(60 亿元人民币)还有很大距离。所以,我们分析了中成药规模不大的共同原因,确立了共性技术,建立了中成药二次开发的模式,改造了一大批药。这个计划是在天津先做试验,天津市政府 8 年支持 6000 万元开发了 30 个中成药,取得了很好的效益。开发前,这 30 种中成药的年销售额是 12 亿元,开发后,30 个品种销售额达到 50 亿元。随后,我们向全国推广,过亿的品种由不到 100 个发展到 500 个。过 10 亿元的品种原来没有,现在已经达到 80 多个。其中,最大的一个中药品种销售也接近了 50 亿元人民币,使其成为了一个典型的大药。因为此成果,我们获得国家科技进步奖一等奖。

近些年,人工智能改造传统产业是时代任务。我们团队又延伸拓展,运用组分中药开拓了中药智能制造这一新的研究方向。中药千百年来是膏、丸、散、丹。七八十年代才实现了机械化。现在我们用智能制造先进的传感器技术、大数据技术使中药的生产实现在线质量监控,不间断制造。先进的制造技术提升了中成药质量,提高了中药批次的一致性。中药与化学药不同,由于每年的气候不同,旱涝不同,生长出的药材有很大差异,药材质量不稳定。如何用这些不稳定的药材生产出稳定的中成药,靠的是科技。所以,我们提出“中国智慧制药 2025 计划”“中药智造十年行动”。天津中医药大学第一个成立中药制药工程专业和学院,同时,成立了教育部的中药智能制造工程中心,也成立了工信部的中药产业创新中心。在天津,组建了海河实验室,研发组分制备机器人——海河 1 号、组分中药高通量筛选机器人——海河 2 号,成为首家使用先进的人工智能技术的单位,它能够提高效率,研发出更多好的药物。

在中药现代化过程中也催生了中医药大健康产业。大健康产业现在已经体系齐全,包括健康科技、健康服务和健康养生等大产业。大健康产业总产值已经超过了 10 万亿。同时,也培育了大健康产业品牌,从南到北,从东到西,全国大健康产业蒸蒸日上,形成了新的经济增长点,培育了一批新生态。

中医药学方便可及的优势在这次抗击新型冠状病毒感染疫情中发挥了重要作用,具有重要战略价值。习近平总书记给我颁授“人民英雄”勋章的时候,提到这次中医药发挥的重要作用,这对中医药事业发展也有很好的促进作用。在这次抗击新型冠状病毒感染疫情中,中医药的贡献是什么?我们提出湿毒疫的理论，研制“三药三方”，建立中医方舱治疗的范式，明确中医药在重大疫病中可以发挥重要的作用。我们在思考下一次的疫情会什么时候出现？不知道，什么病毒？也不知道，只知道大概率还要出现，出现了还是没有疫苗，没有特效药，怎么办？还是这句话，我们有中医药。中医药确有疗效，方便可及，群众接受，这就是中医药的可及性，应当认真总结并使之制度化，以备不时之需。

中医药学是中国古代科学的瑰宝，也是打开中华文明宝库的钥匙。学习中医不仅对身体有益，其涉及的哲学理念，小到修身，大到治国，都是融会贯通的。中医药和西医药一样都各自有优势，所以，我说两者可以相互补充、协调发展。中西并重是我们国家医药健康事业的显著优势，两种医学优势互补可以更好地服务人民健康事业发展，服务健康中国建设。中医药深入医改，以其系统的服务能力和可及性，达到了用较少的资源提供较多的服务，用中国式办法为解决世界医改难题提供思路，为构建人类卫生健康共同体做出积极贡献。

谈谈中医药学的传承与发展

张大宁

讲座时间：2018 年 9 月 16 日

专家简介

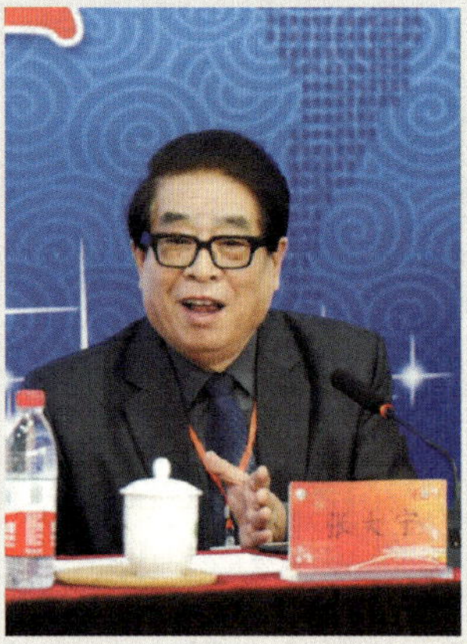

张大宁，国医大师，中央文史馆馆员，国际欧亚科学院院士，中医肾病学的奠基人，连续五届担任中央领导的保健医生，被评为优秀中央保健医生。1998 年，经中国科学院提名，国际天文学会批准，将中国科学院发现的 8311 号小行星命名为“张大宁星”。他编著了我国第一部《实用中医肾病学》和《中医肾病学大辞典》；提出的“肾为人体生命之本”“心–肾轴心系统学说”“补肾活血法”等理论已为中西医学术界所公认。曾获国家各种奖项，曾任政协第七、八届全国委员会委员，政协第九、十、十一届全国委员会常务委员，政协第十一届全国科教文卫体委员会副主任，中国农工民主党第十二、十三、十四届中央副主席，天津市政协第十二届副主席。现任天津市中医药研究院名誉院长、中国中医药研究促进会会长、全国中医肾病学会终身荣誉主任委员。

下面我分享一段话："中医学是多元化的科学文化体系，既有医学科学防病治病的疗效，又有自然科学原创思维的特有属性，还有深邃的中国古代哲学思想理念和中华传统文化历史悠久的丰富宝库和内涵，是一个多维的、全方位的科学文化体系，长期以来以其多元化理论实践和贡献，彰显着世界上独有的东方之美。"下面从5个方面进行简要说明。

一、中医学的双重属性

中医学从学科属性来讲，属于自然科学中应用科学的范畴，即属于医学的范畴，但由于在形成和发展的漫长过程中所具有的特殊历史背景和条件，中医学具有浓厚的中华民族传统文化的底蕴和内涵。这句话分为两段，第一段"但"之前，指中医药学属于医学的范畴。我认为这跟现代医学一样，属于医学，属于应用科学，属于自然科学。在这一点上，中医药学与现代医学并无区别。有人讲："中医学不是一门医学，要高于医学，高于科学。"这种说法在某种意义上是想否定中医，实际上是变相地否定中医。也有人讲："中医学不是科学，其高于科学。"这也是变相地否定中医。因为中医药学的根本目的是治病防病，所以，它是一门医学。第二段"但"之后的内容，这是中医药学所特有的。由于中医药学在形成和发展的漫长历史过程中受到特殊历史背景和条件的影响，如儒家文化的影响、古代哲学的影响、封建社会的影响等，使中医药学步入特殊的发展轨道，所以，拥有浓厚的中华民族传统文化的底蕴和内涵。即中医药学既是一门科学，又是一种文化。我们讲中医有文化、西医没文化，我们讲中医有文化属性或传统文化属性。总之，这句话前者讲的医学属性，即中医学的医学属性，也是其根本属性；后者讲的文化属性，是其辅助属性，而且辅助属性是为根本属性服务的。这就是中医学的双重属性。

我认为中医算国学，国学是一种文化。中医学既是一门科学，又是一种文化，具有双重属性。所以，中医学是独立于现代医学之外的、多元化的、完整的医学科学体系，自然科学属性和文化属性是中医药学属性的两个方面。

二、自然科学的特性

自然科学具有规律性、可重复性、唯一性、替代性（后者替代前者）、前瞻性。我讲了五种特性，自然科学必须具备这五种特性。其有一定的规律性，且可重复，相似的条件下能重复出来，称为可重复性。唯一性是指答案是唯一的，不可以多样。后者替代前者的替代性，例如，手机越用越小，大手机没人用了；汽车有了，马车没人坐了。换句话说，中医学属于自然科学，必须具备这五种特性。我举个例子进行说明：早晨起床后就往厕所跑，大便为不成形软便且排便时很痛苦。这是疾病的形成条件，吃完早餐又去排便，喝一杯凉水也排软便，不带脓血，排除结核、息肉和肿瘤，可以使用四神丸进行治疗。唯一性、重复性、规律性是指我用着有疗效，你用着也必须有疗效，只要符合这些条件，就能重复使用。不能说我用了四神丸有疗效，我告诉你条件，你用就没有疗效，这不属于科学。科学必须是可重复的。刚才讲的这个方剂——四神丸，在我二十几岁时写的《常用中成药》里有收载。

三、中医学的文化属性

经典的存在即是文化，文化属性有经典。读诗歌，学经典《诗经》《离骚》；读文学作品，读经典《红楼梦》。文化属性不仅有经典，而且经典是永存的，不是过一段时间就不读了。历代著作的存在是一种文化延续，我们不但读经典，还得读历代著作。既要读《诗经》《离骚》，又要读《唐诗》，还得读现代作家臧克家的诗。而这个历代著作也是永存的，不存在后者替代前者，不能有了《唐诗》就不读《诗经》了，有了《家春秋》就不读《红楼梦》了，如果被替代了，文化就不存在了。文化是百花齐放、百家争鸣。经典要有，历代著作要有，现代还有，只增不减，这就是文化属性。中医学具有文化属性，所以中医既要读经典，读《六科证治准绳》《诸病原候论》《医宗金鉴》,还要读秦伯未的著作,前后各代留存下来的都得读。屠呦呦不读《肘后备急方》就没有青蒿素。她开始的实验没有疗效,后来读《肘后备急方》,葛洪的鲜青蒿用凉水搅拌,挤出其药汁就有了治疟疾的疗效,从而发现了青蒿素。所以经典是永存的。青蒿素只是沧海一粟,到中华人民共和国成立前,中医书籍有 12 124 种。经典中的同一句话,随着读者年龄、经验、位置的不断变化,对其理解不断深入。这一点与自然规律不同,例如:1+1=2,3 岁的孩子是 1+1=2;等到他 60 岁时也是 1+1=2;到他 90 岁时,仍然是 1+1=2。但文化不同,文化的特点是同一个内容,年龄不同,经验不同,位置不同,理解就越来越深。《周易》有言:"积善之家,必有余庆;积恶之家,必有余殃。"其实《周易》的原文不是这样,后来进行了修改,其原文是"积善之家,必有余庆;积不善之家,必有余殃"。善是好事,积善指做好事;必有余庆是指有回报。大家都可能会做好事,但不一定能积善。不是做一件好事就会有回报,积善天天有,但却不一定有回报,一个人做好事,家族做坏事也不行。积善之家,全家都得做好事才能有回报。必有余庆,余是指自己这辈儿没赶上回报,下一辈可能会有回报;下一辈儿也没赶上,又过一辈儿才有回报,这叫必有余庆。这个含义不到一定年龄,不能理解得这么深刻。我垂垂老矣,七十有五,现在才理解了"积善之家,必有余庆"的含义。

中医药学也是同样的道理,《黄帝内经》有言"肝者,罢极之本""肝藏血""足厥阴,环绕阴器"。我一上学就会背了,什么时候才理解了这段文字呢?20 世纪 70 年代末期,我那时还不是研究肾病的,所以,对性功能障碍的治疗有两种方法。传统的方法是补肾壮阳,然后使用三鞭丸、多鞭丸、六味地黄丸加肉桂,患者越治越重;《黄帝内经》讲"醉以入房,以欲竭其精,以耗散其真。不知持满,不时御神,务快其心。逆于生乐,起居无节,故半百而衰也"。患者找不同的医生进行治疗,治来治去,越治越重。我想这是不可能的事,就算没有疗效,也不会是越治越重。后来我发现,肝主筋,罢极之本,阴茎上既没有骨骼，也没有肌肉，所以主要是精与血脉。人的情绪紧张，抑郁不畅，其血就不能荣养到经脉里，而出现“罢极之本”。我改用活血药，用血中气药，大剂量川芎配合牛膝，这种药的疗效很好。20世纪90年代，西地那非首先用于治疗冠心病，结果其治疗冠心病的疗效不好，但是发现男性用了以后，治疗性功能障碍很有效，才将西地那非用于治疗性功能障碍。我这个方剂的主要成分是川芎，而川芎属于活血药，但是性功能障碍为什么用活血药的疗效这么好，而治疗冠心病的效果不好呢？后来我想明白了，活血化瘀药的归经不同，原认为川芎是归心经，其实是归肝经，而足厥阴经环绕阴器。我在十几岁就知道川芎这味药，到三十几岁才开始悟出这味药在治疗性功能障碍中的道理。这就是同一个内容，经验不同，位置不同，我自己开处方，诊治肾病，后来才不断深入理解到这一点。这正是中医学双重属性的体现，科学之外具有文化属性。所以，国家中医局提出中医“学经典、跟名师、多临床”，中医的文化属性才得以体现。

四、中医学的特点

中医学的特点主要是证据。中医学和西医根本不同在哪儿？要是说中医服用汤药，西医不服用，这不是根本不同。中医和西医的不同实际上是从不同角度看问题。西医看病，得出的结论是疾病，如慢性肾小球肾炎、慢性肾盂肾炎、肾病综合征、慢性肾衰竭、糖尿病肾病等。但中医得出的结论是证。就好像看人，西医从正面看人，把人分成漂亮的、不漂亮的、更不漂亮的、难看的、丑的五类。中医从正面看不见这个人，因为蒙着脸，所以就从侧脸看，看成什么样呢？这个人鼻子有点高、嘴角咧、耳朵大、肩膀宽等。中医和西医是从不同方向看同一个人，所以，如果中医跟西医配合起来，多维地看患者才算全面。就像我研究肾病临床分型，高隐血性肾炎、急性肾炎等，还有病理分型，IgA肾病、膜性肾病、微小病变型肾病等，一共两个坐标。疾病的诊断是标准的，得出的结果是正面这张脸。而中医的证型是三维立体坐标，将疾病定位得非常准确。一个人的正脸能被看出来、区分出来，所以工作证、护照才用正脸，但正脸未必都很好看，只看侧脸也不行。所以，多维的中医学是以证为核心的医学，这也是中医学的根本特色与优势。

中医学的特点还体现在治未病的思想上，治未病思想是中医学的优势，未病先防、既病防变和愈后防复，有效指导新型冠状病毒感染的防控治疗，并取得显著效果。治未病思想不仅是一种理念，而且有很多具体的方法。《素问遗篇·刺法论》提道："五疫之至，皆相染易，无问大小，病状相似。"不仅描述了传染病的强烈传染性和流行性，还指出"不相染者，正气存内，邪不可干，避其毒气……"。中医早就认识到"正气存内""避其毒气"是防控传染病的两个重要手段。

流行病学调查证实，新型冠状病毒感染的发病率和致死率以中老年人群和有高血压、糖尿病、冠心病等基础疾病的人群为最高，这显然与正气虚弱有密切的关系。2003 年抗击"非典"时，我曾担任天津市中医药防治非典总指挥，目睹了一个被称为"毒王"的患者传染他人的全过程。其中有位与这个患者接触两天的年轻人未被传染，而与他接触仅仅半天的两位患有基础疾病的老年人却被感染，其中一人死亡。可见，正气盛衰在传染病防治中的重要作用，也证明了"邪之所凑，其气必虚"的道理。所以，对于传染病的防控，中医在强调"避其毒气"的同时，还重视"正气存内，邪不可干"，也就是强调人体的免疫能力。中医治未病在未病先防、既病防变和愈后防复的全过程中都始终重视调补正气，从而达到养生保健、防病治病的目的。

五、中医学的发展

提高临床疗效是中医学存在与发展的根本与归宿。任何一门医学，均以疗效作为其根本宗旨与归宿。疗效包括治病、防病、康复、养生、延年益寿五类，占一项即可。不能治病，但能防病；不能治病，也不能防病，但能康复，能养生，能延年益寿。所以，临床疗效是任何一门医学的根本宗旨与归宿。中医学，真正被称为中医学是在中医药出现很久之后，中医药有5000年历史，中医学加一个“学”字，这可不一样，“学”代表了一个系统完整的科学体系。儿童识数可以读到100，但是他们不懂数学，只是会识数，数学是什么？是一门系统完整的科学体系。中医学有2000多年的历史，但5000年前有了中国人就有了中医药，在自然变化的发展下，有了人类便有了医药活动，其并不能被称为中医学。中医学有2000年的历史，通常把《黄帝内经》作为中医学出现的标志，因为现在还没发现《黄帝内经》以前的传世著作。中医学能够发展到今天，其存在的根本原因是有效性，但如果没有国家政府支持，中医生存也是不可能的，我国现有医疗政策为中医药发展提供了优良环境，现在是中医药事业最好的时候，因为以习近平同志为核心的党中央重视中医药事业。但其最根本原因还是中医有效，患者只重视疗效。中医的根本任务是提高疗效。总之，在确定病证之后，还得用药，不管是打针还是用药，没有疗效是不行的。

所以作为中医人，根本的问题是提高疗效。医学之间竞争存在五个层面，第一个层面就是疗效。我长期工作在第一线，几乎天天给患者看病，疗效是第一位的。哪里治疗有效患者就去哪里，患者不管其他的。在我年轻的时候，女性患乳腺炎直接看中医的人也很多。乳腺炎是整个乳房红肿热痛，进行清热解毒，活血化瘀，软坚散结，疗效很好，但抗生素治疗急性炎症这一招西医用得很好。中医治疗这个疾病用火针，但是现在火针用不了了，使用火针直到疾病化脓了才能继续治疗，这样才有效。现在的患者都是有炎症就输液了，持续3天输液，炎症就好了，也轮不上中医发挥作用。所以，医学是很注重疗效的。

现代人与古人不同，古人是有疗效就行，因为当时是独家买卖、垄断企业。中医现在很难，难在哪？还有西医与其竞争呢。西医也用药，中医也用药，所以中医不是有疗效就行，中医疗效得超过西医才能存在。中医有疗效，但疗效不如西医，也存在不了，患者就跑到西医那里去了。竞争比达尔文的优胜劣汰还要残酷。再说降血压，患者血压一会儿上去了，一会儿又降下来了，一会儿又忘了用药，这很麻烦。中医现在再研究别的降压药很难，所以牛黄降压丸不行，我是说牛黄降压丸这名字不行。老年患者都明白血压是怎么回事，家里都有血压计，只要血压高，使用血压计就能测量，血压高服用一片降压药就行。所以竞争是很激烈的，这个病西医的治疗效果，服药第二天就很明显。有疗效是根本的一个层面。第二个层面是副作用，即不良反应。如果存在副作用，患者就不来找你看病了。马兜铃会导致尿毒症，患者发现有尿毒症的副作用，就不服用此药了。第三个层面是疗效速度，输液比打针快，打针比用药快，哪个快用哪个。第四个层面是方法简单，如输液好了就输液。患者会觉得用药麻烦，如果用药三次，但输液一次，大家就更偏向输液。最后一个层面是经济。“看病贵”这句话不是很准确。我讲“看病跟买矿泉水不一样，买矿泉水是双向的，我口袋里有100元，你口袋里有1000元，你有钱，所以你买水觉得不贵，我没钱就买差一点的水，我也不觉得这有什么本质区别，所以买矿泉水是一个双向的选择，贵的、便宜的都可以。但看病不是这样，看病有时是最穷的人、最底层的人，要找最有名的专家、最好的医生、最好的药、最好的治疗，是一个单向选择。所以，医学的竞争就是疗效的竞争，谁的效果好、副作用小、方法简单、治疗速度快、价格最便宜，谁就占据市场。”赢得市场才能赢得患者。如果跟不上时代，只是有效也不行。治疗乳腺炎的中药效果很好，中医治疗小儿腮腺炎效果也好，但是为什么现在用得少了？一是发病率降低了，第二是消炎药起效太快了。但在用消炎药时，再加口服片剂消炎，如僵蚕、牛蒡子，如果需要软坚散结，再加升麻、柴胡、陈皮，加上这些中药消炎药比单用消炎药更快，还更舒服。例如，治疗患扁桃体炎的儿童，如果出现肾炎就会转变为球菌感染或肾病，对于儿童肾炎，使用一些中药，当然也使用消炎药,这样服用的效果远远超过单一使用消炎药。

最后,要对中医进行系统完整的传承。我们讲传承,不是继承,继承是独立的。传承是传道授业解惑。老师有任务,学生也有任务,继承就是学生的事,传承既有学生的事,也有老师这一代人的事,两代人合作好,把中医系统完整地传承下来,然后再进行科学创新地发展。

中医文化的翻译与对外传播

李希光
讲座时间:2020年3月31日

专家简介

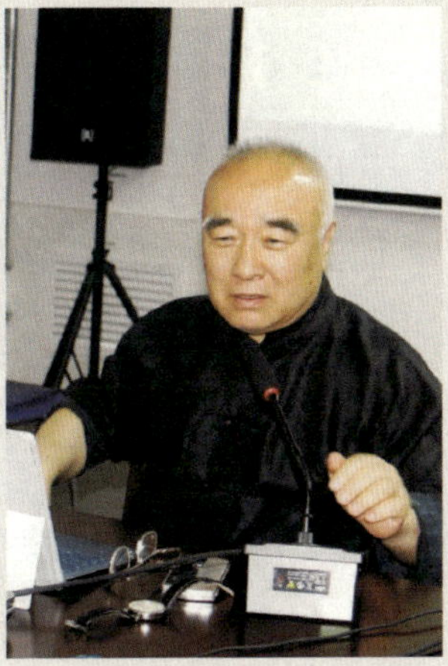

李希光,教授,高级记者。清华大学校务委员、清华大学国际传播研究中心主任、艾滋病综合研究中心副主任、健康传播研究所所长、巴基斯坦文化传播研究中心主任、教育部新闻学科教学指导委员会副主任、联合国教科文组织中国新闻教育专家组召集人,兼任中国疾病预防控制中心性病艾滋病专家。曾任新华社高级记者、《华盛顿邮报》科学记者、哈佛大学新闻政治与公共政策中心研究员、联合国教科文组织丝绸之路青年学者、中国科学院理论物理所研究实习员。研究方向:新闻学、公共政策与媒体、国际传播。著有《走出媒体污名》《发言人教程》《控烟报道读本》《转型中的新闻学》《软力量与全球传播》《艾滋病媒体读本》等。

我每年都会走进兴都库什大雪山腹地，去巴基斯坦北部山区的乌仗那古国考察。新型冠状病毒出现前，我每年都去，因为巴基斯坦是中国最早宣传和介绍中医药的国家。现在，中国每年都从乌仗那进口大量的中药材。

根据《洛阳伽蓝记》，中医文化最早的对外传播发生在公元6世纪初。北魏胡太后派宋云作为大魏使节去巴基斯坦北部山区册封乌仗那国王。宋云和乌仗那国王的那段对话被记录在《洛阳伽蓝记》中："国王遣解魏语人问宋云曰：'卿是日出人也？'宋云具说周孔庄老之德；次序蓬莱山上银阙金堂，神仙圣人并在其上；说管辂善卜，华佗治病，左慈方术。"宋云可以说是最早对外传播中医的人。他在向乌仗那国王介绍中医时，由一位当地通汉语的人进行翻译，他也许是最早翻译中医的人。乌仗那国王听完宋云有关中国文化和中医的介绍说："若如卿言，即是佛国。我当命终，愿生彼国。"

宋云去乌仗那国宣讲中医已经过去1500年了，今天，国际上对中医和中医药文化是什么样的认知和态度呢？

2008年北京奥运会前夕，我去大英博物馆参观，看到里边有一个巫医巫术展览。在展品中，中国的草药被放在极其显著的位置。大英博物馆有关中医作为巫医的展览，给人的印象就是：中医是愚昧和迷信的，是非西方世界文化人民非理性的东西。西方进入现代以来，一直在力图将欧洲的一整套价值体系和标准推广成全人类的价值体系和标准。西方文明形态是建立在"基督徒（西方人）"与"野蛮人""西方现代社会"与"东方传统社会""西方医学"与"东方巫医"等西方现代与非西方文明的二元对立和不平等上的。这种西方旧文明形态在人类生命健康的知识生产与知识传播上，把非西方国家有关生命健康的传统知识视为另类、愚昧和野蛮。

西方现代化以来，对东方文明和人类进行了彻底的知识体系清洗。现在，中国著名的综合性大学为了保存中国的传统文化，开始建立国学院。西方的大学不建立自己民族的国学院，因为，西方的国学知识、价值观、观察问题的立场和方法渗透在其全部的知识系统里。但是由于我们的大学有了国学院，其他学科也就“不需要”“国学”知识的传授了，人文学科和社会学科领域的传播学、商学、法学、政治学等，基本上照搬西方的学科细分和学科标准。

在西方文明向非西方世界的传播中，现代性叙事是西方文明的捍卫者，非西方文明是欧洲文明驯化改造和根除的对象。欧洲人凭借现代性的知识体系对非西方文明的正当性行使裁判权，貌似拥有判断中医药合理性和真理性的权力。中医药及其文化的翻译和叙事如果放在西方现代知识体系下进行叙事和传播，就要披上西方现代文明的外衣，在实验室里用精细的现代科学去验证古老的中医和中医文化。在很多人眼里，作为中华传统文明一部分的中医药传承者，没有理性的知识和能力运用现代科学知识改造愚昧落后的传统中医。用西方医学验证中国传统医药，本质上是在西方所设定的单向线性的逻辑话语框架中试图去跟对方“讲道理”，自然是处处被动。如果以欧洲现代取代古老的中华文明作为判断是非的标准，长此以往，中国真的没有办法为自己辩护，因为我们的思想、观念和语言总跳不出西方的现代话语陷阱。

讨论中医药的国际传播，我们梳理出西方殖民者通过传教发展医院和教育。我们发现，作为中国传统文化不可缺少的中医药在过去一百多年面临着巨大阻碍。中医药的国际传播在深层意义上是在思想深处去除西方在文化领域的精神殖民化，需要认真思考中医药文化与西方现代化的关系，厘清中医药的传承和传播在多大程度上受制于西方现代化、西方现代教育和西方现代医学的约束和阻碍。要解放思想，寻找和复兴一条真正属于中医药自身传统文化和人类健康需要的中医药文化的传播之道。

在中华文化传承中，除了知识学习体系，还有一个体系，就是清华大学早年的教授王国维所提倡的道统。首先，中国人在现代教育中的道统已经被遗忘。在传统的俄罗斯式和美国式的学院体系影响下，儒家和道家的书被束之高阁，放置在图书馆文史哲类书架上。现代人读中国经典就像读西方经济学或传播学著作一样,被归类为某种特定学科的教材,其他专业的学生可选择不读。其次,中国人生活上的道统也被忘记了。在中国的传统教育中,中国的经典包括中医药典籍,不仅仅用作死记硬背,还需要老师对学生进行口耳相传的指导。老师和学生说的每一句话都是对经典的解读,老师和学生的每一个动作都是活生生的道统呈现。大学之道在明德、在亲民、在止于至善。读大学、做学问在于通过悟道行善而成为品德高尚的人,在于通过修炼达到人类最高的善,超凡入圣,达到天人合一的境界,即《黄帝内经》的贤人、圣人、至人、真人的境界,中国的传统教育及书院式教育不是简单术语和概念的学习和记忆。今天中国采用西方现代化的大学教育,大学中再有名的教授也只不过是一个知识的快递工人。而在中国传统的教育中,特别是在中医的师徒相传、手把手的教育中,老师就像学生的精神父母,将处无为之事与行不言之教融为一体,儒教、佛教、道教和中医药的传承皆为如此。

近现代以来,由于中医学院照搬欧美的现代教育模式,中医的传承与现代教育的学科建设之间形成了依附关系。西方现代科学和大学学科的建设成为知识传承和知识生产的合法中心。传统的中医药教育的师徒传承被边缘化,甚至被非正当化。西方大学教育学科分类被中国学界视为真理性、先进性和普世性的知识体系,成为传统医药合法性的裁判所。结果,中医需要通过现代西方文明中心和西方现代科学的承认,才能短暂地展示在国际舞台上,如屠呦呦获得诺贝尔奖。由此可见,非西方的传统医药文化在国际传播中摆脱西方现代化的话语和知识霸权十分艰难。

中医药国际传播的难点是摆脱西方现代化的精神束缚。中医在翻译上的难点是对以西方为中心的对中医的"格义"做一个"反向格义"。自古以来,中国对待西方文化有"格义"和"反向格义"之说,所谓"格义"就是把中国本土的经典和理论当成普世标准来决定外来思想和概念是否符合经典和国学里的概念和理念。来自西域的古代僧人把佛教引进中国翻译解释传播佛经时,用中国本土的道家和佛家思想观念来翻译佛经。中医的翻译应该更多地使用中国话语,甚至音译来翻译和解释。

从东汉末年到宋朝前后的第一次中外文化交流运动，经过近千年的交融过程,实现了西方佛教的中国化,儒释道合为中国的主体文化和主流意识形态。“格义”反映的是中国在吸收外来思想文化时,外来文化经过中国主流文化的同化,融合进中国传统的思想体系,成为中华文化的组成部分,而不是取而代之。在东汉时期,佛教作为西方文化想在中国立足。为此,西域高僧在佛经的翻译上寻找佛教与儒家二者的结合点,在语言和概念的形式和内容上进行某种改变。例如,用庄子的“无”去解释佛教的“空”,用儒家范畴的“五常”解释佛教的“五戒”。佛教来到中国,不是中华文明的印度化,而是佛教的中国化。

鸦片战争引发的第二次中外文化交流运动把西方现代化当成历史线性发展的方向和目标。近现代以来,中国的大学教育在学科建设中借鉴西方生产的概念和知识。中国两千年来对外来文化形成的“格义”原则,几乎一夜之间转向了“反向格义”。“反向格义”就是用西方的理论和概念来比附和度量中国本土的理论、概念和知识。这种“反向格义”不是“师夷长技以自强”,而是一种历史虚无主义,变“以中释中”为“以西释中”。人们对中医药的态度多是站在西学的立场,以西学为主,从西学看中学,用西医对中医进行“格义”,以西释中。在讨论中医的传统和发展时,西方现代化话语好像是最正确的语言。人们在讨论中医药的发展时,常常不假思索地使用这些话语,尽量用现代化的概念和话语来“格义”和翻译中医药,以此寻求中医药在国际社会生存和传承的合理性和合法性。

中医药的国际传播能力建设有必要转变为以中学为主的立场。以中学为主,从中学讲中医,对被西方现代化“格义”的中医进行“反向格义”,把中医的翻译与传播转化为中华优秀传统文化知识的再生产,通过翻译在文化根基上塑造自己的话语，设计自己的概念，然后将其推向世界舞台，在世界范围内展开不同文明的互鉴与交流。准确地翻译和传播中医药知识，有利于中华文明固有概念、固有理念和固有价值的交流，推动中国话语权建设产生质的提升乃至飞跃，最终形成一个能够支撑人类命运共同体秩序和健康丝绸之路的新知识体系和话语体系。

中医作为中华传统文化最重要的组成部分，是西方现有话语和理论体系无法说通的。西方地方性的现代话语体系使东方文明国家牺牲传统、文明、信仰、伦理，导致各个国家的民族医药从自己的人文史地、文明传统、礼仪习俗和民族精神中脱离。中医文化的内在逻辑源自中国的文明传统及自身的历史、国情和独立的文化。中国翻译工作者和中医文化普及工作者要坚持中医的主体意识，把中华文化作为中医叙事、翻译和国际传播的基石。

中国的传统是非常重要的，中国的未来与中国的传统文化息息相关。中国的未来不是西方化而是回归自己的传统。如果中国在文化上摈弃传统，中国必将四分五裂，一无所有。

党的二十大把人类文明新形态写进大会报告，对于包括中医药在内的中华传统文化的翻译与传播意义重大。习近平新时代中国特色社会主义思想不仅是马克思主义的继承和发展，也是中华文化和中国精神的时代升华。“坚持把马克思主义基本原理同中国具体实际相结合、同中华优秀传统文化相结合”是一种全新的思维方式，是思维方式的质变，这关系到我们是谁、我们的文明是什么样的、我们的文明与其他文明是一种怎样的关系、人类文明共同的参照系应该是什么等一系列重大问题。二十大报告提出人类文明新形态，这是一种尊重并承认秩序和文明特殊性与多样性的文明新形态，是文明多样性之上的万法归一——人类命运共同体。

中医药文化与科普的相关性及传播法则

温长路

讲座时间:2023年5月16日

专家简介

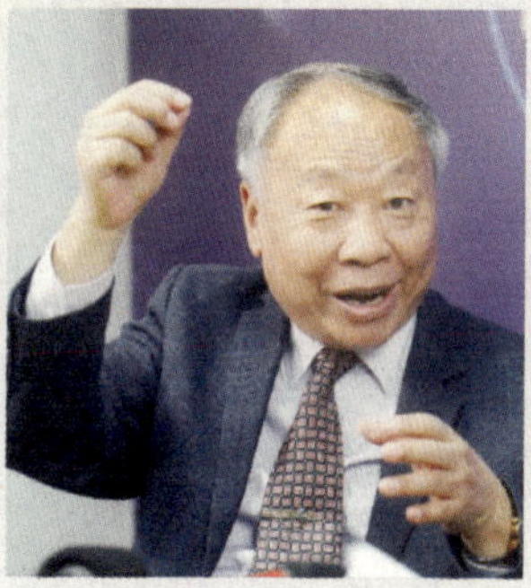

温长路,笔名文茗、寓愚,中医主任医师、教授、作家,享受国务院特殊津贴专家。现担任国家中医药管理局中医药文化建设与科学普及专家委员会委员、科技期刊图书审读专家,中国科协全国首席科学传播专家、精品期刊评审专家,中华中医药学会学术顾问、科学技术进步奖评审专家、首席健康科普专家、科普分会名誉主委,中国民族医药学会常务理事、科普分会会长,中国健康管理产学研联盟指导专家等,同时担任多家中医药院校的客座教授、多家杂志的顾问、多家报刊的专栏作者、多家电视台的主讲嘉宾。长期从事医学教育、临床、科研、管理工作,对中医药文化、中医药科普、中医基础理论、卫生政策和中医内科脾胃病及部分疑难杂症的研究有较多收获。已获得国家和省市级发明专利、科研成果十余项,大部分开始向社会应用方向转化。连续策划、主持、参与大量的中医药文化、科普与学术传播活动,举办各类讲座及学术报告500多场(次)。已公开发表学术论文120多篇,文史、政论、科普类文章1500余篇,出版著作90余种。其中有的作品被收入国家编纂的相关著作大系,并获得政府奖项;有的作品多次再版、重印,有的作品被译成外文出版。主要事迹被国内外几十家媒体报道,并载入《英国剑桥名人录》《中国科学家传记》等30余种辞书。

为什么要把中医药“文化传播”与“科学知识普及”并列起来表述，这是因为“文化”与“科学”既属于不同范畴的概念，严格说来是不能混为一谈的；两者间又有千丝万缕的联系，故而就逐渐形成了将两者并列表述的习惯。为什么合在一起？合在一起有没有道理？今天，我想给这个问题一个答案。

一、中医药文化与科普的相关性

(一)关于文化

什么是文化？目前世界上的定义已超过400种。中国人最早给文化进行定义，可见于成书于战国末期的《周易》，是书把“文”与“化”关联使用的。

《周易·彖辞·贲卦》：“关乎天文，以察时变；关乎人文，以化成天下。”

“文”与“化”，最早以单音词的形式出现，但将其连接使用，已经把“文化”的意义表述得非常清晰了。后来，文化成为双音词，成为一个意义固定的词汇。

汉《说苑·指武》：“凡武之兴，为不服也；文化不改，然后加诛。”

西晋《补亡诗·由仪》：“文化内辑，武功外悠。”

前蜀《贺鹤鸣化枯树再生表》：“修文化而服遐荒，耀威武而平九有。”

从这些论述中可以看出，“文化”就是以文化人、以文化物、以文教化天下的学问。

“文”与“武”是紧密对应的关系，中国人将“文化”与“武化”结合在一起治国安民。

“文”最初的意思是万物所产生的现象、纹路、轨迹，后来则成为通过文字、文章等表现形式用以改变人的思想、思维的含义。“武”指人持戈行进，表示要动武。《左传·宣公十二年》：“夫文，止戈为武……夫武：禁暴，戢兵，保大，定功，安民，和众，丰财者也。”从“武”字的定位而言，“武”从来都是后发的，也是用于止暴平定的，是保安、保文的，不是用于威胁、炫耀的。用文来归化，用武来保卫;先礼后兵、先文后武、文攻武卫,是中国人的处世规范。文化是民族的灵魂、民族的根脉,是一个基础性、纲领性的概念。

(二)关于科学

世界上给科学的定义也非常多,如:

法国《百科全书》:“科学首先不同于常识,科学通过分类,以寻求事物之中的条理。此外,科学通过揭示支配事物的规律,以求说明事物。”

《现代科学技术概论》:“科学,是如实反映客观事物固有规律的系统知识。”

历史上,我国曾将“学问”作为“科学”的代名词,在明代则称为“格致”,即“格物致知”。最早使用“科学”一词的学者是康有为,他出版的《日本书目志》中列举了《科学入门》《科学之原理》等书目。辛亥革命开始,中国人使用“科学”一词的频率逐渐增多,出现了“科学”与“格致”两词并存的局面。民国时期,“科学”一词才取代了“格致”。

科学反映的是一定时期内人类对一些问题客观认知的程度和评判标准,其最主要的作用是解释现象;文化是人类生存过程中形成的意识形态和处世规范,其最主要的作用是阐释意义、提供价值判断。两者并不对立,而是各有各的分工。正如现代医学可以解释人的身体组织,但不能解释人为什么活和如何能活得有意义的问题一样, 人类需要科学之外的东西来解决这些问题,那就是文化。

(三)关于中医的属性

中医学理论体系的建立基于人民求生存的需要,来源于长期生活实践经验的积累和升华,中医具有文化与科学的双重属性。

中医学具有“不重套路重思路”和“以不变应万变”的特点,它的天人相应观、整体认知观、防治并重观、病证协调观、通常达变观、三因制宜观、医药一体观、针药并襄观等,是丰厚文化底蕴、哲学元素和科学精髓的结合体,无法用单一的属性去概括。

为什么非用两种属性来界定中医？因为单纯用科学概括不了，单纯用文化也不能把问题全部说清楚。

《易传》曰："形而上者谓之道，形而下者谓之器。"中医学的思维方式是"形而中"，其上可以通道（文化），下可以达器（科学），基本是属于混沌的中间状态。因此，中医具有文化和科学的双重属性。所以我们说，中医学是东方文化背景下的复杂性科学，是人类文化多样性与科学多元化并行的典范。

既然中医具有文化与科学的双重属性，就有理由把中医药文化的传播和科学知识的普及放在一起来论述，此为其一。中医的法律，中医的相关文件、相关论述，都将中医隶属于文化与科学双重属性范围内。

中医的科普不能只按照普通的要求，只传播狭义的知识，而舍弃了其显著的文化背景，此为其二。中医人要把文化与科学的特色全部表现出来，必须研究文化传播和科学普及的表现手段、表现手法和表现的主导思想。不这样做，就会把自己的宝贝丢掉，自己的东西会越来越少，"种了别人的田，荒了自己的地"，最终自己就把自己淘汰掉了，这确实是一个很严重的问题。

二、中医药知识普及的文化背景

中医药文化传播与知识普及如何具有自身特点？如何打造中医药的传播学？要想尽快明确这个问题，只能靠中医药人，尤其是热爱和从事这项工作的人去进行积极探索。

（一）中医强调以人为本，精神状态决定生命力

中医强调以人为本，精神状态决定生命力，这是中医与西医不同的一点。西医看到的是人的疾病，看到的是组织解剖；中医看到的是患病的人，是个有思想的人，有灵魂的人。人患疾病，思想上的表现、精神状态与疾病是紧密联系的。因此，中医提出以人为本的思想。

以人为本，包括人本思想、人性思想、人文思想。人本思想，就是人的生存权利和崇高地位，就是生命至上的理论，强调贵人贱物、珍惜生命、保护生命。人性思想就是人的本性、天性、思想性，就是立足于为人、重视人的需求的思想，强调重视活体的因素和传承嫉恶扬善的理念。这里，我特别强调的是活体因素。人是活体，不同于世界上的任何东西、任何事物。思想是人的核心，这是非常重要的一点。人文思想就是人的生存环境，主题是“天人合一”的思想，强调人与自然、人与社会的和谐关系。人本思想、人性思想、人文思想共同构成了中医“以人为本”的基本理念。因此，文化传播、科学普及一定要立足于以人为本，不能脱离了这一点。

作为有血有肉有灵感的人，精神是生命的重要支柱。解决精神问题(心理问题)的路径不是药物，而是以自我调控功能为主的多因素的集合。这是中医明显区别于西医“见病不见人(思想)”认知方式的本质，也是被越来越广泛认同的一个超前理念，是中医药科普中需要重视的话题和突出的亮点。按照中国传统文化的思维方式，这原本是中医的强项，实际上却在无形中被削弱了。

“人生在世不容易，十有八九不称心”“人人都有自己的愁事”“家家有本难念的经”，这是经常听老百姓说的话，说明心理因素在人的健康中、在疾病的治疗和康复过程中的重要作用。

2009 年，诺贝尔生理学或医学奖得主伊丽莎白·布莱克本、卡罗尔·格雷德和杰克·绍斯塔克等认为，在决定人的健康因素中，心理平衡的作用占50%以上，合理膳食占 25%，其他占 25%。这个比例告诉我们，人是活体，要解决健康问题，首先要解决心理平衡的问题；然后是解决饮食问题，民以食为天，所以合理膳食占 25%。其他的因素也很重要，但其总和只占 25%。

喜、怒、忧、思、悲、恐、惊这七情的异常可以引起多种疾病，通称为“心病”，就是心理上的疾病。其病因多与情绪过度紧张或长期忧郁焦虑，使精神受到创伤有关。行为上表现出各种失常现象，使人变得恐惧、愤怒、狂躁、多疑、妄动、懊悔、悲观、忧虑、迷茫等(这些表现,在不同的人身上是有选择性的,不是每位患者都必须全部具有),进而导致神经官能症、精神分裂症和癔症等多种病患。也有少数人产生厌世情绪,甚至绝望、自杀。

关于心理因素的重要性,国外的科学家也做了大量的研究,得出了相同的结论。例如,俄罗斯科学家罗特科夫用特殊的仪器拍到了用肉眼无法看到的人体能量图,不同的情绪显示出不同的光晕:经常表现出爱心、喜悦、平静、勇气、主动性格的人,光晕就强,发病率则低;反之,经常表现出悲观、绝望、遗憾、恐惧、失望的人,光晕就弱,发病率则高。

国外科学家的研究结果,与中医的基本理论完全一致。不同的是,我们的老祖先按照中国文化的理念,用模糊的概念进行表述;他们用现代科学的理念让其具体化、数字化。概括而言,有一颗慈爱的心、一种积极乐观的心态,多些正面的念头,是健康不可缺少的因素。所以,我们提倡以和谐的理念处自然,以积极的目光看社会,以宽容的思想待他人,以豁达的态度对自己。

(二)中医强调“三因制宜”,生存环境决定生活内容

“三因制宜”是中医强调的个性化原则,人所处的自然环境、社会环境、文化环境、经济环境不同,采取的文化传播与知识普及形式也应当有所不同,必须与受众的状态密切结合才能达到预期的效果。不能一个模式套全部、一种形式说到底、饥饱贫富一锅菜、东西南北一样房。这样的科普,这样的文化传播,其起到的作用肯定不能达到让所有的老百姓都获益,让文化和知识传播达到最佳效果的目的。

生存环境决定生活的形式和内容,这是基本的原则。论穿戴,城乡、地域、贫富都有差别;论吃喝,男女、老幼、体格、三餐各有不同;论运动,年龄、时间、频率、强度不能千篇一律;论居住,闹市、乡野、高楼、平房具有不同利弊。

很多人把养生和进补混为一谈,认为养生就是补,这并不全面,实际上养生是不能与进补画等号的。中医的观点是,当补时补是养生,当泻时泻也是养生。对补的态度是无病不用补,在正常的生活状态下,没有疾病是不用补的;无虚不可补。有了病而不是虚证,也是不可补的。火大不能补,本身火气就很大的热证,还需要补吗?这不是火上浇油嘛!阴虚不受补,一些久病的人、身体虚弱的儿童和女性、年龄较大的人等,存在阴虚状态的不在少数。补的方法是需要研究的。

中医有个观点,叫"阴常不足,阳常有余"。我个人认为,必须从个性化的角度去看待这个问题。有些人可能表现出阳强,有些人可能表现出阴弱,这两种倾向可能都是存在的。必须用阴阳平衡的观点进行考虑,单一的说法是不科学的。因此,药物不能乱用,如人参和甘草,人参价格贵,不少人对其赞誉有加,还一味乱用。有气虚症状的人用了,效果不错,对身体有益;气盛火大的人用了,可能出现牙痛、鼻出血、面部痤疮、痔疮出血等。因为甘草便宜,就认为其用处不大,不过是个起陪衬作用的"和事佬"。事实上,生甘草解毒、炙甘草养心(提高心率)的作用非常显著。中医有"药物无贵贱,治病是灵丹"之说,"三因制宜"是中医的一个重要思想。

(三)中医强调中和思维,机体正气决定生命盛衰

在中医的认知方法中,整体思维、辨证思维、直觉思维、中和思维、意象思维,无一不有。中国哲学的各种思维方法在中医学中都可以找到例证,但体现最充分的莫过于中和思维。中医认识论中的"天人合一"、治疗原则上的"执中致和"、药物应用上的"补偏救敝"等,无不是中和思维的具体应用。因此,可以毫不犹豫地说,中和是中医学的核心理念,这是理解中医、运用中医、正确传播中医的出发点和立足点。

离开这一点去讲中医,那就不是中医。离开这一点来看中医,与西医没什

么区别。张伯礼院士在一次讲座中举了一个例子。有老百姓调侃中医，说中医就会讲四个字。老百姓来看病，问："我怎么病了？"医生回答说："阴阳失调。"问："医生准备怎么治疗啊？"答："调和阴阳。"经过一段治疗，疾病好了，问："我这病是怎么好的？"答："阴阳和合。"中医的祖本《黄帝内经》是战国到西汉时期成书的，四个字的表述法非常明显，有些还是韵文。千万不要小看了这四个字，其体现的正是中医的灵魂——致中致和思想。

关于"中和"的内涵，历代文化和中医学的典籍都有很多专门的论述。

《礼记·中庸》："中也者，天下之大本也；和也者，天下之大道也。致中和，天地位焉，万物育焉。"

《素问·生气通天论》："阴平阳秘，精神乃治，阴阳离决，精气乃绝。两者不和，若春无秋，若冬无夏。"

"中和"贯穿于中医学的整个学术体系，与中国文化中普遍认为的"中是对问题考虑的中间值，庸是对问题考虑的平常态"的基本理解一致。中医对"中和"的表述和应用，可以简要地概括为四个方面：以人为本的道德观、以顺为养的预防观、以和为宗的治疗观、以述为作的发展观。关于这四个方面的内容，以人为本的概念，前文已经讲了，下面就把以顺为养、以和为宗、以述为作的概念进行简单说明。

"以顺为养"，主要反映在疾病预防领域，也可以理解为现代热门的"养生"问题。"养生"一词，在中医典籍里最早出现在《灵枢·本神》中："故智者之养生也，必顺四时而适寒暑，和喜怒而安居处，节阴阳而调刚柔，如是则辟邪不至，长生久视。""养生"的概念，在与中医同时期或者稍早时期的社会学著作中也有提及。不难看出，《黄帝内经》文中提出的都是和顺的理念，强调调整、调理，而不是"打"和"斗"。要按照这个理念去理解中医药，如果非让板蓝根把病毒杀灭是行不通的，这不是中医的理念。板蓝根在与病邪斗争中的主要作用是调和，是提高人体正气，改善正邪斗争的环境。

“以顺为养”，就是要顺应自然、顺应社会、顺应生活、顺应自我。

顺应自然，就是要敬畏自然。今天的气温是37℃，穿件皮袄行不行？肯定不行。如果气温突然降下来了，马上就需要加衣服，穿短裤肯定不行。

顺应社会，就是要顺应社会发展潮流，社会不停地发生变化，其主流趋势始终与人们的生活状态相一致，虽然会有一些负面效应，但成不了主流。不看主流而只看到某一个方面，就不能适应社会，就会被淘汰。所以，每个人都必须顺应社会，才能推动社会发展进步。

顺应生活，就是必须根据个人的生活条件来决定自己的养生方法和方式。每个人的生活状态都是不一样的，每个人都可以找到适合自己的生活方式。

顺应自我，就是每个人的养生方法一定与自己的身体状况相适应。由于体质、年龄、生活状态上的差异，不能用同一个标准要求所有人。如年轻人晚上可以去吃烧烤、喝冰镇啤酒，吃到半夜，很兴奋，还可能会一夜无眠。老年人则不行，如果让我晚上去吃一串烧烤、喝半杯冰镇啤酒，就可能拉肚子，今天不能睡觉，明天还可能会住院。

“顺”是《黄帝内经》集中体现出的养生智慧，是中医养生的基本法则。凡是按照中医学原理讲养生的，都不会脱离这一法则；反之，凡是不按照这一法则的，都不是中医的。《素问·上古天真论》提出的“法于阴阳，和于术数，食饮有节，起居有常，不妄作劳，故能形与神俱，而尽终其天年，度百岁乃去”，就是对“顺”的基本诠释。

“顺”，就是随心、随意、随机、随缘，而不是刻意的。越是刻意，越难如意。大道至简，养生既没有太多奥妙，也不需要刻意做作。只要真正能做到心情顺、饮食顺、起居顺、调养顺，目的就达到了。

中医的养生不难，人人都可以养生。养生就是要建立适合自己的良好生活习惯，这是中国人应当遵循的养生理念。如果每个人都把适合自己的良好生活习惯建立起来，养生的目标就基本达到了。

中医强调人活的就是精气神，这与世界卫生组织提出的“个人的健康和寿命，60%取决于自己，15%取决于遗传，10%取决于社会因素，8%取决于医疗条件，7%取决于气候的影响”的观点高度契合。

“以和为宗”，主要反映在疾病的认知和治疗上。中医认为“适中”是生理状态的前提，类似于把天平调整到正中状态，就是暂时平衡的生理状态。“失中”是疾病发生的条件，一旦中间状态被破坏，天平失衡，疾病就发生了。“执中”是治病健身的法宝，医生治病就是在调天平，就是求中和、求机体各种机能的相对平衡。“致和”是健康长寿的归宿，经过调整达到暂时平和、平定，健康就达到了相对稳定的状态。一旦这个“和”的状态被破坏，就要重新开始这样的调整过程。

最后，说说“以述为作”的发展观，这是从孔夫子的思想中引申出来的。他在《论语·述而》中说：“述而不作，信而好古。”孔夫子谦虚地认为，其学问大多是述而不作，是把古人的东西完整地记录下来了，没有太多的创造。实际上，他是“述而又作”或“又述又作”的。他强调了“作”的严肃性，把“作”视为作为、创新，这才是问题的实质。用现代的话来讲，就是在继承的基础上发展：“述”是基础，是继承，是传承，“作”则是发展，是创新。完整的表达就是“述而不作”，是“信而好古”基础上的行为，是强调在继承基础上实现创新。文化的传承是一种发展，但绝不是再造，再造的文化就不是中国的文化，源没有了，流就成为无源之水、无本之木，就无法存在了。

三、中医药文化传播的法则

中医药文化怎么传播？这是我在全国中医药文化科普巡讲培训时讲的内容。针对中医人要站出来说话、要掌握话语权的问题，中医人要维护中医的权威性，要讲真中医的问题，给他们提出了四方面的要求。

(一)方向求稳

方向求稳,首先是为传播的内容定位。中医药文化传播是政治还是学术?答案是两者兼有之。作为导向,其要传播和普及先进的文化和科学知识,是代表党和政府、社会发声的先进理念,主题是事关国计民生的。因此,既不是纯政治的,也不是纯学术的。

文化普及的产品(报刊、书籍、网络、讲座等)都必须围绕社会进步的基本主题,并为之高呼呐喊,用合力完成共同的美好追求。任何偏离轨道、脱离国情、远离民众的宣传,都是不负责任的,也是不被允许的。

我们的民族是东方民族,东方民族有自己的生活习惯和方式,文化传播和普及的着眼点不能离开这个要素;我们的国家是发展中国家,发展中国家有自己的道路和特色,文化传播和普及的立足点不能脱离这个前提。健康指数的提升,与国民经济发展速度及国家富强程度血肉相连,不可以一蹴而就。社会的发展和进步,既需要人力,又需要财力,还需要过程,每个人都要把自己作为责任人放入社会的圈层中考量,用客观的眼光看待问题,而不是在圈层外,站在观察员的角度指手画脚、埋天怨地。

凡是将周围的一切都看得丑陋、把世界看成一片糟糕的人,不是客体存在过错,而是自己的思想方法出了问题。生活中难免有这样或那样的不顺利,社会发展中也难免有这样或那样的消极因素和负面影响, 关键是如何对待、如何处理,无限放大环境对人类的影响(如雾霾、空气污染),使人们不敢出门;盲目夸大中药的安全问题(如毒性、致癌),使人们不敢用药,这都是不负责任的态度。正视问题的目的,是认识问题和最终解决问题;解决问题的途径,是投入其中、积极应对。要有大局意识、团队观念、担当精神,发牢骚解决不了问题,不尊重现实也解决不了问题。

在粮食短缺的时候,是化肥的污染重要,还是把命先保下来重要? 当然是先保命，所以，要生产化肥，让粮食高产。当粮食达到一定产量的时候，就要采取措施消除化肥的影响，这就是辩证法。面对问题，我们每个人都要作为主人公站在问题之中，参与进来去解决问题，而不是站在圈层外指手画脚怪罪别人。如果大家都站在边上当评论员，问题能解决吗？是永远不能解决的。

我特别要讲一个概念，就是对"亚健康"的认识问题。作为一个习惯用语，"亚健康"可以继续使用，但一定不能越界。实际上，亚健康是处于健康与疾病之间的中间态，人人都有可能处于亚健康状态，人们通过自身调节、养生、药物、锻炼等多种积极的方式，最终把中间状态的大部分转化为健康状态，只有少部分可能衍变为疾病状态。不能把健康、亚健康和疾病放在平行的状态下看，不能无限制地去夸大亚健康。在这个问题上，一定要有对"健康"的全面理解。

作为与国计民生休戚相关的中医，文化的传播和普及必须始终坚持鲜明的立场、清晰的导向，利用好自身平台去引导光明、引导未来、引导希望，传播正能量，播种凝聚力。传播和普及要坚持"三不能"原则：第一，不能迎合一些媒体的观念把道理说玄了；第二，不能迎合一些受众的心理把正理说偏了；第三，不能迎合一些企业的需求把医理说歪了。

(二)文化求本

东西方文化存在着明显的差异性，这决定了东西方在认识论上的不同。正如文化大家钱穆先生所论：西方文化是以转移为特点的线性更替，总是后浪覆盖前浪；东方文化是以扩延为特点的非线性平行进步，保持绵延不绝。其强调在继承基础上的创新，创新不是背叛，不是剥离，也不能再造。西方的文化传播特点是直线式的后浪覆盖前浪，中国文化的传播特点是平行线式的：一条线一直向前走——继承，另一条线紧密跟进——发展，与时俱进，不断注入新内容，去除糟粕，取其精华。所以，中国的文化才能生生不息。钱穆先生的论述太独到了，中国人要按照中国文化的特质来看待中医、传播中医。

东西方文化传承的特点，与各自的社会经济基础和发展道路密切相关联。西方文化表现出的以转移为特点的线性更替，一是体现在文化主流国的不断变换上，从古希腊、古罗马到意大利、英国、法国、德国、美国的主宰，是其走向的基本路径；二是体现在文化意识的频繁转变上，总是以后来的概念掩盖前面的概念，以后浪覆盖前浪。这与其经济发展概况有直接联系，因为经济的发展促使人们解放思想的表现总是周期性交替且变化迅速。东方文化表现出的相对稳定形态，与稳定的农耕文化基础、稳定的生活环境及其由此形成相对稳定的思辨方式等因素一脉相承。

东方文化的这种优势，被世界上越来越多的人所接受。被称为20世纪最有成就的史学家、哲学家的英国著名学者汤因比就说过："在近6000年的人类历史上出现过的26个文明形态中，中国的文化体系长期延续发展而从未中断。"

这种强大的生命力，是中国文化的一个突出特征，其中当然包含着中医药文化。因为，中医药作为中华优秀传统文化的代表，拥有在长期实践中发明和创造的技艺，具有最大的魅力和最强的亲和力，为国家和民族的延续、发展，人民的生存、健康所做出的贡献是无可替代的。它见证了中国和全人类发展的进程，是东方文化乃至世界文化中的一颗璀璨明珠。

当然，这样讲并不是要盲目自大，突出中医的特色不等于拒绝其他学科的知识，特别是与中医目标相同的西医。人健康和疾病的无限性与医学认识活动的有限性，决定了医学的多元性。全球时代的医疗保健体系，必然也是不同医疗文化体系的对话与互补；当代中国医疗保健体系的建立，必然是中西医两大医学体系优势互补、通力合作的结果。

中西医长期并存、共同发展，是国情决定、国策确立、国计需求、民生选择的基本方针，从实现中华民族复兴、提高国民健康素质和人类发展进步的共同目标出发，中西医都更要有大度、包容、团结精神，都不能闭上一只眼睛看对方、看世界。如何正确看待对方、评价对方，实现互学互补、扬长避短，是两个学科都必须正确认识、理智对待的问题。

(三)学术求真

求真，也可以说“求正”，即坚守中医的学术本色：一曰正宗，这是从学科定位判断的，中医学是在中华优秀文化大背景下融合了儒、释、道等多学科知识的学科；二曰正规，这是从学术定位判断的，中医学是具有完整、系统的预防、治疗、康复知识的生命科学；三曰正确，这是从应用定位判断的，中医学是经得起长期临床实践检验、疗效确切的学问。换句话说，守正，就是守本，就是合理、完整地继承。

当前，在中医药文化传播和知识普及中，出现了许多学术失真的现象，把中医的基础知识讲没了、基本法则讲变了、特色优势讲丢了。给老百姓的正常生活带来误导，这是个严重的问题。

这些乱象，主要表现为：

(1)偷梁换柱，把各种说法都归为养生。

(2)以偏概全，去掉中医的个性化理念。

(3)囫囵吞枣，混淆食养与食疗的概念。

(4)瞒天过海，夸大药物或食物的作用。

(5)混淆是非，迎合以补为尚的世俗偏见。

(四)表述求亲

表述求亲，就是中医药文化和科普的传播一定要服务群众，一定要接地气，把中医药的知识通俗化、趣味化、实用化地教给人民群众。不能原封不动地把学术内容搬到普通的传播中去，不能用纯粹的学术语言去表达内容。普及性宣传要努力达到让受众一听就懂、一学就会、一用就灵的目的。有些专家给老百姓讲养生,讲的是纯学术语言,用纯学术来表达教科书的内容,有一定文化知识的中青年人都听不懂,文化知识欠缺的老年人就更听不懂。

1.通俗

科普和文化传播存在一个再创作的过程,科普不同于学术界的学术报告,对象不同,表述手法有异。这是交流、沟通的基本法则,是科普专家随时要面对的问题。企图使用一篇稿子讲遍全国的"通吃"法则,肯定是行不通的,一定要在掌握常法的基础上学会变法,用既不脱离学术本质又最接近生活的语言、方法去揣摩受众的心理、感召受众的心灵,让科普知识入脑入心,化成大众自己的知识,满足大众的需求。

科普是需要学习的,是一种再创作。要根据老百姓的需求、理解能力和水平去表述。要做到这一点,是需要下一番功夫的。千万不要认为科普是小儿科、小学问;一个好医生,不是不经过学习就能做得好的。不经过认真学习、认真研究,是做不好的。

近期网络上传播有一篇《闲话心脏》的文章,这个帖子,笔法行文流畅、比喻形象逼真、语言诙谐幽默,以有限的文字把心脏的构造、功能说得清清楚楚、明明白白,称得上科普的精品。把复杂的内容简单化、把艰涩的内容通俗化、把枯燥的内容趣味化,这就是对科普传播的基本要求,是中国文化"大道至简"特色的基本体现,需要认真去研究、去推敲、去创造,真正让中医学术成为普通老百姓都能接受的基本知识。

2.可靠

除了要表述的内容真实,可靠也非常重要,所以,科普文化一定要讲可靠的东西。引用古人的、同行的、相关学科的观点,是增强论述可信性、说服力和广泛性的重要手段，必须正确理解被引用内容的含义，确定其科学性和合理性，考虑传播后可能引起的反应、影响和后果。千万不能从单纯追求趣味性的目标出发，用猎奇的态度一味引用低俗、庸俗、媚俗，甚至是背离科学的唯心主义说教去吸引受众的眼球，更不能把脱离我国国情、脱离政治原则、脱离社会现实的内容不分青红皂白地加入作品（讲座）中。

对引用的外来材料，一定要三思而行，不能盲目跟风，更不能以讹传讹。引用者对传播的错误内容不能免责，必须时刻记在脑中。

国家需要团结，社会需要和谐。讲座结束之际，咱们就说说鼓掌吧！鼓掌除了直接体现出的热烈、友好、团结、礼让、和谐、沟通的精神外，从生理学角度看，还对兴奋精神、活跃情绪、激扬正气、促进血液循环、活化手部血液流通、活动臂力等具有积极意义。所以，我建议为我们今天讲座的主办方、支持方，为我们在座的每位朋友及其家人的健康、幸福鼓掌！

融通内外：跨学科视野下的中医知识史研究刍议

余新忠

讲座时间：2020 年 11 月 3 日

专家简介

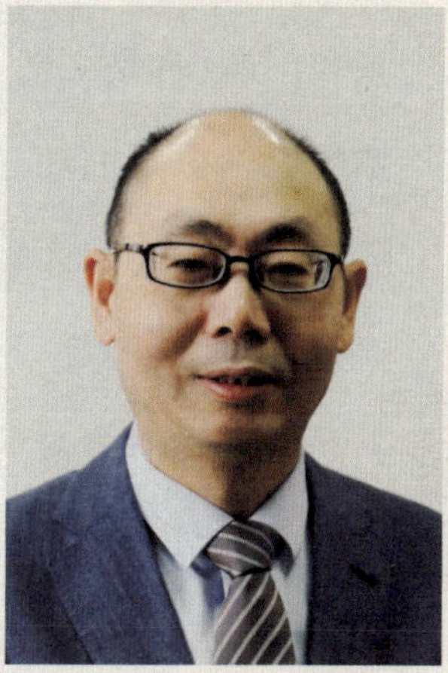

余新忠，南开大学历史学博士，日本京都大学博士后。现任南开大学杰出教授兼历史学院院长，兼任中国社会史学会副会长兼秘书长、中国社会史学会医疗社会史专业委员会主任等职。入选教育部“新世纪优秀人才”、天津市“131”创新型人才培育工程第一层次人选、天津市首届 131 人才创新团队主持人、“百千万人才工程”国家级人选、教育部“长江学者奖励计划”青年学者和特聘教授等人才项目，享受国务院特殊津贴。主持国家社科重大项目“宋元以来中医知识的演进与现代‘中医’的形成研究”。著有《清代江南的瘟疫与社会》《清代卫生防疫机制及其近代演变》等著作，在《历史研究》《近代史研究》《东洋史研究》（日本）和《史学理论研究》（*Chinese Studies in History*）等刊物上发表中、英、日文论文 100 余篇。博士论文《清代江南的瘟疫与社会》获全国优秀博士论文奖，《清代卫生防疫机制及其近代演变》入选“国家哲学社会科学文库”，另有成果获全国高等学校科学研究优秀成果奖（人文社会科学）一等奖 1 项（合作）、二等奖 1 项，天津市社会科学优秀成果一等奖 2 项、二等奖 1 项，高等教育天津市级教学成果奖一、二等奖各 1 项（主持人）。

近二十年来，我在开展中国医疗史的实证性研究之余，也一直在思考这一研究的发展道路、问题和可能。时至今日，医疗史，或者说医疗社会史，在史学界已不再是令人感到陌生的研究领域，无论是中国史，还是世界史，这方面的研究都呈现出日渐兴盛之势。就我的体会，该研究的合法性和正当性问题，似乎正渐趋淡化。但作为一种新兴的前沿研究，在发展过程中，遭遇种种困难和问题，也是必然且显而易见的：内外史之间的壁垒依然森严，对欧美成熟的医学史研究理念、方法的了解和借鉴还十分不足，很多成果“新瓶装旧酒”现象严重，宏大叙事的影响依然强烈，相对独立的“医史”学科建设还遥遥无期，如此等等，不一一列举。特别是随着时间的推移，世人特别是年轻人趋新心理所带来的红利必将日渐消散，如果我们不能及时针对其存在的问题，探明可行的发展方向，不断提出适切而有方向性意义的新议题，并相应地拿出有分量的新成果，那么，这一研究的发展态势必然难以维系，不仅无法持续吸引更多的年轻学者加入其中，更难以推动这一边缘研究的不断壮大。

为此，我曾撰文主张从以下两个方面发力，来推动新兴医疗史研究的持续发展。一是更新理念，在尽可能地避免将对物质进步和整体社会经济发展的追求和重视凌驾于对人自身的发展和幸福的关注之上，将人自身的发展和幸福化约为物质进步和整体社会经济发展的前提，以人为本，积极构建和践行立足生命、聚焦健康，将个人角色、具象生命及历史多元性和复杂性放入历史学大厦的“生命史学”中；二是要在跨学科的语境下，通过内引外联，尽可能地消解内外史之间的壁垒，实现相互融通。对于前者，已有专门讨论，而关于后者，只提出了基本思路，并表示对中医知识的探究是一个可行的研究方向，但对于如何基于跨学科的理念，通过怎样的具体研究来实现这一目标，尚未能较好地展开讨论，故于此做一申论。

一、跨学科研究：当务之急和可能路径

不久前，廖育群先生在《中国科技史杂志》上发表专文，对梁其姿先生的两部近著《面对疾病——传统中国社会的医疗观念和组织》和《麻风——一种疾病的医疗社会史》进行评论。廖先生和梁先生无疑都是当今各自学术领域（中国医学史和中国医疗社会史）顶尖的权威学者，这样的评论可谓是医史研究的高端对话。在文中，廖先生以其一贯的直言风格对这两部著作的部分学术论述及其代表的医疗社会文化史研究的方法和意义进行了整体上比较负面的评论。不能说廖先生的评论没有道理，但对梁先生研究的判断显然有违国际学术界的基本认识。廖先生是医学出身的医史学家，对近二十多年来兴起的医疗史研究颇为了解，而且在我看来，他还是医学史乃至科技史领域较少真正具有历史感的学者。之所以会做出这样的评论，就我的理解，是因为他从这些论著中并没有得到他所希望的真正启发，而且又有足够的自信来坦诚地表达其真实的感受。因为我也撰写过梁先生著作的书评，所以，这里我有必要申明，我们完全是以学术的真诚之心在写作，对梁先生著作的启发性和价值存在真切的感受，绝非出于情面甚或利益的“虚言”。我在敬佩廖先生真诚的同时，也总在思考为何在史学界一片叫好的著作却无法给医史大家以真正的启发。个中的缘由，或许在于廖先生内心固守的医学立场，在于他内心念兹在兹的中医，在于他几乎没有历史学本身的问题。而从另一方面说，若只是站在如何从史学的角度思考中医发展的立场来看，廖先生的失望也完全合理，甚至是必然的，现在大概可以说，历史学出身的医史研究者，对中医学术自身和中医发展有真正的心得，恐怕还为时过早。

由此可见，虽然在医史的大旗下，当下医学界的医学史和史学界的医疗（社会）史研究者，已经有不少的交流和合作，但细究起来，相互之间内在的隔阂依然很深，学科间的壁垒也仍然牢固。故而，打破学科壁垒，强调跨学科的

视野和方法，对于当前的中国医史研究来说，仍可谓是当务之急。

“学科”译自英文的“discipline”。从词源学的角度来看，该词源于希腊文的教学用语“didasko”(教)和拉丁文“disco”(学)，与教学和纪律有着密切的关系。在西方，从学科的本源来说，其一方面指知识的分类和学习的科目；另一方面，又指对人进行的教育，尤其侧重于指带有强力性质的规范和塑造，即学科规训。近代以来，西方的学科体系传入中国，在中文语境中，学科主要是指学问和知识的门类及教学的科目。大体来说，现代流行的学科体系，乃是近代以来西方社会主要出于更好地开展科学与学术研究及教育目的而逐步建构起来的。学科，特别是作为学问和知识门类的学科，虽然具有一定稳定性，显然也一直在不断发展，随着时代的发展，各种新兴学科层出不穷，而且不同的学科，也不同程度地存在着交互。因此，这种人为建构的学科在促进学术发展的同时，也不可避免地会产生一定遮蔽视野的影响。为此，跨学科的诉求便应运而生，自 20 世纪 20 年代以来，跨学科便逐渐成为科学研究中十分重要的概念。关于跨学科的内涵，至今并无公认而明确的界定，但大体上应是指“两门或两门以上不同学科之间紧密且明显地相互作用，包括从简单的交换学术思想，直至全面交流整个学术观点、方法、程序、认识和术语等各种资料”。其核心元素主要有二：一是不同学科间的问题研究，即针对实践中出现的问题，以“问题解决”(problem-solving)为中心的研究模式；二是整合，即在系统元素或组成部分越来越专门化、差异化时，为了保持系统效能而加深其各部分联系的一种方式。也就是说，真正的跨学科研究，是为了解决实践中出现的现实问题，研究者打破人为的学科分界，深度整合相关学科的立场、理论和方法而开展的学术探索行为。

医史学科无疑从一开始就具有医学和史学的跨学科或者说交叉学科的性质，然而长期以来，其隶属于医学学科的现实，不可避免地难以彰显其跨学科的特色，而近年来历史学越来越多地介入，以及跨学科研究的呼声日益高涨，虽然使得跨学科探索和学科交叉融合成为很多研究者表面上的共识，但实际上，受制于该学科积累较浅、研究者自身学术素养不够等诸多因素的影响，当前以跨学科标榜和主诉的医史研究，其实基本还是处于各自为政、缺乏系统整合的状态。在这种情况下，又该如何补强医史研究本身的跨学科特色，推动不同学科出身的研究者开展真正意义上跨学科的探索呢？

首先，我们需要充分意识到，学科的发展是一个长期且逐步积累的过程。与西方发达国家相比，我国的医史研究整体上还处于边缘或新兴状态，学科积累浅薄、研究力量薄弱。所以，一方面，短期内不宜对在跨学科研究基础上结出的果实抱有太高的期待，而应以积极鼓励的心态来看待此类成果；另一方面，也不能急功近利，做一些轰轰烈烈的表面文章，而应该真正从跨学科理念出发，做一些踏踏实实具有长远性的工作。

其次，应尽快加强研究者的跨学科意识、理念和素养的培育。通过不同的途径倡导不同学科的研究者去努力破解自身学科以外相关学科训练不足的难题，以及对自己学科的自以为是。跨学科并不是要完全打破学科主体和立场，而是需要研究者以开放包容的心态，尽可能地去理解不同学科各自的立场和诉求，相互了解和吸收不同学科的理论和方法，并将其渗透到自己的研究中。

最后，从实际操作的层面，应努力培养有多种学科背景的学术人才，在研究生教育和博士后培养中，积极鼓励历史学和医学及相关学科的学生投身不同学科进行学习深造。另一方面，在现有条件下，应该尽可能地组建包含不同学科背景研究者的研究团队，展开深度合作和研究，定期开展工作坊、读书会等学术活动，并努力在此基础上创建多学科的医史研究中心。通过实际而频繁的接触交流，渐进式地实现相互吸收和渗透，进而彰显这一研究的价值和意义，以推动其成为被广泛接受的、具有相对独立性的学科。

二、何为知识史

以上所述表明，加强研究者的跨学科意识、理念和素养，积极倡导跨学科研究，对于当前中国的医史研究来说，不仅是当务之急，而且也有可实践的路径。不过上述路径，还停留在认识和理念上，缺乏具体学术上的切入点。虽然，从何种议题切入比较合理，并无规定标准，需要根据个人的兴趣和学术诉求来确定。但在倡导某种理念方法时，举出具体的切入点，显然有助于读者更好地理解，并有所归依。我曾依据自己多年的学术积累和思考在一篇论文的结尾提出：

> 文史等学科出身的研究介入到向被医学界的医史研究者视为“核心地带”的中医知识史研究，特别是包括清代医学知识史在内的明清以降中医知识的演变和建构，不仅是可能的，而且完全有可能从自身的角度对于当今中医知识的认识和省思提供有益的思想资源，不仅如此，还可以借此打破内外史的学科壁垒，展现跨学科的意趣和价值，并为推动未来创立相对独立的医史学找到一个可能的发展路径。

这是一种很有针对性但过于笼统的说法。何为知识史？这一研究的意义何在？怎样打破内外史的学科壁垒，融通内外？具体探究什么？又如何探究？如此等等，都是存在的问题。要想让人真正理解，我们可以借此强化跨学科研究，推动融通内外的医史研究深入开展，就有必要对此作出进一步的论述，而首先需要回答的可能还是何为知识史。

知识(knowledge)是一个大家都耳熟能详的词汇，一般意义上，知识是指“人们在改造世界的实践中所获得的认识和经验的总和”。这实际上是个非常笼统而缺乏确定性的说明，细究起来，知识其实是一个极其纷繁复杂而至今也难有公认定义的词汇，其不仅是一个多域境现象，有多种形态和多种过程，渗透了人类的一切活动，涵盖了人类行为的几乎所有范畴，而且也拥有不同视角的现象学诠释。不过从哲学的角度，传统一般认为，“知识构成的三个条件分别是信念、真和证实”，或者说“知识就是得到辩护的真信念”。从中可以看出，在根本上，知识往往具有较强的真理性和科学性的意蕴。长期以来，探究知识本质的知识论一直是西方哲学关注的重点问题，近代之前对于知识的探讨，往往被称为认识论，而在当代知识理论中，其研究内容从有关认识的发生学的研究，转变为有关知识本身之所以为真的条件的研究，特别是有关知识的确证问题的研究。虽然当代的一些哲学家也针对知识的真和可证实的本质，提出了激烈的质疑，但这些纯哲学性的探究，对于其他学科影响并不大，反而是21世纪兴起的知识社会学及其当代转向，对当代学术潮流产生了重要影响。

20世纪以来，随着知识的爆炸性增长和学术研究的不断深入，学术界对知识的关注开始从其本质性及社会中的知识因素，转向知识中的社会因素，开始将知识作为反思和批评的对象，知识社会学应运而生。自1924年马克斯·舍勒创建“知识社会学”开始，经过卡尔·曼海姆的发展和彼得·伯格和托马斯·卢克曼的完善，知识社会学的研究日趋成熟。20世纪70年代以后，随着范式转移，知识社会学问题再次成为西方社会科学研究中的焦点。大体上说，知识社会学在20世纪经历了从决定论、互动论到建构论的演变历程。在建构主义的观点中，“社会现实被理解为个人和集体行动者的历史和日常建构，它更强调社会结构及其表征，以及个体间关系的相互作用，其中心概念不是‘决定’而是‘互动’”，“他们把出发点定在日常生活中的知识及其在面对面的环境中的激活，在面对面的相遇中，知识构成了人们据此进行理解和对待他人的典型化图式，由此建构出社会的客观实在和主观实在”。以建构论为核心元素的知识社会学的复兴，其主要刺激来自克洛德·列维-施特劳斯、托马斯·库恩和福柯等的研究。根据英国著名历史学家彼得·伯克的概括，新的建构论知识社会学的特点主要有四：一是关注的重心已经从知识获取和传播转移到知识的"建构""生产"乃至"制造"上；二是知识的范围更加扩大化和多元化，实用的、地方性的或"日常"的知识，也同样被研究者严肃对待；三是更加关注小群体、小圈子、关系网或"认知论共同体"的日常生活知识，把这些小群体看作建构知识和通过特定渠道引导知识传播的最基本单位；四是主张知识是具有社会情境的，现阶段，人们更关注的是性别和地理研究。

这些特色显然都与现代西方学术潮流相匹配。其中，福柯的研究更明确将知识和权力关联起来，推动人们从建构论的角度思考知识背后的权力关系。他以"话语实践"作为核心的分析工具，对知识进行了探索。他说：

> 某种话语实践是按其规则构成的并成为某门科学建立所不可或缺的成分整体，尽管它们并不是必然会产生科学，我们可以称之为知识。知识是在详述的话语实践中可以谈论的东西：这是不同对象所构成的范围，它们将获得或者不能获得科学的地位；知识，也是一个空间，在这个空间里主体可以占一席之地，以便谈论它在自己的话语中所涉及的对象；知识，还是一个陈述的并列和从属的范围，概念在这个范围中产生、消失、被使用和转换；最后，知识由话语所提供的使用和适应的可能性确定。有一些知识是独立于科学的，但是，不具有确定话语实践的知识是不存在的，而每一个话语实践都可以由其所形成的知识来确定。

由此可见，知识的形成经历了话语实践按其规则构成这一过程，并非凭空产生，亦非生来就具备权威性和科学性。显而易见的是，知识的产生是一个历史的过程，福柯的知识社会学研究，其实是围绕着知识史展开的，其目的是要"揭示西方文化借助于话语论述模式的不断变化，而形构历史发展和一切社会行动的主体”,也就是要揭示知识的权力。不过福柯虽然关注历史,但不同于一般的历史研究,他有意摒弃传统的科学历史学,而独树一帜地采用谱系学和考古学的方法,旨在以历史感性对抗历史理性,以着重关注历史上的“断裂性”和“差异性”来反叛传统思想史“连续性”和“一致性”的论述。他说:

> 人们看到这样的分析并不属于观念史或科学史:还不如说它是一种探究,旨在重新发现诸如认识(connaissances)和理论在何种基础上才是可能的;知识(lesavoir)依据哪个秩序空间被建构起来;在何种历史先天性(apriorihistorique)基础上,在何种实证性要素中,观念得以呈现,科学得以确立,经验得以在哲学中被反思,合理性得以塑成且也许便于不久以后消失。因此,我将并不涉及今日的科学最终在其中得以确认并向客观性迈进的认识;我设法阐明的是认识论领域,是知识型(l´épistémè),撇开任何参照其理性价值或客观形式标准而被思考的认识,都在该知识型中奠定了自己的实证性,并由此宣明了一种历史,并不是这些知识日益完善的历史,而是其可能情况的历史;在此叙事中,应该显现的是在知识空间(l´espacedusavoir)内产生了经验认识的各种形式的构型(lesconfigurations)。这个叙事与其说是一种传统意义上的历史,还不如说是一种“考古学”(unearchéologie)。

不管怎样,福柯的研究昭示了知识史研究的可能性,知识史逐渐成为史学界日渐关注的议题。在20世纪之前,西方史学界对知识史的关注并不多,但随着彼得·伯克《知识社会史》(上下卷)的出版,知识史的研究日趋增多,就此,从目前西方中国医史的研究中,知识史已经成为其中最重要的问题意识之一(详见下文),便不难看出这一趋向。而国内,目前具有知识史理论自觉的研究还十分有限，潘晟在其历史地理知识史研究的基础上，对知识史做了一个简短的回顾和展望。他对当前较少的先行性研究，如葛兆光、杨念群、程美宝、孙英刚及其本人的研究进行了介绍，认为这些研究均从不同的视角关注到了知识史的问题，但基本都还不够专门和系统。并进一步主张将知识史作为探讨社会变迁的一种手段或分析工具。这是目前国内极少的对知识史进行专门介绍和总结的论文，具有重要的创新意义。不过该文对知识史路径和意义的研究似乎并不全面，关注点似乎主要集中在知识与社会变迁，而且遗漏了桑兵等人颇具开创性的《近代中国知识和制度的转型》这一重要著作。该著作希望通过近代中国知识系统及相关制度的根本性变化，更好地理解中国社会近代转型的轨迹和内在机制，获得理解传统、认识变异、了解现在和把握未来的"钥匙"。该著作虽然并未明确揭示知识史的研究理念，但从其具体的研究来看，无疑是当今中国学术界有关知识史研究的重量级先行性研究。此外，新近出版的傅荣贤的《中国近代知识观念和知识结构的演进》一书，梳理了在历史研究中，知识与文化、学术、思想等概念的关系，该书认为，总体上，文化、知识和学术(思想)概念的外延递减而内涵递增。"作为语境背景的社会文化和作为认识焦点的学术思想之间的博弈，存在着一个作为中间层面的'知识'"。该著作旨在通过对近代中国知识观念和结构的演进来探究古代知识在当代的重建问题，可谓是当今中国史领域具有自觉知识史理论意识的开创性著作。不过在具体的论述中，作者似乎并没有展现对知识的建构性自觉及较强的对知识的反思和批判性意识。而最新出版的张寿安主编的《晚清民初的知识转型与知识传播》，则是其主持的中国台湾"中研院"支持的大型主题研究计划"近代中国知识转型与知识传统，1600—1949"的先导性研究成果，该研究的基本问题与桑兵的著作颇为一致，不过相对更具有知识史的意蕴。其希望通过各种不同知识在近代的重构和传播来更好地认识和理解中国的近代转型，诠释中国的近代性。该计划集合中国、美国和日本的9位著名前卫学者展开协同研究，展现了知识史研究在当前中国史特别是中国近现代史研究中强烈的蓄势待发意味。

综上可见，知识史是当今在后现代思潮影响下兴起的新兴史学研究，虽然目前的成果还不算丰硕，不过得益于知识社会学研究深厚的学术底蕴，知识史正趋向成为西方史学界重点关注的热点议题，国内史学界也开始逐渐兴起。虽然我们一时还难以对知识史做出比较确定的界说，不过从知识论、知识社会学到知识史这一学术脉络的梳理中，大体上可以概括出知识史的基本内涵和特点，知识史不仅关注介于社会文化和学术思想之间的知识渊源、演进脉络，同时也注重探究知识的生产过程、建构和流传机制，考察知识的社会情境性，以及省思知识对社会文化的形塑作用，并通过将当今习以为常或视为经典的知识过程化，重新认识和思考这些知识及其未来发展的可能性。除此之外，应避免将知识仅仅理解为真理和科学，或者将其局限为精英化、系统化的观念和认识，而应尽可能在大众日常生活的语境中来理解多元化的知识。同时也需注意，我们对知识的认知不能局限于形而上的概念层面，而必须更多地置于社会实践的层面来展开。

三、中医知识史发凡

随着医学与社会文化的诸多关联及医学本身的社会文化属性被更多地意识到，医学或者医疗社会文化史自20世纪后半叶以来，已经取得了长足的发展，然而，到21世纪初，著名的医学社会史家罗杰·库特却写下了《“界定”医学社会史的终结》一文，在该文中，作者鉴于后现代思潮的冲击，“医学”“社会”甚至“历史”等概念的内涵已变得不同，以往过于简单肤浅的医学社会史在学理上已终结，不过“医学社会史终结时的前景并不是回归到‘社会’，在重新理论化和‘界定’时所错失的，而是回到对于下面这种现象各种不同的后结构主义的‘政治性’的理解，即在历史学的框架内，医学更加批判性地意识到自己的价值、前景和目标”。这一论述提示我们，当今医史的研究，应该更多地回到医学本身，尽管我们需要从更多元的视角来加以认识和理解。显然仅仅局限于技术史的方法和议题是远远不够的，但若忘记了医学本身，而只是关注医学外围的社会文化因素，也不是未来医史研究的根本所在。

而是要将两者很好地结合起来，知识史可谓是非常恰当可行的研究路径，前面的论述也已经表明，知识史研究并不仅仅将医学视为纯粹的科学技术，不但会充分关注医学知识建构机制中的文化因素，也会思考知识建构所反映的社会文化变迁和知识建构对社会文化的形塑作用，也就是说，在这一研究中，社会文化史完全不会缺席。而另一方面，对医学知识的探讨，必然会指向对现实中医学问题及其发展的思考和理解。事实上，张大庆先生已经颇具开创性地对此作出了论述，他在《理解当下医学的悖论：思想史的路径》一文中提出，当今社会，医学在取得巨大进步的同时，也引来人们更多的不满和抱怨，针对这一悖论，就有待于我们从思想史的角度，联系过去和现在，来认识医学的复杂性，审视我们的健康观、疾病观和生死观，思考医学职业的价值和责任。该文虽然使用的是传统思想史的概念，但从其对医学思想史概念内涵的解说来看，称之为医学知识史，可能是更为确切的表述。显然，对此的探讨，需要我们以现实问题为导向，通过跨学科的整合方法来解决问题。可见，从知识史的路径入手探究医学，不仅可以很好地践行跨学科的理念和方法，而且也非常切合于当代国际医史研究的前沿态势。

相较于现代医学或西医，中医所面临的问题无疑更为复杂而严重，故而从知识史的角度来探究中医，更显必要。近代以来，有关中医的讨论相当热门，而且异见纷呈，稍作考察便不难发现，人们对中医的认识其实颇为混乱，甚至矛盾。一方面，今人往往会自然而然地将中医视为传统，并名之为“中国传统医学”(TCM)；另一方面，国家的定位和学科体系则又将其归入现代科技。这一混论不仅让世人有关中医的认知产生异常的分歧，而且还使得国家对中医的定位及其发展策略也曲折反复。之所以如此，一方面，固然缘于世人对科学与文化的认知和情感多有差异；另一方面，也直接与人们对中医究竟是传统还是“现代”的认识混乱密不可分。实际上，以西医为参照对象，被视为传统的中医，若从中国医学自身的演进脉络来说，实乃“现代”，近代以来，随着中国传统文化的日渐被质疑乃至被否定及西方医学的强势进入和迅猛发展，一代代中医学人为了自身的生存和发展，努力用现代的科学和学科思维，通过医学史钩沉和传统医学知识筛选，逐渐建构起来的一套现代知识体系。也就是说，中医并不是一种作为传统象征的本质性的存在，而是随着中国历史文化的变迁而不断演进的知识体系。要理清这一点，让人们对此有清醒的认识，无疑就需要引入新学术理念，通过中医知识演进历史的梳理，来探究宋元以来的“中医”演变，特别是在近代面对作为他者的西医，中医如何通过自我重构来拯救和发展自身的历史。

虽然国内中医学界及主要由中医学研究者组成的医史学界对中医的现代化问题十分关注，讨论也甚为热烈，但对于现代中医知识本身的历史性和现代性，却甚少给予关注，甚或还较少有人意识到这一问题。反倒是海外接受了系统人类学和历史学等现代学术训练且关注中医的研究者，比较早注意到这一点。文树德(Paul U. Unschuld)曾指出，作为一个整体、界限明晰、古今相传的医学体系，“中国医学”是在1920—1930年中医存废之争中被创造出来的。1990年，相继出版的两部医学人类学的作品也指出，“中医”(Traditional Chinese Medicine)这个概念实际上是在1950年特殊的政治和社会环境中被创造出来的。现代的“中医”一方面宣扬其传统的根基和两千余年的历史；另一方面，又强调其规范化、现代化及科学化的特征。实际上，不仅仅“中医”这个名词出现得很晚，当代中医的理论和实践有很多方面实际上是在近代以来被创造或重新发现的。随后英国学者蒋熙德(Volker Scheid)出版了《中医在当代中国：多元和综合》一书，关注机构、政治、历史，以及

“非人的媒介”(nonhumanagents)在塑造和重塑中医过程中的角色,为纠正把中医当作铁板一块及简化论的观点,他强调中医实践的建构是多元、不断变化的实践行为。而最近出版的两部历史学著作则以这一认识为出发点,从历史的视角探究了现代中医的形成过程。吴章的著作综合性地考察了从19世纪中期至20世纪中期,中国医学由多元的私人性活动转变为标准化的、由国家支持的双轨系统,解释了西医和中医如何相遇及现代化的问题,认为现代中医领域形成了一种在很大程度上屈从于民族主义政治策略的新医疗方式(TCM);雷祥麟则试图在回答中医是如何从现代性的对立面转变成中国探索自身现代性的标志,其立足于对中医现代性的把握,探究了在近代以来复杂的历史背景中及在国人对现代和传统矛盾纠结的心态作用下,现代中医样貌的复杂性和多元性,并用“非驴非马”加以概括。类似的研究还有不少,这些只是其中的荦荦著者,似乎可以说,现代中医知识的形成,已渐趋成为西方中国医史和中医人类学界的热点议题。姜学豪(Howard Chiang)近期编纂出版的论文集可谓是这一趋向的体现。这些研究为我们理解现代中医,提供了诸多非常有启发性的视角和议题,但他们的异域背景和立场,势必使其真正的关注点落在对中国文化、历史现代性和非西方性的把握和思考,难以从中国自身的立场出发去关心中医乃至中国社会文化的发展,也不太可能深入中医学术内部。而且受学科背景等因素的影响,对于古代特别是宋元以来的传统时期医学知识演进对现代中医形成的影响,还甚少论及。而国内的研究者,受学术训练和研究视角等诸多因素的影响,虽然已有少数研究者已注意到当代中医的现代特质,但整体上对该问题的研究的还基本是点到为止,其学术性和系统性严重不足。

值得指出的是,“中医”本身也是一个具有历史性的概念,不同的时代有不尽一致的内涵。大体上,外延是比较确定的,指主体上在中国产生、发展并实践的医学知识体系,也就是现代意义上与西方医学相对的所谓的“中国传统医学”(TCM)。中医知识史的研究也主要立足于现代中医的基本认识,通过对其历史过程的追踪梳理,探究现代中医的历史性和现代性及历史变迁的复杂性。这无疑是一个十分宏大的课题,内容极其丰富,不同的研究者将很容易从自己的兴趣出发,找到探究的议题。不过就我的考量,以下几个方面的议题,对于这一研究来说非常值得开展。

(一)中医知识的生产、流通和传承及其历史演进

这主要采用历史学的方法,从文本和实践两个层面来梳理中医知识的演进过程,借此让我们对知识演进的脉络有一个整体性的认识。而在具体探讨中,关注点可集中于生产、流通和传承三个方面,从中医核心问题出发,通过精选文本,引入书籍史和阅读史的理念和方法,将文本置于具体的历史情境中来加以考察。既关注知识的演进脉络和生产机制,也注重知识在日常生活的流传和实践及其变迁;不仅观察文本和实践之间的紧张与互动,也注意探讨精英和民众之间知识的异同和交流。

(二)医史书写及其意义

医学史虽然可以视为对医学知识演进脉络的呈现,但更应看到,医史书写本身也是一种知识建构,这部分虽然也会通过对医史论著的梳理,来进一步呈现知识脉络的演变,但重要的是通过对历史上医史书写中的知识建构机制及过程的探讨,来考察知识谱系是如何形成的,范式转移又是怎样发生的,进而探究医史书写对中医知识的形塑作用。

(三)技艺、器具变革与中医知识的演进和再生

技艺是一种相对独立的知识体系,是一种实践性、身体化的知识,而医疗器具则是知识的物化体现,借此探讨,不仅可以进一步考察实践领域的医学知识的演进,亦可探索技能和器具这样具有物质性的知识对于中医知识建构的重要影响。

(四)全球视野下的"他者"与中医知识的建构

中医虽然是在中国文化脉络中相对独立发展起来医学体系,但也从来不是封闭而孤立生成的。在演进过程中,众多跨文化、跨地域、跨民族的外来因素,对于中医知识的建构起到了极为重要的作用,特别是西方文化和医学知识,对现代中医的建构是极其重要的。对此的探讨,将非常有助于我们更开放多元地理解和认识中医。

(五)知识史脉络中现代中医理论体系的形成

现代中医知识的主要内涵主要体现在现代中医理论体系中,立足上述有关中医知识演变的研究,在历史的脉络中,考察梳理现代中医理论体系的形成过程、知识来源和形构机制,对于我们理清和思考现代中医的形成,将是至为关键的一步,也可以说,是我们在大量历史研究基础上的最终目标。

(本文转载自:余新忠《融通内外:跨学科视野下的中医知识史研究刍议》,《齐鲁学刊》2018年第5期第28-35页,并删除了其中的页下注和文末注内容)

中庸与中医——中国古代的大智慧

罗根海
讲座时间:2015 年 9 月 29 日

专家简介

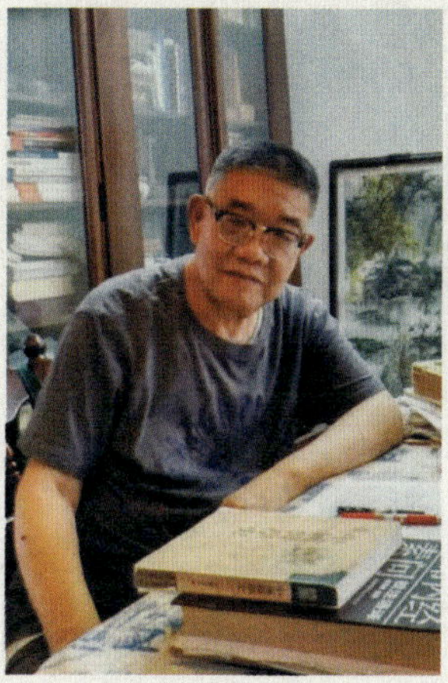

罗根海,天津中医药大学教授,曾任医史文献专业博士研究生导师,2015 年 1 月被学校聘为资深教授。曾任天津中医药大学中医系党总支书记、天津中医药大学第二附属医院党委书记、文理部主任等职。曾任中华中医药学会文化分会常委、医古文分会常委、国家中医药管理局中医师资格认证中心命审题专家、天津市医学考试命题专家委员会委员。长期从事医古文和中医药文化的教学与研究工作,先后主编(著)并出版了《实用中医汉语》(精读:基础篇、提高篇)、《中医的文化底色》《中医的人文意蕴》等教材和专著;参编《中国分省医籍考》《中医古籍阅读学》《津沽杏林三杰——哈荔田、何世英、郭霭春百年诞辰纪念文集》等。

曾获 2004 年度天津市"十五"立功先进个人荣誉称号,天津市首届教育科研优秀成果三等奖,天津市高等教育优秀论文评选一等奖、三等奖及校级教学成果一等奖等奖项。

几十年来,始终从教,笃志以致其道,以为师者最为高、大、尚,尤尊崇孟子"我善养吾浩然之气"之古训,以培其本,亦以为是晚年夕照下工作、长寿之秘要。

传统的中医药学是国学的重要组成部分，而国学又是体现中国软实力的力量。只有“式为龟镜”，方知“慈惠无穷”。为弘扬中国传统文化，普及中医药文化知识，我编著了一部中医科普书《中医的文化底色》。中国工程院院士、中国中医科学院原院长、天津中医药大学名誉校长张伯礼院士为该书赠序。他说“中医药学的理论体系和临床思维模式，具有深厚的中国文化底蕴”“了解东方文化特点和思维方法，往往一通俱通，很多问题都能迎刃而解”“中医药已成为中华民族对人类文明的又一巨大贡献”。

天津中医药大学原校长、老红军，现年98岁的资深中医教育家韩锡赞老前辈看了该书后说：“中医不能没有‘底色’，失去‘底色’，将会使中医消失。”

我认为该书有如下4个特点。

首先，《中医的文化底色》一书旨在传递正确的价值观和传统美德。中国传统医(药)学是中国传统文化的一部分，并依托中国传统文化而生存、发展。该书在用中国传统文化诠释中医(药)学的特色的同时，又传达了传统中医(药)学所体现的“仁心仁术”“关爱生命”“普惠百姓”“传统伦理”等以仁爱为核心的医学价值观，对筑建今日医家的精神世界、提升医疗的服务水平，有特殊的意义。

其次，该书探讨了什么是中医(药)文化，并进行定位和阐释，对弘扬中医(药)文化精神、适应当今医学的发展、构建中国健康事业和普及中医(药)学相关知识，至关重要。其表述如下：“由此得出这样的结论，中医药文化是依附、融合在中医学理论及其诊疗技术中的文化。在中医文化中，既体现着中国传统文化精神，又包容着中医学特有的健康身体的智慧。”(《中医的文化底色·楔子：中医是什么？》)

再次，该书以中医(药)学发展历史为依据，探讨了“亲情”对未来养老事业所具有的价值和地位，其可行性为建立中国式养老事业提供有价值的史鉴。

最后，该书首先提出了“民间医——中国古代的‘全科医师’”这个概念，对建设中国全科医生队伍、构建健康保障网络，大有裨益。该书还阐释了科学健康观和生活方式是一种文明的理念，从不同视角对提升民族素养起到引导和启迪的作用。

一、中庸与《中庸》

（一）什么是中庸

中庸是儒家处世的态度，也是道德的标准和思维方法。孔子说："中庸之为德也，其至矣乎！民鲜久矣。"（《论语·雍也》）

意思是，中庸这种道德，该是最高的了，大家已经是长久地缺乏它了。孔子的这几句话告诉我们：首先，在孔子的眼里，中庸不仅是思想方法，还是最高的道德标准；其次，这种思想道德，由来已久。相传上古时期尧帝让位于舜帝时就强调，治理社会要有"允执其中"的理念，用现代人的话来说，就是要在新的矛盾平衡中去处理事情，以达到双赢。

中，折中，无过，也无不及，调和；庸，平常；中庸，就是折中和平常的东西（朱熹《四书集注》的解释）。

《论语·先进》里还记载了这么一小段对话。子贡问："师与商也孰贤？"子曰："师也过，商也不及。"曰："然则师愈与？"子曰："过犹不及。"

意思是，子贡问孔子："子张和子夏两个人，谁强一些？"孔子道："子张呢，有些过度；子夏呢，有些赶不上。"子贡道："那么。子张强一些吗？"孔子道："过度和赶不上同样不好。"

（二）什么是《中庸》

《中庸》是一部最早系统地阐述孔子中庸思想的书籍，相传是孔子的孙子子思所独著（依据司马迁《史记·孔子世家》）。它和《大学》两部书都收录在《礼记》之中。

二、中庸思想的传承和发展

(一)中庸思想起于舜

舜的中庸思想,可从孔子对舜的称赞中了解到。

“舜其大知也与!舜好问而好察迩言,隐恶而扬善,执其两端,而用其中于民,其斯以为舜乎!”(《中庸·第六章》)

意思是,舜是个大智的人,舜喜好从别人那里学习,并分析别人的言论。恶者,则隐而不宣;善者,则播而不匿。对极端的言论,执其两端二度量,以取中,然后用之。

(二)孔子的中庸思想

“仲尼曰:‘君子中庸,小人反中庸。’”(《中庸·第二章》)孔子的中庸思想是承认矛盾的存在的,孔子曾说:“吾有知乎哉?无知也。有鄙夫问于我,空空如也,我叩其两端而竭焉。”

意思是,孔子说:“我有知识吗?没有啊。有一个庄稼汉问我,我本是一点也不知道的;我从那个问题的两头去盘问(才得到很多意思),然后尽量地告诉他。”

这“两端”就是对立的两极,而对待矛盾的双方就要用“致中和”的办法加以解决,以防止矛盾的激化或转化。中庸作为孔子处世的方法,适用于社会生活的各个方面:在政治上他主张“宽以济猛,猛以济宽,是以政和(《左传·昭公二十年》)”;在美学上他主张文质兼备,认为“质胜文则野,文胜质则史。文质彬彬,然后君子(《论语·雍也》)”;在做事上,他主张“过犹不及”,应当持中为最佳(《论语·先进》)。

(三)子思与《中庸》

据司马迁的《史记·孔子世家》记载:“子思作《中庸》。”自此以后,许多学者,包括李学勤等当代学者,都认定并支持这个说法。

子思的中庸思想把中庸与人性道德联系起来。他认为:“中也者,天下之大本也。和也者,天下之达道也。致中和,天地位焉,万物育焉。”(《中庸·第一章》)

意思是,中,是天下之理的根本。和,是天下不可离开之“道”。推置“中和”的状态,天地的位置就确定了,万物也就产生了。

那么,什么是“达道”呢?子思认为是“知、仁、勇”三者。

他说:“天下之达道也,知、仁、勇三者。”(《中庸·第二十章》)子思的意思是:天下古今所共由之路,是智慧、仁爱、勇强。

对于“知、仁、勇”三者,孔子则认为:“好学近乎知,力行近乎仁,知耻近乎勇。”可见儒家思想是一个体系。

在《中庸》一书的最后二十章中,子思论述最多的是“至诚”,并认为其是最高的道德境界和世界本原。

(四)朱熹与《中庸》

许多人可能是从宋代理学大师朱熹的《四书集注》知道《中庸》一书的,可见其人其书的影响之大。《四书集注》是朱熹为《论语》《孟子》《大学》《中庸》4部书籍所作注释的汇总本。朱熹说,“四书”“一生用功”“四十余年理会”,几乎是用去了他一生时间的力作。在注释《中庸》章句时,注入了朱熹的哲学观和思想,体现了理学以理为最高范畴的思想体系及强调认识和修养方法,以及注重道德、通经致用的特点。

三、中庸哲学对中医学理论形成的影响——以《黄帝内经》为例

在中医学形成的过程中,中庸的思想很快就被中医学说所吸纳和使用。现存最早、最完备的中医学理论的渊薮《黄帝内经》中,从病因、病机等多方面

运用中庸思想阐释医理。

(一)中庸哲学对病因学形成的影响

中医学认为“过则为害”。

“故春夏秋冬四时阴阳,生病起于过用,此为常也。”

如劳累之过:“久视伤血,久卧伤气,久坐伤肉,久立伤骨,久行伤筋,是谓五劳所伤。”(《素问·宣明五气篇第二十三》)这就是中医学告诉我们的五种过度的疲劳,各有所伤害的对象:长久地目视,则劳心而伤血;长久地卧睡,则劳肺而伤气;长久地坐着,则劳脾而伤肉;长久地站着,则劳肾而伤筋,这就是五劳所伤。

再如饮食之过:“是故多食咸,则脉凝泣而变色;多食苦,则皮槁而毛拔;多食辛,则筋急而爪枯;多食酸,则肉胝腐(音 zhù)而唇揭;多食甘,则骨痛而发落,此五味之所伤也。故心欲苦,肺欲辛,肝欲酸,脾欲甘,肾欲咸,此五味之所合也。”(《素问·五脏生成篇第十》)意思是:多吃咸味的东西,就会使血脉凝滞,而面色失去光泽;多吃苦味的东西,会使皮肤干燥,而毛发脱落;多吃辛味的东西,会使筋拘挛,而爪甲枯槁;多吃酸味的东西,会使肉坚厚而唇缩;多吃甜味的东西,会使骨骼疼痛,而头发脱落。这些是饮食时,由于五味的偏嗜而受到伤害的情况。所以,心喜欢苦味,肺喜欢辛味,肝喜欢酸味,脾喜欢甜味,肾喜欢咸味,这就是五味与五脏的对应关系。

(二)中庸哲学对治疗学形成的影响

在治疗学上,中医学认为“以平为期”,即:“实则泻之,虚则补之。必先去其血脉,而后调之,无问其病,以平为期。”(《素问·三部九候论篇第二十》)

概括起来说就是“阴平阳秘,精神乃治”(《素问·生气通天论篇第三》),也就是阴气平和,阳气密藏,精神就会旺盛。

中庸思想承认矛盾的存在,而对待矛盾双方,应当采取“致中和”的方法，防止矛盾的激化或朝不利的方向转化。中医把“致中和”的方法运用在认识疾病和治疗疾病上，就形成了中医学重要的诊疗特色。如中医学在“治病求本”的原则下，主张正治（也称逆治）的治疗方法。正治法就是根据疾病寒、热、虚、实的本质，采用寒病用热性药、热病用寒性药、体虚的患者用补法、有实证的患者用泻下的方法，来求得患者体内阴阳的平衡，达到“中和”的状态，即五脏平和的状态。因此，正治法就是“致中和”原则在中医治疗上的具体运用，也是受哲学思想影响而形成的。但“致中和”并不是束缚医生的绳索，临证时，医生必须针对患者的病情灵活应变，这才是变通、活用“致中和”好的治疗方法，“致中和”让中医学找到了疾病的原因和治病的法则。

葛洪在《抱朴子·极言》中说：“养生之方，唾不及远，行不疾步。耳不极听，目不久视。坐不至久，卧不及疲。先寒而衣，先热而解。不欲极饥而食，食不过饱；不欲极渴而饮，饮不过多。不欲甚劳甚逸。冬不欲极温，夏不欲穷凉；大寒、大热、大风、大雾，皆不欲冒之。五味之口，不欲偏多……”更直白地说出了生活中“过则为害”及如何避免“太过”的道理和方法。

四、题外之音——学科的交叉与对话

（一）医学文献的性质

现任中国台湾“中研院”历史语言研究所的李建民博士，是一位研究中国医疗史的专家，他在《生命与医疗·导言》一书中说：“一位研究医学史的前辈学者告诉我：中医文献具有两重性，它既是历史文献也是应用文献。绝大部分有关中国科技史的文献都属于前者，中医文献是唯一的例外。”

鉴于这种例外，研究历史文献的方法同样适用于研究中医文献。

在研究中医文献时，李建民还提醒我们要关注代医学“医典”的形成史。什么是“医典”呢？“医典”就是一门学科的范例性文本。换句话说，古代医学史的研究，就要选择“医典”，就是要选择范例性文本，例如，围绕中医学史上的某些有影响力文本进行的不同视角的研究等。

在中医文献中，大致又可分为基础理论性文献和临床基础性文献；还可分为现存的文献和出土文献等。

(二)晚清经学家、朴学家的启示

自孔子创立儒家学说以来，以儒家经典为研究对象的“经学”就成为两千多年以来最主流的学说。一代代经学家绵延不绝，把经学理论推向一个又一个高峰，并“成为两千年来国人思想之总源泉”。所以，梁启超先生曾讲“《论语》如饭，最宜滋养；《孟子》如药，最宜袪除及兴奋”。(《国学要籍研读法四种》)

但“古之初为道者，莫不兼修医术，以救近祸焉”(葛洪《抱朴子·杂应》)。这也是中国的“儒医”形成的主要原因，而且这种传统至今尚存，绵延流长，形成儒“味”医学。

大家知道“自六经以外立说者”，包括诸子、兵书、数术、方伎等，“合而叙之”，开始称之为子部(《隋志·子部·总序》《四库全书·子部·总序》)。这样，医籍就全部归到了子部书的类别。于是，清代卓有建树的经学家、朴学家又开创了向子部书进军的步伐，如清初的顾炎武、姚鼐(际恒)，乾嘉时期的段玉裁、王念孙等。他们运用考据学的方法，在医籍文献方面的研究中，同样取得了巨大成绩，值得我们学习、研究和传承。清末最有代表性的经学翘楚有如下四位。

1.俞樾(1821—1907)

清代“拼命读书”的经学家、朴学家，著有《群经评议》《诸子评议》《古书疑义举例》《春在堂全书》等。其中，《读书余录》(又名《内经辨言》)成为清代研治《素问》的考据学名著。

2.胡澍(1825—1872)

清代医家,著有《黄帝内经素问校义》,对书中的39处做了校勘、释义。

3.孙诒让(1848—1908)

清代经学家、朴学家,著有《周礼正义》《墨子间诂》等。其中《札迻》为清代子书校勘名著,其中《素问王冰注校》一卷,校释了《素问》13则。

4.于鬯(音 chàng)(1862—1919)

清代经学家,著有《战国策注》《香草校书》《香草续校书》等。其中《香草续校书(卷二)·内经素问》有校记102条。

对于这几位晚清著名经学家、朴学家的研治倾向,学者分析认为,他们或是看好《黄帝内经》中所含有的深刻哲理,或认为《黄帝内经》的语言丰富,或打着子学复兴的旗帜,甚至这样还可迂曲地进行有助于经学的研究等。对于这一点,刘梦溪先生在《中国现代学术要略》一书中引用了罗焌(音 jùn)《诸子学述》的观点说,"乾嘉以后学者,皆留恋子书,以为治经之助"。可见,他们研治以《黄帝内经》为代表的子部书,仍意在经籍。

(三)研究建议

第一,用社会学的方法研究医学史上发生的故事不可轻视。

因为社会学、语言学、文学同属人文社会科学,而中医药学具有社会科学与自然科学两种属性。

第二,用语言学、文献学的方法多视角、跨学科地研究医学文献不可或缺。

第三,要把语言文化学院(现为文化与健康传播学院)办成"学院",而不是"教学部",这是两种定位、两种思路、两种要求的发展路径。只有前者(学院)才能做到教学、科研共同发展。

首先,要实现学科的交叉与融合,再谋求学科的建设与提升。其次,对于广大教师和高年级的学生来说,就是要尽快完成自己的学历、能力、定力的提升和发展。

漫谈中医文化与中医养生防病

贾英杰
讲座时间:2023年4月24日

专家简介

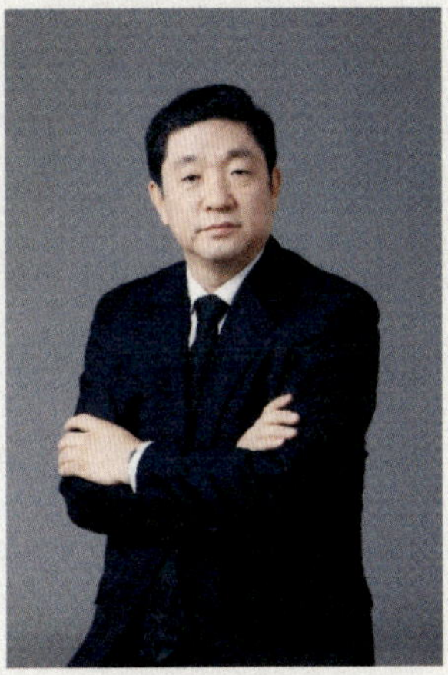

贾英杰,主任医师,二级教授,博士研究生导师,全国名中医,天津中医药大学第一附属医院首席专家,国务院特殊津贴专家,第六、第七批全国老中医药专家学术经验指导老师,天津市“十佳”医务工作者,天津市劳动模范。

担任中国抗癌协会肿瘤传统医学专业委员会候任主任委员、中国抗癌协会中西整合前列腺癌专业委员会主任委员、中国中医肿瘤防治联盟副主席、世界中医药联合会肿瘤专业委员会副主任委员、世界中医药联合会肿瘤经方治疗研究专业委员会副主任委员、中国医药卫生事业发展基金会中医肿瘤专家委员会副主任委员;华北区域中医肿瘤防治联盟主席、天津抗癌协会副理事长、天津中医药学会肿瘤专业委员会主任委员、天津市中医肿瘤研究所所长;《中草药》《中医肿瘤学》《中国肿瘤临床》《天津中医药》《河北中医药》《河南中医药》等杂志编委。

贾英杰教授从事中医肿瘤诊疗工作40余载,创立“黜浊培本”肿瘤中医治疗法则,抓辨治节点,动态辨治,主张采用多途径、多手段、多方法的中医药“立体疗法”模式,取得良好疗效。先后承担并完成国家级及省部级课题20余项;获省部级科技进步奖二等奖2项、三等奖2项;中华中医药学会科技进步奖二等奖1项、三等奖1项;发明专利3项;发表学术论文300余篇;主编肿瘤学专著6部,培养硕士、博士研究生100余名。

健康指一个人在身体、精神和社会等方面都处于良好的状态，是人类的基本需求，每个人都希望身心健康。世界卫生组织公布的数据表明，人的健康和寿命状况40%取决于客观环境因素，60%取决于人体自身因素。长期以来，人们把有无疾病作为健康的标准，这种单一的健康观念仅关注了疾病的治疗，而忽视了疾病的预防。为了满足人民的健康需要，适应新时期的卫生要求，党和国家提出了“医疗卫生战略前移”，注重疾病预防，提倡“防重于治”，重视改善工作生活环境，加快完善卫生健康制度体系，例如，推进中小学生“双减”工作，加强学生身心锻炼；改善生活环境，强调绿水青山就是金山银山；鼓励用人单位改善劳动者福利，定期组织集体体检等。除了40%的客观因素外，我们更应该明白，自身因素对健康来讲的重要性，我们每个人自己才是健康的第一责任人。

了解中医药文化，利用中医养生，预防疾病，是我今天讲座的主题。谈到预防，养生保健是最积极的预防疾病之法，中医干预下的养生是健康的生活方式之一。今天，我将从认识中医文化、中医是道、何为中医养生及围绕肿瘤谈中医健身防病这四方面漫谈中医文化与中医养生防病，并围绕肿瘤浅谈如何预防癌症侵袭。

一、认识中医文化

中医药是中华文明瑰宝，孙思邈在《备急千金要方》中讲：“古之善为医者，上医医国，中医医人，下医医病。”可见，中医不只是一门医学学科，更蕴含着哲学思想。

中医是医道之学，西医是医技之学。医道之学是人学，医技之学是科学。中医超越并包容了科学技术，它既是形而上之道无形无象，通天达地；又是形而下之器，有形有象，医病救人。同时，它也是一种渗透东方世俗生活的文化、哲学、艺术、价值观，更是一种美好的生活方式。从理论上讲，中医理论中的“天人合一”“阴阳五行”蕴含了中华文化深邃的哲学智慧，“三因制宜”“辨证论治”反映了中华民族特有的思维方式，“大医精诚”“仁心仁术”体现了中华民族深厚的人文精神；从实质上讲，中医着眼于治人，其法在于调节阴阳平衡，而其术看合适与否，并无高下之分。如果只把中医只看成是治病救人的医术，或者认定中医只是医学的观点，都是小视乎中医。

中医学在古代唯物论和辩证法思想的指导下，从“天人合一”的角度观察生命、健康、疾病问题；在临床诊治疾病的过程中，通过四诊收集临床资料，探求病因病机，以确立治则治法。因此，中医学理论体系有两个基本特点：一是整体观念，二是辨证论治。所谓“整体观念”，是指从人的精神、心理、形体等多维度认识疾病的发生发展；所谓“辨证论治”，是指强调根据患者的体质特征和病情变化，结合发病的时间和地域特征等因素进行动态的调整，具有一人一方，一时一方，一地一方等特征，蕴含着“人本主义”思想。

二、中医是道

中医是自然的医学，是关乎天地之道的学问，它从中华文化发展而来，与儒释道共同构成了中国的核心文化内涵——“医道”，中华传统文化是中医的根，也是中医的灵魂。有了中华传统文化的滋养，中医才可以成长为“参天大树”。中医学以人为本，处处都有“道”的内涵，处处蕴含着中华传统文化的思想，如人文精神、仁爱美德等，这些都让中医成为世界上非常了不起的学科。

中医学强调医学之道，应以道御术、以法固道、以器载道，西医学更强调医学之术。医学之道可以指导医学之术，近年来，西方医学在发展中也逐步在向“医道”的方向靠拢，如逐渐重视整体观、辨证观、以人为本等。张伯礼院士说：“中医不但是医学，更是文化，是哲学，是关乎生命的理念。”

至此，不得不提到我国现存最早的医学著作——《黄帝内经》，它成书于秦汉时期，不仅确立了中医学独特的理论体系，也对古代哲学体系进行了深刻探讨，对中医学的发展产生了深远影响。《黄帝内经》关注的是人与自然、人与人、人与社会、人与心灵的和谐，它不仅关注果，而且更关注因，不仅关注人的身体和疾病，而且全方位关注天地人的和谐，是人类关爱身心健康与生命安全的“东方智慧”。在中国文化思想和哲学体系的影响下，中医使用“阴阳”和“五行”两个医道中的基本概念来观察世界，任何事物都是阴阳和合体，从宏观世界到微观世界，从自然界到人类社会，无物不是阴阳。《素问·阴阳应象大论篇》中讲：“阴阳者，天地之道也，万物之纲纪，变化之父母，生杀之本始，神明之府也。”开篇便提出阴阳是天地之道、万物之纲，一切都有阴阳之道。在《黄帝内经》中可以发现，全书比较集中地阐述了人类社会天地人和谐、中正、平和的思想，而天地人的和谐发展正是目前整个人类面临的难题。

因此，中医是与中华文化联系最紧密的学科，其中折射出很多优秀的传统哲学思想。中医学是中华民族智慧的结晶，中医药是我国独特的文化资源，是中华民族历史遗产在现实生活中的体现，蕴含中华文化的深厚内涵。我们需要大力弘扬中医药的文化价值，深入推进中医化生活方式，以此来唤醒国人沉睡的中华文化基因。

三、何为中医养生

依据《中国古代疫病流行年表》收录的内容，历史上有不少疫病对中国的政治经济发展和社会进程产生了极大影响，然而并未因此导致民族迁移和人口骤降。我们可以看到，中医药历经千年，与中华文明一脉相承，如一盏明灯，防与治相结合，庇佑着中华民族一次次转危为安，其中不仅体现了中医的治病理念，更体现出中医的治未病思想。

随着人们对健康的日益重视，预防疾病、健康养生已经成为大家共同追求的目标。所谓养生，就是调养生息，是根据人的生命过程规律主动进行物质与精神的身心养护活动，中医学亦称之为“摄生”“道生”。《素问·四气调神大论篇》：“圣人不治已病治未病，不治已乱治未乱。……夫病已成而后药之，乱已成而后治之，譬犹渴而穿井，斗而铸锥，不亦晚乎。”首次明确提出了“治未病”概念，治未病又包括了未病先防、既病防变及愈后防复。中医养生属于未病先防范畴，通过养生增进健康，预防和减少疾病发生，阻止疾病的发展与传变，防止疾病的复发，以尽终天年。中医养生是中国劳动人民与历代医家在漫长的历史岁月中经过反复探索、实践逐步形成的，具有很强的科学性，是较为系统的理论体系。

前面我们提到的《黄帝内经》，其中记载了诸多养生之道，《素问·上古天真论》中：“上古之人，其知道者，法于阴阳，和于术数，食饮有节，起居有常，不妄作劳，故能形与神俱，而尽终其天年，度百岁乃去。今时之人不然也，以酒为浆，以妄为常，醉以入房，以欲竭其精，以耗散其真，不知持满，不时御神，务快其心，逆于生乐，起居无节，故半百而衰也。”意思是上古时候的人懂得天地之间运行的道理，行事均不违背于天地的正常运行，他们的起居作息都“法于阴阳，和于术数，食饮有节，起居有常，不妄作劳”，这样能让肉体与精神都协调一致，而尽终其天年。可是现在的人却不是如此，把酒当作饮料，作息不规律，日夜颠倒，醉后肆行房事，耗竭精气，耗散真气，不懂得保持精气神的充足，不善于调养精气，只为贪图一时的快乐而违背养生之道，因为“起居无节”，所以五十多岁身体就已经开始变差了。这句话对我们今人也有很重要的提示作用，我们如果能够遵循天地阴阳自然之道，纠正自己的不良生活习惯，那我们也可以健康地生活。此外，拥有一个稳定、平静的心理状态，也是养生重要的一部分，正如《素问·上古天真论篇》记载：“夫上古圣人之教下也，皆谓之虚邪贼风，避之有时，恬淡虚无，真气从之，精神内守，病安从来。”

中医强调整体观念,中医指导下的养生同样需要顺应天地之规律。举例来讲,“人与天地相参也,与日月相应也”提示我们应该顺应四时,因时因地进行养生;“食饮有节,起居有常,不妄作劳”提示我们应该规律生活,顺应自然界的“作息规律”;“善养生者,当以德行为主,而以调养为佐”提示我们心理与生理共同健康的重要性。可以看到,古人为我们提供了许多中医养生之道,在中医养生理论指导下,我们可以通过修正个人不良习惯,改变生活方式,最终达到身心健康的目的。

四、围绕肿瘤谈健身防病

(一)中国癌症发病情况

根据国家癌症中心报告的数据显示,2020 年中国新发癌症 457 万人,癌症死亡 300 万人,2020 中国癌症新发病例数前十的癌症分别是:肺癌(82 万)、结直肠癌(56 万)、胃癌(48 万)、乳腺癌(42 万)、肝癌(41 万)、食管癌(32 万)、甲状腺癌(22 万)、胰腺癌(12 万)、前列腺癌(12 万)、宫颈癌(11 万)。直到现在,我们很多人仍然是“谈癌色变”,这是为什么呢?我认为与人们对癌症的固有观念、对肿瘤治疗手段的畏惧、对肿瘤复发转移的担心及受制于高昂医疗费用等原因有关。随着人们对健康的逐渐重视及医疗技术的发展,肿瘤检出率越来越高,人们可能会觉得周围很多人都患肿瘤,肿瘤离自己并不遥远,但我仍然想说,肿瘤其实并不可怕。如果我们在日常生活中注意规范自己的生活习惯,注重自己的心理健康,健康生活,定期体检,对一些可能导致肿瘤的疾病进行早期干预,从一定程度上可以起到预防肿瘤的作用。

(二)我国肿瘤防治目标

根据肿瘤现状,我国设立了肿瘤防治的具体目标,可分为三个阶段:近期目标,2010 年全国肿瘤调整死亡率不再上升;中期目标,2030 年全国肿瘤粗死亡率开始下降;远期目标,2050年高峰期的肿瘤死亡率降低50%以上。并且针对这些目标,制订了一系列政策,包括我们的全民健身、医疗战略的前移等,这都是我们降低肿瘤发病率、死亡率非常重要的手段。

(三)癌症的发生与预防

癌症的发生非一日之寒,在临床期前,癌症有一个漫长的潜伏期。不是说今天饮食不节,明天就会发生癌症。从正常细胞演变成癌细胞,发生异常增生、癌前病变,再到形成可见的癌症需要10~20年。包括化学因素、物理因素、生物因素在内的获得性环境因素导致体细胞基因突变,激活促进肿瘤生长的促癌基因,灭活抑制肿瘤生长的抑癌基因,引起恶性肿瘤的发生,这个过程是慢性的,是长期的。当患者处于癌症潜伏期,只要有意识地改善生活习惯、饮食结构、运动习惯,增强抗癌免疫力,便可逆转或阻止癌变的发生。

肿瘤的发生与生活方式存在着密切的关联,主要包括饮食因素、心理因素、睡眠因素等,其中,十大不良习惯包括:

(1)三餐不规律,不吃早餐。如很多人为了减肥不吃早餐,这是不对的,人体要保证蛋白质的摄入,保证碳水化合物及维生素的补充。

(2)睡眠时间不足,不规律。如教师熬夜批改作业、医护人员睡眠不规律。

(3)生闷气。研究发现,乳腺癌的发生与长期的精神刺激和性格改变有极大的相关性。

(4)经常食用不新鲜食物。如苹果只要是坏了一点,怕浪费就去吃剩下的部分,但是不应该吃,不要做无意义的节省。

(5)缺乏体育锻炼。应鼓励经常去户外锻炼。

(6)过度看电视和上网娱乐,娱乐也应适度。

(7)不主动体检或有病不就医,应每年定期体检。

(8)与家人、朋友缺少交流。心理健康同样非常重要,我们需要有效的沟通来调整心理状态。

(9)久坐不动,"宅"在家中,可适度走步,做中医导引操。

(10)长时间处于空调的环境下。

及时识别风险因素,制订并实施有效的防治措施,将有助于降低肿瘤的发生风险,促进身体康复。我将分别针对饮食、睡眠、运动、心理、环境管理等方面进行防癌建议,并提供一些中医养生小妙招。

1.饮食调护——营养均衡、合理膳食

不良的饮食习惯是诱发肿瘤的关键因素。饮食不规律与胃癌的发生具有紧密联系,长期摄入含食品添加剂过多的食物,也大大增加了患癌风险。在日常饮食方面应做到营养均衡、合理膳食。

(1)保证能量充足:需要保证充足的能量供应,主食应适当摄入高热量食物,以谷薯类食物为主,包括大米、面粉、杂粮等。

(2)保证蛋白质摄入:蛋白质是抗体形成的基础,缺少蛋白质会直接影响人体的免疫功能。推荐摄入优质蛋白质类食物如瘦肉、鱼、虾、蛋、奶、大豆等。

(3)注重维生素的补充:维生素是人体必需营养物质,其中维生素C能减少外界对人体细胞内平衡的干扰以促进抗体形成,建议适当进行维生素C的补充。新鲜的水果和蔬菜中富含大量维生素C,水果可选择橘子、橙子、柠檬等,蔬菜建议多选择深色蔬菜,如菠菜、芥菜、西兰花、茼蒿等,除含有丰富的维生素C外,还含有维生素K、叶绿素、叶酸、膳食纤维、类胡萝卜素、钙、铁等营养素,可帮助改善食欲减退、消化不良、排便异常等情况。

(4)必需脂肪酸的摄入:推荐摄入富含不饱和脂肪酸的食物,如海鱼,

杏仁、核桃等坚果，橄榄油、玉米油等植物油。

(5)微量元素的摄入：海带、海参、鱼肉，尤其是海鱼类食物，富含锌、铁、钙、碘等矿物质，香菇、冬菇、金针菇、木耳等菌类富含多糖、多种维生素与微量元素，可提供充足营养物质。

2.睡眠调护——保证充足睡眠

睡眠对癌症发病率具有重要影响，日睡眠时间<6 小时的人群即属于致癌危险人群，我们应保证充足睡眠，优化睡眠的效率。

(1)保持有效睡眠时间，避免睡眠缺乏、熬夜和睡眠时间不规律。

(2)适当的午休有助于提高免疫力。

(3)保持睡眠环境的安静和空气流通。

(4)优化睡眠的效率，减少睡眠前玩手机的时间。

(5)对于睡眠质量差的患者，有条件的可以利用可穿戴设备监控睡眠质量。

3.运动调护——保持适当的运动

运动不足已经成为一些癌症的风险因素之一。美国癌症协会推测年轻人群癌症发病率的上升至少有一部分是由久坐的生活方式导致的。流行病学研究表明，体力活动和癌症风险呈负相关。

(1)训练运动应根据个人身体情况选择合适的运动方式，以全身微微出汗，不感到疲惫为最佳运动状态。

(2)身体素质较差的人群，不适合进行大量运动训练，建议可从小运动量开始，每天锻炼 5~10 分钟，根据自身情况逐步达到每周锻炼 150 分钟。不同人群在运动的选择上有所区别，如存在肺脏基础病，既往有咳嗽咳痰者，不建议做强度较大的跑、跳等运动。

(3)从中医角度来讲，可选用运动+中医特色五音疗法，通过运动与音乐的完美结合，达到健身与辅助身体康复的目的。可选择八段锦、太极拳、五禽戏等传统运动增加身体各部肌力，改善平衡力和柔韧性。可选择六字诀等进行呼吸导引训练，以增加吸气肌、膈肌力量及肺活量。

4.情绪调护——稳定心态，保持愉悦

《金匮翼·积聚统论》曰："凡忧思郁怒，久不得解者，多成此疾。"情志因素在积聚的过程中是一种重要因素。我们通过稳定心态，保持愉悦以预防肿瘤发生。

(1)可以通过深呼吸放松、听音乐、冥想及兴趣爱好等充实自己的生活。

(2)保持规律的日常作息及娱乐，良好的心情能帮助提高机体免疫力。

(3)与家人、亲属、朋友保持沟通交流，相互支持、相互理解。

(4)如果出现情绪低落或受某些不良情绪影响，可主动与信任的人倾诉获得心理支持，消除负面情绪。

(5)如果存在持续焦虑、抑郁无法自行缓解时，可寻求心理专业人员的帮助。

5.环境管理——保持清洁，科学消毒

(1)室内外温度适宜时，尽量做到通风清洁，做好生活垃圾处理。

(2)要养成勤洗手的好习惯，当接触到可疑感染的人或物时，要使用消毒液进行消毒，消毒液一般具有很强的刺激性，使用过程中最好佩戴口罩和橡胶手套，防止液体飞溅。

(3)手消毒可选醇类和季铵盐类；表面擦拭消毒(如门把手、扶手)可选用消毒湿巾。

(4)手机、钥匙等小物件表面可用 75% 酒精擦拭消毒。

(5)毛巾、衣服、被褥建议不定期使用阳光暴晒、热力消毒等物理消毒方法。

6.中医调护——健康小妙招

(1)桑菊金梨汤——生津润肺、清肺止痰

组成:桑叶、橘皮、雪梨干、枸杞、菊花。

适应证:咳嗽、咽干、发热等外感症状明显者。

(2)参苓荷叶茶——祛湿健脾、清浊降脂

组成:荷叶、山楂、茯苓、决明子、橘皮、党参。

适应证:三高人群,乏力困顿,食欲不振症状明显者。

(3)甘麦静心茶——养心安神、清热除烦

组成:甘草、大枣、淡竹叶、百合、玫瑰花。

适应证:情绪焦虑,烦躁寐差症状明显者。

(4)防风固表饮——发散风寒、祛湿通络

组成:荆芥、防风、黄芪、白术、薄荷。

适应证:汗出、恶风、易感冒等。

(5)中药穴位按摩——健脾和胃、理气消痞

穴位:中脘、气海、关元、神阙、足三里。

适应证:脘痞不舒者。

(6)中药足浴泡脚—温经散寒、通络活血

组成:艾叶、桂枝、川芎。

适应人群:畏寒、手脚冰凉明显者。

方法:一般每味中药各取 10~15g 煮水泡脚,放入锅中加水,盖上锅盖用热水煮 15 分钟。煮好后,将全部药汁倒出,加入适量冷水至 40℃左右。泡脚时水要没过踝部,最好边泡边搓双脚。

(四)肿瘤的三级预防措施

国际抗癌联盟认为 1/3 恶性肿瘤是可以预防的,1/3 恶性肿瘤如能早期

诊断是可以治愈的，1/3 恶性肿瘤可以减轻痛苦、延长寿命，并提出了恶性肿瘤的三级预防概念：

Ⅰ级预防：病因预防，目标是防止癌症的发生。

Ⅱ级预防：临床前预防或“三早预防”，目标是防止疾病的发展。

Ⅲ级预防：临床预防或康复预防，目标是防止病情恶化、防止残疾。

早期发现、早期诊断、早期治疗是救命之要，肿瘤尚处在初始的生长过程中，病变限于正常组织的一小部分，肿瘤浸润也仅限于黏膜或黏膜下层，没有区域淋巴结或远处转移。若患者在没有或仅有轻微临床症状时被诊断出来，对于控制肿瘤进展具有重要意义。资料统计，如果早期对癌症做出正确诊断，50%以上可以治愈，5 年生存率可达 80%~90%。乳腺癌早期诊断、早期手术治疗，5 年生存率可达 85%，晚期则只有 50%；宫颈癌早期诊断、早期治疗后，5 年生存率可达 90%以上，而晚期仅为 45%。唐代医家孙思邈提出“上医医未病之病，中医医欲病之病，下医医已病之病”，将疾病分为“未病”“欲病”“已病”三个层次。后世医家将其核心内涵延伸为：未病先防、已病早治、既病防变、瘥后防复等，在日常生活中我们应重视体格检查和自觉症状，常规体格检查是发现肿瘤的重要途径，对高危人群的筛查尤为重要。有自觉症状者应引起足够的重视，医生对早期不典型症状应有足够的认识和警惕。癌症早期危险信号包括以下几点。

1.不明原因消瘦

短时间内体重急剧下降往往是癌症的第一信号。骤然消瘦在乳腺癌和肺癌患者中最常见，其他还包括肝癌和肠癌等。如果不运动不减肥，体重却莫名下降 10%，应及时就医。

2.频繁发热或感染

体内感染会导致发热，不明原因的持续发热则可能是淋巴癌等癌性病症的征兆。白血病还可能导致反复感染、疲劳、疼痛及其他流感样症状。

3.体虚乏力

多种癌症都可能导致这种症状。如果睡眠休息充足,仍感觉虚弱和疲劳,就应看医生。

4.喘息或气短

剧烈、明显的气短、胸痛或咳血有可能是肺癌症状。

5.慢性咳嗽和胸痛

类似咳嗽或支气管炎的症状可能是白血病和肺癌的症状。胸口疼痛可能还会延伸到肩部、臂部。咳嗽和声音嘶哑超过6周,应当心喉癌、甲状腺癌、食管癌或肺癌。

6.腹胀腹痛

莫名腹胀应当心卵巢癌。盆腔剧烈胀痛也可能是纤维瘤、卵巢囊肿及其他生殖系统疾病的共同症状。另外,饭后莫名胃痛或腹胀有可能是胃癌征兆。

7.慢性胃灼热

长期胃灼热(烧心)应排查是否是胃酸过多所致,再排查食管癌及肝癌的可能性。

8.肠道问题

肠癌患者会有大便次数多,且有解不干净的感觉。胰腺癌的早期症状是大便多而发白、奇臭。

9.指甲变化

指甲下出现褐色或黑色条纹或斑点,应当心皮肤癌。指端突然变大,指甲弯曲，则可能是肺癌症状。指甲明显变白有时是肝癌征兆。

10.盆腔或下腹疼痛

有此部位疼痛且伴盆腔沉重感，可能是卵巢癌症状。不孕女性，有卵巢癌、乳腺癌或结肠癌家族病史的女性，确诊患有乳腺癌、结肠癌、直肠癌或子宫癌的女性罹患卵巢癌的危险更大。

11.长期原因不明的疼痛

长期原因不明的疼痛。出现莫名疼痛持续4周以上，应当心骨癌或睾丸癌。

12.异常出血

尿中带血既可能是尿路感染，也可能是膀胱癌或肾癌症状。便血既可能是痔疮，也可能是肠癌症状。女性月经周期之间的阴道异常出血可能是子宫内膜癌症状。吐血、咳血应当心胃癌、食道癌或肺癌。过度淤血或出血不止可能是白血病症状。

(五)恶性肿瘤的早期筛查

90%以上的癌症早期可能没有明显症状，当出现明显症状就医时，常常已经到了中晚期。定期体检可以早期发现癌前病变与早期癌症，以期早发现、早诊断、早治疗、提高治愈率、减少死亡。现将防癌体检人群及检查项目介绍如下。

(1)40岁以上人群：全身体检1次/年。

(2)45岁乙肝患者：定期做腹部B超检查。

(3)35岁以上女性：建议定期行宫颈涂片细胞学检查及盆腔B超检查。

(4)常规筛查：血常规和便常规。

(5)慢性肝炎和肝硬化患者：定期行肝肾功检查。

(6)常见肿瘤标志物:甲胎蛋白、癌胚抗原等。

(7)X 线片/CT/MRI/PET:视健康状况、身体部位、经济状况等。

(8)长期生活和饮食不规律的人群:建议定期行胃镜检查。

(9)便血与大便习惯异常的人群:行肛门指诊、乙状结肠或结肠镜检查。

(10)其他检查:血压、胆固醇检测或眼底检查、听力测试。

《灵枢·逆顺》:“上工刺其未生者,故曰:上工治未病,不治已病。”中医药“治未病”的理论和临床研究开展得非常广泛,而且其防治意义已经逐渐为人们所公认。有病早发现、早治疗,没病早预防、早排除,对于恶性肿瘤的预防具有重要意义。

智慧之光
——中医药文化展实践体会分享

胡广芹

讲座时间:2023 年 5 月 23 日

专家简介

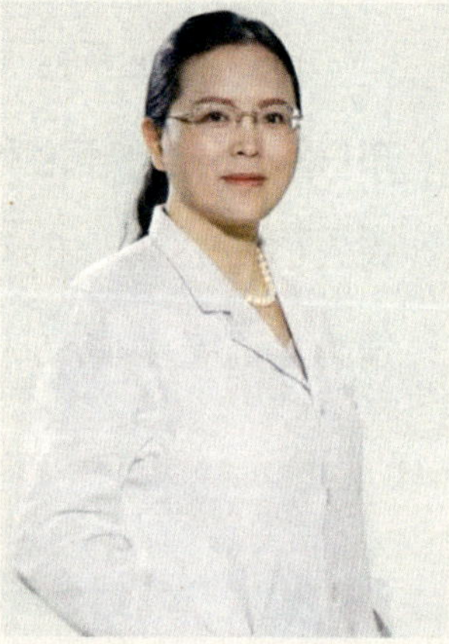

胡广芹,国家中医药博物馆,主任医师/研究员。天津中医药大学医学博士,中国中医科学院博士后出站,中国国家博物馆访问学者,国展《智慧之光——中医药文化展》策展人。

首批国家健康科普专家、国家中医药管理局中医药文化科普巡讲团养生巡讲专家、中华中医药学会学术传承导师、世界中联痧疗罐疗专业委员会会长、2023 中华中医药学会科普特别人物。主编创新教材及著作 10 部,主持国家重点研发计划课题 1 项,发表论文 40 余篇, 获专利及软著 30 余项。临床擅长综合应用中医内调外治方法。北京市东城区人民政府区级非物质文化遗产代表性项目"胡氏鍉圆针系统痧"的非遗传承人。

今天和大家一起分享一下策划《智慧之光——中医药文化展》的实践体会。举办中医药文化展是推动中医药文化传承、创新、发展的有效路径。

《智慧之光——中医药文化展》是在国家中医药管理局的指导之下，由中国国家博物馆和国家中医药博物馆共同举办的一个展览。中国国家博物馆是国家的文化客厅，位于天安门广场东侧。

中医药文化展是一个真正能够让大家系统地了解中医药的良好平台。今天给大家主要分享的是策展的感想和感受。

大家都知道，一个展览要想做好，必须规范化，就是事先要设计。对于一个展览来说，最核心的要素就是展览大纲，然后才能布展。我是先写大纲脚本，从着手规划展览到布展大约是一年半的时间，其实真正的布展时间不到1个月，大部分都是看不见的工作。我们展览的背景是什么？我们为什么要做这样大的展览？主要是为了贯彻落实党中央和习近平总书记关于中医药工作的重要指示精神，推动中医药事业传承、创新、发展，促进中医药的文化传播。因为从党的十八大以来，国家首次实施《中华人民共和国中医药法》，中共中央、国务院还首次出台了关于促进中医药传承、创新、发展的意见。国务院也首次出台了《中医药发展战略规划纲要》，首次召开了全国中医药大会。国务院首次印发了“十四五”的中医药发展规划，加快中医药特色的发展，加强新时代中医药人才工作等。一众政策、措施的集中出台，使中医药文化弘扬工程纳入中华优秀传统文化发展工程中。

本次展览的主题为中医药是中国古代科学的瑰宝，是打开中华文明宝库的钥匙。本次展览的地点选择在中国国家博物馆。中国国家博物馆是国家的文化客厅，展览要求非常严格。用我在中国国家博物馆的导师的话讲，大家都是拿着放大镜来看中国国家博物馆的，另外，对于展览来说还有一个要求，就是大纲文字，即要求上墙的文字极少，都是以物来示史。一句文字必须对应一件文物，就是必须找到一件文物来支撑文字的内容。在策划展览的初期，我去拜访过中国中医科学院文献所的第一任所长李经纬教授。李老给我讲，做文献研究，第一手资料是文物，查阅文献是第二手资料，文献是别人嚼过的东西，所以，一定要珍惜文物展览的机会。本次展览我是从中医药文化的源、道、法、方、术、器、优势和对世界的贡献来进行策划的，重点突出说明中医药是中国自主的知识体系。按照常规，一般以史序进行展示，但中医药文博起步晚，中医药文物比较少，所以，按照这样的体系来进行策划就突破了缺乏文物藏品的瓶颈。

本次展览主要分为五个部分：第一，是文明之钥；第二，是摄生之道；第三，是灵兰秘典；第四，是器药撷英；第五，是传承创新。“文明之钥”主要展示中药是什么、中药从何而来，体现中药学文化的资源和价值；“摄生之道”主要是从中医药的优势特色及对人类健康的贡献中，体现中医药的独特卫生资源；“灵兰秘典”主要展示中国古代医学的体系，体现中医药是原创的医学科学；“器药撷英”是仓储式的展示，将众多的器物归在一起展示，以体现中医药的科学性。进入序厅，第一本是元朝版本的《黄帝内经》，是迄今为止最早的一个版本。第二本是金陵版的《本草纲目》，中医药人都知道金陵版的《本草纲目》最为珍贵。同时，《黄帝内经》和《本草纲目》这两本书在2011年被世界教科文卫组织列为世界记忆。接下来，大家可以看到药臼，是迄今为止发现的最早的药臼，里面还有红色的朱砂。后面是1976年妇好墓里出土的《注解伤寒论》明朝版本。还有一件是新石器时代中医颅骨手术后的一件颅骨，上面有手术后的孔洞，可能大家都要问，你怎么知道这是手术的颅骨孔？会不会是弓箭造成的？有几个证据：第一，这个孔洞的周边有再生的骨组织，有骨痂形成；第二，孔洞非常规则，在出土时，颅骨的周边有同时期的玉璧，玉石上的圆孔也非常规则。所以，追溯到5000年前，已经可以实施手术了。纱帘上面的文字——本草纲目、灵枢、素问，是103岁的国医大师路志正的手书，中间播放的视频是《新时代的中医药》，边上还有一棵繁花似锦的杏树，进入序厅后第一部分是“文明之钥”。这部分讲的是“岐黄之道”,众所周知,《黄帝内经》是中医药的理论基础,一直到现在也在指导我们的教学和临床。下面以“岐黄之道”中天人合一、形与神俱的主要内容为例,介绍一下这部分的策展思路。

一、天人合一

中医药重视天人合一的人文观,包括未病的防治、治学理念。《内经图》将人与自然融合在一起,上面最顶端是阴阳的乾卦和坤卦,下面画的是一个端坐的人形,把人与自然、山川、河流融合在一起。另外,我也找到了很多存在“天人合一”思想理念的藏品。大家也都熟悉阴阳和五行,这是宋朝时期周敦颐的《太极图说》,这幅图的下方画了一幅阴阳太极图。现在的太极图都是阴阳鱼,可能是后人的创意,许多人或许从来没见过真正的最早的阴阳图,最早的阴阳图是一幅负阴抱阳图,内容一共有 249 个字,也为后世的阴阳理论奠定了基础。我们还发现,有很多的青花瓷碗盘上面都画有阴阳图、阴阳五行、八卦图, 尤其是我们找到了清康熙年间福建出土的碗礁一号的相关信息,其中出土的很多碗和盘都画有中医的阴阳和太极五行图案。该船是当时丝绸之路上的一艘沉船,说明带有中国中医药文化元素的器物,在当时丝绸之路沿线国家非常受欢迎。

二、重视形与神俱

在中医药临床上很重视形神先调、形神兼治,那理论依据是什么?首先,追溯到《黄帝内经》,《天年》里面就将人 10~100 岁进行了身体生理、病理的描述。我们在展厅中用 10 幅画对这一描述进行了展示。参观人员不需阅读文字就能看到一个 10 岁的儿童,到了 100 岁就气血衰竭地卧在床上,所以说人是形与体、形与神的结合,形神共在、形神共存,临床治疗就要进行双重调理。接下来,我还找到了早期的解剖书《存真还中图》,这一幅是北宋年间的解剖图,大家可以发现和现在的解剖没有太大差别。我查阅了文献,发现最早提出“解剖”一词的是《黄帝内经》，比西方还要早。“存真”指脏腑，“环中”指经络，并且这幅图是把解剖和经络相结合进行了绘制，在北宋年间就已经是非常成熟的解剖图了。

再就是我们的中医药是从什么时候开始的呢？我们经常说中医药文化有2000多年的历史。从《黄帝内经》诞生到现在2000多年，但是《黄帝内经》不可能突然出现，肯定是经过很长时间，先辈们进行了经验的积累和总结。通过查询文献，发现160万年前元谋人和100万年前的北京周口店人就开始使用火。火助健康，有火就有了中医药的诞生。首先，火能够煮熟食物，利于消化；火能够杀灭一些病原体，预防疾病；火能够取暖，防止外寒侵袭；火还能驱逐野兽，所以，本次展览把中医药起源提前了100多万年。

很多题目都选用了《黄帝内经》中的一些篇章。因为按照博物馆的策展要求，标题需押韵对仗。《黄帝内经》是我们的理论指导，那就需要从《黄帝内经》中寻找答案。我把《黄帝内经》读了七八遍，最终就总结出来最核心的一些内容。保命全形，体现先辈们非常重视健康，包括用火、建筑、衣着，最后归纳一下，实际上都是围绕着两个字“健康”；都是为了一个目的，就是为了“健康”，这就是我们中医药文化诞生最早的基础。

中药是从什么时候开始被应用的？大家都知道神农尝百草的故事。墙上这幅画是我从山西应县木塔借来的，是辽代的一幅神农画像，采用了唐朝画风的一位大医的形象。神农在山间采药，周边我们还用了断肠草，因为神农尝百草，死于断肠草。下面我们还找了一些清朝时期的中药材，朱砂是矿物药，麝香是动物药，砂仁是植物药，中药主要分为这三大类。

中医药从什么时候开始有文字记载的？实际上我们追溯最早来源，发现就是商朝时期甲骨文上记载的中医药。现在我们发现有300多片甲骨文，记载有400多句话，是关于内、外、妇、儿、传染病的记录。其中有“分娩”的“娩”字，“娩”是一个人捧着一个小婴儿的形象。另外，更有意思的是“疾病”的“疾”

字，甲骨文中就是画了一张床，一个人躺在床上，原来人生病了就要躺在床上休息，也体现了古人维护健康的理念。

第二部分讲摄生之道，中医药在维护人体健康方面有着独特的优势。通过细读《黄帝内经》，我发现先辈们非常睿智，中医药养生理念通过食饮有节、起居有常、不妄作劳、精神内守、未病防治20个字进行概括，只要我们做到这20个字，我们的健康就会维护得非常好，最终我们就选定了这个内容来呈现。

饮食有节，我们展示的这些蔬菜水果，实际上是讲饮食的平衡。当时我实在找不到重要的文物来支撑这个理论，在去超市购物的过程中，突然看到在卖肉的案板上摆放着小猪、小羊、小牛的玩偶。我便想到是不是也有类似的文物，既然知道这些平衡，肯定有类似的文化体现。我就开始在中国国家博物馆OA系统的数据库里寻找，最后找到了这些玉石的核桃、手把件，这些画非常丰富，是中医药文化与艺术的结合，体现了医艺结合。

起居有常，人1/3的时间是在睡眠中度过的，那么，在睡眠的时候，可以使用陈抟老祖的左睡功、右睡功，这两幅图也进行了展示。另外，我还发现先辈们非常重视睡眠的环境，包括枕头、防风纳气的架子床、罗圈椅等，还有隋唐时期的夜壶，其实都是为了保障睡眠的质量和健康。再就是我们找到了清朝时期的八段锦图册，也都扫描下来做成了动画。

不妄作劳，包括五劳所伤，就是不能过劳，也不能过于安逸。古代的文人雅士都特别重视养生，《蹴鞠图》等几幅图画是宋朝时期的，北京中医药大学在冬奥会的时候录制了“五禽戏”，大家都知道“五禽戏”是华佗根据虎、鹿、熊、猿、鸟创造的养生功法。

另外，中医很重视精神内守，这种精神体现在哪里？古代的这些器物，每一个碗、每一个罐，都写着福禄寿喜，这些都体现了古人对多子多福的期望，并融入生活之中。尤其是汉朝的铜钱，一枚小小的铜钱，在汉朝时期被称为“吉语钱”。另外还有音乐，过去用的是十二律管，包括吹笙都是意欲用音乐来养生。

未病防治,我们也展示了很多汉朝时期的香炉,都非常精美。另外,还展示了扁鹊三兄弟的视频,魏文王问扁鹊他们三兄弟谁治病最好,扁鹊说是他大哥,因为他大哥是治未病,他是治已病。

再就是中医药的摄生之道还有什么?中医药不仅仅是养生防病,还有防治传染病。大家都知道《橘井泉香》这个故事,正气存内,邪不可干,避其邪气。中医药在疫病防治方面,首先重视的是个人卫生和环境卫生。

第三部分主要是灵兰秘典。第四部分是器药撷英,主要以仓储式的方式来呈现。在古代,中医药很重视器,工欲善其事,必先利其器。第五部分是传承创新,展示了中华人民共和国成立以后,在党和国家领导人的关怀和指导下,中医药的发展。

我们要做好策展,就需要把握一个原则,即"三七三分法"原则,首先是七分调研,三分策划。虽然策划很重要,但是调研更为关键。为了本次展览,我也拜访了很多著名的专家,做了很多调研工作。其次是七分创意,三分策划。每个展览都要重视创意,不可以抄袭、复制。如果要使用别人的大纲,必须要征得其同意。最后是七分执行,三分策划。我们必须坚持按计划执行,遇到困难就得想办法解决,尽量按大纲执行。

策展还需要专业性、创新性、复杂性和综合性四个核心要素的有机结合。第一,我们做好中医药文化的展览工作,需要掌握中医专业知识,这个很重要。在展览开始策划后,我们将自身掌握的中医专业知识用于展览,使展览更具专业性,否则若由不了解中医行业的人来策划展览,就很难体现到想要展示的核心。第二,要创新,也是因为从古至今留下来的文物本来就十分有限,那些文物也不是古人按照策展需要留下的,它是杂乱无章的,也就是说,我们的藏品是没有规则的一些"珠宝石器",最终要串成一条精美的"项链"。这就需要我们去创新,怎样串联才能形成一条有价值的项链,即形成一个展览，其复杂性就在于此。综合性是指实际上要成为一个完整的故事。策展没有捷径，唯有坚持。我们策展团队的每一位成员都用对中医药的热情来守护文物背后的故事，为中医人发声。这次展览开幕后引起的社会反响非常之大，这离不开我们策展团队的付出。当时布展时，在展厅里，我们每个人都端着笔记本电脑，一点一点地指导施工人员，告诉他们相应的地方不能和我们的计划有一点儿偏差。我总结了一句话：人都说“上得了厅堂，下得了厨房”，我们策展人就得“写得了大纲，还得能当得了搬运工”，因为那些展品外面人不能随便进去搬，所以，我们策展团队需要亲自去布置。

我们要把这份工作做好，就得实地调研。为了展示南药三七，我远赴云南，坐了3个多小时的飞机，下飞机后又坐了5个小时的长途汽车，到达文山时已将近凌晨一点，文山当地的领导也都在热情地等着我。同时，在策展时，我由于摔倒导致腰椎压缩性骨折，非常严重。北京的几个医院都建议我做手术，需要打钢钉加固。但是我在手术前，下定决心尝试一下中医的办法，我就签字放弃了手术。我应用攀索叠砖的方法，卧床两个月以后，进行了磁共振检查，发现已经痊愈了。所以，我一定要把中医的这些方法分享给大家。我是2021年12月滑倒的，去年夏天布展的时候我还戴着护具，昆明中药厂有限公司要求我必须亲自去文山考察，他们才能参加本次展览。在这种情况下，我戴着护具长途跋涉去文山调研，但是我看了以后非常感动。昆明中药厂有限公司是世界上最古老的制药企业，吉尼斯给予了认证，所以，其保留了很多很古老的中医药文化。还有一个是“三晋老字号”广盛原中医药有限公司，参加展览的是恒山上生长的黄芪，也是要求我去恒山上感受一下黄芪的价值。人家说得有道理，我必须要实地去感受一下，所以我也是戴着护具爬上了恒山，亲自去挖黄芪，一边挖一边想怎样来展示黄芪效果最好，最后，他们提供了一只约100年的黄芪，3米多长，成了本次展览的亮点之一，每次都有很多人参观，因为很多人都没见过野生黄芪。尤其是外宾看后特别喜欢，文明因交流而多彩，文明因互鉴而丰富。

我们为什么要做中医药博物馆？我们为什么要弘扬中药文化？其实文化是灵魂，我们的技术是载体。在办展的过程中，我们拜访了许多著名的老字号，发现能够保留下来的全都是特别重视文化的企业，它有内涵、有灵魂，才能克服重重困难引领产业不停地前进。

非常感谢我们的团队，虽然团队中很多人并没有学过中医药，但他们依然热爱着中医药，我作为一个中医药人，我应该怎么去做？我更不能辜负了大家的期望，将自己的专业知识应用到展览中，将中医药文化传播给更多人。本次展览也特别感谢国家中医药管理局的领导，局里召开了3次专题会，各位领导也都提出了宝贵的意见，尤其是国合司和综合司还帮忙寻找展品。杨荣臣馆长也组织同事们进行多次讨论，集众家的智慧；还有中国国家博物馆的王春法馆长对中医药展览特别重视，尤其是到布展的时候，每天早上到馆里第一件事就去展厅看一下，及时关注布展的进度，我真是感觉到大家对中医药有无限的热爱。我们做中医药文化展览就是让历史说话、让文物说话。其实让文物说话就是对文物的价值进行挖掘，阐释并讲好中医故事；让历史说话主要是保存中医药文化的记忆，传承中医药文化的基因，赓续中医药的血脉，因为我们看见物品后的印象肯定要比看书更生动、更深刻。

在我们的展厅中有一棵杏树，在开幕前的一刻，我在杏树下拍了一张照片，为表达当时创作布展的思路，我写了几句话：

从一株繁花似锦的杏树，感受医乃仁术，杏林春暖；

从一个硕大的葫芦，看悬壶济世，妙手回春，医者仁心；

从一口汉代陶井，聆听橘井泉香，疫病防治，医术绝伦；

从坐虎针龙，感悟大医精诚，精于医术，诚于医德；

从一枚奖章，看中医药对世界的贡献，兼容并蓄，文明互鉴。

中医药文化，我读你千遍，不厌倦！

中医药是新时代中国特色社会主义事业的重要组成部分，是中华民族伟大复兴的重要标志。让社会各界深入了解中医药，从文物中领会这一祖先遗留给我们的宝贵财富，从而更好地树立文化自信、历史自信和民族自信。我们应该共同促进中医药的传承与创新，为实现健康中国的目标和构建人类健康命运共同体，贡献中医药的智慧和力量。

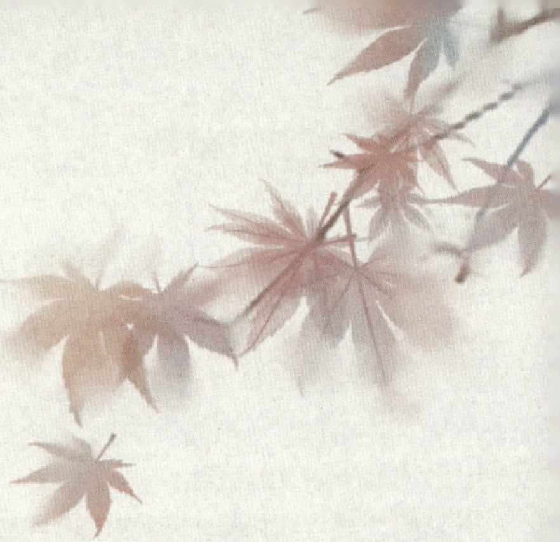

第三篇 语言文化

传统文化

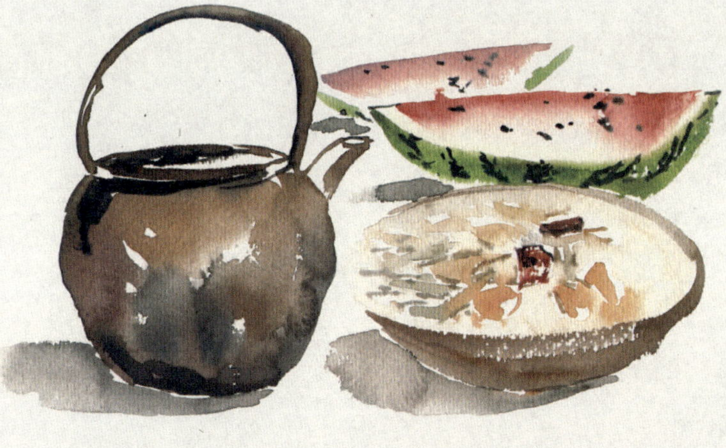

汉语国际教育的基础研究与应用研究

崔希亮

讲座时间:2018 年 12 月 27 日

专家简介

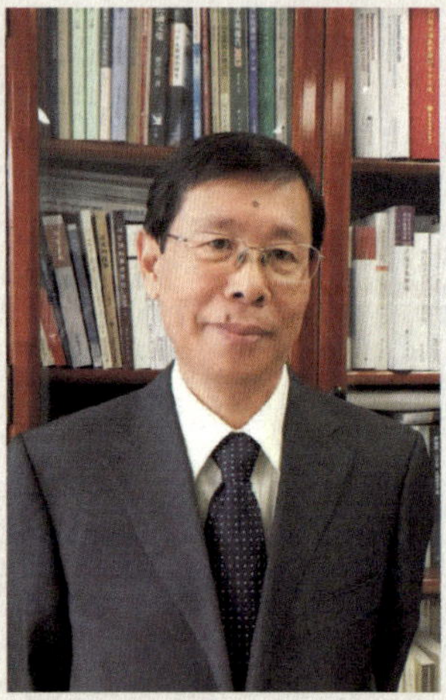

崔希亮,北京语言大学语言学及应用语言学教授,中国书法国际传播研究院院长。曾任北京语言大学校长(2005—2017),中华炎黄文化研究会副会长,北京语言学会会长,中国语言学会常务理事。现任世界汉语教学学会副会长,全国教育书画协会副会长。获北京大学文学学士、硕士和博士学位,加拿大麦克马斯特大学人文科学名誉博士、韩国启明大学艺术学名誉博士,罗马尼亚锡比乌卢西安·布拉嘎大学、康斯坦察奥维迪乌斯大学名誉博士。主要研究方向为语言学、汉语国际教育、中国书法国际传播。著有《汉语熟语与中国人文世界》《语言理解与认知》《语言学概论》《语言导论》《汉语作为第二语言的习得与认知研究》等,并发表《国际中文教育的十二个重点研究领域》《汉语“算了”的情态意义及语法化动因》《世界格局剧烈变化背景下的国际中文教育》等学术论文 90 余篇。

首先,需要明确以下几个概念:

- 全球华语教育(Global Chinese Language Education)。
- 世界汉语教学(Teaching Chinese in the World)。
- 汉语国际教育(Chinese International Education)。
- 国际汉语教育(International Chinese Education)。
- 对外汉语教学(Teaching Chinese as a Second Language)。
- 大华语(Global Chinese)。
- 华语文(Chinese Language and Literature)。

华语、汉语、中文的基本内涵是一样的,其区别在于:不同的地区叫法不同。在大陆,我们称为“汉语国际教育”。在中国香港,被称为“中文国际教育”。在中国台湾,被称为“华语文国际教育”。现在,我们的学会叫世界汉语教学学会,因此,这个学科被称为“世界汉语教学”。这个学科最早被称为“对外汉语教学”,即“汉语作为第二语言教学”,简称“汉语二语教学”。讲座涉及的基础研究与应用研究的内容,都在汉语二语教学的范围内。

一、汉语国际教育发展的现状

2018 年,孔子学院大会发布信息:目前,全球已有 154 个国家和地区建立了 548 所孔子学院、1193 个中小学孔子课堂和 5665 个汉语教学点。这意味着我们的孔子学院几乎遍布全球,可以说在世界的任何角落都有孔子学院。现在到世界的任何地方,走出机场就有人和你用汉语打招呼说“你好”。这在以前是不可想象的。在 2014 年我们就发现,这 10 年间已然发生了巨大变化,很多英国的大学校长都能说一点中文。毋庸置疑,孔子学院在推广汉语这个领域发挥了重要的作用。

与此同时,我们也面临一个问题。2015 年 9 月,全国统计的“汉语国际教育”本科专业已有 63 933 人。最新资料显示:108 所学校可以授予“汉语国际教育"硕士学位，在校生高达 10 133 人。此外，104 所学校开设了"汉语言文字学"专业，95 所学校开设了"语言学及应用语言学"专业。14 所学校拥有"汉语国际教育"博士学位授予点，35 所学校拥有"语言学及应用语言学"博士学位授予点。虽然国外需要大量的汉语教师，但是我们国内的很多人仍是走不出去的，因此，难以打开汉语教学的通道。国内和国外存在缺口。去孔子学院做志愿者虽然是一条出路，但是志愿者回国以后仍存在就业问题。这是我们现在面临的严峻局势，很多经过专门训练的本专业学生不能专业对口，这是十分可惜的。但是有一种办法，就是看国际环境，如美国有那么多孔子学院及中小学都需要大量的汉语教师，因此，很多学生都到美国去接受教育，为的就是拿到美国的教育文凭，从而可以在美国的中小学就业或者在美国的大学做代课老师。如哈佛大学每年都有北京语言大学的暑期班（Harvard Academy in Beijing），会招聘北京语言大学的学生作为练习老师，一共招走了 16 名学生，都是最优秀的学生。所以，现在的这个发展形势，从国家层面上来说非常需要顶层设计。

二、基础理论研究

（一）学科理论基础

"汉语国际教育"这个学科的理论基础主要是语言学理论和教育学理论。语言学理论包括：汉语言文字学、第二语言习得、应用语言学。教育学理论包括：课程与教学论、教育心理学、语言测试。

语言学理论是基础。没有语言学，教学法再好也没有用。在实际的教学过程中遇到的语言问题，教学法好的人对语言学掌握得不够透彻，也解决不了这些问题。例如：

（1）并列式双音词：男女、道路、桌椅、头脑、脸面、耳目。这些词不能倒过来说。为什么？这主要与汉语平起仄收的韵律有关。前平后仄是常态，"道路"

和开口度大小有关系。

(2)学生作文里写道:“我家有我爸爸,我妈妈,还有我狗。”这是一个语法问题。“我爸爸”“我妈妈”这两个词组中间可以不加“的”。但是“我狗”这个词组中间必须加“的”。原因是什么?这是领属的问题。“爸爸”“妈妈”不能送给别人,是“不可让渡”的领属关系。“狗”可以送给别人,是“可让渡”的领属关系。凡是能送给别人的领属关系,都属于“可让渡”的领属关系,如“我的手机”“我的外套”“我的汽车”“我的房子”都要加“的”。张敏在《认知语言学与名词短语》一文中认为这一现象属于“像似(iconicity)动因”问题,现实生活的距离决定了语言的距离远近。该理论也可以解释如上问题。

通过以上两个例子,我们可以明显地感觉到:教学法再好,但不知道该给学生怎么解释也是不行的,语言本体问题属于汉语言文字学问题,是我们这个专业的基本问题,有些问题必须要研究语言的本体才能知道。此外,课程教育论、教育心理学和语言测试也比较重要。

(二)四个侧面

我们将学科理论分为四个侧面:教什么(本体论问题);怎么教(方法论问题);怎么学(认知论问题);用什么教与学(工具论问题)。

第一,教什么。我们要知道我们教的是语言,而且是汉语。因此,要对汉语的本体知识有所了解。

第二,怎么教。这属于方法论的问题。目前,我们汉语的教学法基本上都是外来的,是借用英语的教学法。由于是外来的,所以,我们会发现很多方法并不适用于汉语教学。因为汉语和英语存在着很大的差异。汉语属于孤立语,没有曲折变化。名词没有性、数、格,动词没有时态的变化。而像德语这样的语言,名词有“阴性”“阳性”“中性”三性。而且名词进入句子中,还要知道它四个格是属于哪个格。可见,德语的语法在形式上就比汉语要复杂得多。然后,在动词上的表现有词尾变化，而汉语都没有，因此，汉语属于孤立语。但值得注意的是，汉语有语气词，印欧语没有。在给留学生教学的时候，留学生听不懂。如酒嘛、水嘛、喝嘛，其中语气词“嘛”的意思留学生是听不懂的。例如，学生打车要去天安门，司机师傅说：“好嘞！”学生很困惑：他是不是不愿意拉我？为什么说好累？“嘞”这个语气词表达的是愉悦的接受，这样类似的语气词在英语、德语、法语等语言里是见不到的，因此，他们并不熟悉语气词的应用。我们周边国家的语言，如日语、韩语、越南语，它们属于黏着语，他们也有这样的情态表达手段。日语也有少量的语气词。因此，通过对比，可以发现不同的语言是非常不一样的，这是非常有趣的现象。可见，“怎么教”要基于汉语本体的研究。

第三，怎么学。不同的汉语学习者，在学习语言的时候能力是不同的，性别不同也可能会拥有不同的学习能力。还有些人学习的策略也不同，有人听别人念一遍就记住了，这是利用听觉通道进行感知，有人是利用视觉通道进行感知，需要写100遍才能记住。再比如在日语中，男性和女性说话的差异比较大，所以，不同性别的人有不同的表达方式和表达手段。而我们的汉语其实男女说话的差异并不大。综上所述，我们在学习外语之前一定搞清楚，自己到底是视觉通道更优先，还是听觉通道更优先，从而选择最适合自己的方法进行学习。

第四，使用什么样的教学手段。这里指的教学手段包括PPT、黑板、教具、AI技术、VR技术等。

（三）语言要素教学

我在这里举几个例子，都是第二语言教学过程中学生遇到的问题。例如：

(1)“开心”“关心”为什么和“开门”“关门”不一样？

(2)“同屋”为什么不可以叫“同房”？

(3)为什么可以说“一天、一年”，不能说“一个天、一个年”？但是又可以说

"一个星期、一个月"。为什么有时候加量词,有时候不加?有没有什么规律?

(4)为什么量词"条"可以说"一条狗、一条鱼",但不可以说"一条人"?然而"二十年以后又是一条好汉"是怎么回事?

(5)"吃上饭了"是什么意思?

(6)"还是老样子"和"还不是老样子"意思一样吗?

(7)"给你一刀"和"给你一把刀"意思一样吗?

(8)"八宝粥"和"八宝山"有什么关系?"松花江"和"松花蛋"有什么关系?

学生的这些问题涉及了汉语构词、量词、补语、肯定和否定等层面,想要很好地解答这些问题,就需要对汉语的语音、词汇、语法进行教学层面上的深入分析,做语言本体的研究。

1.语音及语音教学

不同母语背景的学生在学习汉语的时候,表现出的语音问题是不同的。例如:

(1)日语里的元音う属于不圆唇的后高元音。日本学生在发"屋子里很热"的时候会把汉语的后高圆唇元音 u 发成不圆唇元音。

(2)不分送气与不送气,如混淆声母"d"和"t"、混淆声母"p"和"b"。在读"肚子饱了"的时候,说成"兔子跑了"。

(3)韩语没有"f"音,所以,在汉语唇齿音的词汇中,韩国同学会把它们发成双唇音"b"。

(4)阿拉伯语有语调的变化,没有四声的变化,所以,学生发不出第二声。

2.词汇及词汇教学

一个词到底是什么意思?学生有时候只知其一不知其二。例如,毛里求斯学生的提问"你媳妇在家吗?""媳妇"在汉语里有 30 多种说法,学生只知道词汇意义,对色彩意义和语用限制并不了解。因此,在词汇教学的时候,特别要注意词汇的用法。

3.语法及语法教学

这一部分的问题是最多的，我们将从词法和句法两个方面展开。

(1)构词：以下这些词都是三字格。但是构词方式不尽相同。其中，第一组是1+2结构，第二组是2+1结构。第三组的结构与前两组不同，很特殊。这些三字格的意义都是负面的。在几千个三字格中也无法找出几个中性的。

第一组：拍马屁、走后门、拉关系

第二组：拦路虎、绊脚石、滚刀肉

第三组：玛丽苏、母老虎、老大难

以下这些词都是四字格，其中，第二组属于新的四字格，其形式与第一组传统的四字格不同。

第一组：一诺千金、三三两两、花里胡哨、济济一堂、光明磊落、千姿百态、气急败坏

第二组：喜大普奔、人艰不拆、不明觉厉、十动然拒

可见，词汇的教学需要关注构词方式和意义。

(2)疑问形式：正反问句“你去不去？”从意义上看是一种询问，而“你去不去吧？”则成了一种威胁。“你说不说？”也是逼迫，有逼迫招认的意思。“你要茶，还是要咖啡？”是你来选择的意思，我给你茶或者我给你咖啡。然而，“你要钱，还是要命？”却不是选择的意思，如果是陌生人之间的对话，是一种威胁和逼迫，如果是朋友之间的对话，则可以理解为劝慰。对于正反问句意义的理解可以从语用层面来进行分析。在汉语当中存在“同一个语法形式，意义不同”的现象。例如，“我一看就外行”“你一看就外行”这句话到底是谁外行？“两百米处有违法拍照”到底是谁违法？

(3)语序：语序不同，意义也会发生变化。“花红柳绿”可以说成“柳绿花

红”,“雕梁画栋”可以说成“画栋雕梁”,但是“南来北往”却不能说成“北往南来”。一个日本学生说:“他女朋友有了。”我们会理解为他马上要当爸爸了,然而学生实际上是想表达“他有女朋友了”。此外,“大圆脸”可以接受,但是“圆大脸”却不可以接受,为什么?

(4)语体问题:我们汉语的语体在语法上没有“正式语体”与“非正式语体”的标记。韩语中用句终情态词对语体来进行标记。

(5)立场问题:“我就去”和“我就来”这两个句子的立场不同。一个是言者立场,一个是听者立场。交际的时候可以站在自己或者对方的立场,这属于语用策略问题,例如,我们对别人可以说“来来来,咱们唱歌”,这个“咱们”可能不包括我。而英语必须站在对方的立场上,如“I am coming.”,韩语也是这种情况,如:“买花来!买花来!”

(6)动词和同义词:“闭上眼睛”和“闭起眼睛”哪个是正确的表述?“闭上眼睛”学生会说成“关上眼睛”,学生不知道“闭”和“关”的区别在哪里;可以说“戴眼镜”“戴手套”,但不能说“戴袜子”,要说“穿袜子”,这种动词和名词的搭配规律区别于英语的“wear”,在英语中是不存在区分的。因此,学生经常会因为一些动词及同义词的选择而困惑,在教学过程中,教师应该勤为学生做辨析。

(7)量词:不同的量词,“一副眼镜”不能说“一对眼镜”,“一对双胞胎”不能说成“一副双胞胎”,有时候用“对”,有时候用“双”。“一对新人”却可以说成“一双新人”,为什么?什么时候可以替换?什么时候不可以替换?

(8)文化问题:“丫头”词义为大户人家的人,没有结婚的女仆。但在《红楼梦》里却把王熙凤称为“丫头”,这个“丫头”是昵称,就像称男孩子为“小子”是一个道理。

(9)逻辑问题:“我一看就开心”,是谁开心?“你一看就外行”肯定是说“你”外行,但“我一看就外行”不一定是“我”外行。我在路上看到前方200米有违法拍照,我们说"违法拍照"到底是"拍照违法",还是"开车违法"?这个从逻辑上说就是有问题的,相似的例子还有很多。像"来一个抓一个"和"背一个抱一个"形式完全一样,但是语义关系完全不一样。所以,语言本体研究的问题就是学生看到的这样的问题。

4.汉字及汉字教学

汉字教学内容包括汉字的字形、读音、意义、构造及汉字的书写,如"偏旁""部首"怎么解释?"音符""义符"怎么解释?这都是我们要研究的问题。

我们从认知的角度来看汉字,首先是"类聚"。偏旁部首是一种类聚。《说文解字》对于部件研究较为深入。为什么"和平""和谐"的"和"是一个"禾苗"的"禾"加上一个"口",意思就是说有饭吃,让你自由讲话,这个就是"和谐"中"和"的意义。真的是这样吗?汉字最早是象形的,是可以写出来、画出来的,女人多子为"好",最早的农业社会和养猪有关系,房子里有猪,所以"家"就是房子的里头有一头猪。但是仍然有许多汉字因为时间太过久远,所以,并不知道它们该怎么解释。

其次是"范畴化"。"范畴化"分为"基于原型的范畴化"和"基于图式的范畴化"。前者可以这样表述:一个类当中有一个最典型的成员,它就是这个类的原型,其他都是边缘成员。后者与原型理论正好相反,一个图式可以涵盖该图式中的所有成员,图式是建立在所有成员共同特征的基础上的,图式中的各个成员是不分层次的。什么叫图式?这是心理学概念,就是我们认识事物的时候,通常有一个固定的范式,这个固定的范式就叫作图式。例如,什么是"鸟"?实际上我们在认知鸟的时候,有一个图式,我们的脑海里大概知道"有翅膀、有羽毛"是"鸟",但是企鹅也有翅膀,那它是不是"鸟"?是。那蝙蝠也有翅膀,但是它们不是鸟,它们没有羽毛。所以,可以看出一个概念有很多不同的层次,它们都是基于原型的,也就是基于对图式的一个一个的认知。

最后是“概念结构”。这里面比较重要的是概念网络，如一些偏旁。我们能从汉字中找出这个偏旁的很多个汉字，这就是一个大家族，这个家族本身又有远近之分，可以构成一个网络。但是有些简体字又看不出来原来的意思。所以，造字理据和识字过程也是非常重要的一环。日语中有汉字，但是他们的汉字写法和汉语不一样，笔顺也不一样，所以，我们要研究他们的识字过程。

以上这些文字学的问题都是基础的，相关的基础研究还有很多，下面来说一下教学应用研究。

三、教学应用研究

教学应用研究的内容主要包括技能训练、教师培养、教师发展、教师评估、教材、教法、课堂和技术。我们主要分析一下“技能训练”和“教师培养”这两个方面。

（一）技能训练

技能训练包括听力训练（听）、口语训练（说）、阅读训练（读）、写作训练（写）、翻译训练（译）。技能训练有一套方法，如速成教育。每个科目的方法都不一样，数学教育有自己的一套训练方法，翻译写作也有自己的一套方法，如阅读还有报刊阅读和精读泛读等。

（二）教师培养

教师培养主要从知识结构和能力结构展开。汉语教师从知识层面应该具备哪些知识？应该具备哪些能力？

从知识层面来看，要有汉语知识、外语知识、中国历史文化知识、中国国情知识、跨文化交际知识、国际知识、百科知识。这里的百科知识很重要，如校园里经常会有很多植物，有的开花，有的结果，所以，走在校园里学生往往会问这是什么、那是什么，这时候老师需要对学生进行科普，而不是什么都说不上来,一问三不知。因为在学生的认知里,他认为在中国你应该什么都知道,但事实上还有很多知识我们老师并不知道,所以,平时我们也应该大量地补充百科知识,有所储备。

从能力上来看,要具备随机应变的能力,学生往往会在课堂上提出一些问题和要求。这些问题实际上很多都没有办法马上回答,所以,这个时候需要有经验;要具有语言表达能力,能把问题说清楚,这是一件十分不容易的事情;要具有外语表达能力,学会把事情简单、清楚、准确地讲述出来;最后还应有外事能力,在孔子学院要有关系,要经常跟社区政府和大学打交道,还要跟学生打交道,所以,经常会出现外部的交往问题。

最后,从教师发展的角度来说,来研究这个专业学生的出路,他的职业生涯怎么规划?对于已经入了行的老师,自己的职业怎么规划?有些时候我们并不能完全按计划进行,这也是我们面临的非常重要的一个问题。

以上这些就是应用研究。除此之外,还有教材编写、教材出版、教材选用,这些是一类研究,交际法、认知法等各种教学法也是一类研究,切莫在课堂中用大量的时间独自讲述,要努力提高学生课堂中的开口率。

教学技术这一方面也是我们需要考量的,如在不同的教学环境,教学是不一样的。在国内教,还是在国外教,教学素材的选择也是不一样的,相应的教学体系也不一样。例如,在国外教书,很多学生不清楚也听不懂的地方往往要用他们的母语来给他们进行解释,然而在国内教书就不存在这个问题,因为分班的时候是不同国家的人编排在一起的,因此,我们可以选用汉语进行教学。

四、结语

本次讲座主要围绕“汉语国际教育发展的现状”“基础理论研究”及“教学应用研究”这三个方面展开。重点是基础理论的研究,作为汉语教师,更应该关注汉语语音、词汇、语法这些要素的特点。对于汉语本体知识的深入挖掘有利于汉语作为第二语言教学的开展，只有掌握了汉语本体知识，辅之以适合的教学法，才能使课堂达到事倍功半的效果。

谭汝为
讲座时间:2016 年 12 月 30 日

专家简介

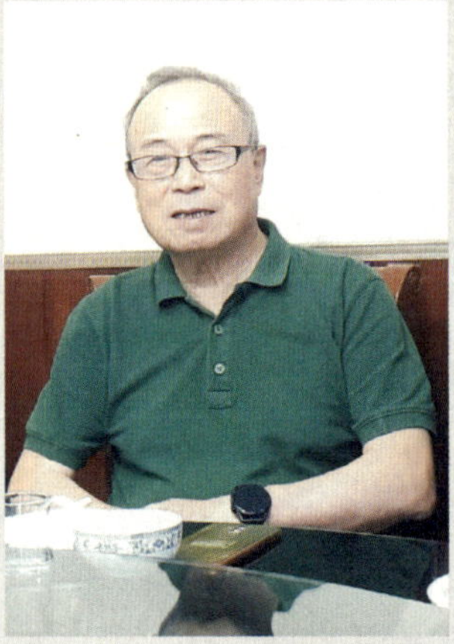

谭汝为,天津师范大学国际教育交流学院教授,从事汉语修辞学、诗歌美学及天津城市文化研究,兼任中国语文现代化学会语文教育专业委员会理事长、天津市语言文字工作委员会委员、中国民间文学大系天津语言六卷编委会主任等。

近年来,积极参与天津市史志办组织的第二轮天津修志工作,先后审读了40多部志书,严把政治关、史实关、质量关和语言文字关。主要著述:《古典诗歌的修辞和语言问题》《词语修辞与文化》《人名春秋》《民俗文化语汇通论》《天津地名文化》《天津方言文化研究》《天津方言研究与调查》《天津方言词典》《天津地名文化通论》等,发表学术论文200多篇。其中的《天津方言词典》先后荣获全国优秀社会科学普及作品奖、第十一届天津市优秀图书奖、2015年度天津地方文化学术类优秀图书奖及天津市第十四届社会科学优秀成果奖四项大奖。

今天讲座的题目是“汉语与中华文化”。文化是人类生存的一种特有方式，文化总是在一定的民族机体上生长起来的。分析某一个民族，这个民族有什么特征，主要就是阐析它的文化特征。所谓民族性，就是指文化上的特性。语言是文化的有机组成部分，又是文化的载体。语言体现了民族文化精神和文化心理，所以，某一种语言总是充溢着民族文化思维和文化价值的创造。语言蕴藏着民族文化的内涵，同时，又是民族文化精神的表征。所以，语言的变化和文化的变化往往呈现一种互为因果的共变关系。

今天简要讲述八个方面的内容：第一，是姓名文化；第二，是称谓文化；第三，是菜名文化；第四，是俗语文化；第五，是骈偶文化；第六，是谐音文化；第七，是谜语文化；第八，是象征文化。

一、姓名文化

中国人历来重视自己的姓名。汉族人名的形式和结构及其反映出的信仰、习俗、道德观、价值观、文化心理、美学观念等。人名，少了是一个字儿，多了是两个字儿，再加上姓，两字姓名、三字姓名，最多是四个字的姓名。但在寥寥一两个字当中，就承载着厚重的、玄妙的、司空见惯但不太理解的文化内涵。人名具有民俗文化载体的功能，常被人类学家看作是人类民俗文化的活化石。

多年前，我在天津师范大学给学生讲课，学生问两位学者名字的含义，一个是著名的社会学家潘光旦，中国社会学的开拓者和奠基人；另一个是《中国语文》主编侯精一，是天津人。“光旦”这个名字是什么意思呢？首先讲“复旦大学”，“复旦”二字出自《尚书·卿云歌》：“日月光华，旦复旦兮。”“旦”是会意字，圆圆的太阳从地平线上升起，就是“旦”。那么，太阳落下去了，表示日落天色将晚，就叫“暮”。白居易《琵琶行》写道：“我从去年辞帝京，谪居卧病浔阳城。……其间旦暮闻何物？杜鹃啼血猿哀鸣。”一个“旦”，一个“暮”，表示日出日落。古人看到太阳和月亮的光华是交替的,此伏彼起,好像一个上白班,一个上夜班。用文言文说,就是“日月光华,旦复旦兮”。那么“复旦”就是“旦复旦兮”,主语是“日月光华”,太阳的光芒和月亮的光泽每天生生不息地循环往复,也就是光明代代相传之意。潘光旦的名字,文化含量深邃。至于侯精一的名字,也出自《尚书》的《大禹谟》:“惟精惟一,允执厥中。”其意思就是精粹纯一地坚守真理,不改变自己的理想和目标。

古今的人名,带着不同的时代特征,所以,可以从中发现民俗文化的历史演进过程。上古时期,一般是指夏、商、周三个朝代。夏、商两朝的王室和贵族崇拜太阳神,自视为太阳神的苗裔。《现代汉语词典》附录有《我国历代纪元表》,列出历代王朝和帝王的名号。其中的夏朝和商朝,君王的名字都与甲乙丙丁戊己庚辛有关,可以看到孔甲、小乙、沃丁、太戊、雍己等名字。

西汉的统治者,崇尚黄老之术,“黄”是黄帝,“老”是老子,祈求长生不老。社会取名多以延年益寿为尚。西汉名人严延年、毛延寿、霍去病、陈万年、车千秋等,这些名字都和当时的社会习尚息息相关。到了魏晋南北朝时期,骈体文盛行。二马并行为“骈”,所谓骈体文就是写文章讲究“四六”,追求“对偶”。这种追求骈偶、好用虚字的文风对当时的人名命名颇有影响——在单名后加个“之”字,就成为取名时尚。如魏晋南北朝时期的书法家王羲之、文学家颜延之、画家顾恺之、史学家裴松之、数学家祖冲之等。南北朝时期,佛教开始盛行。唐人杜牧《江南春绝句》:“南朝四百八十寺,多少楼台烟雨中。”在南朝二百多年间,修建了四百八十座寺庙,各地的寺庙建筑如雨后春笋。因而带有佛教色彩的人名大量涌现。吕叔湘先生《魏晋南北朝的佛教人名》列举了许多明显带有佛教色彩的人名,如悉达、达摩、婆罗、菩提、罗刹、摩诘等名字大量涌现。在南北朝之前,从来没出现过佛教的名字,而这些佛教名字的出现,绝不会凭空而来,当时的历史文化积淀就是人名形成的动因。

唐宋时期的人名带有复古、尊老的文化倾向。在唐朝,“复古”不是贬义词,中唐文坛领袖韩愈发起“古文运动”,得到柳宗元的大力支持,形成了一种文学风潮。表现在语言、文学方面就是要用先秦、两汉的散体古文,来代替南北朝时期所盛行的一味追求形式的骈体文。从汉代兴起的大赋,发展到东汉变为小赋,然后就出现了骈体文。骈体文的毛病在哪儿呢?不是文辞不美,读起来韵律也很好,但创作却太费劲了。它要追求对偶、讲究平仄、醉心于形式美;而不像散文,有什么写什么,一晚上就写完了。要把它变成骈体文,一礼拜也写不出来。拿出去怕人笑话,就得在对偶、音律、平仄、修辞上苦心孤诣地反复修改,使其达到形式上的要求。所以,韩愈就反对写骈体文,而主张恢复先秦两汉像孟子、庄子、司马迁那样的散文传统。后世对韩愈的评价很高,说他是“文起八代之衰,道济天下之溺”。所以,唐朝人起名字时,“复古”意识的风潮必然有所反映。如颜师古、张道古、李宣古、任希古、张蕴古等,这些名字都和韩柳古文运动是相呼应的。

中国古代文化认为,最珍贵的、最喜欢的动物有4种,即龙、凤、麟、龟,古人尊之为“四灵”。龙,皇上的象征;凤,皇后的象征;麟,麒麟,治世宰相的象征——但这三种动物在自然界是没有的。在“四灵”中,只有乌龟是自然界迄今存在的爬行动物。乌龟的文化含义,第一是吉祥,第二是长寿。历史上用“龟”命名者,如唐朝皇家宗嗣李灵龟,唐朝皇帝姓李,李灵龟属于皇族;还有盛唐时期著名的音乐家李龟年、晚唐诗人陆龟蒙等。南宋著名爱国诗人陆游,晚号龟堂,取龟贵、龟闲、龟寿三义。乌龟,第一象征尊贵,上古时龟壳用于占卜;第二象征悠闲,行走不是一路小跑,而很讲究派头,沉稳闲适;第三象征长寿。陆游用龟壳自制一顶帽子戴在头上,称为龟屋,以龟自居。在唐宋时期,我们查检《中国人名大辞典》,“龟”字还不止这几个。

但自元代开始,“龟”成了詈词,即骂人的话。“龟”指某男性的妻子和他人通淫。元代文人陶宗仪《辍耕录》,收录《废家子孙诗》,其中两句:“宅眷皆为撑目兔,舍人总作缩头龟。”所谓“撑目兔”,就是瞪着眼睛的兔子;所谓“缩头龟”,就是脑袋总缩到龟壳里。古代民间认为兔子望月而孕,母兔瞪着眼睛一看月亮,就怀上孕了。撑目兔就指无夫而孕,即没有丈夫就可以妊娠的女性。后世詈词的骂人话“兔崽子”,就是这么来的。“缩头龟”,民俗詈词为“王八”,也是嘲笑妻子有秽行的男性。古人认为雄龟无繁殖能力,而这个任务就给了蛇,认为雄龟在蛇和雌龟交配时,它就把头缩在龟壳里,装作看不见。因而到了元代,再也没有用“龟”字起名字的了。用龟字作姓氏,在日本还有,如龟山、龟田之类的,但不是一回事。从元代开始,龟的身价一落千丈,也体现在人名文化中,从元代开始,人名命名,“龟”字就不再出现了。

历史的沧桑在姓名中有典型的映现。以 1948 年为界线,1948 年以前,中国汉族人的代表性名字——赵财顺、钱满仓、孙福禄、李寿生——反映出人们对富裕、丰收、幸福、长寿的企盼。1949—1975 年的姓名发生了很大的变化,就是和时事政治息息相关:姓郑叫郑解放,姓李叫李建国,姓叶叫叶南下,生于 1949—1950 年;张抗美、刘援朝、周卫国,生于 1951—1953 年抗美援朝时期。所以,这个时期的人名可谓是政治晴雨表。如张建设、卫和平、尹互助,出生于 1954—1957 年;高跃进、钟超英、张卫星,出生于 1958—1959 年;周自力、冯图强、李抗洪,出生于 1960—1963 年;张志农、赵学锋、董四清,出生于 1964—1965 年。

改革开放以后,中国人在给孩子起名字上显示出典雅、个性、多样化的特点。在大城市的人口普查当中出现了四字姓名,这些名字都是从人名普查当中取样,都是确有其人的。如张聪颖子、唐林婉儿、郑赫莲子、马陆辞玉、杨柳娉婷、燕莺呢喃等。这种取名创意是时代精神之使然,体现了改革开放的思想精髓,显示出了冲破传统模式、探索新取名路径的趋向。现在在大城市人口普查当中,发现有几千个四字姓名。

二、称谓文化

中国人最崇尚谦虚，满招损，谦受益，显示了道德观和价值观。所以，在古代有四个道德支柱：礼、义、廉、耻，称为四维。即古语所言："四维不张，国乃灭亡。"排在第一位的，就是"礼"。什么叫礼？《礼记·礼运》："夫礼者，卑己而尊人。"卑己，就是压抑自身，尊人，就是尊敬别人；即对自己要谦虚，对别人要恭敬。汉语的称谓严格地遵循着礼貌原则，分为敬称和谦称，不可混淆。

在社会交往中，面对他人，要用敬称、敬辞——如贵姓、贵庚、贵宅；府上意为对方的家；令尊、令堂意为对方的父母，令尊是父亲，令堂是母亲；对方的妻子，被称为嫂夫人；对方的著作被称为大著；对方的见解被称为高见；对方来拜访自己是劳驾、光临；仰仗，就是抬着头，对方很高，自己要"仰仗"；托付人办事，叫拜托；指教、赐教，请对方来教导我，请对方典雅地帮助我修正；对方向自己提出问题，被称为垂问，因为对方很高，他得低下头来向自己提问题；对方答应了自己的要求，被称为俯允；对方对我的光临、照顾，被称为惠顾。

社会交往中，谈到自己，要用谦称、谦辞。尤其在言语交际中、在书信往来当中，凡是称呼自己或与自己有关的方面，用谦称、谦辞——如称自己，在下，您高高在上，我在下面；年龄大一些，称自己老朽；年轻的，称自己后学；自己的家，即使是富丽堂皇的别墅，也得说寒舍，贫寒的房子；自己出的书，叫拙著；自己的见解，叫管见，"管"就是竹筒，用它看太狭窄了。钱钟书先生的《管锥编》，即"以管窥天、以锥指地"，指自己见识狭隘，研究不深，拿个锥子来插地，能有多深？体现自身的谦虚；自己的父亲、母亲，叫家父、家母；自己的夫人，叫贱内，当然这属于背称，不是面称；自己所在的学校，就算是北京大学、清华大学，也得说鄙校；对方是在一所民办的、一个很小的学校，也得叫贵校；惊动对方给自己办事，要说打扰；把自己不成熟的见解，斗胆地呈献给别人，叫献丑、献芹。南宋辛弃疾给宋高宗写了十篇建议，谈如何治理国家、北定中原，取名为《美芹十论》。忝列，如贵校聘请顾问，把自己也聘请了，就说自己“忝列其中”。别人是真有本事、有学问的，而我是充数列入的，不管心里是不是这么认为，但就得这么说，以示谦虚；如果不这样，就被人讥讽为不懂礼貌，即失礼了。别人夸奖自己，心里自然很高兴，认为夸得恰如其分，但也得说“过奖”“过誉”“谬赞”。与国外学者交往，他们认为中国文人有点虚伪，不实事求是；但这是一种东方的礼貌。谁都希望和一个谦虚的、懂礼貌的人在一起，而不愿与狂妄之徒相处。

称呼对方要冠以尊词。问对方姓名应用贵姓、尊名、雅号。询问年龄：同辈人，贵庚；老先生，高寿；女士，芳龄。称对方的家：尊府、贵宅、府上、雅斋。称对方的长辈：尊祖父、令祖母、令尊大人、令堂。称对方的兄弟姐妹：令兄、令姐、贤弟、贤妹。在称谓之前都得加个尊词。

那么称自己，就要用谦称了。称自己长辈：家父、家母。称自己兄弟姐妹：家兄、家姐、舍弟、舍妹。称自己的妻子：拙荆，这个“拙”当然是谦辞，拙稿、拙文，“荆”就是灌木、小树枝。因为古代的女子的代称是“裙钗”，穿裙子，头上戴“钗”；男子叫“须眉”，留胡子，眉毛也很长。那这个“钗”，没钱买给夫人置办金银宝器，就撅个柴火棍插在发鬓上，“拙荆”就是这个意思。还有贱内、内人、内子。称本方：鄙校、鄙公司、鄙厂。

下面举个例子，某主持人的“家父门”。前些年，某主持人请嘉宾讲述爷爷奶奶的往事。嘉宾刚一落座，主持人就用沉痛的语气说：“……首先，向家父的过世表示哀悼。”错了！把对方的父亲，说成“家父”了。此语一出，观众哗然。针对这个案例，网上出现了一场激烈的争论。正方的观点就是主持人称“家父”没错，有特定的对象，省去了“你”字，不会引起歧义，就是“你家父”，语法上是允许的。反方的观点：家父、家母是谦称自己的父亲母亲，而称呼对方的父母应该用尊称令尊、令堂，主持人是贻笑大方、当众出丑。在双方争论时，一家报纸约我写稿——从称谓语言学的理论角度，说主持人的“家父”究竟错在哪了？能否总结规范。我的观点是：从称谓学理论分析“家父”这个称谓，得把握三点：第一，它是谦称，和尊称相对而言；第二，它是背称，和面称相对而言；第三，它是外称，和内称相对而言。第一，谦称限定只能在交际中谈及自己父亲时用“家父”，而不能用于称呼对方父亲。第二，它是背称，限定不能面对父亲直称“家父”，叫“父亲”“爹”都可以，“爸爸”既可面称，又可背称，但是当面不能叫“家父”。第三，“家父”是外称，限定只能在与外人交谈中使用，不能面对母亲、兄弟、姐妹、叔伯等亲属时使用。记者又问：“家父”前面能不能加你、我、他。我说不能加。“家父”这个称谓，与“父亲”“爸爸”“爹”的不同之处：称“你父亲”“我爸爸”“他爹”都可以，但是“家父”前面绝对不能加人称代词限制，不能加你、我、他。“家父”就指我的父亲，前面加一个“我的”，成为“我的我的父亲”，叠床架屋，拖沓累赘，没有必要；“你家父”，更坏了，“家父”是我的父亲还是你的，到底是谁的？状如抢父亲，好像在争夺遗产；“他家父”更不好办了，“家父”是我的父亲，不能变成他的，徒增纠葛。

所以，在谦称、敬称前，一律不能出现“你、我、他”。“令尊”是你的父亲，不能说“你的令尊”。“在下”就是指“我”，“在下认为”就是“我认为”，不能说“我的在下认为”。“大著”就是对方的著作；“高见”，指对方的见解，再加“你的”就是叠床架屋。这就总结出一条语法规则：汉语敬称与谦称之前，不受领属定语的限制。所谓领属定语，就是你的、我的、他的、大家的、集体的，这都是表示领属关系的代词或名词。

三、菜名文化

诗人和学者袁枚，写了一本厚厚的书，来论述烹调方法。中国文人不仅写烹饪的书，还热衷于动手做菜，甚至有独创性菜肴的精品传世。尤其是苏东坡，生活在宋代，是中国文化的鼎盛时期。只有在文化鼎盛期才能出现苏东坡这样全才式的、多面手式的文化大家。谈宋代诗歌,就是苏黄诗,即苏东坡和黄庭坚;谈宋词,就是苏辛词,苏轼和辛弃疾;谈宋代散文,是欧苏散文,苏轼和他的老师欧阳修的散文;谈宋代书法,就是苏黄米蔡;谈宋代绘画,苏轼是南宗画派的代表人物。他会吹箫、会谱曲、会演奏,还会做饭做菜。如东坡肘子、东坡肉、祖庵菜、巢菜、伊面,都是中国文人创制的著名菜品。而西餐,不管俄式的、英式的、法式的、德式的、意大利式的,还是西班牙式的,都大同小异。

中华菜品特别讲究修辞,像粤菜名品:竹笋炒猪肋排叫“步步高升”,苦瓜炒鸡肝鸭肉叫“苦凤怜鸾”,鱿鱼炒鸡片叫“游龙戏凤”。在广州某一个酒家用广东音乐曲牌命名菜肴:花雕酒焖的鸡叫“贵妃醉酒”,笋尖炒田鸡叫“春到田间”,海虾炒鸡片叫“龙飞凤舞”,清炖双鸽叫“戏水鸳鸯”。中国的菜肴命名很讲究修辞,国外菜肴命名:法式猪排、俄式烤肉、意式面条、日本寿司、韩国泡菜,直白无华。东西菜肴命名,可谓大异其趣。

著名修辞学家沈谦教授有句名言:中华文化有两样绝活儿——第一是美食,第二是美辞。所谓美辞,就是指修辞艺术。所以,在品尝华夏美食的同时,还可以品味欣赏这些菜名的美辞,从物质和精神两个方面享受中华文化之赐予,岂不快哉!中国举办奥运会,要把中国菜翻译成英文,如小吃“驴打滚”,就是把豌豆面、江米面和豆馅儿做成的小点心,切成一块一块的,沾上炒熟的豌豆面,像驴在土地上打滚一样,结果英语翻译成了“翻滚的驴子”。

再如,翻译著名川菜宫保鸡丁——“花生、辣椒、炒小块鸡肉”,原料和做法都没错,但是把宫保鸡丁的那种文化的含量过滤掉了,把文化的乳汁像水分一样挤掉了;过桥米线——“加鸡肉的鸡汤粉丝”;佛跳墙——“多种美味的混合炖制”。简明质实,但传统意蕴却被无情地阉割了。国外的美食名为汉堡、热狗、肯德基,那么宫保、过桥、佛跳墙的音译,外国人也能接受。但需要在后面添加注释,都含有文化故事。“丁宫保”是清朝太子太保丁宝桢,即太子的首席教官,他是四川人,他的厨师做的肉丁人称"宫保鸡丁"。过桥米线,一个考生在科举考试前认真复习,他的夫人每天给他送来鸡汤煮的粉丝、米粉,然后密封送过来,过一道桥,但保温可口。佛跳墙,福建福州的名菜,一打开之后味道太美了,和尚路过的时候翻过墙来也要吃这个美味。在许多中国菜名中,涵盖着富含文化的有趣故事。

四、俗语文化

在汉语习惯用语里,有相当多的俗语,只有结合其蕴含的文化因素进行阐发,才能使人比较真切地理解并把握这个词语的语源和意义。从事对外汉语教学工作的教师最怵头的,就是外国留学生以他们的独特视角总是问个不休。如在教学中遇到像"炒鱿鱼""跑龙套""气管炎""吹牛皮""背黑锅""敲竹杠""二百五"之类的俗语,教师仅从字面意义上是说不清、讲不透的;只有对这些惯用语具体的文化语源及修辞构词方式,进行层层剥笋式的剖析,才有可能让他们真正地了解和把握。

一个英国学生问:老师,看了香港的电影,这"吃豆腐"是什么意思呢?我说"吃豆腐"就是指调戏年轻的女子,带有开玩笑的意味。它是比喻,用豆腐来比喻年轻女子,有四个特点:第一色白、第二面细、第三质嫩、第四性软,恰与年轻女子肌肤白皙细嫩而性情软弱的特点相契合。说到这,那个英国学生说:明白了,就是性骚扰的意思。我说,和性骚扰还不太一样。因为该词语发生在比较熟悉的异性之间,如老板和雇员、上级和下级。这个惯用语原来在上海、江浙一带及港澳台流行,后来在茅盾的《子夜》和周而复的《上海的早晨》中被使用,再加上"吃豆腐"本身具有的形象、幽默、委婉的表意功能,它的使用范围逐渐扩大到北方,乃至全国。

五、骈偶文化

"骈"是二马并行,"偶"是相对相应。举两个数字的例子。在汉语的数字当中，“八”和“四”组成的词语，表示褒义；“七”和“八”组成的词语，表示贬义。如“八”和“四”：四通八达、四平八稳、四面八方、四时八节、四停八当，表示全面、完美、安稳。“七”和“八”表示贬义：七零八落、七拼八凑、七手八脚、七嘴八舌、七扭八歪。含有数字“七”和“八”的俗语，如七大姑八大姨、七个不依八个不饶、七个不含糊八个不在乎等。以上这些语汇，都表示不好、不美、不整齐、粗俗颟顸、多而杂乱等贬义。列举这种情况、发现这种语言现象，并不太难，难的是从文化方面如何进行总结——只能从传统文化中寻求答案，究其原因，是汉族以对称平衡为美这种审美情趣之使然。

所以，这种汉民族文化，使对偶修辞千百年来兴盛不衰，并在此基础上产生了特殊的文学形式——对联。对联篇幅短小、着墨不多，却可叙事写意、言志抒情；信手拈来，随处可用。可写在园林亭榭、寺庙宫观，可用于门宅店铺、婚丧寿挽；浅深皆成趣，雅俗均可赏。对对子是个高难度的技术活儿。1912年的冬天，梁启超在北京拜访老朋友、文化名家夏曾佑（字穗卿）。看到夏先生的书案上堆积着木版线装的《春秋左氏传》。冬天，夏老正在家里读《春秋左氏传》，这一冬一夏，使梁启超偶有所感，随口吟出上联：冬蛰庵中，夏穗卿研究春秋传——把春夏秋冬都融进去了。夏老很高兴，就说再来个下联。但一时想了好几副下联，都配不上。于是，夏曾佑就向黄炎培等人广征下联，结果仍无人能对。

时间过去了40年，到了1952年一天下午，郭沫若邀请好友在寓所相聚。周扬、夏衍、黄炎培、沈钧儒、楚图南等陆续赴约，快到五点了，田汉、南汉宸、白杨、张瑞芳四人才推门而入。南汉宸说：田老大非拉着我们到东华门外看梅兰芳演的《红娘》，所以迟到了。黄炎培当时在客厅坐着，一听这个，就一跃而起，高声说：我得之矣，我得之矣！遂诵之曰：东华门外，南汉宸欣赏北西厢。《西厢记》有两种，一种是元杂剧《西厢记》，作者是王实甫；另一种是南戏《西厢记》。二者名同实异，音乐基础不一样，唱词也不一样。南西厢比较缠绵、婉转、典雅;北西厢因吸收北方音乐和戏剧的特点,比较直白、朴素,但文辞很优美。“东华门外,南汉宸欣赏北西厢”和上联“冬蛰庵中,夏穗卿研究春秋传”相隔四十年,终于对上了。郭沫若笑言:“此联浑成,天造地设,无意而得巧合也!”一副对联竟然对了四十年,而且对对联的人和在场的人,都是中国文化精英。一副对联不过十几个字,但名家高手绞尽脑汁、苦思冥想、夜不成寐、反复推敲也不行,最后成功于特定情境的灵感引发,属于妙手偶得之。

1932年清华大学即将举行新生入学考试,国文卷该如何命题,中文系就找了国学研究院的陈寅恪出题。他给出了两道题,第一个是对对子,第二个是抒情散文《我梦中的清华》。这对对子的上联为“孙行者”,让对下联,结果一半以上考生这个题交了白卷。陈先生给的标准答案是“胡适之”,获满分的考生仅周祖谟一人,他后来是北京大学研究语言学的著名学者,当时是清华大学的考生。孙行者和胡适之怎么对的?第一,“胡”“孙”相对,加一个“犭”,“猢狲”就是猴。“适”和“行”,“行行重行行”,动词;“逝将去女,适彼乐土”,这“适”也是到那里去的意思。“之乎者也”,虚词相对。有一个考生答“祖冲之”,陈先生说符合要求。还有一个对的“王引之”,对得也不错。一场考试,仅三个人答对。其他考生,凡答唐三藏、猪八戒、沙和尚者,皆不及格。结果家长很有意见,说都1932年了,五四运动都过去了这么多年,清华大学还弄这陈词滥调的东西。中文系主任又找到陈寅恪先生问如何应对?陈先生说我给你写篇文章吧,题为《论对对子》。他说:对对子看似简单,实际上很深。它能考查学生的思维的敏感,以及他的腹笥,就是看你肚子里有多少知识储备。另外,对对偶、平仄及语言的简洁使用,都是一种考核。陈寅恪是学术权威,而且讲得丝丝入扣,大家都没话说。所以说对对子,“看似寻常最奇崛,成如容易却艰辛”。

陈寅恪在昆明西南联大教书,正值抗日战争时期。一听到防空警报,老师们都停下手头的工作,扶老携幼到防空洞去躲避。陈寅恪到了防空洞,就写了一副对联“见机而作,入土为安”。发现日本飞机空袭,立刻行动;“入土”,指躲进防空洞。两个成语，运用之妙，令人叹服！这是大学者的小玩意儿——看着很简单，而实际上文化底蕴、文思敏捷皆蕴含其中。

下面讲妙趣横生的“无情对”。对偶句当中，最有意思的就是无情对，无情对又叫“字面对”，字面相对，意义却不关情。例如，“文竹”对“武松”，意义上一个花卉，一个人名，但“文”对“武”，“竹”对“松”，对得很工稳。再如“凤栖梧”对“马拉松”，“凤”对“马”，“栖梧”对“拉松”。又如“空山鸟语”对“危地马拉”；“燕归南浦”对“马来西亚”，“三星白兰地”对“五月黄梅天”，“五品天青褂”对“六味地黄丸”，表面看，似乎风马牛不相及，但其字字相对，让人忍俊不禁。“公门桃李争荣日”对“法国荷兰比利时”，“公门”对“法国”，“桃李”对“荷兰”，“争荣”对“比利”，“日”对“时”，读来很有意思。

分析汉文化骈偶文化的特征，汉文化崇尚对称和谐，喜欢成双配对，所以，在建筑格局、家具摆设、工艺结构、礼俗仪式等方面，都乐于选取偶骊对称、两两相对的形式。天安门前的华表必须有两个，美国自由女神一个即可，这就是东西方文化的差异。宫殿庙宇格局、门口石狮成对，陵墓甬道站立的石头翁仲也是相对的，老式家居厅堂条案上的摆饰都是相对的，这就是崇尚对称和谐的典型例证。骈偶文化在汉语词汇中的典型反映，就是我们平时说话，喜欢采用骈偶词语，如求爷爷告奶奶、神不知鬼不觉、不显山不露水、前怕狼后怕虎、千不该万不该。说人身材高大，“人高马大”；说人特别的斗志激昂，“人欢马叫”，把人和马连在一起，配合形成对偶修辞。

析字对联，举两个例子。据说是唐伯虎和秋香的爱情故事中的“十口心思”，“十”加“口”加“心”就是“思”字，“八”加“目”加“尚”就是繁体的“賞”字。“十口心思，思家思国思社稷；八目尚赏，赏风赏月赏秋香”。“冻雨洒窗，东二点，西三点”，“冻”是东二点，“洒”是西三点；“切瓜分客，横七刀，竖八刀”，横七刀是“切”，竖八刀是“分”。一个秀才出席婚礼，新郎姓潘，新娘姓何，于是现场吟出一副对联：“嫁给潘家郎，有田有水有米”，这个“潘”字，有田、有水、有米;“娶来何氏女,添人添口添丁”,“何”字,添人、添口、添丁。“白水泉边女子好,少女犹妙;山石岩前古木枯,此木为柴。”,白水是“泉”,女子是“好”,少女是“妙”,山石是“岩”,古木是“枯”,此木是“柴”。再如“四口合圖,内口皆从外口管”,四个口字合成一个“圖”字,但是里面的口被外面的大口管着;“五人同傘,小人全靠大人遮”,下面有四个小人,上面有一个大人。文字学的字形、字部件的分析与对联艺术达到水乳交融的境界。

六、谐音文化

利用谐音双关为文学人物命名,有不少典型的例子。《红楼梦》贾府四个小姐元春、迎春、探春、惜春,谐音“原应叹息”,谐音双关,对这四位贵族少女不会有好的命运而叹惋。甄士隐、贾雨村这两个人的名字,就是《红楼梦》的创作手法,将真事隐去,用假语村言。甄士隐的独生女叫英莲,命运可怜。四五岁的时候,在正月十五元宵节的晚上,仆人霍启带着她去看花灯。霍启上厕所,跟小女孩说:“站这儿等我,别动。”但等霍启从厕所里出来,英莲已经被人贩子拐走了。霍启找了半宿没找着,回家没法交代,就跑了。他这一跑,甄士隐家的祸就起来了,故名“祸起”。甄士隐家有个丫鬟,叫娇杏,贾雨村来串门时,与娇杏眉目传情、一见钟情,临走时,贾雨村又回头看了看这丫鬟,这偶然一回顾,便为人上人。于是娇杏成了贾夫人。不久贾雨村当了顺天府府尹,所以,其名谐音“侥幸”。等到英莲长到十六岁时,一表人才,长得很漂亮,这时她已不叫英莲,改名香菱。人贩子就以几千两银子的高价,把她卖给一个小乡宦的公子冯渊。钱也交了,但在领人时,薛宝钗的哥哥呆霸王薛蟠也看上了香菱,也要买。冯渊自然不干,于是上来一群恶奴,把冯渊当场打死。冯渊这倒霉名字,纯粹就是“逢冤”了!

《怒沉百宝箱》的杜十娘,“娘”在古代就是姑娘的意思,和居委会张娘、李娘不一样。杜十娘在这家妓院里排行第十。所谓“杜十”,即笃实,太实在了。纨绔公子李甲,貌似忠厚,内藏奸诈,你听他的名字"里假",里面是假的。电影《永不消逝的电波》里的叛徒叫姚伟,"摇尾"乞怜。《宰相刘罗锅》中的安徽巡抚叫桂淮泰,就是"鬼怀胎"。

多年前我指导的一位研究生撰写的学位论文《小学生命名的语言学分析》。以一所小学历届毕业生的名册作为语料,进行语言修辞分析。其中谈到了姓名谐音,尤其两个字的姓名特别容易谐音:一个孩子叫纪 dan,谐音为"鸡蛋";一个叫尤 bing,谐音为"油饼"。另外,与人身体部位谐音的姓,不宜取名 yán,如姓侯,谐音为"喉炎",姓魏,谐音为"胃炎"等。三个字姓名,如朱 yi jia(谐音为"猪一家")、朱 yi qun(谐音为"猪一群")、杨 yi zhi(谐音为"羊一只")。最不好的姓名是秦 shou sheng,名叫 shou sheng 没关系,但姓秦的不能叫这个,因为谐音为"禽兽生"。女孩子名叫付 yan jie,谐音为"妇炎洁",为药名,给孩子带来烦恼。这些因谐音因素考虑不周而形成的姓名,必然会成为淘气小伙伴开玩笑的口实,给人带来不尽的烦恼。因此,长辈在为新生儿取名时,应该慎重而周全地推敲斟酌,尤其对于姓名中有可能产生负面谐音的因素应加以防范,不可掉以轻心。

七、谜语文化

字谜是中华传统文化的瑰宝,是一种独特的民间文学样式,也是一门充满智慧和谐趣的语言文字艺术。字谜起源于民间,源远流长,自古及今受到广大民众的喜爱。人们热衷于制谜、猜谜活动。例如:

某甲出一字谜叫某乙猜:"唐虞有,尧舜无;商周有,汤武无;古文有,今文无。"某乙略一思索,笑道:"我把你的谜底也做成一谜,你听对不对——听者有,看者无;跳者有,坐者无;高者有,矮者无。"甲接着说:"哭者有,笑者无;骂者有,打者无;活者有,死者无。"乙继续:"右边有,左边无；后边有，前边无；凉天有，热天无。"甲拍手叫绝，又道："哑巴有，聋子无；跛子有，麻子无；和尚有，道士无。"乙紧接着笑道："善者有，恶者无；智者有，愚者无……"

您猜出来了吗？字谜的谜底就是"口"字。通过甲乙对答，把字体结构有"口"的和无"口"的字，组成在语义上有关联的语句，形成连绵不绝的系列谜面。

谜语的学问很大，例如，上是春天无日，下是秋天无火，打一古代国名，就在春秋战国——谜底是"秦"。我在山边站，老家在四川——谜底是"峨"。在教学当中，用谜语的方式去教学，很形象，激发学习兴趣，培养判断推理能力，开阔眼界。于光远先生创造了一种字谜，从一个字改成另一个字，打一成语，例如，奏→春，谜底是"偷天换日"；湍→而，山穷水尽；波→破，水落石出；杞→休，舍己为人；旭→旦，九死一生。

成语猜谜很有意思，把四字格的谜面变成四字格的成语：相片底板——颠倒黑白，食堂搬家——另起炉灶，楼下坐满——后来居上，春蚕吐丝——作茧自缚，伏天发抖——不寒而栗，鹦鹉学舌——人云亦云等。

八、象征文化

在汉文化中，长寿是人们十分重视的。流传最广的如福寿双全、福禄寿、三星高照、福禄寿财喜等吉祥语，都包含"长寿"的内容。最常见的就是贺寿联"福如东海长流水，寿比南山不老松"和"松鹤延年图"。南山实际是终南山，南山和松都是长寿的象征，桃花、椿、菊花、茱萸、寿木也是长寿的象征。屈原《离骚》曰："朝饮木兰之坠露兮，夕餐秋菊之落英。"菊花在古代被称为"寿客"，长寿花。夏天喝菊花茶，秋天饮菊花酒，都含延年益寿之意。读王维的《九月九日忆山东兄弟》："独在异乡为异客，每逢佳节倍思亲。遥知兄弟登高处，遍插茱萸少一人。”这个“茱萸”与九九重阳紧密相连，佩戴茱萸是为了祛邪益寿。另外，人们用龟年、龟龄、龟寿来祝人长寿。鹤与长寿联系在一起，“鹤”“贺”同音，象征着长寿和高洁。宋代著名诗人林逋，隐居在杭州西湖，素以“梅妻鹤子”著称于世。

汉语文化词语大多具有典型的象征意义，如一提到“东篱”，就想起隐居，忆起陶渊明的“采菊东篱下，悠然见南山”或李清照的“东篱把酒黄昏后”。一说“新亭”，就和爱国情绪连在一起，想起“新亭对泣”的历史典故。一说“桃源”，就和心向往的隐居之处连在一起。“蓬山”指爱情，指心上美丽姑娘居住的地方，李商隐无题诗句：“蓬山此去无多路，青鸟殷勤为探看。”古代传说有三座仙山，一个蓬莱，一个方丈，一个瀛洲。李白《梦游天姥吟留别》的开头：“海客谈瀛洲，烟涛微茫信难求。”“南浦”，水路送别的地方，“送君南浦，伤如之何”。“长亭”，陆路送别的地方，“长亭外，古道边”。“灞桥折柳”，长安，送行要送到郊外的灞陵、灞桥，折柳相送。“阳关”总和送别连在一起，“劝君更尽一杯酒，西出阳关无故人”。“长门”，总和被贬斥的后妃连在一起，“长门事，准拟佳期又误。蛾眉曾有人妒”。“青楼”和妓院连在一起，“程门”和老师的家连在一起，“茅庐”和隐居的贤士连在一起。“杜鹃”和悲剧连在一起，“杜鹃啼血猿哀鸣”。“鱼雁”借代书信，“豆蔻”指青春年华，“娉娉袅袅十三余，豆蔻梢头二月初”。“红豆”，象征爱情，“红豆生南国，春来发几枝。愿君多采撷，此物最相思”。“吴钩”和战士的武器连在一起，“谈笑看吴钩”“男儿何不带吴钩，收取关山五十州”。“秋扇”总和弃妇连在一起，如白居易《琵琶行》所言：“年长色衰，委身为贾人妇。”“莼鲈”，西湖特产莼菜和鲈鱼，总和思乡连在一起。“旧雨”，指老朋友。“萤雪”，囊萤映雪，和苦读连在一起。孟浩然《过故人庄》：“故人具鸡黍，邀我至田家。”于是“鸡黍”就和农家饭食、纯真的友情连在一起。

因此，屈原笔下的丹橘，陶潜笔下的采菊，李白笔下的大鹏，杜甫笔下的骏马，白居易笔下的宝剑，李商隐笔下的鸣蝉，陆游笔下的驿梅，郭沫若笔下的雷电,茅盾笔下的白杨,陶铸笔下的松树,这些带有强烈个人色彩的象征词语，因为得到广大读者的普遍理解和使用，基本上已转化为公认的象征义。丹橘的高洁,采菊的摒弃荣华富贵,大鹏的志向,骏马的进取精神,宝剑的宁折不弯,驿梅的孤芳自赏,雷电那种对旧世界的怒吼和扫荡,白杨的伟岸正直,松树的那种不畏严寒、保持高洁的志向。这些比喻性的象征,比单纯的比喻具有更大的深层含义,因而也就具有更强的艺术感染力。

中国诗歌意象的象征意义，被西方汉学家视为中国诗歌的根本特色之一。可以说:象征是中国古诗的生命,而诗歌中象征形象的深刻寓意,往往超越了文学本身,而是蕴含在民族文化思想乃至思维方式和审美情趣之中。

中文国际传播与多模态教学

邢欣
讲座时间:2021年5月7日

专家简介

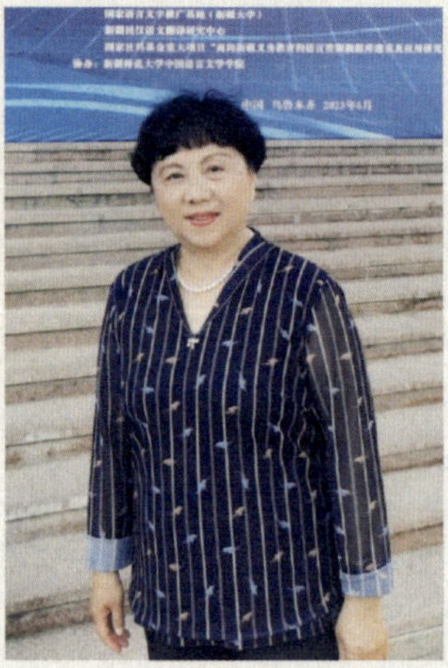

邢欣,中国传媒大学文学院教授、博士研究生导师;新疆大学天山学者讲座教授。研究方向为国际中文教育、社会语言学、现代汉语语法学、应用语言学等。中国语言学会理事、北京市语言学会理事;担任《双语教育研究》编委,《海外华文教育》编委。曾获《新疆日报》1991年度优秀通讯员一等奖,获新疆和广电总局等省部级社会科学成果奖一等奖1项、二等奖4项、三等奖2项、优秀奖1项;主持国家社科基金重大项目1项、重点项目1项、一般项目3项,省部级社会科学重大项目1项、重点项目1项、一般项目4项。兼任浙江大学语文教育研究中心特聘研究员,新疆师范大学兼职教授、硕士研究生导师及新疆高校文科重点研究基地中亚汉语国际教育研究中心学术委员会委员,韩国新罗大学荣誉教授、客座教授,韩国启明大学客座教授等。发表学术论文百余篇,专著教材等10余部。任"十三五"国家重点出版物出版规划项目总主编、2017年度国家出版基金项目《"一带一路"核心区语言战略研究丛书》总共13部,其中国家出版基金项目图书8部,本人著3部。

我今天讲座的主题为“中文国际传播与多模态教学”,讲座主要围绕人工智能、大数据和5G互联网技术的进步和飞速的发展,对新时代中文教学以及新时代教育理念的影响展开。同时,要着重和大家讨论“一带一路”对国际中文教育的影响。讲座中会和大家讨论国际中文教育现在存在的问题,以及未来的发展方向。讲座的内容涉及我近几年的科研成果及发表的文章。其中主要的一篇文献为发表于2020年《世界汉语教学》第一期的文章,文章中有一些观点被北京语言大学的老师作为政协提案收录,如分层教学及融学科、跨学科的理念。还有其他一些文章就不一一赘述了。

接下来主要讨论一下我们的国际中文教育在现代社会发展过程中遇到的问题。

一、存在的问题及影响

(一)社会因素

高科技的发展给中文教育带来了理念的更新,国际中文教育要借助科技的进步,要开启国际传播的新趋势。同时,我们国际中文教育在构建人类命运共同体中,要立身中国、放眼世界,在世界中与各个国家合作共赢,在合作中发展国际中文教育,开展中文的国际传播。

现当代国际中文教育面临重大挑战,主要的变化是受到新型冠状病毒感染的影响,国际留学生当时不能顺利地来华学习,因此,在线教育就成了国际中文教育生源的新补充。在这种情况下,很多国外学生还是很愿意学习中文,很愿意进一步进修深造。但是鉴于这种形势,我们更应该考虑怎么利用科技的进步来更好地提供线上教育,同时,也指导我们海外的孔子学院提供所在地的中文教学,这正是我们现在要转型思考的一个大问题。

(二)自身因素

同时,这样的一个转折点也需要我们国际教育的所有同行坐下来静心思考，利用这样的一个转型期，我们要静心思考我们的教材怎么编、我们的大纲怎么制定，要让过去的中文教学，从感想式教学、从无序式教学、从各自为政的教学，要逐步地转到现在的、有序的、科学的引导上来。

最近在探讨的教材问题，在国内义务教育的中小学统编教材中发现了很多问题，在这个过程中，实际上我们也看到在国际中文教育，无论是初级、中级、高级教材中，存在的问题也是很多的。到目前为止，还没有看到有人有意识地去做这方面的研究，也没有看到有人有意识地去引导。

在国外教汉语的时候，我们可以看到国外的学校对中国留学生进行当地的语言培训，使用了一些教材，我们可以做一个对比。

十几年前我去韩国待过4年，在那里详细地对比了他们教授韩语的教材和中国教授汉语的教材。我发现，韩国的教材是放到教育系统里进行处理的，在教育学大纲的指引下，有很明确的目标及介绍，无论哪个高校编的教材，开始教一些简单的会话后，马上就会介绍到韩国的国家体系，韩国的民俗风情，包括他们的韩语日等，让学生马上就进入这样的系统教育当中。到现在为止，国际联合组织将4月20日定为中文日。但事实上，我们的教材里还没有做到明确的反应。类似的现象还有很多，包括我们的文化教材，总是围绕着一些古代的神话，或者故宫等古代建筑展开，这个是不够的，文化教材首先应该是介绍现代的文化，如中国的天安门广场不仅有旅游价值，它也有代表中国国家形象的价值。

受这个角度考虑的触发，我展开了一场思考，同时，也是本次讲座的主要内容。

(三)国家政策

现代国际中文教育处于稳步发展的阶段，各大高校的相关专业也向好发展，在这个过程中依旧存在的问题是老师们只局限于自己的专业领域，局限在教授中文，没有把学术的视野扩展到整个国家的需求和国家的发展中去。所以，我们的中文教育下一步的发展一定要往这个方向转型，要跟上国家发展的形势。

自2015年起，我主持国家语言文字工作委员会的重大课题"'一带一路'核心区语言战略研究"，后来又主持了国家重点的"'一带一路'中亚语言调查"，有多次的出国考察经验，在调研过程中，我发现，为什么中国的历史学、考古学现在能受到国家的支持和重视，甚至受到国家领导人的重视，是因为他们建立了中国的考古学理论和考古学发现，这也是考古学界经过多年的不懈努力才能走到今天这一步。例如，他们在乌兹别克斯坦、塔吉克斯坦和阿富汗发现了中国古书记载的关于大月氏历史的不足。历史上大月氏是建国成功的，因此，他们成功论证了在历史上大月氏过去是属于中国的这一重大历史发现，这个发现不仅对当地国家来说是一个重大发现，对世界来讲也是一个重大发现。大月氏城的遗址是对国际考古学界的重要贡献，因此，考古学会得到国家的支持，同时，也受到邻国的重视。那么，它带来的好处是什么？它给国际中文教育带来的好处是什么？考古成功的重大发现，使得这些国家的民众明显对中国产生兴趣，愿意学习中文，愿意来华留学，这就是起到互相吸引、互相引导、互相交流的作用。只有在这样的作用下，结合国家的需求、定位国家服务，才能真正促进国际中文教育的传播和发展，才能推动这个专业向上。

对国际中文教育影响最大的应该就是"一带一路"了。

2017年，北京语言大学在新疆举办了对外汉语研究会，我曾经在会上提出分层理念。到了2020年又把它更加细化、精准化，近两年我结合韩方项目与在线播放项目，制作教材在大学使用，结合最新的多模态理论运用在新疆的国家通用语言文字培训讲座中。同时，又将多模态教学理念结合之前参与的国家重大项目"新疆的义务教育"，面向中等语言资源库建设和应用进行融合研究。

近年来,教育部中外语言合作交流中心也做了很多这样的专业技能中文培训,现在在网上能找到农学的培训和化学、物理的培训内容。

我也发现现在"中医热"的中文教学是非常热门的。在多年的调研中,包括观看大量中央电视台关于"一带一路"的纪录片,以及将纪录片《远方的家》中几十个国家的资料全部拷贝,将其中的全部语料都整合出来。在这个过程中,我发现中医是吸引人学习汉语的一个动力。很多中亚的学生来中国学专业,几乎首选的都是中医,中医是非常受欢迎的。后来在做"一带一路"的项目时发现,不光是在中亚,甚至有的欧洲国家还有中药工厂,有很多非洲国家都很欢迎中医。那么,在"中医热"下的中文教学应该怎么做?结合多模态和中医的词汇、中医的理念,以及简单的中医概念,可以做与之相关的教学教材,甚至课题。我认为这是一个充满发展意义与前景的方向。

国际中文教育传播的现状和动因,可以将其分成三个阶段,初创阶段、巩固阶段和发展阶段。

1.初创阶段

初创阶段是在20世纪50年代初期,即在中华人民共和国成立的时候,典型事件是中国迎来了第一批来华留学生,就是众所周知的"东欧交换生中国语文专修班",其负责人是清华大学的教务长、物理学家周培源先生,而主要负责教学的是社科院语言所的语言学家吕叔湘先生。吕叔湘先生对中国语言学界的影响巨大。

2.巩固阶段

第二个阶段就是巩固阶段,国家正式成立北京语言学院,中文教学正式开启了学历教育。同时,中文的国际传播是通过中国国际广播电台开办的中文节目向外传播,栏目名称是《学中国话》和《汉语讲座》。

20世纪70年代,中国恢复了联合国的合法席位,这时候中文便成为大会和安理会工作用语之一，一直延续到今天，同一时期，国内各个高校开始逐步恢复招收留学生。1972 年，北京交通大学接收了 200 名坦桑尼亚、赞比亚的留学生；1972 年，北京语言大学恢复办学，1973 年秋天就开始招收留学生。从这一时期开始，这项事业就一直延续至今。

3.发展阶段

到了 2010 年，联合国新闻部将农历二十四节气中的“谷雨”定为联合国中文日。在这一天，海外的孔子学院会举办很多活动。我建议各大高校教师及相关专业的同学要发挥自身专业作用，在进行课堂教学时，可以重复这一概念，使之更深入人心。

到了 20 世纪末，国际中文教育进入了蓬勃发展的阶段，这个时期的标志是高校的中文教学规模迅速扩大，海外的中文教学得到许多关注并开始发展。最重要的是中文教学系统化、科学化，出现了专业的刊物、出版社和研究机构，加强了教材建设，国家成立了教育部门的专门机构，当时叫国家汉办，现在已改名为中外语言交流合作中心。

2005 年，在人民大会堂召开了第一届世界汉语大会，在此次会议发言中就已经提到了语言的消失和濒危语言的保护问题。后续语言文字工作委员会积极跟进，大力提供资金支持，才发展到今天的规模。国际中文教育不是一个独立的部分，它也是中国语言政策的一个重要部分。

飞速发展阶段的一个标记就是国家高度重视。2006 年，教育部 11 个部门提出了汉语加快走向世界的指导思想总体规划和政策措施，重点建设孔子学校总部学院、若干示范性孔子学院，以及新增教学点等，加强了在全世界的布局和推广。在这个阶段海外的人数不断扩增，有了外方来华的培训班等项目，教材也进入网络资源建设，国际中文教育的各方面都在这一时期得到了良性的发展。

还有一个标志就是测试HSK考试的不断改革。许多省市教育厅、高校都把汉语国际推广列入整体工作议程中,成立领导小组,制订工作规划,加大支持力度,飞速发展时期持续了很长一段时间。

同时,孔子学院成为一个品牌,由中国国际中文教育基金会全面负责运行。随着中国经济形势和建设的飞速发展,学习中文已经在全世界范围广泛开展。

2021年3月31日发布的《国际中文教育中文水平等级标准》,该标准对教师的对外教学及各单位办学具有重要意义,我建议各大高校老师及同学对其加以关注。

二、"一带一路"下的国际中文教育

我在讲座中提到了多种教学项目,包括语言伙伴计划、中文+特色教室、"一带一路"奖学金在内的各国家、各地方提供的奖学金与助学金等。这些项目对于国际中文的传播都能起到推广促进的作用。

第二个方面我将从"一带一路"的角度来切入,我认为"一带一路"的发展与国际中文教育和国际传播的关系非常密切,没有"一带一路"的发展,国际中文教育不可能走到今天这一步,关注共建"一带一路"国家的新发展,关注国际中文教育的新变化,配合国家的需求,来进行国际中文教育,要更多地关注国际中文教育学科建设的研究和教学。

(一)什么是"一带一路"

最早提出"一带一路"是2013年,习近平总书记访问哈萨克斯坦,在纳扎尔巴耶夫大学提出了丝绸之路经济带的构想,时任总统纳扎尔巴耶夫提到了光明大道和"一带一路"的对接。"一带一路"并不是单向的,而是一个互动的、双向的合作。同年10月,习近平总书记又在访问印度尼西亚时,提出了"21世纪海上丝绸之路"的倡议构想。2015年"一带一路"作为三个部委文件出台,正式确定了下来。

其实在“一带一路”倡议提出之前,早在20世纪60年代,中国的企业就已经走出去了,其中“一带一路”的核心就是新疆,它是中国跟国外接壤国家最多的地区。所以,新疆的地理位置非常重要,作为一个能源大区,又是一个对外出口、对外开放的前线城市,可以说新疆的稳定就是全中国的稳定。

国家为了促进新疆的发展,在经济上、政策上都给予了重大支持,包括建设兄弟省份,“一带一路”帮助新疆的各个地区发展经济。同时,还有“西部计划”“三支一扶”等行动,帮助新疆当地的教育发展,从全方面进行托举。

在援疆工作中,我们身为国际中文教育者,也能发挥自身的专业素质为新疆的发展工作献一份力。用华东师范大学举例,在一对一兄弟城市进行扶贫工作中,华东师范大学争取到对扶新疆,尤其是南疆的国家通用语言培训工作。这为华东师范大学争取到了非常迅速、有力的转型机会,使得华东师范大学顺利占领国家通用语言培训的市场。各大综合院校都能发挥地理优势和资源优势,那身为专业突出院校更应该抓住机会,发挥自身所长,顺利完成转型,以应对现在的发展趋势。

“一带一路”项目最初有65个国家,但是实际上后来2019年10月的政府新闻发言人的讲话表明,已经有100多个国家参与到这个项目之中。到2021年5月为止,共建“一带一路”国家包含了100多个国家、几十个国际组织参与合作;铁路、高铁、港口等项目进展顺利;中欧班列更加通畅、金融贸易互利互惠;在科技交流、教育合作、文化旅游、绿色发展、对外援助等方面取得了一系列成果。

(二)“一带一路”新进展

“一带一路”倡议提出6年多来,得到了国际社会的积极响应和广泛支持,取得了一系列成果。截至2019年10月底,中国已经同137个国家和30

个国际组织签署了197份共建“一带一路”合作文件。联合国大会的重要决议也纳入“一带一路”建设的内容。

“一带一路”建设由“大写意”进入深耕细作、共同绘制精谨细腻的“工笔画”发展阶段,国际社会对汉语各类人才的需求也越来越急迫。如哈萨克斯坦积极对接“一带一路”,新增就业岗位5万多个;中国政府援建的太阳能电站项目给千万个哈萨克斯坦家庭送去了光明和温暖。“一带一路” 还促进文明对话,为维护和发展不同文化、不同文明之间的对话打造良好平台,推动科学、教育、人文合作,促进民间外交。更重要的是,“一带一路”建设为全球提供公共产品,将帮助4亿人摆脱贫困。当前,全球还有13亿贫困人口,“一带一路”将为全球减贫贡献中国力量和智慧。最后,共建“一带一路”将会开创更美好的世界。随着共建国家的队伍不断扩大,“朋友圈”人数越来越多,所需的汉语国际人才也成倍增长。据介绍,中国企业仅在拉丁美洲地区就已经累计创造超过180万个就业岗位。

就业带动了汉语学习,共建国家的年轻人中也出现了“汉语热”和“留学中国热”。共建“一带一路”国家的这些新发展使得汉语国际人才培养模式出现新趋势,引发我们对汉语国际教育人才培养模式的思考。而这些发展都在引导我们思考,如何抓住机遇,完成国际中文传播的使命,如何抓住机遇,完成国际中文教育传播的转型。

(三)“一带一路”影响下的人才培养要求

中亚国家的语言需求,以专业及外语方面的复合型语言人才为导向,需要语言人才具备综合素质、跨文化交际能力和人际沟通能力,当然最重要的要有实干精神。

最新研究表明,把人际沟通能力排在能力的第一位,国际中文教育教师的工作环境多远离祖国、背井离乡。工作过程中会遇到很多突发事件,因此,需要教师有跨文化交际能力及沟通能力。所谓跨文化交际能力，就是要能适应当地的习俗。人际沟通能力，包括对内的沟通，即企业内部沟通，同时，还要有对外的沟通。在这一过程中，文化适应问题同样重要。在对外汉教过程中，汉语教师在向外传播推广观点、政策和倡议，就要适应对方的习俗和文化，这样才能更好地推广。

同时，我认为以就业为导向的人才培养方案更符合"一带一路"中亚国家汉语普及型人才的培养需求，放眼全世界，以就业为导向培养人才的想法都是对的，以就业为导向，也就是为了解决当地人的生存问题。我的建议是要在财经类、理工类、政法类、医学类、农林类的大学进行汉语专业人才培养。

"一带一路"的需求、人才的转变和分层培养模式的构建、人工智能的出现，包括我们语言教育的理念在内，提升语言能力、认知发展和终身学习的优质语言教育，都需要以语言科技作为支撑，加快人工智能虚拟现实技术的应用。新时代最主要的新要求就是国际化语言能力的培养，配合中资企业为主培养普及型人才、以就业导向为主培养普及型人才、以分层理念为主培养不同层次人才、以多样化培训方式为主培养急需型人才。

培养思路不仅需要留学生教育围绕"一带一路"的需求进行转变，同时，要有必要的分层培养、领域人才培养、民心相通的中国通人才培养，这个改变思路是势在必行的。

1.加强汉语教学中融媒体教学平台的建设

单一的教学平台不足以支撑现阶段的汉语教学需求。应该引进各种多模态视频教学和新媒体自媒体教学方式，快速提升学生的汉语水平。

2.加强融学科师资队伍的建设

要让跨学科转变为融学科，国际中文老师不仅仅是教中文，最好也懂一点专业性知识，如中医药、财经、理工、政法等。融学科的转变才能带来高层次的培养要求,而不仅仅是培养低层次的汉语教学。

3.留学生教育的转变

人才需求转变带来了多层次、多样化、专业化的三个方面,将无目的的泛化培养,转向精准化培养。对于高端人才培养,从单一型转变为复合型的人才培养,是一个必要且可以立即执行的目标,关于这方面要特别提到几点。

(1)从泛化过渡到精准化

泛化是指不分学生的需求和目的,只教汉语口语和汉语知识的教学模式,泛化教学有利于学生对汉语的了解,也有利于学生汉语水平的提高和发展,在汉语教学中是最基本的要求。在泛化教学中精通汉语,需要长期持之以恒的学习及在目的语国家(即中国)的熏陶和浸润才能达到目的。可以说,需要花费大量的教学成本和学习成本才能做到,这些成本也包括漫长的时间和大量的精力。

但对于"一带一路"的需求来说,这样的教学和学习成本无论对中资企业还是个人都过于昂贵。对企业来说,时间周期过长让他们等不起,对个人来说,汉语学习本来就是尽快就业赚钱,过高的学习经济成本也让他们承担不起。因此,为了能尽快培养出适应"一带一路"需求的汉语人才就要有所舍弃,专攻某一面,进行精准化学习。

精准化是指有较强针对性的教学模式。精准化包括:国别针对性、企业针对性、专业针对性等。我们近几年在中亚国家调研时,几乎所有中资企业负责人和员工都强调,目前有针对性的员工汉语培训是极其重要的,同时,也提到目前缺少适合当地员工汉语精准化培训的教材,在工程中当地员工缺乏相应的简单工程汉语来跟中方技术人员沟通等现状,希望在汉语教学中尽快进行工程汉语用语培训。因此,从总的情况来看,"一带一路"需要精准化的汉语教学。

精准化教学至少包括三方面内容：第一，是生活口语精准化，按照不同工程项目或商务金融等海外企业或产业园、科技园、自贸区要求的口语进行培训，如口语中包括“上班、下班、乘班车、工厂、宿舍、工地、食堂、酒店服务、园区贸易”等情景相关的汉语教学；第二，是与技术相关的普通工种操作等汉语词汇和句式培训，如“启动、下挖、挖掘、铺路、左转、右转、前行、钻机、隧道、钻井”等工程、服务业、贸易业有针对性的词汇句式教学；第三，是跟安全有关的汉语培训，包括工程建设相关的安全常识和日常生活中最基本的安全知识等。

(2)从单层次过渡到多层次

多层次是指分不同层次进行汉语国际化人才的培养，也就是进一步细化和分类。由于学习的动机和目的不同，语言需求也有不同层次的要求。

最高层次是为了对目的语国家所有方面进行研究的专家，包括国情、国际关系、外交政策、政治经济、法律法规、文学艺术及文化历史等各个方面。从汉语学习来看，就是汉学家和中国通人才。第二个层次是汉语通人才的需求，这方面的要求只需要精通汉语，用汉语作为工具来解决交际和交流问题。第三个层次是初通汉语的要求，学汉语是为了简单的日常生活交流或简单的工作交流。

从不同的需求来看，中国通或汉学家人才需求量最小，不是汉语教学的主流，也不是通过汉语学习就能培养出来的。汉语通人才虽然是汉语教育的目标，但人才培养周期长，对师资的要求高，也不是汉语教学的主流。只有初级、中级汉语人才才是汉语教学的主流。根据这一培养理念，可以把国际化汉语人才培养细化为以下三个层次：第一，高层次中国通的培养要求是汉学家、精通各领域汉语的专业汉语人才，高层次汉语通的培养要求是培养精通汉语口语和书面语；第二，中级汉语层次的培养要求是口语能力强，书面语初通；第三，初级汉语层次的培养要求是掌握普及型生活或工作口语。

(3)从通用型过渡到专业化

通用型汉语人才多年来一直是汉语人才培养的目标。不过,从“一带一路”的需求来看,通用型显然不如专业型人才更“解渴”。根据语言调查结果,在专门化汉语上需要的有国情汉语、外交汉语、经贸汉语、科技工程汉语、医学汉语、师资汉语、政策法规汉语等。专门化汉语国际人才的培养属于高层次人才培养,我们注意到,近年来,来华留学生中硕士和博士的数量也在不断增加,说明高层次专业人才也有一定的需求。对专门化汉语人才的培养应该更多地依托国内的理工大学、医科大学及专科类型大学,其实在商务汉语专门人才培养上,我国的多所财经贸易类大学早就开始了,并已积累了许多培养专业汉语高端人才的经验,相关的研究也不少。

(4)从单一化过渡到多样化

作为新时代的汉语人才培养,应当将新时代的需求和不同国家的特色与汉语人才培养结合起来,形成具有特色的多样化人才培养模式。多样化体现在以下几个方面:

第一,汉语教学目标多样化。以汉语交际能力为基础、以就业汉语为杠杆、以复合型汉语人才为目标,既注重汉语知识和交际能力的培养,也注重跨文化交际能力的培养,同时,还注重专业汉语能力的培养。

第二,办学模式多样化。鼓励高校实行“走出去”的办学模式,与海外大学联合办学、联合中资企业办学,以及注重与孔子学院互动的教学。

第三,拓宽汉语培养培训渠道。开展多渠道、多途径的汉语人才培养,包括口岸短期商贸汉语培训、开设急需的商贸汉语课程、援外急需专业人才汉语培训等,以解决汉语人才需求的燃眉之急。

第四,利用网络高科技平台建立汉语学习资源库和学习平台,实现智能化汉语教学模式。

三、多模态中文教学

在讲座的最后，我想讲讲多模态的中文教学。

多模态直播教学就是在多媒体技术的辅助下，将多种教学模式并用，通过语言、图像、声音、动作、视频等多种手段和符号资源进行人际交流和语言传播教学的新方式。

新型冠状病毒感染期间，多模态教学可以说成为最主要的国际中文教育课堂的开展方式。2021 年，在安提瓜和巴布达进行的一场"中文+农学"的专业培训在线上举行，吸引了当地 11 所中小学的 30 名农学教师参加。这只是多模态教学案例中的一例，却也向各界展现了当今时代多模态教学的旺盛趋势。

科技的进步加速了国际中文教育传播的发展，在线国际中文教育传播是去年的一个主流，一直延续到今年，其发展趋势旺盛，在未来几年也可能会是中文教育的重要构成部分。

有关多模态研究，是近年来随着互联网技术和新科技发展起来的新领域。在城市建设中，多模态语言已经成为新趋势，成为各个领域不可或缺的一部分，如城市 LED 技术的大量应用，带来了广告、营销推广及娱乐活动的新发展，语言伴随着声音图像出现在大屏幕上，带来全新的语言体验。多模态语言是运用听觉、视觉、触觉等多种感觉，通过语言、图像、声音、动作等多种手段和符号资源进行人际交流和语言传播的新方式。

随着社会的发展，信息更多以多模态的形式呈现。多模态语言研究就是关注人类语言使用的多模态本质，运用社会符号学及系统功能语言学视角下的多模态话语分析方法、多模态语料库语言学方法等，通过多种技术手段采集人们使用语言时各种类型的多模态数据。如今，"多模态"已成为横跨自然科学、工程及语言学等领域的热门词，出现了多模态对话系统、多模态学习、多模态话语分析等前沿研究领域。多模态语料库是指音频、视频和文字语料等多种信息的集成,研究者可调用多模态手段进行语料处理、检索(如视觉、听觉等)。

最后我想和大家说,新时代带来世界经济形式的转变和世界高科技的大发展,更容易促进跨越国家的人类命运共同体的建立,也更可能会面对风云突变的局面。为了更好地应对世界局面的变化,我们提出国际中文教育的新理念,进行汉语国际化人才培养模式的创新,就能在世界风云诡谲复杂多变之时,做到未雨绸缪,早日进行风险防范,并积极应对,使汉语国际教育之路行之久远,越走越宽。特别是随着参与"一带一路"倡议的国家越来越多,"一带一路"发展前程更加美好,汉语国际化人才培养模式的创新显得更加重要。无论是精准化、多层次的培养模式,还是专门化、多元化的培养模式,都有助于"一带一路"建设,为"一带一路"服务。

花外春来路，芳草不曾遮
——中华诗教的当代承传

张静

讲座时间：2021 年 9 月 28 日

专家简介

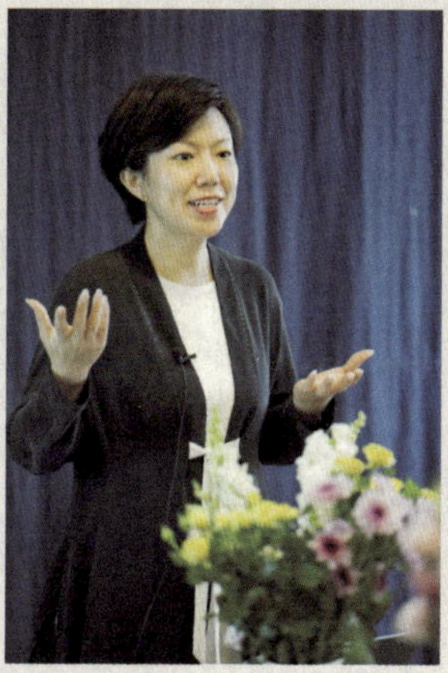

张静，南京大学文学博士，南开大学文学院教授、博士研究生导师，南开大学中华诗教与古典文化研究所副所长，中华诗词学会诗教委员会副主任，中华思想术语传播工程学术委员会委员，英国伦敦大学访问学者，加拿大不列颠哥伦比亚大学访问学者，新时代书香天津阅读推广大使，国家精品在线开放课程、国家级一流本科课程负责人，荣获教育部宝钢优秀教师奖，第 33 届中国电影金鸡奖最佳科教/纪录片《掬水月在手》学术顾问及联合制片人。中央电视台《百家讲坛》《百家说故事》《经典咏流传》节目主讲嘉宾。在《新华文摘》《人民日报》《光明日报》《学习时报》《读书》等重要报刊上发表论文数十篇。

今天我们谈诗论词，谈的是什么？不仅仅是我们能背会写，不仅仅是把诗词作为一种炫于人前的“技术”进行传授，更重要的是诗词有它的品格，有它的修养，有它的精神境界，对于我们未来的人生可以有很大的助益。

今天的我们还在诵读千载以上的诗词，为的不仅仅是能背会写，更重要的是我们需要与古人的智慧、襟抱、理想、志意发生碰撞，用古圣先贤的胸襟理想来关照你我当下的人生，这才是我们今天还在诵习古典诗词的初心所在。

所以，我们说包括古典诗词在内的一切文化知识，就像荀子所讲的一样：“小人之学也，入乎耳，出乎口；口耳之间则四寸耳，曷足以美七尺之躯哉！”也就是说，如果我们只是听老师讲了，自己复述了，甚至我们拿起笔来也可以写在考卷上了，但是根本没有经过我们大脑的思考，也没有经过我们心胸的涤荡，对我们个人的修为没有产生任何作用；那就好像一个人“如入宝山，空手而还”般遗憾。也就是我们到了宝山，看见了这是钻石，这是珍珠，我们都看到了，但是什么都没有摘下来，什么都没有戴在自己身上，什么都浏览了一遍，但是自己没有真切地体会，这是非常遗憾的一件事情。

也像《弟子规》里大家非常熟悉的这样几句话：“不力行，但学文，长浮华，成何人。”也就是说，如果我们对自己学来的知识才能不能身体力行地去践行，即无法做到知行合一，那么“长浮华”，我们只是增添了一门在人前炫耀的技能；“成何人”，我们要把自己引向何方？我想这是一个非常重要的问题，也就是我们所学的内容，是为了炫于人前，还是为了自我的不断提升。我比较认同文天祥在《正气歌》里所讲的，他说：“哲人日已远，典刑在夙昔。风檐展书读，古道照颜色。”说古圣先贤离我们当下虽然有了一定的时空距离，但是他们伟岸的人格、做人的标准，却历历在目。“风檐展书读”，就像今天我们在一个报告厅里打开书卷，与一首首古圣先贤的作品发生碰撞，那么“古道照颜色”，古圣先贤的智慧理想，就可以光照到你我当下的人生。这才是我们当下还在习诵古典诗词，还在传承中华优秀传统文化的根本所在。

所以，我想在座的老师们、同学们，将来我们也许从事着各行各业，有着自己不同的发展方向，但是古诗词在你我心田播下的种子，我们在校园里读到的、学到的每个知识，如何与我的生命融会贯通，如何与我的人生和谐统一，这才是我们真正要思考的。首先，我想要跟大家说一说，因为我们谈的是诗教，这个“诗”，我们不是在诠释诗，不是给一首首诗有一个确切的解读。因为诗的意义是固定的、有限的，给我们的是一种知识上的赋能。我们现在探讨的诗的解读是一种意愿上的，它存在着多义性、宽泛性、无限性、不确定性，它对我们的助益是一种人生境界的提升。所以，从这个层面上来讲，不仅仅是我们中文系的同学，不仅仅是未来我们从事文字工作的同事，而是我们每一个人在自己各个阶段的人生道路上，可能都会与诗发生碰撞。所以，现在有一个流行语说：“生活不止眼前的苟且，还有诗和远方。”

为什么诗可以和远方放在一起？为什么在我们的红尘俗世中，需要诗这个东西来帮助我们振作、来引领我们？孔子说：“兴于诗，立于礼，成于乐。”所以，“诗可以兴，可以观，可以群，可以怨”。第一个“兴”是什么意思？朱熹有一个解读，他说“兴”是感发志意，说“兴，起也”，就是我们心中那种“起来”的感受。什么感受？“《诗》本性情，有邪有正，其为言既易知，而吟咏之间，抑扬反复，其感人又易入。故学者之初，所以，兴起其好善恶恶之心，而不能自已者，必于此而得之。”即“诗”很容易植入人心，很容易把我们带入一种感动，因为是我们真切的、内心中存在的真诚感受，所以，我们很容易就会随着诗好善恶恶。

我们说的诗教，诗中的文化积淀给了我们一种浸润。所以，我们要注意这里孔子说的“兴”是平声，它是一个动词，兴起的意思，是我们从诗歌接受的角度来探讨诗在我们人类生活中发生的作用。那么，和我们讲诗之六义的“赋比兴”，作为一种写作的手法，在创作的时候，它是由物及心，还是由心及物，还是心物之间的先后关系，这是两回事。我们现在探讨的是“兴”，是我们的感受方面。王夫之有一段话讲得很好，他说：“兴者，性之生乎气者也。拖沓委顺，当世之然而然，不然而不然，终日劳而不能度越于禄位田宅妻子之中，数米计薪，日以挫其气，仰视天而不知其高，俯视地而不知其厚，虽觉如梦，虽视如盲，虽勤动其四体而心不灵。”

意思是我们其实看着大家都有情感，都有五官，都有心灵，都有自己的思想。但是在我们的日常生活中，“拖沓委顺，当世之然而然，不然而不然”，我们往往会随波逐流，我们往往会被大环境裹挟，慢慢地我们也都被打磨成了一个个外圆内方的人。而我们当初的理想，对于人生的期许，对于自己美好的那份憧憬和期待，当年读书或者创业时的那一份初心，慢慢地就被打磨掉了。“终日劳而不能度越于禄位田宅妻子之中”，即我们整天就好像成了一个工作的机器，那么，我们每天忙碌的就是“禄位”——社会地位；“田宅”就是我们拥有财富的多寡；“妻子”就是我们的家庭。就是说这些事情就把我们好像完全给裹挟了，我们没有办法再跳脱出来，没有办法像在座的同学们一样，在花样年华中憧憬未来、充分想象自己未来美好的模样。那么，“数米计薪”是指我们还有很多现实的困难，还有很多我们不得不面对的生活窘境；所以，“日以挫其气”，原来我是有理想的，有美好的愿望和盼望的，但是慢慢地我就被这种现实中的琐事耗尽了自己的才华志气；“仰视天而不知其高，俯视地而不知其厚”，慢慢就成了一个机器运转中的一分子，不再是有思想情感的、有个性的、鲜活的人。所以，“圣人以诗歌以荡涤其浊心”。

诗是什么？诗就是可以让我们在红尘俗世中被磨染后，心灵越发的能够“震其暮气，纳之于豪杰，而后期之圣贤”。就是如果没有了诗，我们可能慢慢地会越来越麻木，越来越深陷于红尘俗世之中，已经把自己的锋芒打磨殆尽，也丧失了自己原来的那份理想和初心。所以，诗是什么？诗能够荡涤我们的心胸。

明代于谦写过《观书有感》,他说读书对我来讲意味着什么呢?“书卷多情似故人,晨昏忧乐每相亲。眼前直下三千字,胸次全无一点尘。”这是什么意思?“书卷多情似故人”,书就像我的老朋友那样跟我有情感交流。所以,“晨昏忧乐”,无论早晨,无论傍晚,无论我欢喜,还是悲哀,都可以从读书中获得那份浸润和慰藉。“眼前直下三千字”,如果我能一口气读下三千字的文字,与文字有这样亲密的接触。“胸次全无一点尘”,那我心中的这种浊气就会被荡涤,就会被清除。所以,诗意味着什么呢?马一浮先生也曾讲,他说如果读到诗后,有一种“如迷忽觉,如梦忽醒,如仆者之起,如病者之苏,方是兴也”的感觉,即读到后,拍案而起,觉得作者说得太好了,就是我心里想讲的,“于我心有戚戚焉”的这份感动,那就是“兴便有仁”的意思,“天理发动处,其机不容已。诗教从此流出,即仁心从此现”。这就是我们想说的。诗教是什么呢?就是像徐复观先生所讲的那样,“由作者纯净真挚的情感,感染给读者,是读者一方面从精神的麻痹中苏醒,同时,被苏醒的是情感。但此时的情感不仅是苏醒,而且是随着苏醒而得到澄汰,自然把许多杂乱的东西,由作者的作品所发出的感染之力,把它澄汰下去了”。所以,读诗一方面可以让我们从麻痹中苏醒;另一方面,还可以把我们的污渍澄汰下去。

叶朗教授说:“诗歌对人的灵魂起一种净化的作用,也就是对人的精神从总体上起一种感发、激励、升华的作用,使人摆脱昏庸、猥琐的境地,变成一个有志气、有见识、有作为的朝气蓬勃的人,从而上升到豪杰、圣贤的境界。”这就是诗。为什么我们会说“生活不止眼前的苟且,还有诗和远方”?因为诗对我们确实有这样的作用,也就是我的老师叶嘉莹先生所提出的“兴发感动”,就是读了诗之后,不仅仅是到新华书店买一本诗选那么简单。我们看了里面有注音,然后有名词解释,可能还会翻译成现代白话文。

可能同学们对于古诗词的体验也是觉得只要看明白了,就算是读明白了,这其实恰恰欠缺了最关键的一环,就是与诗之间的那种兴发感动。就是说从这首诗你想到了什么呢？对于我当下的人生能够起到怎样的助益？这才是诗在当下或者说中国古典诗词在当今有着传承意义的真正初心所在。诗词我们不能只是把它读明白就行了，一定要想一想它如何能够对我当下的修为产生作用。古诗词里面的品格修养带给我们的人生触动，才是我们当下弘扬中华诗教的初心所在。

那么，诗是什么？金圣叹有一段话我觉得讲得很好，他说："诗非异物，只是人人心头舌尖所万不获已，必欲说出之一句说话耳。"诗是你我心中都有的那个东西，必须要说出来，不说出来自己觉得憋得慌。这个诗说得恰到好处、恰如其分，所以，我们就会觉得，说到我心坎里去了，是一种怦然心动的异代之交。

诗词对于我们意味着什么，它不仅仅让我们可以用一种优雅的语言传情达意，不仅仅让我们可以更凝练地表达自己的观点，而且诗词还有可以让我们的情感更细腻，可以让我们的思想更活跃，可以让我们的心胸更充盈。所以，如果谈到诗词，我想它带给我们的这种美的感受，至少可以分三个层次。

第一是音声之美，我们会看到有很多朗诵比赛，有很多诗词诵读的交流会。诗词尤其是中国的古典诗词，因为中国的汉字独体单音，所以，我们会发现它有平仄间隔、起伏转折之美，它还有押韵的要求，所以，有一种节奏循环往复之美。所以，我们的古典诗词读起来会有起伏、抑扬、顿挫，会有音声往复循环，这都是音声之美。

叶嘉莹先生也曾经讲，她说"声音里有诗词一半的生命"，声音非常重要，也期待着只要条件允许，我们尽量用字正腔圆的声音，诵读诗的内容，把诗的声音美充分地展示出来。可能有的同学笑了，说诗词的声音优美在哪里？声音美不美要看我们的感觉。举一个例子，杜甫写过一首咏春的诗："迟日江山丽，春风花草香。泥融飞燕子，沙暖睡鸳鸯。"我们这样就把这个声音都表达得很完美、展示得很饱满。但如果我们把它读成"泥融飞燕子，沙暖睡鸳鸯（轻声)”,就感觉好像在不经意间遗落了一些音声之美。

像后主有一首词大家都很喜欢,“林花谢了(liǎo)春红,太匆匆”,如果我们读成“林花谢了(le)春红,太匆匆”,就感觉这个了(liǎo)和了(le),在不经意间也遗失了一些情感的质素。再举一个更明显的例子,张爱玲曾经写一部小说叫作《红玫瑰与白玫瑰(guī)》,同学们见到张老师说:“张老师你推荐那本小说《红玫瑰与白玫瑰(gui)》,我看了。”你便会觉得声音的饱满会传递一种情绪。所以,我们在诵读古诗词的时候,尽量还是把它的音声之美展示出来。

第二就是意境之美的熏染。我们大家可能喜欢诗词,可能很多都是因为里面有春风春鸟、秋月秋蝉、夏云暑雨、冬月祁寒,我们会觉得这些物象“春水满四泽,夏云多奇峰。秋月扬明晖,冬岭秀孤松”,我们真的觉得里面的美好让人非常向往。但其实意境之美,除了意象之外,还有一种“境”的营造。我们读王维的诗,读李商隐的诗,都会感觉自己好像身处那个氛围之中,不仅仅是一个个物象在吸引着我们,而是诗人营造的氛围也让我们怦然心动,也有助于我们将来营造自己的诗意人生、装扮自己的生活空间。

但古典诗词最重要的其实是第三个层次,品德之美的塑造。我们常常讲,读诗读到最后是读人,就是我们从这个诗里能够读出一个人的境界修养,那才是我们真正的高明之处,从这首诗里让自己获得前行的力量,这才是我们真正的收获。所以,我们更重要的是想强调品格之美的这个层面。所以,我们说诗教不等于说教,基础教育领域非常著名的德育大师朱小蔓老师有一段精彩的论述:“只有在人有内在的感受,属于自己的感受时,道德才能在人的心灵中扩展,这种靠内在起变化的质性特征,是道德教育的根本性特征。”什么意思?并不是说老师今天告诉你一个道理,说你该这样做,不该那样做,这是生硬的、呆板的,你甚至可能接受得很有限,只有是我们内在的感受,自己发自内心的被感动了。也就是说,想做一件事情,认识到一种境界,一定是自己由内而外的改变,这才是最重要的,而不是外在的约束,更重要的是内心被召唤、被触动。

所以，顾随先生也曾经讲："文学虽不若道德，而文学之意义极与道德相近。唯文学中谈道德不是教训，是感动。"所以，他不是说教，他是靠感动，怎么就感动了，怎么就让我们有这样一种兴发感动之力呢？我今天还是希望能跟大家分享几首诗例，看一看这些作品如何能自然地引起个人的反思，引起我们对于自己当下人生的思考。

我们先来看王安石的一首《题何氏宅园亭》。王安石是宋代的政治家，但绝非政客，也就是他有自己的理念，也对自律修养有严格的要求。王安石写这首《题何氏宅园亭》的时候，已经到了他生命的暮年，他写完这首诗，过了两年就去世了。也就是说，一个如此杰出、有才华、干过一番惊天动地改革事业的政治家，到了人生的暮年，考虑的是什么？这首诗的题目好像很简单，有一次王安石在南京到一个朋友家串门，这首诗就题写在他们家园亭的墙壁上。

一首小诗，一共20个字，没有典故，也没有生僻字，一读就都明白了，这是我们读诗词最大的问题，就是我们一读就明白了，不用老师讲就明白了。但是不仅仅是把它翻译成白话文这么简单，更重要的是这首诗里想要告诉我们并传递出来的这种兴发感动是什么，这是我们要思考的。王安石到这个姓何的朋友家串门，根本没有提反豪奢的建筑，没有提及独特的景观，只是用了在大江南北都很容易在端午前看到的荷叶和石榴花。

这是两种最常见的物象，荷叶是浮在水上的，石榴花是怒放枝头的，所以，要注意诗开头出现的这两个意象，有着一定的文本张力。一花一叶之间，一红一绿之间，一高一矮之间，就有了一种张力，就遍举万事万物。这首诗的前两句"荷叶参差卷，榴花次第开"，从声音中来体会一些特殊之处，"参差"是双声词，"次第"是叠韵词，"参差"是先后有序的，错落有致的，绝非整齐划一、齐头并进。所以说荷叶参差卷，荷叶不是一下子长成擎雨盖那么大的，而是有自己慢慢舒张的过程。

石榴花是春天结束了初夏才绽放的一种花，不像桃花、李花、杏花、海棠花开得那么早，所以，它有自己的次第，也就是它有自己的先后顺序。古人讲，"花时随早晚，不必嫁春风"，不是说春天、春风一来，马上开花才是最好的花。只要自己有盛开的日子，那就是我的花期，那就是我最美丽的季节，不必然都在初春绽放才是好花。

那么，也有人讲"梅先菊后何须较，好似人生各有时"，梅花是冬天开的，菊花是秋天放的，不会因为它们季节的先后而存在差别，我们只会说更喜欢哪一种。那作为一个人来讲，"好似人生各有时"，每一个人的花期是不同的。这和我们期待所有的花都在春天开放一样，其实是不切实际的。万事万物都有自身的规律，万事万物都有着自己的花期可待。并不是说谁开得早就更好，而是要"但令心有赏，岁月任渠催"。我们开在春天，开在秋天，没有关系。我是花还是叶也没有关系，但是真正有关系的，真正重要的是有没有找到"心有赏"的对象。人这一生，有没有自己愿意专注投注的目标，它可以是一段情，可以是一个人，可以是一份事业，也可以是一种信念。如果找到了"心有赏"的对象，那么，"岁月任渠催"，我们就不会再感叹岁月不居，因为每一个个体的生命价值就在向这个"心有赏"的目标投注的过程中得以施展。所以，"但令心有赏，岁月任渠催"，是非常重要的人生观。

所以，我觉得在座的同学们，应该认真思考一下，有没有"心有赏"的目标，有没有找到自己真正愿意投注的、愿意付出的、不计后果的，甚至愿意倒贴钱去做的事，觉得自己的投入是无比的欢喜。如果有，一定要把它珍重起来、呵护起来、培养起来，这是你未来超越于他人的一个最重要领域。

我们再来看一首大家非常熟悉的小诗，王之涣的《登鹳雀楼》："白日依山尽，黄河入海流。欲穷千里目，更上一层楼。"这首诗，同学们可能从牙牙学语的时候就开始背诵，到今天我们读到这首诗，不知道同学们会有怎样的兴发感动，题目叫做《登鹳雀楼》，最后也点题了，“更上一层楼”也是登楼。王之涣当年登上鹳雀楼，登高就是为了望远，那么，望远的时候往往自己会有什么样的感受？白日依山尽，我们读到“依”的时候，有没有体会到那份恋恋不舍？“黄河入海流”，我们读到“入”字的时候，有没有感受出那份决绝与坚定？白日依山尽是哪个方向？西方，太阳从西面落山，黄河入海流是哪个方位？东方，这是一个人登高之后，自西向东，举目四望，找不到一个伴侣，甚至遇不到一个对手的孤独感。

面对人生中的孤独，我相信在座的同学们一定有自己的感受。因为王国维在《人间词话》里曾经提出，成大事业、大学问的第一重境界是什么？“昨夜西风凋碧树，独上高楼，望尽天涯路”，这个“独”的感受是非常重要的。“独”的人生体悟是非常重要的时刻，也就是每一个成大事业、大学问的人必经的感受，“独”是非常重要的。

那么，面对人生中的孤独怎么办？王之涣说“欲穷千里目，更上一层楼”。我们只能通过自己不断地读万卷书、行万里路，提升自己精神世界的修养，才能对抗人生中的孤独。所以，我们怎么样让自己的内心变得更强大？读万卷书、行万里路。另外，我们还要想，白日依山尽，西方是太阳的沉没，黄河入海流，东方是大河的奔流。这两个意象为什么会相提并举？白日依山尽是残阳，黄河入海流是逝水，逝水残阳的这个组合好像在诗词中经常出现。比王之涣还要早的“初唐四杰”卢照邻就写过“谁家能驻西山日，谁家能堰东流水”。于武陵的《感情》诗里也说“西沉浮世日，东注逝川波”。再如我们大家都非常熟悉的词人辛弃疾也讲过“红日又西沉，白浪长东去”。

那这两个意象有怎样的共性？为什么他们会结伴出现？因为他们讲的都是无常，都是不以我们人类意志为转移而出现的，我们人类有无可奈何、不可阻挡、无法抗拒的无常。白日依山尽，古往今来、古今中外没有任何一个人，包括神话传说中的英雄可以做到让太阳不落山，所以，它是人类无法改变的无常,太阳的落山本来是一个变化的过程,它是无常,它不是永恒,它在变化,而人类又无法阻挡这个变化,这就叫无常。那么,“黄河入海流”同样是无常,因为赫拉克利特讲过“一个人不可能两次踏入同一条河流”,因为黄河的东逝入海,也是一种无常。

对于我们个体而言,生老病死是我们每个人都必经的无常。历史上很多皇帝都去寻找仙丹妙药,也没有解决生老病死的问题。如果对于整个人类而言,天灾人祸也是无常。“欲穷千里目,更上一层楼”,我们只能不断地读万卷书、行万里路,不断地让自己的精神世界得以提升、得以充盈,拥有一颗更强大的内心,才能对抗人生中必然会出现的诸种无常。否则,一个突发事件,就承受不了,就訇然倒下了,那么,人将毫无价值。如何让自己有一颗更强大的内心,就要读万卷书、行万里路,而且王之涣在这里讲“欲穷千里目,更上一层楼”,确实很励志。也就是即使我们像王之涣这般幸运,有幸登上了鹳雀楼,有幸领略到了西方是太阳的沉没,看到了东方是大河的奔流,我们依然不能停住脚步,因为“更上一层楼”,前方还有更加壮美的图景在等待着我们。

在座的同学们是何其幸运,来到了这样一个院校,就读着自己喜爱的专业。大家可以读书,还可以谈诗论词,在这样优雅的环境里不断地学习、加持自我。但是大家不能停住脚步,前方还有更加壮美的图景在等待着大家。这就使我想起宋代诗人曾公亮有一首小诗:“要看银山拍天浪,开窗放入大江来。”一个人如果对自己的未来有期许,首先应该具备“开窗放入大江来”的气魄与胸襟,要让自己拥有一个更开阔的手眼和世界。

所以,即使是我们大家都非常熟悉的名篇,在我们不同的人生经历中,随着阅读经验的不断积累,随着我们人生经历的不断丰富,我们旧作重读,依然可以读出不一样的兴发感动。这就是诗词的魅力所在。在不同的生活处境下,在不同的人生进程中,我们读到一首首诗词,就仿佛与一个个伟人,与他们的灵魂,与他们的精神发生碰撞,进而也可以让我们的精神世界得以充盈和丰满。

下面我们再来看一首柳宗元的《江雪》，大家有没有想过这首诗在讨论什么？它的主题是什么？

如果我们把这首诗每一句的首字串联起来，可能大家就会豁然开朗了。这首诗的声音也很有特色，因为它通篇压的是入声韵。“千山鸟飞绝，万径人踪灭。孤舟蓑笠翁，独钓寒江雪。”如果我们把“绝、灭、雪”三个入声字读成短促的仄声，因为我们北方的普通话已经没有了入声字，同学们再次体会一下“千山鸟飞绝，万径人踪灭。孤舟蓑笠翁，独钓寒江雪”，你就会觉得虽然他写孤独，但更能反映出一个人内心的强大与坚定、执着与信念。

“千山鸟飞绝”，除千万的数字力量以外，更重要的是山是高的，鸟是空中飞的，都是需要我们举头仰首来看的。“万径人踪灭”，径是脚下的路，踪也是脚下的路，都是需要我们低头俯首来看的。也就是一个人自上而下，环顾四周，仿佛自己被一张大网裹挟进去，无处逃脱，被命运之网笼罩的那种感受，所以是“千万”，会让人觉得有的时候外在的力量，尤其是这种孤寒的环境无可抗拒，如此强大简直就让我们觉得无处遁逃一样。

如果有这样的时刻，我们肯定会想，这么冷的天，人和鸟都不出现了，这个人对抗恶劣的环境，有什么样的过人之处？他是穿着貂皮大衣，还是生着炉火？接下来第三句说“孤舟蓑笠翁”，他所具备的仅仅是最低限度的孤舟，只有一条小船，带着最简陋的蓑笠，所以，在如此恶劣的环境面前，而自己的装备又是如此的微不足道，怎么能克服环境、战胜环境，“独钓寒江雪”，你有没有独钓寒江雪的勇气？你有没有独钓寒江雪的意念？你有没有独钓寒江雪的执着？

我记得顾随先生写过一首词，他说“自添沉水烧心篆，一任罗衣透体寒”，说外在的环境很恶劣，是透体寒，风刮得要吹透了的感觉。而我的装备只有罗衣，罗是非常单薄的丝织品，“一任罗衣透体寒”是哪来的底气？是“自添沉水烧心篆”，是从内心之中洋溢出来的。“烧心篆”，沉水是芳香、芬芳的，而烧心是滚烫、炙烈的，转是千回百转的。也就是说，一个人内心的强大、意志的坚定、信念的执着，就可以克服外在装备的不足，就可以战胜外在的恶劣环境。所以，即使面对的是非常孤绝的环境，即使自己的装备不是那么的充足，是否具备独钓寒江雪的勇气、信念和意志就显得尤为重要。

这首诗的题目是《江雪》，在整首诗的最后，也点出了“江雪”二字，所以，就给我们一种执着是非常重要的印象。每当讲起这首诗的时候，我都会想起我的老师叶嘉莹先生，因为叶先生是1924年生人，1979年就选择自费回国教书，一直到她的晚年。2015年定居国内，然后就在南开设立了迦陵基金，志在全球弘扬中华诗教。

去年荣获中国电影金鸡奖最佳科教纪录片奖的《掬水月在手》，就是关于叶嘉莹先生的文学纪录电影，记录了她的生平。这个影片的主打海报，其实就特别像我们刚才讲的那首《江雪》。有很多媒体朋友包括很多宣传部门的领导都问我说：“张老师，这个导演怎么把叶先生拍成悲剧了？怎么拍的都是天寒地冻的？怎么都是冰天雪地的？”我就跟他们讲，这个其实是象征了一个人理想信念的执着、坚守。如出现的舟，其实就象征着叶先生是一个摆渡人，把我们从此岸接引到彼岸去。如出现了很多洛阳龙门石窟菩萨头顶的雪，就是象征着叶先生带给我们诗词的境界如此的高洁。

为什么取了这样一个空灵的名字。因为一月千江水，我们说头顶的一轮明月，它映射在不同的江河湖海中，就会有不同的倒影，所以，就象征着我们每一个人都有自己的阅读积累，都有自己的生活积淀。所以，我们看了同一部影片，可能沉淀出来的，反射出来的也是不一样的内容。

那我们读诗词，我们对于传统文化的承传和习得，每一个人肯定都有自己的个体差异。2020年度感动中国人物颁授给叶先生的颁奖词是这样写的：

桃李天下，传承一家。
你发掘诗歌的秘密，
人们感发于你的传奇。
转蓬万里，情牵华夏，
续易安灯火，得唐宋薪传，
继静安绝学，贯中西文脉。
你是诗词的女儿，你是风雅的先生。

所以，我们就会想叶先生就是一个榜样。我们要想她的人生经历，或者我们看这部影片，不要仅仅把它当作一个中国女性的百年孤独史，不要仅仅把它作为一部传统文化的百年沧桑史，更重要的是这里面提出的生命观问题，我们每一个人都活出自己了吗？在困境中如何活出来？这是非常重要的人生考题。

我相信在座的同学们绝大多数都是一帆风顺的，现在又来到了这样一个优雅的校园，学习着自己比较喜爱的专业。但是大家有没有想过，在自己一生中想要完成的是什么？自己这一生真正对什么有感情？自己真正想投注的是什么？遇到了困难，自己会不会动摇？所以，叶先生也常常讲，当她的大女儿和女婿出车祸离开的时候，她内心也经历了长久的心理疗伤。她忽然有一种觉悟，觉悟到任何事件、任何个人都是微不足道的，只有把自己的才华和精力投注到文化承传的长河中去，才能够让自己的人生获得一种更长久的、持续的或更有意义的呈现。

当一个人真的做出了“独钓寒江雪”的努力的时候，相信数十年如一日地做下去，一定会取得成功。这就是我们常常讲，也常常会看到，无论是财富的多寡，无论是地位的高下，好像都会有变化，唯一不变的是什么？我们对于自己内心所加持的力量，我们对于自己做人的那种自我完成、自我实现的要求，才是最重要的，才是我们自己可以把握的，才是我们自己可以掌控的。

再如杜甫的这首《绝句》，只有28个字，我们会觉得写得很清新、很活泼，画面感很强。但是它如何与个人的修为产生作用，如何为人生丰富一种智慧？

"两个黄鹂鸣翠柳，一行白鹭上青天。窗含西岭千秋雪，门泊东吴万里船。"我们首先还是注意开头，"两个""一行"虽然是数词和量词，但都是成双结对的意思，并非形单影只，也就是想要传达一种轻松、活泼、愉悦的心理状态。与杜甫的沉郁顿挫不同。黄鹂鸣于翠柳之上，首先可能注意到黄鹂是一种会飞的鸟，白鹭也是一种会飞的鸟，黄翠的色彩是白青，也就是说诗中的色彩搭配也值得我们去分析，是一种欢快的、新鲜的、活泼的色彩组合。黄鹂鸣于翠柳之上，是近处的矮景。白鹭翔于青天之巅，是高处的远景。这也是一种意蕴，象征着我们每一个人智识的成熟、心智的成长，都是自下而上、从近到远的过程。这两句的动词，"鸣"和"上"是动态的动词，下面两句同样有动词，"含"和"泊"，却是静态的动词。而且下面两句，因为有了门、有了窗，人就出场了，前两句纯然写景物，而后两句，"窗"和"门"都是把人从内在的小空间接引到外在大空间的意象，如果合上门、关上窗，与外界是隔绝的，是无法交流的。只有推开门、打开窗，才能让自己拥有一个更开阔的视野和手眼。伫立窗前、向外眺望是为了找寻目标、树立理想。所以，杜甫说我们透过窗应该给自己树立的理想应像西岭那么高、千秋雪那么洁白，而且是"千秋"那么的执着，所以，是一个高洁的理想，执着地持守。

那什么时候会用到门呢？我们真的推开门走出去，要有所作为的时候，需要具备真才实学、务实的才干。所以，门前停泊的是能够行驶到万里东吴之遥的船。船是什么？是一种交通工具，而且是一个载重的、可以负重前行的交通工具，需要行驶到万里之遥，也就是任重道远的担当。它既要载重任重，也要万里之遥。所以，杜甫在草堂之内，思接千载，视通万里。我们看这首诗，表面上真的有画面感，两个黄鹂是点，一行白鹭是线，窗含西岭是面，门泊东吴万里船是体，点线面体的结合。但是它传递的又是每个人做人行事，需要具备高洁的理想，需要付出执着的努力，需要拥有任重道远的担当。所以，读一首诗，我们不能够仅仅停留在它里面有典故吗？它里面有生僻字吗？现在能把它翻译成白话文吗？一定要想这里面有一种怎样的情志引领，对自己有怎样的精神澄汰，这是最重要的。

所以，我想诗教到最后，培养的是我们在天地之间能够有自己安身立命的根本，知道自己这一生想要完成的生命观、价值观的问题，而不仅仅是说我们怎么样取得一个捷径，拿到一个敲门砖这么简单，或者说这种比较世俗的功利。

闻一多先生讲过："诗人对诗的贡献是次要问题，重要的是使人精神有所寄托。"我们今天还在诵读古典诗词，也是为了获得更多精神提升的引领和助益。所以，最后我想跟大家分享一个我比较喜爱的，比较推崇的雅斯贝尔斯谈教育的问题，他说："教育的本质意味着一棵树摇动另一棵树，一朵云推动另一朵云，一个灵魂唤醒另一个灵魂。"所以，我们提的诗教也是如此。

在茫茫人海中，人与人之间的相遇相逢，其实是非常难能可贵的缘分。就像 1981 年，叶先生回国之后，首次到四川杜甫草堂参加首届全国杜甫年会的时候，遇到了四川大学历史系的缪钺教授。当时缪钺教授就赠送给叶先生一首《相逢行》的长诗，其中有这样两句，他说："书生报国果何从，诗教绵绵传嗣响。"叶先生自己说过"书生报国成何计，难忘诗骚李杜魂"，我们作为读书人，如何报效祖国，就要靠诗词中李杜的精魂来传承我们文化的命脉。《相逢行》长诗最后一句缪钺先生写的就是"莫负相逢人海间"。我觉得今天我们虽然是一个短暂的相逢，但相信我们在座的每一位同学，会在自己未来的人生中，与一首优秀的诗词作品，与一位古圣先贤的灵魂不断地发生接触。希望我们不要辜负了在特定时空中与每一位精神导师的相遇。希望我们都能够携起手来,共同精进,在未来的人生道路上,如果有机缘我们再相聚,大家都可以骄傲地说"我进步了",莫负相逢人海间!

称呼文化与互动交际

王世凯
讲座时间:2022 年 10 月 25 日

专家简介

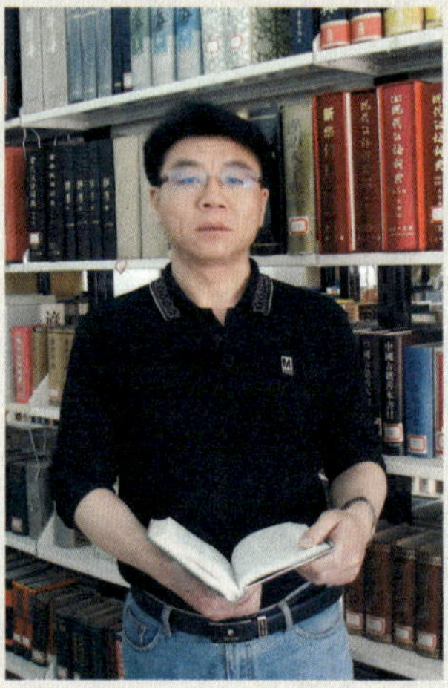

王世凯,2006 年南开大学毕业,获文学博士学位,2010 年首都师范大学汉语言文字学博士后流动站出站。现任天津师范大学教授、海河杰出教授、天津特聘教授,汉语国际教育国家一流专业负责人,博士/硕士研究生导师。曾任渤海大学文学院院长、辽宁特聘教授,发表学术论文 60 余篇,出版相关的语言学专著 7 部,主持并完成国家社科基金青年项目等省部级项目 17 项,在研国家社科基金重点项目 1 项、国家社科基金重大项目子课题 1 项,获省部级科研奖励 15 项、省部级教学奖励 3 项,担任国家社科基金项目、教育部人文社科项目和国家语委项目评审专家,任中国语文现代化学会、中国社会语言学会常务理事。

之所以选择《称呼文化与互动交际》这个话题，是因为我觉得其与我们的生活比较贴近，称呼文化也是近年来的一个学术热点。目前，从社会语言学和语法学的角度，大家也都在谈论"互动"的问题。首先，我想和各位老师、同学说一说今天我想谈论的内容：第一，一个话题；第二，四种现象；最后，一些想法。

实际上，言语，或称为话语，是一种习焉不察的现象。我们平时都要进行交际，如师生之间的交际、同学之间的交际等，这些都是需要使用话语的。从古至今，人们也发现了语言的重要性。例如，《论语·子路》中有这样一句话："一言兴邦，一言丧邦。"同时，我们也说人言可畏。诸如此类，无不在告诉我们"语言"这个习焉不察的现象，在我们的工作、生活等各个方面的作用非常明显，用得好了，其积极作用就会得以发挥；用得不好，其消极作用就会凸显出来。

一、一个话题

首先，我想和在座的各位同学讨论一个小问题，即关于称呼的问题。

(一)如何称呼最好？

同学们，咱们思考一个小问题——今天我和大家线下相见，那我应该怎样称呼大家才最合适呢？又或者说我做哪种选择大家更容易接受呢？我是称呼大家为"各位同学"，还是称呼大家为"各位美女、帅哥"，或者我把顺序颠倒一下，称呼大家为"各位帅哥、美女"，或者用当下比较流行的"小哥哥、小姐姐们"或"小姐姐、小哥哥们"？这个小问题反映出的是——对于相同的称呼对象可能会有不同的称呼语，那我们该如何做出合适的选择使对方更容易接受，以便更高效地达到交际目的呢？我觉得这是一个问题，即"如何称呼最好"。

(二)如何称呼是好？

还有一个问题，就是"如何称呼是好"。例如，我们称呼某男老师的爱人为

“师母”,那么见到某女老师的爱人,我们又该如何称呼呢?这时我们可以去考虑,例如,称呼他们为“师父”,但这是不可取的。因为“师父”这个词已经被另外一类指称对象占用了,这也是我们将要提及的一种现象。

(三)何时称呼为好?

除了“如何称呼最好”和“如何称呼是好”,还有一个问题,即“何时称呼为好”。例如,我们汉语中有“小姐”这个词。“小姐”这个词的语意发生了多次变化。所以,我们要用其称呼哪些对象,在什么时候称呼比较合适,就是我们交际中会遇到的问题。同理,还有一个词,“先生”。我们用“先生”这个词来称呼哪些对象,在什么时候称呼是最合适的,也是我们将要讨论的问题。

以上就是今天我想说的“一个话题”。不加注意的话,我们很难发现日常交际中的这些问题。但实际交际中的称呼,即“应该怎样使用称呼进行交际”是非常值得我们去思考和注意的。我们今天的思路有以下几点。第一,不准备纠缠术语问题,即不纠缠究竟是“称呼”,还是“称谓”。进行学理研究的人希望把“称呼”和“称谓”区分开来,但从目前的研究成果来看,并没有把两者区分得特别清楚。所以,我们不纠缠到底应该是“称呼”,还是“称谓”。我们这次的讨论,用“称呼”的地方会多一些。第二,我不准备向大家输出大段的理论,我们主要关注一些现实现象。第三,我们不仅要把问题摆出来,还要尝试着找一找问题背后的原因和规律是什么。第四,我们不仅会列出交际中称呼选择困难的一些情况,也会尝试着去找一些解决的办法。

二、四种现象

(一)缺位现象与补偿机制

在交际中有缺位的话,如果没有出现交际中断或者是无效交际的情况,其就应该是有补偿机制的。我们先看下列这些现象,这些都是前期的一些研究成果的结论。

第一,"先生"和"小姐"。目前对"先生"的解释:①对男性的泛称;②知识界对有一定学术水平者的尊称,这时没有性别的区分;③丈夫。所以,前期认为"先生"这个词是男性的泛称,在大社会中对男性的称谓困难不大。也就是说,"先生"的适用范围比较广,应该没有缺位现象。

还有一个词,"小姐"。"小姐"这个词现在的解释大概有以下几个:①旧时有钱人家的仆人称主人的女儿为"小姐";②对年轻或未出嫁的女性的称呼。一般认为"小姐"只是女性称谓的一部分,不是大社会对女性的泛称。也就是说,当我们面对这些交际对象的时候,有时候可能是存在缺位的。这是我们讨论的第一组例子。

第二,"师父"和"师母"。对"师父"的解释,主要有这样几种:①对工、商、戏剧等行业中传授技艺的人的尊称,我们在看电影、电视剧时就经常能听到;②对和尚、道士、尼姑的尊称;③这是我补充的,我们现在一般也把"老师",尤其是"导师"称为"师父"。当然,其在性别上还是有区分的。而"师母"一般是对自己的男老师的妻子或男师父的妻子的尊称。这样就遇到了一个问题——如果老师或师父是女性,那当我们称呼她的爱人的时候,就没有一个固定的称呼语了。这就是前期有人写文章论证的"缺位现象",这也是前期的认识。

第三,"老师"的使用。对"老师"这个称谓的使用,会有不同的场景用法。一位主持人在介绍一位相声演员的时候,他们之间有一段对话。这段对话来自一位研究社会语言学先生的文章。

主持人:"我们刚才看到了某某老师的精彩的……"

主持人用"老师"来称呼这位相声演员。现场的一位教师表达了他的看法,他说:"我不承认他是我的老师,用'老师'来称呼这位相声演员,是我所不能接受的。"

这样一段对话反映了一个问题——我们在使用称呼的时候,有时可能会影响我们的交际目的和交际效果。因为一方称呼他为“老师”，但另一方不承认，此时交际双方的交际效率就可能会有所降低。

第四，亲属称谓。亲属称谓，争议可能会更大一些。因为不同地区使用的称谓语是有差异的。我们看这样一些现象。

父亲的兄弟：按年龄区分“伯”“叔”，甚至区分出伯、爹、大、叔等，即比父亲年龄大的和比父亲年龄小的，这些称谓是非常清楚的。

母亲的兄弟：无论兄或弟均称“舅”，至多做个排行，称“大舅”“二舅”“三舅”等，有的地方称最小的舅舅为“小舅”，我的家乡称其为“老舅”。

父亲的姐妹，也不按年龄区分进行称谓，如果是母亲的姐妹更是如此。

有人认为这是轻视女性的表现。他们还提到了这样一类称谓，同样是女性，是否是父亲的血亲也是有区别的。“姑姑”是父亲的血亲，儿子对父亲的姑姑称“姑奶”，对姑奶的丈夫称“姑爷”（“爷”不能读轻声）。“姨妈”是母亲的血亲，儿子对父亲的姨妈称“姨奶”，对姨奶的丈夫不称“姨爷”，即没有相应的称谓。

以上我们提及的都是专家、学者已经完成的考察和研究结论。一起观察了这样几种现象后，我觉得我们应该做一些思考：第一，我们的交际称谓有没有真正的缺位现象？第二，如果有缺位的话，是在什么时候缺位，什么时候没有缺位？

接下来，先看我个人觉得前期观察不充分的地方。例如，母亲姐妹的称谓语，有的地区会依年龄来区分出称谓，比母亲大的叫“姨妈”，比母亲小的才按年龄排序。关于父母系血亲的称呼问题，我认为并不是完全不存在对称称呼的。针对前面提到的现象，就与我家乡的称呼事实不符。我的家乡在父系血亲称呼中有“姑奶”，对应的称呼就是“姑爷”，与“姨奶”对应的称呼是“姨爷”；在母系血亲称呼中也对应得上，例如，“姑姥”的爱人就称为“姑姥爷”，“姨姥”的爱人就称为“姨姥爷”。这样看来并不存在前期结论中所谓的缺位现象。

那么，我们接下来进一步思考这样一个问题——所谓缺位到底是缺在哪一个类型上?通过我们的调查发现,至少对亲属称谓来讲,是可以以固定的称呼来称呼亲属的,也就是说,亲属称谓实际上没有缺位现象。顺着这个思路,我们再向下思考——“缺位”的真相是什么?我认为:第一,“缺位”只存在于社会称谓的面称中,亲属称谓不存在缺位;第二,称谓实际上就是“称呼+指谓”;第三,称呼可能有缺位,但指谓一定有解决的办法。

(二)语言形体与社会关系

这个部分我们来看一下语言形体和社会关系之间有没有一定的联系。

我们先对语言形体和社会关系做一个简单的界定。语言形体,指的是称呼语形体的长短,或者说这个称呼语所包含的音节数量的多少。社会关系指特定形体的称呼语所体现出来的关系亲密度。

接下来我们考察这类现象。例如,课堂点名,我们在大学上课时,有时是需要点名的。回想一下,授课教师在点名的时候,是点全名,还是只点名不点姓,或者是只点名字中的一个字。再如,入学介绍。我们刚到大学时,进入一个新的班级或者是被分到一个新的宿舍,一般都会做自我介绍。如果有统一活动的话,可能会以一个班级为单位或者以一个宿舍为单位,要逐一介绍。那么,我们当时是怎么介绍自己的?是介绍全名,还是只介绍名,又或者是只介绍姓?还有第三个场景,我们在家和父母相处的时候,父母是怎么称呼我们的,是称姓加名,还是只称名不称姓,或者说这几种情况都有?第四类现象,就是两个人从初识到相知,再到确定关系,我们把这个过程描述为相识-相知-相爱。那么,会不会对应存在这样一个称呼变化的过程——开始时,互称全名,随着关系越来越亲密,就只称名不称姓,到最后连名都不全称出来,只称呼其中的一个字?

至少前三种交际现象大家都经常遇到,我们可以回想一下是如何发生的。至于第四种交际现象,我们可以从学理上做一个分析。就这类现象,我们可以做一个总结——关系的亲密度和语言形体的大小是有关系的。简单地做一个定性的话，就是亲密度和形体大小呈现出反比关系。比如，课堂点名，我们新到一个课堂，第一次点名时老师一定会点全名。之后可能会有变化，假设这个班里没有重名重姓的同学，那就可能只点名不点姓了，但绝对不会只点名中的一个字。这就值得我们去考虑，为什么老师不可以这么点？还有一个问题，为什么第一次的时候点全名，之后可能会发生变化？再如，入学介绍，我们第一次在班级或宿舍介绍自己的时候，一定介绍全名，当然还会介绍自己来自哪里，个人爱好是什么，等等。在家庭称呼方面，好像一般都是称名或者是称小名，很少称全名。当然，空间距离比较远或者父母生气的时候，也可能称全名。但绝大多数的时间和场合，父母只称孩子的名，不称姓。我们再看第四种现象。整体看，它是一个变化的过程，随着两个人从刚刚认识到最后确定亲密关系，可能会有从全称(姓+名)到称名，再到只称名中的一个字的变化。

这些现象反映的问题是什么呢？以课堂点名为例，老师和学生第一次见面的时候，他们的亲密度比较小，使用的都是学生的全名。当老师跟学生越来越熟悉，大家之间建立了一种比较紧密关系的时候，老师点名就有可能直接称名不称姓了。也就是说，语言形体越短，交际双方的亲密度越大。所以，我们说语言形体的长短跟亲密度是成反比关系的。前面我们谈的仅仅是现象，背后制约着这种现象的就是认知语言学中的距离原则。空间认知可以映射到时间、心理认知。比如，“这”和“那”，一般认为“这”表达近指，“那”表达远指，即“这”的空间距离比较小，“那”的空间距离比较大，这是空间概念。“这时”“那时”是时间概念，说“这时”的时候，说话人认定的参照点和此时间点之间的距离比较近，如果比较远的话，就用“那时”。还有一种现象，比如说同样都是表示领属关系，“我的书”和“我的叔叔”，前者习惯上要加“的”，后者则可以直接说“我叔”。在“我”和“书”之间有一个“的”，其呈现的是空间距离的增大，在“我”和“叔”之间没有“的”，呈现的是比较紧密的空间距离。这种空间上的距离实际上就体现了心理上的距离。由此，可以得出这样的结论——称呼语的语言形体大小体现的是交际双方心理距离的大小，称呼语形体越大，交际双方的亲密度就越低，称呼语的形体越小，交际双方的亲密度可能越高。

(三)詈称形式与亲密关系

这个部分我们观察这样几种现象：孩子小的时候，父母有时候会称其子女为“小崽子、小犊子……”。我在家乡的时候常能听到年老夫妻女方称呼她的丈夫为“老不死的、老犊子、老东西……”。热恋中的情侣，男方可能会称呼对方为“傻子、傻瓜、小傻瓜……”。大学宿舍的室友之间会互相起绰号，如“二狗、三猪、四熊……”。

真实互动交际中，以上这些称呼语表达的不是消极情感，而是一种特别的、积极的情感。上述我们所列举出来的这些詈称形式表达积极的情感，是不能进行理性推理的，使用的时候也不能只关注其理性意义和文化色彩。这或许是因为我们汉文化中有“物极必反”的文化根基。《吕氏春秋·博志》曰：“全则必缺，极则必反。”《鹖冠子·环流》曰：“物极则反，命曰环流。”月盈亏，水满溢，凡事盛极必衰，物极必反，阴阳转化，盈虚消长。基于这样的文化根基，我们认为，实际上这些称谓的使用是因为关系达到了一定的亲密程度，但却找不到合适的词语去表达，所以，选择用上述方式表达。

这个现象也启发我们，可以充分发挥个人语言运用的能动性，如新词新语的创造和使用就反映了这样一个问题。目前，我们用得比较多的“分分钟”，普通话里面没有，我们也不会这么重叠，后来发现其实际上是粤语中经常使用的重叠。目前，我们的交际中还存在着汉英夹杂的用法，如“YYDS”等。这些创造还有待语言生活和语言事实的验证，最后留下来的才是新词。目前，同学之间互相称呼的“姐妹”，我觉得也是很有意思的现象。

(四)社会称谓与文化变迁

社会称谓和文化变迁之间互相映射，通过称谓的角度，我们也能看到文化的变迁。

封建社会存在一个比较固定的敬谦模式系统,“令”系列是表敬的,如“令尊”“令堂”“令郎”“令爱”“令兄”“令弟”……“家”“舍”系列一般是表谦的,如“家父(家严)”“家母(家慈)”“舍弟”“舍妹”“舍妻”……这些构成了一套完整且对称的敬谦模式系统。前一段时间,我们也看到某电视台的主持人把“家”这个表谦的系统用于称呼对方了,最后有人解释说这种使用是一种情感迁移,即站在对方的角度来使用“家父”。我们认为这还是使用上的错误,情感迁移的可能性不大,或者说比较牵强。

除此之外,我们还可以再关注古代特定的称谓,如“爱人”。据我们调查,这是古代皇帝对皇后的称呼,是一个专有名词。“夫人”在古代特称诸侯的妻子。“爱人”“夫人”这些词到现代社交场合中特称性减弱了,现在称呼“爱人”“夫人”都带有尊重的情感。古人对外人称呼自己的妻子为“拙荆”。“贱内”和“拙荆”一样,也是古人对妻子的谦称。“娘子”是古人对自己妻子的尊称,也是最普遍的一个称呼,在电视剧中经常能听到这个称谓。“贫贱之交不可忘,糟糠之妻不下堂”,“糟糠”就指代妻子。其他对妻子的称谓还有“老伴儿”“小君”“细君”“老爱”“内人”等。

后来,出现了“同志”这个称谓。据考查,我国古代“同志”“先生”“长者”都是朋友之间的称呼。《国语》中提到“同德则同心,同心则同志”。这里的“同志”很显然还不是名词性的。《后汉书》中提到“所与交友,必也同志”。这里的“同志”显然也不是名词性的。所以,只能说在日常交际中作为称呼语使用的时候,“同志”与“先生”“长者”是差不多的。到了资产阶级民主革命时期,资料显示,那时革命党员内部已经互称“同志”了,中国共产党第一次全国代表大会通过的《中国共产党纲领》中有这样的表述:“凡承认本党党纲和政策,并愿成为忠实的党员者,经党员一人介绍,不分性别,不分国籍,都可以接收为党员,成为我们的同志。”中华人民共和国成立以后,“同志”就成了全国各族人民相互之间亲切、尊敬的称呼，也被广泛用作陌生人之间打招呼的称呼。从那个时期整体上来看，也会存在其他称呼，但是陌生人之间用“同志”称谓是最多的。

接下来我们粗略地看一下改革开放以来一些称呼的变化。改革开放以后，“先生”“女士”“小姐”的使用频率是比较高的，而且那个时候还会认为这是比较新潮、优雅的称呼。“大哥”“大姐”这样的称呼在改革开放之前比较常用，后来“帅哥”“美女”的使用频率较高，到目前为止慢慢减少了。还有大家比较熟悉的“亲”，网络购物、跟客户交流等许多场合都这样称呼，可以起到拉近交际双方距离的作用。“小哥哥”“小姐姐”是近期出现的称呼，前文提到过的“姐妹”也出现了称呼语的用法。从这些称呼来看，反映了一种多元化的趋势，文化多元化的大背景才导致了称呼的变化。

我们还可以关注一种在变化的交际现实——我们是如何回应对方的赞美的？我们发现这种回应存在从以否为谦到坦然认可的变化。所谓的以否为谦就是原来我们回应别人的夸奖、称赞的时候，都是做出委婉的否定；而现在，虽然依然存在着这种委婉否定的回应方式，但实际上选择坦然认可的人越来越多，这可能就是文化接触的结果。例如，有人说“你真漂亮”，我们原来可能会回应“漂亮啥，一点都不漂亮”“哪里哪里，别瞎说”“我真不漂亮，根本不漂亮”，现在我们更倾向回应“谢谢”，这很可能是因为我们很多人的第二语言是英语，受其影响而直接表示感谢了。这就是文化接触的一种结果。再如，过去我们在困难时期，大家见面一般都要问“你吃了吗”，但现在除非在特定的时间点我真想问你这句话，才会问“你吃了吗”，这时回答也多是“吃了吃了”“在……吃的”等。但在那个特定的困难阶段，“你吃了吗”没有疑问，是不需要回答的，只是表达了对对方的关心，因为在那个时期温饱是缺少保障的。现在我们见面也还会问“你吃了吗”，当然在学校的时候，大家可能问得更多的是“作业写完了吗”“下课了吗”。

我们做个简单总结。第一，从历史发展的纵向角度来看，封建社会的称谓系统是一个比较稳固的模式,亲属称谓和社会称谓都是这样,构成了一套敬谦相对应或对称的系统。中华人民共和国成立之后,称谓系统呈现一种比较单一的模式,亲属称谓还是稳固的,社会称谓相对来说比较单一,大家互称“同志”,不分性别,不分年龄大小。改革开放以来,形成了多元模式,但亲属称谓仍然是稳固的,社会称谓则出现了多元多样的情形。第二,以上是从整体来看,我们还可以从历史发展的视角观察个体称呼语。我们发现,亲属称谓的发展变化很小,基本上是稳定的,而社会称谓则不同。社会称谓可能随时代变化而被赋予新的意义,如“小姐”“同志”这些词的意义都随时代变迁而发生了变化,后产生的意义往往是那个社会和时代赋予这个词的意义,能不能固定地成为这个词的理性意义还需要在生活中验证。如“小姐”这个词的意义,就《现代汉语词典》(第 7 版)的收录情况来看,我们谈到的那几种意义都已经收进去了。第三,从社会称谓和文化关系来看,社会称谓既反映了主体文化的稳定性,也反映了文化接触的变化性,即我们可能会吸收有益的、精华的要素来丰富我们的称谓系统。

三、一些想法

最后,我们简单地说一下互动交际,也包括我的一些个人看法。

(一)现实需要

2006 年,广东省省情调查研究中心民调所针对大学生交往情况的调查报告显示,当问及“你与同学关系如何”时,89.3%的人认为相处较融洽,只有 10.7%的人承认会偶尔发生矛盾。从整体上看,同学之间的关系虽比较健康,但仍有 64.5%的人认为自己与别人交往“一般喜欢”或“无所谓”。这是值得我们关注和重视的现象。其中,言语表达在人际交往中的作用不可忽视。

《论语》言“君子所贵乎道者三:动容貌,斯远暴慢矣;正颜色,斯近信矣;出辞气,斯远鄙悖矣”。“出辞气,斯远鄙悖”即一个人讲究言辞和语气,就可以避免粗野和错误。也就是说,古人非常注重言辞和用语。

(二)言由心生

快节奏的生活、高负荷的工作和复杂的人际关系,使高情商成为成功的要素之一。情商高的人更容易得到拥护和支持,建立良好的人际关系。人际关系又是人生的重要资源,良好的人际关系容易获得更多的成功机会。也就是说,建立了良好的人际关系,就等于给自己创造了更多、更好的机会。

言语和情商之间到底有没有关联?从言语的角度讲,一个人的表达能够让对方感到舒适就是高情商的一个表现。我们不从理论上去讨论什么是情商,什么是高情商,重点关注在言语交际中,如何表达别人才能更容易接受?我们认为,信言和良言是我们要秉承或坚持的基本原则。

言由心生,所以,心善则言善。《道德经》言“信言不美,美言不信”,那些真实的话不那么好听,而那些外表很华丽的语言也不是非常可信。所以,我们要表达真实的东西,并且能让对方接受。至于如何做到即使不美却能让对方接受,这倒是需要考虑的问题。《增广贤文》讲“良言一句三冬暖,恶语伤人六月寒”,所以,良言也是应该坚持的基本原则。

除此之外,当然还要看交际环境,在什么样的环境中,我们怎么去表达,选择什么样的表达方式,落实到一些极小的问题,如我们用什么样的称呼等,这些都需要我们去考虑。《反对党八股》说:“到什么山上唱什么歌。”我们无论做什么事情,都要视情况而定,文章和演说都是这样。《圣经》说:“一句话说得合宜,就如金苹果在银网子里。”这和我们讲的是同一个道理。陈望道先生在《修辞学发凡》中也讲:“修辞以适应题旨情境为第一义,不应是仅仅语词的修饰,更不应是离开情意的修饰……凡是成功的修辞,必定能够适合内容复杂的题旨,内容复杂的情境,极尽语言文字的可能性,使人觉得无可移易,至少写说者自己以为无可移易。”

(三)称呼选择

言语表达中,称呼语是建构交际的重要因素。因为称呼语是用于引起对方注意的,也就是说,其处于我们想建构的一个话语交际的最起始的阶段,称呼选择正确与否关乎交际的成功与否。因此,称呼语的使用还是很重要的。这里我们共同分析一些细节性的称呼语的使用情形。

1.类称呼语

——嘿,那个穿黑上衣的同学,说你呢!

——喂,你,你过来。

——欸,欸,欸,就是你。

我把这里的“嘿”“喂”“欸”称作类称呼语,这些不是称呼语,而是表达呼唤的叹词,能起到引起对方注意或关注的作用。因为这些类称呼语和称呼语的作用有相似性,所以,也有人将其称作称呼语。这些类称呼语在日常交际中应该谨慎使用。这类呼唤词在良性交际建构中很少有积极的作用,原因就在于称呼语的呼唤对象是特定的,当有人说“嘿,那个穿黑上衣的同学”,作为说话人,他想呼唤的对象是特定的某个同学,但是“嘿”类呼唤词的使用,其呼唤作用却不是特定的。例如,我的面前有30位同学,我不用手势和眼神而只说“嘿”,大家就不知道我在称呼哪位同学。也就是说,当我使用这样一个呼唤词时,会引起所有人的反应,而这些反应中只有一个是有效的,其他人都做了无效反应。所谓的不适合也就在于此。

2.替代性称呼

替代性称呼,其中包括恶意绰号,如“秃子”“麻秆儿”“胖子”“瘦子”“瘸子”“四眼儿”等,这些词语往往会引起交际中的情感对立。绰号(外号)可以分两类:一种是善意的昵称,另一种是恶意的、侮辱性的绰号。善意的昵称,我觉得是可以使用的,因为其能体现出亲昵的情感。至于侮辱性的绰号,因为其表达的是对人的不尊重,不宜使用。如果要用,一定要慎用,要灵活使用。

3.简略性称呼

言语交际中也会使用一些简略性的称呼,如简称。我们的感觉是宜简则简,宜全则全,要根据交际环境和交际对象而改变。例如,我们的校长姓张,我们称之为“张校长”,也可以简称为“张校”。我们的院长可以简称为“毛院”,李处长可以简称为“李处”。我觉得这都是没有什么问题的,这样称呼也能体现关系比较融洽、亲密。有时候交际过程中我们也会把对方的姓直接省掉,直接称说职称,如“科长”“处长”“校长”等,我觉得这也体现了一个交际策略。东北籍演员王龙有个小品,其中一句台词说“我叫村生,是我爸当村主任时生的。幸亏我爸不是处长”。这是一个包袱。汉语里有同音异义现象,“处生”和“畜牲”是同音异形异义的,包袱也因此而成。因此,要注意简称使用的多义现象。“范局”“生处”“苟科”等就不宜简称,最好使用全称。

一般来说,平级同事之间称呼可以使用简称。一般比较熟悉的交际者之间也用简称,但初识或初见一般就不宜使用简称了。

4.称名还是称姓

还有一个问题,就是称名还是称姓的问题。我拿自己举例,大家可以称我“王世凯老师”“世凯老师”“王老师”,有时候也会用到“老师王世凯”。四个不同的称谓,但指称的对象都是我一个人。一个指称对象如果出现多个名称,多个名称的功能一定有分化。也就是说“王世凯老师”“世凯老师”“王老师”和“老师王世凯”适用于不同的交际场合。“王世凯老师”这种全称介绍一般用于第一次介绍或者远距离的呼喊,这样方便识别。“世凯老师”这种称谓,我的师长使用是适合的,但我的学生使用,就感觉不那么恰当。一般来说,年长者对年幼者、长辈对晚辈、上级对下级用“名+职称/职位”这种方式是恰当的。“王老师”这种称谓方式是我们在大多数的场合使用的组合方式,适用性较强。

“老师王世凯”一般用于本人向对方进行自我介绍的时候。这些都受到焦点在后原则的制约。我们以“老师”“王世凯”这两个词的组合为例。依据焦点在后原则，当我向大家介绍自己时，我使用“我是老师王世凯”，强调的不是“老师”，而是强调我的名字，就是把我的名字清清楚楚地告诉大家，表达的是对听众的尊重。简单地做个总结：自称的时候，因为要符合焦点在后原则和敬谦文化背景，表达自己的谦逊和对别人的敬意，要把重点表达的成分放到后面。

另外，在我们的交际过程中，还有一些其他现象值得关注。例如，有人习惯使用否定句，尤其是反问句，如“我不是去过了吗”“我不是跟你说过了吗”。我觉得这些语句可以适当使用，但尽量避免出现在没有对抗性的交际中。

我用80多分钟向大家论述了这样一个题目，题目很小，其中也有一些我个人的想法和思路，期望能引起在座各位同学的共鸣与思考，盼望大家能对语言学现象越来越感兴趣，希望还有机会深入交流。

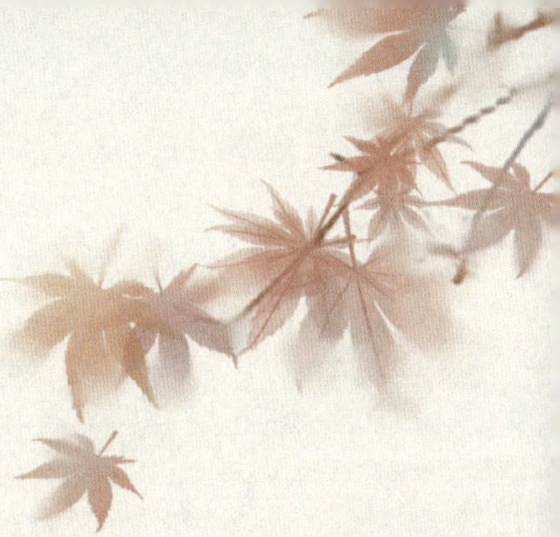

第四篇 健康文化

传统文化

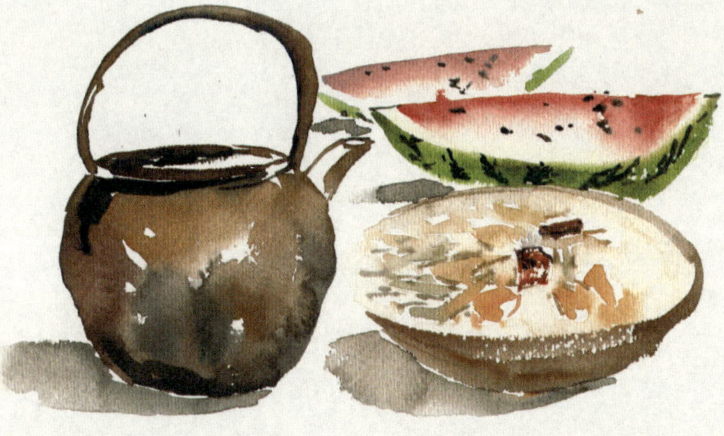

张玲
讲座时间:2019 年 5 月 7 日

专家简介

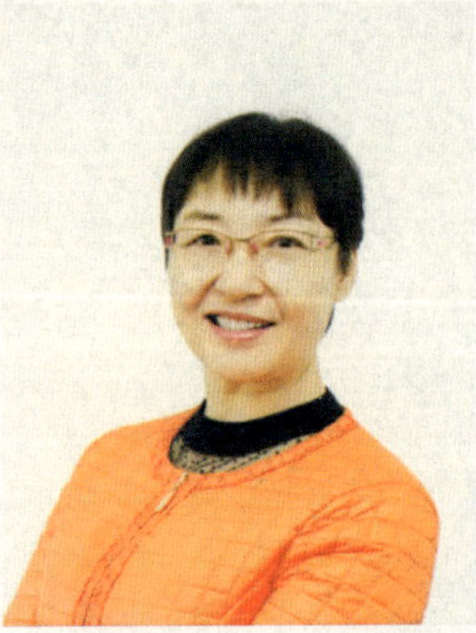

张玲,天津博物馆原党委副书记、二级研究员。1985 年参加工作后曾任天津市委党校卫生科副主任医师,1998 年被评为“天津市全科医学优秀青年专业技术人才”,2003 年被天津市保健协会推荐为第七届“天津青年科技奖”候选人。后调入《今晚报》,先后任《中老年时报》副总编辑、社长兼总编辑,策划开设“津门名医谈养生与健康”专栏,采访数十位医学名家,受到社会广泛关注。曾被评为 2013 年度“五一劳动奖章”获得者,2015 年度“天津市劳动模范”。2019 年 5 月,被天津中医药大学聘为学校荣誉教授、硕士生导师。

2008年前后，全国各媒体竞相掀起的全国养生热潮，由局部到全局，由单一媒体到全媒体，轰轰烈烈、连绵不断，可以说达到了鼎盛期。也是在这个时候，一个极佳的机缘，我由一个从业20多年的全科医生，转行进入《中老年时报》报社成为一名编辑，专门负责健康养生版面。我时常有一种矛盾的心理，时而是责任驱使，时而是困惑不解，常常会陷入深深的思考。近年来人们的生活越来越好，人们已从仅仅满足于温饱的“活着”，逐渐上升到了追求生活质量的“生活”，已有心情、有能力关注自己的健康，非常渴望得到与养生相关的知识。而媒体，为了满足大众的需要，吸引读者的眼球，将健康养生知识栏目打造成热捧的板块，无疑是责任和使命。从这个意义上讲，无论百姓，还是媒体，能够关注健康养生是一种进步，是人们生活水平达到一定高度的客观反映。

但令人遗憾的是，多年来，我国的健康教育只是停留在医学院校的课堂教学中，很多专家学者，忙于工作、教学及科研，无暇顾及大众健康养生知识的科普，从而使我国民众的健康养生知识，大多来源于老一辈生活实践经验的总结，广播、电视、报纸的宣传，甚至是亲朋好友间的道听途说。例如，有一段时间喝啤酒时在酒杯中加入1~2个生鸡蛋很流行，大家相互转告，说这样很有营养，而且喝酒不醉。后有专家指出，生鸡蛋含有细菌，容易导致肠道疾病，人们才慢慢放弃了这种“养生方法”。后来更有传播甚广的“每天喝几斤绿豆汤”“每天吃活泥鳅”等五花八门的所谓养生方法。2009年，国家卫生和计划生育委员会(现为国家卫生健康委员会)首次公布了中国居民健康素养的调查结果，我国居民具备健康素养的总体水平仅为6.48%。健康素养是指个人获取和理解健康信息，并运用这些信息维护和促进自身健康的能力。也就是说，我国绝大部分居民既没有得到和理解科学的保健知识信息，也不具备用科学知识维护和促进自身健康的能力。

记得我曾在某电视台“科教”频道每天定时播出的养生节目中看到了这

么一幕：某位"足疗专家"坐在台上，周围还有观众。"专家"讲到兴奋处，在观众的掌声中声称，只要每天默念几遍她读的一组数字，甚至把她写有数字的小纸条装在口袋里就可以防病强身。这种内容出现在我们正规媒体的"科教"频道，真让人难以置信、啼笑皆非！也正是这一幕让我有些气愤，有点坐不住了。作为一名学过中医知识，受过全科医学系统培训，又有20多年基层医疗经验的"资深"全科医生，我不能不为读者做点什么了。我应该把自己掌握的养生知识，准确、客观地告诉读者，为读者的健康养生做些有益的指导！

正是由于我国没有健全的养生知识传播渠道，没有完备的管理法规，多年来大众健康管理制度建设不够完善，老百姓不知道如何预防疾病，"健康管理"对他们来说只限于生病时去医院看病。于是，健康养生的概念一经提出，百姓对这些知识如饥似渴，以至于追捧每一位"专家"，不放过每一次"义诊"。而监管部门显然没有意识到健康养生还需要管理，他们没有做好这方面的准备，甚至不知道哪些部门应当参与其中，或者是众多部门一起管理，目标不明确。这一切让某些人嗅到了商机，"保健养生专柜""名医大讲堂""养生宝典"之说此起彼伏，不绝于耳；真专家、伪专家鱼龙混杂，真伪难辨；养生观点相互打架，甚至有悖常理。这样的养生热潮为沽名钓誉者和逐利者提供了大舞台，却给百姓的健康养生埋下了大隐患！

经过与主编及版面编辑商议，我们在《中老年时报》开设了两个栏目，一个是《健康课堂》，另一个是《津门名医谈养生》。《健康课堂》每周一篇，由我来主讲。曾经作为一名全科医生的我深知健康养生知识的传播不同于其他新闻，即使在媒体上，也一定要强调其科学性和专业性。因为许多读者不仅会尽心尽力地去搜集养生知识，而且还会身体力行地按照文章所表述的内容去做，可以说媒体刊出的健康养生知识，或多或少地会直接关系到读者的身心健康。所以，健康养生知识类文章，无论是提出观点、研究问题，还是给出解决问题的办法，都应该从专业的角度出发，要有严谨的作风和科学的态度，这是对广大读者负责的最基本要求。从2009年10月26日在《颐寿》版上设立《健康课堂》栏目开始，我撰写文章时始终坚持三个原则。一是力求科学性、专业性，绝不道听途说，追求新奇，用旁门左道吸引读者眼球。例如，在写《人体的气和血》《李东垣之补中益气汤》《皮肤是人体的一种器官》等文章时，我收集的资料中有些原文出处及数据无法对应，一时无从查对，最后辗转求教，请天津中医药大学的博士生在学校内部资料网上查到了准确出处及相关数据，最后才放心刊出了文稿。二是力求可读性、实用性，不把读者当成医学专家，文章不能写成医学教科书，要想方设法，把那些古奥难懂、学理艰深的中西医知识，用通俗易懂的文字表达出来，让读者看起来明白，做起来顺手。如《六味地黄丸和它的姐妹兄弟》《心脏有支架需要注意什么》《疫苗的作用》《免疫力越高越好吗》等文章，都尽量运用比喻的手法，用生活中的事例将医学原理描述出来。记得在写《疫苗的作用》时，电视台正在热播电视剧《潜伏》，当时我在文中写了这么一段话："疫苗在人体的防御系统中，正是扮演了这种'潜伏者'，其标记出某种病毒、细菌，使免疫系统有针对性地抗击入侵者。"这种描写让读者对接种疫苗有了形象的认识，明白了通过接种疫苗来预防疾病的道理，增强了疫苗接种预防疾病的信心。三是力求新闻性、前瞻性，贴近老百姓的生活，抓住生活中新近发生的与健康相关的问题，以及医学界的新发现、新突破，及时释疑解惑，既使读者从中受益，也使《中老年时报》的健康版面跟上时代脉搏的跳动。例如，2010年年初，当出现"富士康10连跳"时，我们及时推出了《别让心灵患上"感冒"》一文，分析了抑郁症这种被称作"心灵感冒"的疾病对人体的摧残，以及工作环境、心理压力与该病发生的关系，并介绍了预防和消除"心灵感冒"的方法；2010年8月，"超级细菌"肆虐欧洲，波及全球，2011年3月，日本福岛地震引发核泄漏时，我分别以《从超级细菌看"魔""道"之争》《服碘为何能防核辐射》为题撰文，用医学知识为读者解疑。而当搜集到医学新研究、新知识时，又及时通过专栏传达给读者，如《"子宫糜烂"是错误诊断》《不要拒绝胰岛素》《阿司匹林预防心血管疾病有新证》等文章，不仅读者欢迎，而且获得了医学专家的肯定。100 多篇文章，受到了读者的热捧，有一位读者告诉我，他们一家都爱看《健康课堂》，说这个栏目是“行文简、浅、显，道理厚、深、透”。还有不少读者精心地剪贴该栏目，更有读者来信表达他们的心情，并提出了建议。

《津门名医谈养生》栏目，是与天津市卫生局、天津市精神文明办公室联合推出的。天津市卫生健康委员会等相关部门为我们推荐天津市医务界的知名专家、学者，《中老年时报》这个平台再把这些专家、学者多年的养生经验和临床防病知识介绍给广大读者，让真正具有专业性、权威性、实用性的养生知识登上医学科普知识推广的“舞台”。我和编辑部的年轻编辑采访了年届 85 岁还在病房查房的吴咸中院士，93 岁还在门诊为患者诊治的阮士怡教授，时任卫生局副局长、专攻公共卫生学的田惠光博士，以及于铁成、栗锦迁、韩景献、陈宝贵等一批学识渊博、临床经验丰富的专家、学者。令我们十分感动的是，这些才学八斗的“大牌”专家，不仅为人谦逊、和蔼可亲，更将自己多年宝贵的养生经验毫无保留地讲述给我们，他们心牵大众健康养生的情意溢于言表，都愿意将具有专业性、高水平的健康养生、防病治病的科学知识传达给大众。以上栏目中的文章，陆陆续续被刊登在了《中老年时报》上。报纸是以新闻为重的，时效性很强，而刊载在报纸上的健康养生知识却是人们不愿轻易放弃的。最后，我们将这些知识集结成册，一来，满足读者要求，使他们便于保存、翻阅；二来，也能使这些健康养生知识传播得更广，让更多的人能从中受益。

有学者总结，健康养生有三个层次：第一是生理养生，注重身体生理健康的养生方法；第二是心理养生，在生理养生的基础上，注重情志调节，修养德行；第三是哲理养生，所谓“哲理”养生，注重以“道”养生，通过对养生规律的感悟，使健康养生之道内融于心，外化于行，使之成为一种生活态度与习惯。

《黄帝内经·素问》第一篇《上古天真论》中，有这么一段养生妙语："上古之人，其知道者，法于阴阳，和于术数，饮食有节，起居有常，不妄作劳，故能形与神俱，而尽终其天年，度百岁乃去。"它告诉人们，如愿"享天年，度百岁"，就要知其"道"，会其"术"。"道"者，养生之规律，也就是养生的指导思想和观念；"术"者，养生之具体方法，也就是生活中如何去做。健康养生万万不能成为一种运动，更不能时时跟风，今天做这个，明天做那个，后天不知道怎样做，而是要形成一种科学的思想观念。只有在科学的思想观念指导下，选择适合自己的养生方法，用"养生之道"来驾驭"养生之术"，才能达到"享天年，度百岁"的境界。英国哲学家培根说："养生是一种智慧，非医学知识所能囊括。"在养生经验、方法纷至沓来的今天，用自己的智慧，寻找到适合自己的"道"和"术"，持之以恒，尽享天年。

当前，国家大力发展中医药事业，倡导弘扬中医药文化，对于中医药大学的学生来说，除了要认真学习中医药学专业知识，还要了解中医名家的养生方法，学习传播基本理论和技能，将来更好地在工作和生活中传播中医药文化。

新型冠状病毒感染疫情的健康传播研究

张明新
讲座时间:2022 年 11 月 1 日

专家简介

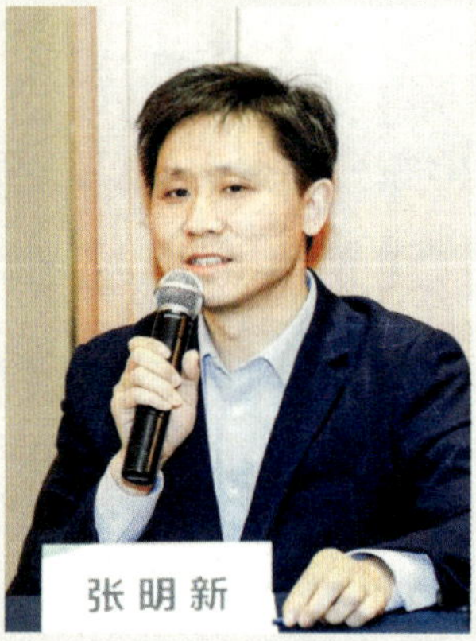

张明新，华中科技大学新闻与信息传播学院院长、教授、博士生导师。兼任国务院学位委员会新闻传播学科评议组成员、教育部高等学校新闻传播学类专业教学指导委员会委员、国家广播电视总局媒体融合发展专家库专家。华中科技大学“双一流”国际合作专项健康传播国际联合科研平台建设项目负责人。国家级青年人才、领军人才计划入选者。中国高等教育学会新闻学与传播学专业委员会副理事长。*Telematics and Informatics Reports*、《信息技术与管理应用》副主编，*Chinese Journal of Communication* 等期刊编委。”

关于今天的话题，我想从三个方面跟各位分享交流。第一个方面，是回顾前疫情时代的健康传播研究，这只是一个引子。第二个方面，是梳理中国学者对新型冠状病毒感染疫情的健康传播研究。第三个方面，是勾勒国际传播学界关于新型冠状病毒感染疫情的研究面貌。

一直以来，健康是人类生活的重要构成部分。从某种意义上说，人们要正常地生活、学习、工作和交往，根本的前提条件是要有健康的身体和心理状态。如果让人们就生活领域的诸多事项进行排序，健康无疑是所有事项里面排在最前面的。然而，当人们拥有健康时，往往不觉得健康是一个需要关注的问题；只有当人们失去了或者无法拥有健康时，才会意识到健康的极端重要性。在某种意义上，人类从古至今都在致力于提升自己的健康水平。甚至可以说，人类社会的发展历史，可以被理解为人类跟健康威胁进行斗争的历史。

在我国，学术界对健康传播的研究，时间并不长。有的学者专门做过研究，发现在20世纪90年代，跟健康相关的传播研究才开始引起关注。即使到现在，新闻传播学科对健康话题的关注度，仍然并不算高。

一、前疫情时代的健康传播研究

在既有文献中，两个比较权威的研究能帮我们回顾在前疫情时代，全球层面健康传播研究的基本面貌如何，这两个研究都来自西方国家。

第一个研究，关注1989—2010年的22年间健康传播研究的样貌。4位研究者分析了一本学术期刊 *Health Communication* 在这个时段内发表的642篇学术论文。*Health Communication* 是健康传播研究领域非常卓越的学术期刊，能代表这个领域的前沿状况。研究者发现，医疗沟通(medical communication)这个议题是最重要的，占>20%的比重；关于AIDS、HIV、安全性行为的话题，占8%的比重；接下来是关于癌症、总体健康、吸烟、饮酒等话题。此外，还有一些关于环境、生命、社会支持、老龄化、器官捐献等方面的研究。这说明，健康传播研究与很多学科领域的关联度是比较高的。

研究者发现此间的健康传播研究，理论应用的状况堪忧，52%的研究是没有理论指导的。没有理论指导，意味着研究者本人在自己的研究里面，无法实现跟此前的理论对话。在这样的情形下，研究者基本上按照自己的想法来做研究，可以说是一个“一次性”(one-shot)的研究。不过，研究者提醒我们，要看到这样的事实：从20世纪80年代到90年代初，约70%的研究没有理论指导；到2010年，只有30%的研究没有理论指导。也就是说，经过20多年的发展，拥有理论指导的研究论文，已经从30%上升到接近70%了。可见，健康传播领域在过去的30年间，理论化程度是越来越高的。这个研究还显示，应用得比较多的理论，包括计划行为理论(Theory of planned behavior)、叙事理论(Narrative theory)、社会规范理论(Social norm theory)、社会认知理论(Social cognitive theory)、健康信念模型(Health belief model)、拓展的并行过程模型(Extended parallel process model)等。稍后我们会看到，这些理论中的一部分，在新型冠状病毒感染疫情的健康传播研究中也受到研究者的重视。

第二个研究，关注2010—2019年的10年间全球健康传播的样貌。这个研究的4位学者分析了此间发表在*Journal of Health Communication*和*Health Communication*的研究论文，以实现这个目标。我们知道，这两本期刊是健康传播领域的权威刊物，集中关注人类健康传播研究的学术进展。研究者选择这两种期刊，拥有足够的说服力。2010年，这两本杂志上一年发表的文章是120多篇，到2016—2017年到达顶峰，约为260篇。2018—2019年，仍维持在约260篇的水平上，相较于10年前已上涨了1倍多。

研究者发现，10年来，这两本杂志上的健康传播研究论文，基本上来自美国。关注的议题主要是吸烟(包括电子烟)，接下来是关于医患沟通、癌症，然后是食物营养、饮酒、家庭沟通，再然后是关于肥胖、艾滋病、精神健康、HPV等话题。大家有没有注意到，这些话题中的一部分，也是近年来在中国较受关注的话题。

研究者们发现，此间发表的学术论文，量化研究居多，大学生群体往往是研究的样本，学者们依赖线上调查获取数据资料。还有一个很值得关注的现象是，这些研究缺少明显的理论框架的指导。应用得较多的理论模式，包括社会认知理论、计划行为理论、框架理论(Framing)、拓展的并行过程模型、健康信念模型、前景理论(Prospect theory)、心理抗拒理论(Psychological reactance theory)、理性行为理论(Theory of reasoned action)、整合性行为预测模型(Integrating model of behavior prediction)、详尽分析可能性模型(Elaboration likelihood model)等。这里我们看到，很多理论模式都来自社会心理学、认知心理学等领域。拓展的并行过程模型、健康信念模型等，是很典型的在健康传播领域被发展起来的理论模式。在被应用得比较多的理论中，保护动机理论(Protection motivation theory)是心理学领域的，不确定性管理理论(Uncertainty management theory)是跨学科的。源自新闻传播学领域的理论模式不多，使用与满足理论(Uses and the gratifications theory)是其中一个。

以上两个研究，帮助我们简单地回顾了在前疫情时代，特别是1989年以来，全球层面的健康传播研究所呈现出的基本面貌。接下来，我们看一看在中国，健康传播研究的大致轮廓。

我们选择新闻传播学领域的4种经典学术期刊，《新闻传播研究》《国际新闻界》《现代传播》和《新闻大学》，作为数据搜集的渠道。我们对这些期刊上最近10年来发表的健康传播研究论文，做了搜集和初步统计。2012年，4种期刊发表健康传播研究论文的数量约为10篇；到2021年，约为40篇。我们知道，最近5年，这4种期刊1年发表的文章总数约为500篇。在这10年中的前5年，4种期刊1年发表的文章总数约为800篇。初步估算，在这10年中，4种期刊一共发表了6000多篇文章。由此推断，近10年4种新闻传播学权威期刊上发表的健康传播研究论文，占比在4%~5%。

健康是我们生活中至关重要的一件事情,这决定了健康传播必然是传播研究最重要的领域之一。目前,在我国新闻传播学领域四大权威期刊上,健康传播研究论文占比<5%。虽然我们没有其他领域的数据来比较和佐证,但凭直观地看,这个比例是比较低的。从这个意义上讲,健康传播研究进一步发展的潜力和空间,是比较大的。特别是随着"健康中国"战略的提出和实施,中国社会正在加速老龄化,人们对美好生活的向往越来越强烈,从事健康传播的学术研究无疑具有很广阔的天地。

二、中国的新型冠状病毒感染疫情传播研究

关于新型冠状病毒感染疫情传播研究的主题,我们做了初步分析。这些研究的主题,或者说关注的领域,是非常广泛和多元的,主要包括:关于疫情新闻报道的研究、关于疫情的危机沟通和风险沟通、关于个体的情感情绪和心理健康、关于谣言/阴谋论/虚假讯息等。

据统计发现,中国传媒大学发表了12篇研究论文,复旦大学发表了7篇,华中科技大学和中国人民大学分别是4篇,清华大学、上海交通大学、深圳大学、中国社会科学院分别是3篇。这些数据不能说明上述是健康传播研究的重要机构,但在一定程度上表明,这些机构对于新型冠状病毒感染疫情的学术反应是非常迅速及时的。

我们来看看两个比较典型的研究。

第一个研究,来自复旦大学周葆华教授和他的博士生。这篇研究论文关注数字与社交媒体改变死亡与悼念的形式,扩展了传统哀悼与纪念的空间。这个研究表明,互联网和社交媒体成了新的悼念空间。研究使用的理论资源,包括媒介事件和集体悼念。特别是,这个研究提出了"延展性情感空间"的理论概念。在方法上,这篇论文也值得关注。其使用数据挖掘的方法,一共分析了130多万条评论数据。两位研究者使用在Python环境上运行的Jieba中文

分词器,对评论文本进行分词和统计;还使用 Mat Lab 的神经网络模式识别应用对文本主题分类,使用 LIWC 词典进行情绪词的识别与标注,进行情绪倾向分类。

第二个研究,来自我的同事们和我做过的一个项目。我们的研究关注的核心问题是:在新型冠状病毒感染疫情暴发初期,人们如何评估疫情特别是被感染的风险?人们的情绪反应如何?人们如何进行防护?如何遵守防疫管理规定?如何帮助他人?等等。我们做好研究规划后,委托了北京一家知名的研究机构对武汉市民进行电话访问调查。在调查中,拨出去的电话一共是 7 万多次,成功的随机样本是 1071 位被访者。这里我们将要说的研究论文,发表在《国际新闻界》,其主要的想法是,当时处于"封闭管理"状态中的武汉市民,对疫情管理的遵从配合行为和对他人进行帮扶的行为,与他们的风险感知具有很密切的联系,同时也跟他们的公共信任,包括对政府机关、对科学家、对医护人员的信任密切相关。

在我们目力所及的范围内,该项目可能是在疫情初期,为数极少的、面向武汉市民的随机性调查之一。通过该调查获得的数据资料,目前还在进一步挖掘中。我们的团队已经利用该调查的数据,完成了几篇学术论文,一部分已经在知名学术期刊公开发表,包括 *Asian Journal of Communication*、*Frontiers of Information Technology & Electronic Engineering*、*Global Median and China*、《传播与社会学刊》等期刊。

三、国际传播学术界的新型冠状病毒感染疫情研究

接下来,我们继续探讨国际新闻传播学界关于新型冠状病毒感染疫情的学术研究,主要从四个方面来展开:第一,研究的基本情况;第二,核心的议题是哪些;第三,理论的应用如何;第四,研究方法的应用如何。

为了回答这些问题,我们选择 8 种代表性期刊作为目标刊物,将这些刊

物上发表的关于新型冠状病毒感染疫情的论文作为分析对象，然后进行编码和统计分析。这8种期刊是：*Health communication*、*Journal of health communication*、*Science communication*、*Public under standing of science*、*Asian journal of communication*、*Journal is mand mass communication quarterly*、*Human communication research*、*New media and society*。

在这些学术期刊中，前两种聚焦于健康传播研究。其余的期刊，都是新闻传播领域SSCI期刊中比较有代表性的。第三种*Science communication*，发表与健康、科学、环境、生命、风险传播相关的论文，每年发表文章的数量比较少。第四种，翻译成中文是《公众理解科学》，其实就是科学传播。第五种的关注点是亚洲传播，但其是非常国际化的。最后3种期刊都是新闻传播学界很经典的刊物。

（一）研究概况

近3年来，以上8种期刊共发表了113篇与新型冠状病毒感染疫情相关的研究论文。前面2种期刊就发表了80篇，占比超过70%。从发表时间来看，2020年发表了20篇。可见，这些期刊对新型冠状病毒感染疫情的反应很迅速。

我们以这些论文为分析对象，就上述四个方面的问题逐一回答。第一个问题是，研究的基本面貌如何。对这个问题，我们首先看研究的对象或群体。分析表明，这些研究关注的对象，最常见的是一般的社会公众，占比超过70%。涉及的其他群体，包括青少年、老年人、难民、移民等群体。当然，也有一些文本研究或内容分析，并不关注特定的社会群体。

被研究对象或者被关注的群体，处在哪个国家或者地区呢？数据表明，美国占比达到50%。涉及的群体或对象分布在全球或多个国家的，占比约20%。其次是中国，占12%；欧洲国家，占7%；亚洲其他国家，占6%。

最初的新型冠状病毒感染疫情传播研究，存在着跨学科合作的可能性。对此，我们的研究发现，84%的论文是多人合作的，27%是多学科合作的。在论文的所有作者中，80%为新闻传播学学科。

在20世纪90年代的中国，有的学者对此现象进行研究，发现在当时的健康传播研究领域，新闻传播学者是缺席的。也就是说，在从事研究健康传播的学者队伍里面，基本上看不到新闻传播学者的身影。今天我们看到，在中国的新闻传播学术界，已有一批专门从事健康传播研究的学者，特别是年轻的学者队伍正在不断壮大；至于在国际领域，则拥有更多专门从事健康传播研究的新闻传播学者。

还有一个值得关注的数据。27%的论文中，有来自医疗健康领域的学者参与研究。这是合乎情理的。研究者们对于病毒、疫苗、抗疫等这些科学性很强的话题，需要健康领域、医疗领域学者的参与，使之更为专业化。

通过统计论文的第一作者发现，70%的论文，第一作者来自新闻传播学领域，15%来自医学和健康领域。这两者之和是85%，占据绝大多数。来自其他学科领域的相对较少，常见的是社会学、心理学和政治学领域。

(二)核心议题

在研究议题方面，与疫苗认知和态度相关的研究最多，占比达到22%。其次，是关注疫情信息的获取和使用，包括疫情信息的需求/寻求、信息过载、信息处理，以这些议题为关注点的研究>14%。再次，关于疫情和疫情应对行为的研究>13%。以上三个方面的议题之和约为50%。另外，关于风险沟通和危机沟通的研究，占8%；关于公众的情绪和心理的研究，占7%；关注疫情信息中的谣言、阴谋论、虚假信息的研究，占6%。这三者之和>20%。接下来，我们来看几个具体的研究。

第一篇关注中国公众在新型冠状病毒感染疫情中的预防应对行为，围绕在线信息搜索、情绪反应等话题展开，文章名为 *Online Information Seeking and Disease Prevention Intent During COVID-19 Outbreak*，作者是中国暨南大学的李锦辉及其同事。在这个研究中，两位研究者重点关注中国公众在新型冠状病毒感染疫情中的预防和应对行为，主要研究个人的在线信息搜索行为、情绪反应、信息主观规范和信息短缺与预防行为之间的关系。

第二篇名为 *A National Survey Assessing SARS-CoV-2 Vaccination Intentions: Implications for Future Public Health Communication Efforts*，作者是凯瑟琳 J. 黑德及其同事。这项研究考察美国公众对新冠疫苗的态度，重点研究公众的接种意愿，涉及的核心问题包括接种意向、利他主义、担忧和风险感知。同时，我们也可以看到这项研究的理论取向。

第三篇 *How Media Literacy and Science Media Literacy Predicted the Adoption of Protective Behaviors Amidst the COVID-19 Pandemic*，研究媒介素养和科学素养对新型冠状病毒感染疫情的保护行为的影响。作者是艾丽卡·温特劳·奥斯汀及其同事。他们的研究发现，媒体素养和科学素养能通过促进知识获得，来促进公众的健康行为。这也是一个很典型的关于疫情中应对行为的研究。

第四篇 *The Framing of COVID-19 in Italian Media and Its Relationship with Community Mobility: A Mixed-Method Approach*，关注媒体健康报道的效果，考察意大利对新冠肺炎疫情的报道与公众遵守隔离行为之间的关系。作者是尤塔姆·奥菲尔及其同事。如大家所知，在疫情暴发之初，意大利的疫情是比较严重的。该研究发现，该国媒体使用的框架与其他国家记者使用的媒体框架基本一致，包括关注症状和健康影响的科学框架、关注减轻风险尝试的遏制框架和关注政治和社会影响的社会框架。这项研究发现，接触社会框架与人们遵守隔离行为有关，而接触遏制框架与流动性降低有关；新闻中关于疫情的报道对社区人口流动的影响超过了每天死亡人数的影响。

第五篇 *Do Messages Matter? Investigating the Combined Effects of Framing, Outcome Uncertainty, and Number Format on COVID-19 Vaccination Attitudes and Intention*,旨在探索中国成年人接种新冠疫苗的态度和意图,并调查信息框架、结果不确定性和数字呈现形式对疫苗接种态度和意图的影响。作者是杭州市疾控中心陈天恩及其同事,该项研究以前景理论为指导。

(三)理论应用

一个好的研究,应该在特定的理论框架的指导下展开。也就是说,研究需要以目前相对成熟或有启发力的一个理论或模型,来引导研究的逻辑和实施。我们知道,如果一个研究没有任何理论指导的话,那么这个研究就是一个孤岛,因为没有办法跟前面的理论对话,当然也就不可能让后来的研究跟自己对话。一个高质量的研究,肯定是有理论的指导来展开,帮助其分析问题。

前面我们讲到,1989—2016 年 *Health Communication* 发表的学术论文,完全不使用理论的健康传播研究,占比约 30%。因此,这两个数据比较相近,得到了相互印证。

用理论来指导研究,一般有两种情形。第一,是使用理论来验证,或者说仅应用理论来帮助分析问题,但是没有理论创新,或者说没有理论的实质性推进或创造。还有一种理论应用的类型,就是对使用的理论有拓展、整合或推进,也就是说,研究者不仅是应用了某个理论来分析问题,还对这个理论的发展或创新有着实质性的贡献。

在前面讲到的李锦辉及其同事的研究,他们使用了风险信息搜寻和处理模式(Risk Information Seeking and Processing,RISP),这是一个非常典型的理论模式。这个理论告诉我们什么呢?人们在危机或风险情境下的信息搜寻处理,呈现为一定的规律。凡是涉及人们在风险或危机状态下的信息寻求和处理，这个理论就是较好的一种指导性的框架。在这个意义上，就研究者关注的话题而言，此前已有对这个话题的深入思考了，这种思考是规律性的，超越了具体的情景和个案，是相对比较定型的。即使此时研究者面临的情形具有特殊性，仍然可以使用这种理论思想来帮助分析要解决的问题。

还是以前面的研究为例，第二个研究，研究者主要以健康信念模型来指导。人们的健康行为是如何改变的呢？这个理论模型告诉我们，是受人们自己的知觉态度和信念影响。因此，通过干预人们的知觉、态度和信念等改变人们的健康行为，是开展健康行为干预项目的重要模型。由健康信念模型等理论可知，感知严重程度和对疾病的易感性等可以预测个体的意图，进而预测行为。这项研究还使用了拓展的并行过程理论（Extended Parallel Process Model，EPPM），作者进一步假设健康促进和信息设计要考虑信息接受方式，以解决严重性和易感性问题之间的平衡，而不是引起过多或不足的恐惧，从而导致人们拒绝信息。

如果我们稍加注意，就会发现自我效能感(Self-efficacy)理论被应用得很广泛。自我效能感指个体对自己是否有能力完成某一行为所进行的推测与判断。心理学家班杜拉对自我效能感的定义是，人们对自身能否利用所拥有的技能去完成某项工作行为的自信程度。这个理论具有很强的跨学科适用性，在社会学、认知心理学、政治学、传播学领域都被广泛使用。自我效能感决定人们对活动的选择及对该活动的坚持性，影响新行为的获得和习得行为的表现，并影响活动时的情绪。可以说，在我们日常生活的许多领域，自我效能感是一个很有用的概念。前面我们提到的第三篇研究 *How Media Literacy and Science Media Literacy Predicted the Adoption of Protective Behaviors Amidst the COVID-19 Pandemic*，就用到了这个理论来分析和解释问题。

前面我们讲到的关于意大利新型冠状病毒感染疫情报道的研究，其使用的理论是媒体框架及其效果理论。框架是人们用来认识和阐释外在客观世界的认知结构，人们对于现实生活经验的归纳、结构与阐释都依赖一定的框架。框架使得人们能够定位、感知、理解、归纳众多具体的信息。强调框架，实质上关注的是一篇报道的中心思想，这种方法比其他方法更适合理解新闻工作。这个研究的作者尤塔姆·奥菲尔及其同事发现，意大利媒体对新冠疫情的报道在很大程度上遵循了美国媒体在其他疫情期间使用的框架策略。

在我们关注的113篇研究中，被应用得比较多的理论模型主要有风险感知理论（Risk perception theory）、自我效能感（Self-efficacy theory）、信息寻求模型（Information seeking model）、框架理论（Framing theory）、风险信息搜寻及处理模型（Risk information seeking and processing model）、社会规范理论（Social norm theory）、健康信念模型（Health belief model）、计划行为理论（Theory of planned behavior）、社会支持理论（Social support theory）、拓展的并行过程模型（Extended parallel process model）、详尽可能性模型（Elaboration likelihood model）、保护动机理论（Protection motivation theory）、说服效果理论（Theories of persuasion）、不确定性管理理论（Theory of uncertainty management）、理性行为理论（Theory of reasoned action）。

稍微展开一下。第一个，风险感知理论，强调人们对风险的感知来自哪些因素，以及媒体在报道时会怎样放大风险。第二个，自我效能感理论，前面已经讲到过。我们的团队在研究中，频繁地用到这个理论来分析问题。第三个，信息寻求模型，关注个体的信息寻求、回避和加工过程，人们在自己的生活经验中会形成寻求和处理信息的方式。框架理论，前面我们也已经提到了。接下来是风险信息寻求和处理模型，其从个体的认知及情感层面来解释人们搜寻及处理信息的行为；在这个过程中，信息处理包含系统式（Systematic）和启发式（Heuristic）两种方式，前者是深层的处理，后者是浅层的处理。

应用得相对比较少的理论模型包括：社会认同理论（Social identity theory）、评价趋势模型（Appraisal tendency framework，ATF）、前景理论（Prospect theory)、社会比较理论(Social comparison theory)、社会认知理论(Social cognitive theory)、自我调节理论(Self-regulation theory)、技术接受模型(Technology acceptance model,TAM)、动机信息管理理论(Theory of motivated information management)、社会判断理论(Social judgment theory)、功能效果理论(Functional affect theories)、双过程理论(Dual process theory)、阴谋论(Conspiracy theories)、提波思模型(The tebots model)、组织支持理论(Organizational support theory)、社会临场理论(Social presence theory)、叙事传输理论(Narrative transportation theory)。

在这些理论模式中,社会认同理论在社会学领域被应用得较广泛。该理论认为,社会认同主要来自群体成员的身份或资格,人们会努力追求或保持认同,以此来增强自尊。评价趋势模型则假设,每种情绪使个体倾向于一种特定的评价倾向,影响其决策,其中确定性维度和控制维度非常关键。第三个理论模式,前景理论,前面提到的第五篇研究,就使用了该理论。前景理论由Kahneman和Tversky在1979年提出,阐释个体面对风险时的决策行为:当面临涉及潜在收益(正向结果)信息时,人们可能更喜欢风险较小的结果;面临涉及潜在损失(负向结果)的信息时,人们更可能寻求风险较大的结果。在该理论中,风险被概念化为不确定性:高风险等同于不确定性,低风险等同于确定性。当面临收益框架信息时,个体倾向于寻求低风险(确定)结果;当面临损失框架信息时,个体更喜欢高风险(不确定)结果。该文以这个理论为指导,提出了一些假设,例如,当接种疫苗有一定的效果时,收益框架消息将比损失框架消息更有说服力;当接种疫苗的效果不确定时,损失框架的消息将比收益框架的消息更有说服力。在这个研究中,部分假设没有得到实验数据的支持,但研究者并不认为这否定了前景理论,而是呼吁更加关注特定情境的作用,应在给定的传播语境下解释信息框架效应。

(四)研究方法

在 113 篇研究中,85%(96 篇)使用了定量的研究方法,这个数据跟此前的研究发现是类似的。在 96 篇使用了定量方法的研究中,10 篇用到了 Data mining(数据挖掘)的方法。

这些研究具体采用了哪些方法?问卷调查方法所占比例是最高的,占 66%;内容分析法占 12%,访谈方法占 6%,实验法占比是 4%,混合方法占比也是 4%。8%的研究使用了其他方法,或者没有明确的研究方法。

我们看看其中较典型的研究。前面提到的第一项研究使用问卷调查法,研究者委托专业性的调查公司来实施。这个研究委托专业调查公司在线搜集数据,最终有 741 名有效受访者,其中男性占 47.9%,女性占 52.1%。

前面提到的第二项研究也使用问卷调查法。研究者通过 Dynata 公司招募受访者, 在线获取数据, 研究对象是年满 18 岁且能够阅读英语的美国公众, 共有 4042 名参与者打开了调查,351 名在阅读知情同意欢迎页面后,选择不再继续。

第四项研究的研究者使用的是混合方法, 结合计算无监督机器学习识别媒体框架和谷歌提供的社区流动数据,分析媒体框架的流行如何影响个体遵守政府流动限制。在这个研究中, 研究者使用了主题模型网络分析方法 (The Analysis of Topic Model Net works,ANTMN) 来归纳报道框架。ANTMN 方法是一种无监督的机器学习方法。这个研究还使用了时间序列分析方法,分析每日媒体报道中各类框架的百分比与国家层面的流动性指标之间的关系。在这里,因变量来自谷歌提供的社区流动性报告,该数据提供了社区流动的聚合指标,从谷歌用户的移动设备上获得。研究者将报道数量、每日死亡人数、国家是否在某一天实施了限制措施作为控制变量,将媒体框架占比作为自变量,进行矢量自回归模型的分析。

前面我们讲过的第五项研究使用的是线上实验法。研究者在2020年5月28日至6月24日期间，招募了413名成年人参与线上实验，实验借助Qualtrics平台进行，实验采用2(消息框架：收益框架与损失框架)×2(结果不确定性：操作为疫苗的有效率80%对20%)×2(数据呈现形式：频率与百分比)的分组设计。在实验中，受访者被随机分配至8组中的一个组，阅读有关新闻。在新闻中，研究者操纵的变量是信息框架、结果不确定性和数据呈现形式。受访者被要求在阅读新闻后再填写调查问卷，问卷内容涉及调查疫苗接种态度和意愿、算术技能和人口统计变量。

四、结语

就国际传播学界的研究而言，美国学者在全球健康传播研究领域仍占据主导性地位。随着健康议题在中国受到越来越多的重视，特别是“健康中国”战略的提出和实施，可以预见，中国学者在国际健康传播学术领域的产出会越来越多，声音将会越来越响亮。

作为一个学术领域，健康传播研究面临的重要议题，是发展富有自身特色的理论框架。从事健康传播研究的学者们对某些理论或模型有着一定的偏爱。当然，值得注意的是，约30%的研究是没有理论指导的。我们需要在自己的研究中尽量克服这一点，让研究有更多的理论含量，能够与过往的研究进行充分的、深层次的理论对话，做出自己的理论贡献。对于中国学者而言，我们还需要有建设中国特色健康传播知识体系的决心和信心，在国际学术舞台上展现中国学者的理论旨趣与价值追求。

随着各种新兴技术的发展和应用，包括数据挖掘、机器学习、模拟仿真等方法，也逐步应用到健康传播的研究中。新一代的学者们需要根据自己的实际，有选择性地掌握一些新兴的研究方法，以更好地服务于学术研究。

健康不仅仅是一个医学话题，同时也是一个社会、文化、经济等多个层面的话题。人类始终在不断追求更加健康的生活方式和身心状态，这种追求不仅体现在医学技术层面，也体现在健康知识的积累和健康行为的践行和坚持上。

在西方国家，特别是在美国和西欧国家，健康传播研究是新闻传播学科中最重要的学术领域之一，已经达到较为成熟的阶段。在我国，健康传播研究虽在近年来受到越来越多的关注，但还未引起学术界和社会各界的足够重视。目前，从事健康传播研究的学者还不多，只是一个相对来说数量较小的群体；健康传播研究的议题也集中在几个特定的话题上，包括艾滋病、突发公共卫生事件、医患冲突等，对公众健康素养、健康媒介、特殊群体、健康预防、健康评估决策等的关注还不够。可以预料，随着时间的推移，中国健康传播研究的学者队伍会逐步壮大，学者们的研究覆盖面也会越来越广。

健康是人类最为宝贵的财富，是人们幸福生活最基本的保障，没有健康，美好生活无从谈起。党的十九大、二十大报告都特别强调推进"健康中国"建设。从国家战略、社会治理和人民需求来看，加强健康传播的研究，是刻不容缓的时代课题，有赖于学术界同仁们的共同努力。

健康传播的学科转向与体系构建

孙少晶
讲座时间:2022 年 11 月 15 日

专家简介

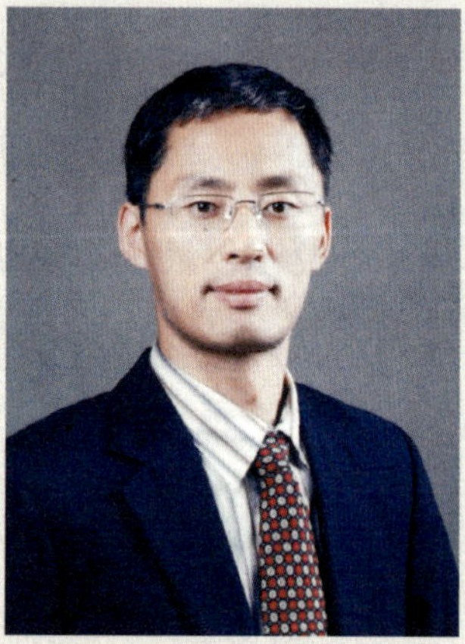

孙少晶,复旦大学新闻学院教授、博士生导师,中国新闻史学会健康传播专业委员会会长,复旦大学健康传播研究所副所长,复旦大学国家文化创新研究中心研究员。先后在美国获得传播学博士和应用统计方法博士,任教于美国马里兰大学和韦伯州立大学,作为引进人才进入复旦大学从事教学科研工作。其主要研究方向为健康传播、社交媒体传播、数据科学等,研究成果广泛发表在传播学、心理学、公共卫生等领域的中英文权威期刊上。

2019年国务院发布的《健康中国行动》指出，政府、社会、个人要协同推进建立健全健康教育体系，引导群众建立正确健康观，形成有利于健康的生活环境和社会环境，促进以治病为中心向以健康为中心转变，提高人民健康水平。作为与健康中国建设和与全民健康促进紧密相关的学科，健康传播研究与实践在当下中国任重而道远。如何在健康中国与数字中国的建设背景下构建具有理论前瞻并能有效指导中国实践的健康传播学科体系、学术体系、话语体系，是一个具有较高学术意义和现实意义，但又极具挑战性的研究课题。我们反思健康传播的概念内涵，解释健康传播的范式转向，描述健康传播的研究场域转变，并展望基于中国语境的健康传播作为学科与实践的前景。

一、概念转向：从整体健康观到生成健康观

关于健康传播的定义，学界的观点并不统一，不同的学者从传播学甚至不同学科的不同角度对其进行归纳总结。长期以来，健康传播被视为以问题为基础，致力于识别、研究和解决健康促进的相关问题，包括人类日常沟通对医疗保健和公共健康的实际影响，以及健康促进互动的评估等。杰克逊认为，健康传播应以大众媒介为渠道传播与健康相关的信息，以此达到预防疾病和促进健康的目的，这其中包括健康营销和健康政策制定等。传播学者罗杰斯认为，健康传播是一种通过各类传播策略将医学研究结果转化为大众可接受的健康信息，通过改变大众的态度和行为降低疾病的传染率和死亡率，最终提高整个社会健康水平的行为。而后，罗杰斯又将健康传播定义扩展为内容与健康有关的所有传播活动。伯恩哈德考察了健康传播和公共卫生的概念，把健康传播定义为"围绕有价值的、准确的、可触及的、可理解的健康信息的科学制作、策略传播、批判评估，这些信息通常面向或来自特定的受众，目的是促进公众的健康"。

国内学者对健康传播的定义基本上沿袭了来自西方的一些早期界定。总

体上,“健康传播”一词经常和“健康教育”“健康促进”替换使用。尽管这些概念存在紧密的逻辑关联,但是这些概念之间的差异很少被深入讨论。比如发布于1986年的《渥太华宪章》阐述健康促进的三个基本策略,即倡导、赋权和协调。倡导指人们通过社会活动提出正确有益的观点,并努力争取来自其他人的支持。赋权指赋予人们实行健康行为的权力,人们辨别健康影响因素和做出正确健康选择的能力得到提高。协调强调突破卫生部门的单方努力,相关各方协调组织、共同参与促进个人和公共健康。这三个核心策略与传播实践都有着不可分割的联系,涉及信息的传递分享和意义的建构。

健康传播概念的厘清需要对“健康”与“传播”两个核心概念同时进行关联解释。正如祖克所言,学界需要从传播的理论视角来重新思考“健康”的本质才能突破医学界对“健康”的狭窄但支配性的学术话语,同时从健康的本质出发来思考传播,才能理解传播在健康语境中的重要角色和作用,而不是把传播置于一个附属的地位。世界卫生组织对“健康”定义如下:健康不仅为疾病或羸弱之消除,而系体格、精神与社会之完全健康状态。休伯等综合众多医生和公共卫生学者的观点,重新定义健康为“个人或群体面临生理、心理或社会的挑战时,适应及自我管理的能力”。跟世界卫生组织的定义相比,休伯等的解释强调以下特点:第一,人是具有能动性的,对疾病和健康风险有一定的适应和管理能力,尤其是鉴于许多慢性病的普遍性和长期性,需要一个人对慢性病有一定的管理和共同生活能力, 也就是说即使慢性病不能完全治愈,但一个人如能保持较好的生存和生活状态, 则仍然被认为具有较高健康水平。第二,这个解释强调了健康不是一个静态的终点,而是一个不断提升的动态过程。伴随着健康能力的提升,个体的健康状态也在改变。英格兰进一步提出健康的两个维度:安宁和能力,前者指向个体的理想健康状态,后者指向个体的主体能动性。这些较有影响力的有关健康的定义主要来自医学或公共卫生领域的学者,而传播学者更多的是对“传播”进行学理上的探讨和界定。

可以说，医学领域对“健康”本质认识的深化也是源于长期以来对有关健康的生物医学模式的反思，意识到心理、文化、社会等宏观因素对个体以及公众健康的影响不容忽视，开始转向生理-心理-社会模式。这种转向在健康社会学、健康人类学、健康心理学等领域体现得尤为明显，推动了“整体健康观”的发展。唐均、李军认为整体健康观是把社会、经济、政治、环境等影响因素纳入考量，把健康看作整合身体能力、个人资源、社会资源的积极概念。可以说，整体价值观采纳的是整体的、系统的、动态的视角，意味着价值理念、话语体系和生活实践活动回归到健康的内在本质。王立杰提出整体健康的三个实现路径：在空间维度实现人与整体环境的和谐，在时间维度实现生命历程的动态平衡，在人本维度实现从治病服务向健康服务的观照。笔者认为，实现整体健康需要增加第四个核心维度，那就是从传播角度认识意义建构与个人能动性的内在联系，个体参与提升“整体健康”的过程也是一个寻求存在目的、解释存在意义、践行存在价值的过程。

过去十几年，传播学者对传播的生成性、构成性、过程性的理解日益深化。具体到健康语境，传播不应被狭义地理解为只是健康信息的传递或分享。相反，个体与公众对“健康”的认识与理解是在传播过程中形成与发展的。祖克认为，整体性健康观在本质上仍是一种笛卡尔二元论的体现，即把传播看作恢复“整体健康”的附属手段。即使纳入社会和文化因素，整体性健康观点强调的是对身体的“社会服务工程”调集各种资源帮助个体靠近所谓的“客观理想健康状态”。传播学者菲尔德·斯普林格和斯特里利呼吁从具身性、主体间性的视角重新理解健康传播。个体对健康意义的建构是基于个体在生活世界的存在性体验。从此传播视角出发，“健康”应该是身体与精神、个体与世界、存在与经验的统一，是存在论意义上的统一。这种存在论意义上的健康观是传播生成观的体现，强调的是人在这个世界的存在、践行、生成。生成健康观提供了一个从人类传播实践观照“健康”的视角，“健康”不是一个终极的、可见的身体状态，也不单单是医学病症的消除，而是涉及个人的身体机能、人际和谐、精神价值等在存在论意义上多方面元素的复杂过程。因此，健康与传播的内在联系不仅停留在信息传递层面，而是基于人对存在及生活意义的解读和建构。生成健康观进一步拓展和深化了健康传播的内涵，也影响了学界和业界对健康服务、健康风险、疾病痛苦等基本现象与概念的理解。

二、范式转向：从信息传递到关系建构

长期以来，健康传播对“知识传播”“态度改变”和“行为达成”的关注导致了健康传播的学科转向与体系构建，聚焦微观影响因素的理论框架（如“知信行”理论）的主导地位。宽泛地讲，信息本位和行为本位成为健康传播研究的两个主要理论基点。信息本位的理论视角与劝服理论密切相关。聚焦特定健康信息的影响效果，学者从健康传播中的内容环节着手，分析健康讯息设计的特点，分析相关特征如何影响个体。常见的研究问题包括健康信息的来源为何，是来自权威人士，还是普通人？信息内容的策略为何，是诉诸情感，还是诉诸事实？信息呈现的形式为何，是图片、文字，还是更为丰富的媒介形式？行为本位的理论视角常常引用社会心理学领域的行为理论，聚焦回答“健康行为的改变受哪些认知因素的影响”等问题。

基于各种理论在过去几十年引领了大量的健康传播经验研究，也被广泛运用到健康传播运动的实践中。莱温和萨尔蒙考察了过去十几年亚洲的健康传播研究，发现研究中最常用的理论是框架理论、创新扩散理论、计划行动理论、理性行为理论。尽管前述两个理论视角具有强势影响，但健康传播学界一直没有停止反思两者的局限性。卢普顿认为，以往的健康传播研究理所当然地将由上而下的单向线性传播模式视为基础，过分强调了中心权威的作用，忽视了传播过程中协商和对话的力量。杜塔·伯格曼将上述的行为理论归纳为个人主义和认知导向，缺少传播学信息建构的理论背景，同时呼吁用批判的观点审视健康传播研究，霍尼克指出一味地强调媒介产生的行为效果，会

使研究者过于专注信息内容或渠道，而忽视健康行为背后的结构性因素。

作为对前两种理论视角的反思与回应，文化中心路径认为健康传播是在人们的互动过程中产生意义的，语言、历史、社会结构和组织关系都属于健康传播领域需要考察的影响因素。与自上而下的主流健康传播模式不同，文化中心路径更加重视“结构-主体-文化”在传播过程中的作用，认为社区成员的主动表达和实践能够实现健康信息，甚至健康价值观的更广泛、更深层次的传播。也就是说，让人们在自身所在的文化结构中自发地形成健康意识、促成健康行为是文化中心路径为健康传播提供的另一方案。文化中心路径重视社会建构意义，因此，建议研究者花足够的时间学习文化，并沉浸在这些文化中，以便更好地促成健康传播实践。同时，人们越来越认识到，关注文化是“消除健康差异、解决健康知识问题及设计和实施有效的公共卫生干预措施”的一个重要方面。文化中心路径已经成为研究健康和文化之间互动关系的一个重要框架，尤其是在边缘化的环境中。

可以说，基于文化中心视角的健康传播理论跟前面所谈的生成性健康观一脉相承，都承认了个体的具身体验、社交网络、生存环境等多元因素对人的健康理念、态度、行为，甚至想象的推动建构作用。这种传播建构过程不是停留在信息的传递和送达，而是对存在意义的建构，对存在关系的建构。李路路、王煜认为“健康”作为一种生活方式，本质上是社会结构和个体能动性对“健康”的双重建构。在机会约束与个人能动性行为共同作用下，人们会根据价值观并结合生活机会来判断、选择、持守与健康相关的集合行为模式，这种行为模式包括了促进健康的行为与危害健康的行为。

三、场域转向：从物理社区到数字社群

社交媒体和移动医疗正以一种全新的传播方式为受众提供丰富、快捷的信息和服务，健康传播正进入一个全方位、多层次的传播体系；不同传播主体分众化、对象性的传播趋势大大提升了传播效果。在健康传播研究中，人们越

来越强调公共宣传、消费主义和授权，鼓励疾病预防、自我保健和使消费者成为保健事业的平等伙伴，将有助于革新现代保健系统，促进医疗服务提供者和消费者之间的良性互动，缓解现代保健系统的巨大压力。当前和未来的健康传播研究将越来越关注有效传播相关健康信息以促进公共健康。现代健康促进工作将认识到健康传播的多维性，确定结合人类传播的多层次和多渠道的传播策略，并针对相关的和特定的(细分的)受众实施广泛的不同预防信息和活动策略。现代健康传播活动将越来越依赖于整合人际、群体、组织和中介的沟通，以有效地传播相关的健康信息给特定目标群体，尤其是高危人群。

数字技术为健康传播研究和实践创造了更多可能。如丁香园的疫情地图、腾讯新闻的新冠疫情实时追踪，都为公众了解疫情发展提供了更为清晰直观的渠道，视觉与健康传播的关系变得紧密起来。姜海认为视觉以自身独特的程序建构起了健康认知，且这种以逻辑方式表达共同认知的方式也引导了人们对于健康概念的“再建构”。白净、吴莉强调了数据信息可视化在健康传播应用方面的优势，认为可视化能够降低医学知识的理解难度，有助于知识的传递和转化，但是也要保证核心或实质信息准确无误，不能被曲解或误传。同时，视觉信息也为健康传播进行了赋能，增强了说服和行为改变的效果。张伦等专家通过对“冰桶挑战”运动在国内的传播效果研究验证了说服理论的适用性，认为视频信息“诉诸事实”策略可以有效提升用户对事件的认知度，“诉诸情感”策略则可以提高用户对于信息的积极评价。武晓立认为，健康传播实践应该运用游戏化思维，将说服理论、严肃游戏和个人信息数据可视化技术融合在一起，激发用户的内在动机，并利用外在动机，分别从情绪、态度、行为三个角度作用于健康传播和健康促进。

长期以来，人们对健康的认识、行动和想象等受官方的正式组织的影响比较大。宫贺认为，对于健康传播而言，一味地强调“去中心化”未必是有效的。“中心”组织与“民间”组织的作用应该是互相补充，不可或缺的。完全依赖民间的力量而消解“中心”组织的引导，对于关乎人类健康生命问题的社会讨论是有风险的。数字技术的发展带来了传播组织的变化，也极大地重构了个体所在的健康信息传播环境。赵洁、荆学民认为政务媒体实质上是与广大受众紧密相连的，因此，在进行健康传播时需要和政治传播结合起来，以人民的根本利益为价值取向，辅以优良的制度，实现长期而持续的良性互动。王威认为，未来在公共卫生健康传播方面更应该发挥政务新媒体平台的优势，通过强化健康信息的科学严谨性，以及选择具有高度公信力的传播渠道，帮助公众树立健康信念，确立健康行为。

不同的数字媒体平台似乎在健康传播中扮演着不一样的角色。微博中的健康信息讨论大概可以分为两个空间：一方面，政务机构与新闻媒体之间存在着显著的相互影响趋势；另一方面，意见领袖的舆论能显著地影响活跃分子的讨论，而活跃分子与作为草根用户的普通公众的讨论形成共同演化的讨论态势。微信因其“熟人”强关系的传播特征，被认为更具可信性，也更容易激发对方的认可、模仿与学习。网络社区是具有某种“共同特征”的人们情感互通、信息分享的虚拟公共空间，其中情感支持需求是贴吧中最为频繁的社会支持需求类型，尽管“话题讨论”这类支持需求能够引起大量的回复评论，甚至有时能产生“一石激起千层浪”的效果，但其引起支持供应的类型却是较为狭窄的。

全媒体语境突破了传统媒介在时间与空间上的界限，使得传播的信息流与人们每天的生活无缝对接，媒介接触成为人们日常生活的构成要素，人们正进入一种“永久在线、永久连接”的生存与生活状态。这种全新的变局之下，传授主体、传播过程及传播机制方面的现实与理论都已经发生了颠覆性的变化。新型冠状病毒感染疫情期间出现了大量虚假信息、谣言、污名化信息、阴谋论等，形成的“信息流行病”对公众的健康理念和健康行为产生了不可忽视的影响。数字平台和多元复杂的数字社区成为健康传播需要更加关注的重要领域。常松、王慧认为,健康传播研究应当聚焦互联网健康议题,重视老龄人群健康议题,提高健康传播专业化方面的研究,并积极参与全球健康治理研究。

另一方面,国内学者关注到数字媒体为促进健康服务平等带来的机遇,认为观照边缘群体的健康问题,提升弱势群体的健康水平是实现全民健康目标的重中之重。例如,国内老年人健康传播研究对微信等新媒体平台有较高的关注。对于少数民族脱贫地区的健康传播,周敏等使用文化敏感性理论构建了相关模型,认为闭环的少数民族文化与新媒体传递的健康信息缺乏适应性,影响了受众对于信息来源、信息内容和信息渠道的感知,进而影响健康传播的突出性和可信性。马志浩等通过心理网络分析和社会网络分析,认为差异化校园管控措施对大学生心理健康、问题性互联网使用造成了一定的影响。周裕琼等通过健康代沟的研究,呼吁年轻人"挺身而出",触发家庭内部应激性数字反哺和健康反哺,通过"全家健康"实现"全民健康"。在这个意义上,数字技术、文化语境、社区社群共同构建了一个更加丰富也更加复杂的健康传播场域。

四、中国健康传播学科建设

国内的健康传播最近几年在学科建设上取得了可喜的进步,在学术共同体建设上发展较快,然而存在的问题也较突出。周裕琼、尹卓恒认为,我国当前健康传播研究具有较为明确的中国问题意识和中国数据意识,多关注差异型和独特型问题、采集嫁接型和原生型数据,但中国理论意识薄弱,西方理论模型仍然占绝对的主导地位。张如东等通过对推特账号的社会网络分析,认为以传统的知信行理论为主导的实证主义范式无法解答不同社会发展程度、不同文化背景、不同市场环境下健康传播所面临的问题。如何从本土语境出发,建设符合中国国情的健康传播学科体系,这一任务紧迫而又艰巨。

对于中国健康传播研究的创新，闫婧、李喜根认为，体现在理论的完善、方法的改进上，提供对事物之间关系与规律的更深入认知，而不是简单地研究一个新的现象、给出一个没有严格定义或缺乏可测量指标的新概念。只有深入研究健康传播的理论及其与中国实践的关系，并积极利用各种新的传播学理论和研究方法，尤其是利用涉及注意力、信息处理模式等的认知理论和方法，我们才能对当下中国在健康传播方面的困境有更加系统的把握和更加可行的解决方案。健康传播学科建设需要坚持跨学科和超学科的学术研究理念。国内除了新闻传播学科及公共卫生学科对健康传播的关注和贡献，来自健康社会学、健康人类学、健康心理学等领域的研究成果对健康传播学科体系建设亦有很大的启发作用。例如，学者焦思琪、王春光聚焦国内的农民群体，发现中国农民的疾病观与就医观兼具传统性与现代性特点，并随着社会发展而产生变化。中国农民会根据自身痛感体验将疾病分为小病、大病、急病、慢病、邪病。当下中国的健康传播学者需要关注更多类似研究中的中国现实场域并对其深描，从而推动本土健康传播理论和实践的发展。简言之，健康传播学科建设需要考虑基本学科概念、研究范式、实践场域的发展变化，通过聚焦中国问题、对话国际学界、联合多学科力量推动学科体系、学术体系、话语体系的完善和创新。

人类卫生健康共同体视域下的全球健康传播

许静

讲座时间:2021年4月8日

专家简介

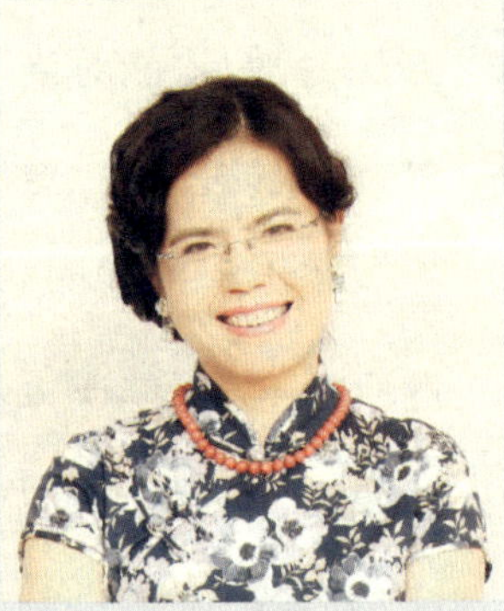

许静，北京大学新闻与传播学院暨北京大学全球健康发展研究院双聘教授，博士生导师，健康传播专业主任，北京大学文化传播研究所副所长。兼任中国新闻史学会健康传播专业委员会副会长、中华预防医学会健康传播分会副主任委员、中国老年学及老年医学学会老龄传播分会副主任委员、国家卫生健康委员会食品安全与营养健康科普宣传和风险交流专家组成员。近年来致力于全球健康传播研究，侧重于全球青少年控烟、食品安全风险交流、公共卫生应急科普等领域的相关研究。国家社科基金重大项目《人类卫生健康共同体研究及数据库建设》课题负责人，主持世界银行、国家外文局、中国科学技术协会、国家卫生健康委员会、国家食品安全风险评估中心等机构相关课题十几项，出版《大跃进运动中的政治传播》《传播学概论》《舆论学概论》等多部专著，主编《多元语境下的健康传播》，发表中英文论文六十余篇。连续5年主办“医疗、人文与媒介”健康传播国际研讨会，与约翰斯·霍普金斯大学联合开发控烟慕课，创办国际学术期刊 *Journal of MHM*，并担任主编。

新冠疫情的持续使全球健康与发展处于新的十字路口。一方面,健康成为国际社会普遍关注的重大主题,突发新型传染性疾病和非传染性疾病再次汇合,挑战各国及全球性卫生服务质量和能力。另一方面,全球健康与发展比以往任何时候都更需要全球动员,需要国际机构、捐助者、政府、民间社会组织、社区和个人做出协调反应。在这一特别重要的时刻,我们很有必要充分了解和反思传播在解决疾病负担和改善健康的全球努力中所发挥的关键作用和经验教训,从而更好地指导新形势下的健康传播研究与实践。

一、对全球健康传播的理解和界定

全球健康传播研究源自传播学的两大分支, 即发展传播学和健康传播学,但对于跨学科的学术交流来说,我们有必要先确定传播学的学术概念。

(一)传播与传播学的发生

传播学创立于20世纪40年代的美国,于20世纪70年代末借着改革开放的东风传入中国,1997年才正式列入国家教委的学科目录,属于非常年轻的学科。与传播学中"传播"一词对应的英文是communication,在英语中是一个语义丰富的常用词。其来自拉丁词communicare,意思是"告知、分享、使共同",当然也有"传授""连接""交换"等意义,或者更概括地说,可以用来指人与人之间各种各样的符号互动(symbol icinter action)。美国社会学家将communication定义为"人为了发展彼此间的关系而依靠的一种机制——包括心灵中的一切符号,加上在空间里传达这些符号的手段,以及在时间里保存这些符号的手段"。雷蒙·威廉斯认为,"communication是观念、信息和态度借以传输和接受的制度与形式"。美国学者彼得斯则进一步将这些制度和形式归纳为"可以包括坟墓、象形文字、拼音文字、货币、教堂、电话、唱机、广播、电视、有线电视、电脑、因特网、多媒体、虚拟现实或者任何其他传达意义的媒介"。

除了人际层面的互动交流，communication 更具有社会层面的意义。传播学的开创者威尔伯·施拉姆指出，“传播是社会得以形成的工具。传播(communication)与社区(community)有共同的词根，这绝非偶然。没有传播，就不会有社区；同样，没有社区，也不会有传播。人类传播的独特特性，使人类社会区别于其他动物社会”。因此，传播学所探究的是“最根本的人类社会过程(fundamental human social process)”，更进一步说，是对人类社会中各种传播机制的研究。因此，借助于什么样的传播机制，人与人之间才能达到有效的互动沟通与协作，这才是传播学研究的核心。

从电报到广播电视，再到互联网，当今社会已经是一个媒介化社会，媒介对社会发展的影响构成传播研究的主要内容。从两次世界大战中的战争宣传(war propaganda)，到市场经济和选举政治中的公关广告，再到国际传播和全球传播中的公共外交和舆论战，媒介的作用不仅限于信息的承载和传递，而是在政策倡导、社会动员、消费者洞察、文化传承与认同等诸多方面都产生重要影响。传播学关注讯息/媒介效果和社会参与，在回应社会重大主题中发展壮大，从诞生伊始就体现出很强的跨学科性，并逐渐形成包括发展传播学和健康传播学在内的诸多分支领域。

(二)发展传播学

全球健康传播要在国际背景下研究健康传播，因此，与发端于 20 世纪 50 年代至 60 年代的发展传播学有着很强的理论渊源。发展传播学基于现代化理论，突出强调讯息传播和媒介参与在社会变革中的重要作用。1958 年，社会学家勒纳出版的《传统社会的消逝：中东的现代化》(*The Passing of Traditional Society: Modernizing the Middle East*)一书，属于经典现代化理论[①]

①现代化理论包括经典现代化理论、后现代化理论和第二次现代化理论等三大体系。20世纪 50 年代至 60 年代的研究是现代化的经典理论研究时期。

(classic modernization theories)的代表作之一。该书通过对中东地区7个国家的调查数据描述和结果分析，详细探讨了中东地区向现代社会转变的过程，并着重分析了在这一过程中价值观念与行为模式的变化。勒纳认为，现代性可以被看作是一种特殊的“行为系统”(behavioral system)，而现代化所需要的是一种系统化的“生活方式的转变”(transformation of life ways)。勒纳分析了传播与社会之间的关系，特别强调了传播形态对社会经济发展的作用和传媒对人的现代化的作用。勒纳的学说启发了施拉姆和罗杰斯等人对传播与社会变迁的思考，逐渐形成了传播学中的发展传播学。发展传播学将发展看作从传统社会结构转变为现代化社会结构的过程，传统社会的传统人要成为现代人，必须改变或调适行为和态度。在这一过程中，其价值观念与行为模式的变化是借助传播来完成的。白鲁恂的《传播与政治发展》(1963)，施拉姆的《传播媒介与国家发展》(1964)，以及罗杰斯的《创新的扩散》都堪称是发展传播学的第一代经典之作。

施拉姆在1964年出版的《大众传播媒介与国家发展：信息对发展中国家的作用》一书中提出，制约发展中国家现代化的一个很重要的因素是传统文化，因此，文化的改造和传播能力的建设应该成为西方对发展中国家进行发展援助的一个重要组成部分。施拉姆在著作中详细讨论了在发展中国家推广广播等现代媒介的作用、机制和过程。他认为现代大众传播媒介在传统社会中的普及除了具有克服识字率的障碍、守望环境、便于信息传播和商业活动等功能，还有利于增强中央政府的权威，削弱地方传统势力对个体的束缚，促进国家认同，培育积极进取和理性计算等现代心智，树立共同的社会规范和价值观等文化和教育层面的作用。总之，在为国家发展服务时，大众传播媒介是社会变革的代言者。施拉姆的著作是应联合国教科文组织的邀请撰写的，他对于发展中国家建设现代大众传媒的想法在很大程度上成为各类国际发展机构的实际政策。

(三)健康传播学

健康传播产生于20世纪70年代。最早被称为医疗传播（medical care communication），侧重于把沟通作为除药物干预和手术干预之外的重要的医疗干预手段之一。随着西方社会疾病谱和死亡谱的变化,医学逐渐从以治疗为中心转向以健康为中心。一方面,以患者为中心、医患共同决策渐成主流,医患沟通成为研究的重点;另一方面,社区层面的疾病预防干预也受到重视。1971年，美国心脏病学家法奎尔和传播学者迈克比合作开展的心脏病社区预防计划被公认为健康传播的标志性事件。20世纪80年代,医疗传播正式更名为健康传播(health communication)。

早期的健康传播研究主要基于社会心理学的理论范式,围绕个人理性决策进行健康行为的传播干预。传播被理解为人类信息传递和接受的过程,而个人主义文化(individualist culture)使得健康传播更关注有关个人层面的认知、态度和行为改变的实证研究。1986年,世界卫生组织召开第一届国际健康促进大会,提出健康促进五大行动领域:①制定健康的公共政策;②创造支持性环境;③强化社区行动;④发展个人技能;⑤调整卫生服务方向。健康促进的理念使得健康传播越来越注重以讯息为中心(message-centered),借助于媒介技术,面向社会大众的健康干预研究。

二、全球健康传播的国际经验

全球健康传播的基础范式来自发展传播学著名学者罗杰斯的创新扩散论。1962年,由罗杰斯和休梅克合著出版的《创新扩散》(*Diffusion of Innovations*)(第1版),在研究了多个有关创新扩散的案例后,总结出创新事物在一个社会系统中扩散的基本规律。该书将创新扩散这一过程分为知晓、劝服、决定、应用、确定五个阶段,并提出了著名的创新扩散S–曲线理论。创新扩散论在很大程度上认同了社会心理学理论的个人主义前提,侧重研究个人层面上的行为、决策和障碍,而把集体行动看成个人实践的合集,把传播作为通过人际和中介渠道传播信息的过程,关注行为变化和媒体影响,推动应用型知识的生产,以推动援助方案的施行和地方干预。

国际卫生援助在20世纪60至70年代集中关注人口增长和儿童营养问题,到20世纪80年代则转向艾滋病毒/艾滋病,因此,大量的全球健康传播研究都集中在传播与计划生育/生殖健康、儿童健康(包括营养和免疫)和艾滋病毒/艾滋病危机的传播干预上。由美国国际开发署(USA gency for International Development,USAID)支持的美国约翰斯·霍普金斯大学公共卫生学院的传播项目中心(Center for Communication Programs,CCP),从1982年开始,持续不断地从美国各类全球对外援助项目中获得资金,用于全球健康传播的研究,极大地促进了全球健康传播实践及研究的制度化。

从最初的人口沟通服务项目(Population Communication Service,PCS)到后来的健康传播伙伴关系项目(Health Communication Partnership,HCP),该中心的研究反映了全球健康传播大体经历的四个阶段。第一阶段是以诊所为基础提供医疗健康传播服务;第二阶段是提供外展服务,以社区为基础,提供健康信息、健康教育和健康传播产品;第三阶段是社会化营销(social marketing)阶段,即借鉴商业营销中的消费者行为理论,将需求创造和消费者决策的过程概念化,以促进健康。社会营销与社会心理学同样关注个人行为以及影响决策的因素,但更强调对目标公众的细分,深入研究消费者行为的影响因素,找出其对某一特定问题的想法和态度,从而有助于产品定位并防止失败。社会化营销常用的“4P模型”,即产品(product)、价格(price)、地点(place)和促销(promotion),其中促销与信息和传播最为相关。第四阶段则是战略传播(strategic communication)阶段。在这一阶段,更注重从影响社会规范和政策环境的需要出发,从目标、受众、讯息、媒体渠道以及评估等诸多方面,对项目进行整体性规划设计,以有助于个体行为改变和社会变迁。

然而随着研究的深入和理论的发展，与发展传播学相联系的全球健康传播的主导范式受到越来越多的质疑和批判。一，批评其所描绘的线性现代化发展道路体现了西方中心主义，服务于冷战时期的大国竞争战略，而不足以解释发展中国家的贫穷问题，在实际运作中通常呈现为资本主义经济的“发展和社会建设”的负发展。二，质疑其以个人主义为中心的行为模型在非西方社会中的适用性。具有强烈个人主义为特征的美国(西方)社会将个人视为关键行为者，基于个人理性决策的健康传播实证研究常常将文化差异仅视为影响变量之一，但是在社区价值观占主导地位的社会里，当人格概念包含在一组广泛的群体身份之下时，原有的健康传播理论建构则是不恰当的。有学者提出，要重新思考全球健康传播的认识论，不应把社区和文化背景视为影响个人决策和实践的阻碍因素，而应将分析的重点从个人转移到社区，以提升社区效能感。三，基于传统控制论的单向传递的传播观也越来越被质疑，因为其中缺乏一种强调思想交流、参与公共生活和发展批判意识的传播观念。相反，健康传播应该关注人们如何谈论和理解与健康、疾病和幸福有关的问题。传播是对话，是公民如何通过辩论卫生问题、确定挑战和解决办法及确定行动方针而参与公共领域。其中传播能力是人们识别、理解、讨论和采取行动应对健康挑战的关键，健康传播研究的分析重点是社会如何将健康和疾病问题化，并确定行动的优先次序。

以上争论促使学者们认识到，一种新兴的全球健康传播理论必须考虑到从个人行动到各级参与的社会结构性变化及其之间的相互作用。罗杰斯的《创新的扩散》第三版(1983)超越了传统的信息扩散模式，转向聚合模式(convergence model)，描述了基于社会情境对话的变化过程，而不是简单地接触新信息的结果。金凯德等人基于整体性思考，构建了社会生态学视角的全球健康传播模型。在生命科学中，生态学指的是生物体和其所生活的环境之间复杂的相互关系，延伸至社会生态学，就是研究社会环境，包括制度和文化对健康行为的影响。社会生态学路径要考虑家庭、同伴、社区和社会对行为的相互影响。这一模型提出全球健康的传播干预应解决从个人、家庭邻里、社区直至社会等所有四个层面的问题才能有效，但只是一种理想型的元理论模型，并非一个可用于指导实践的操作模型。

三、构建人类卫生健康共同体国际战略传播

自中华人民共和国成立以来，中国长期坚持对外卫生援助。1971 年，中国恢复联合国合法席位之后，也越来越多地参与国际卫生治理。特别是 21 世纪以来，中国实现了从被动接受援助到主动参与援助的角色转化，合作伙伴、合作内容和领域不断增加。然而，在全球卫生领域我们仍然存在很多问题，与我们的国际地位不相匹配。一是我国对外卫生援助虽然实践经验丰富，但却比较局限于一事一时的项目式援助，缺乏以减轻疾病负担、提升受援国健康水平为目标进行规划设计的整体性的援助方案，对受援国家和地区的社会文化基本情况缺乏深入的调查研究，尤其缺乏对健康传播策略方法的应用，因此，效果不够理想。二是在全球卫生合作领域，我们重视以政府为主体的双边合作，但是在创新型伙伴关系的建立和多边卫生外交方面参与度不够，在世界卫生组织等全球议事平台中，经常被动观望和跟随，难以提出明确的中国立场和中国方案，国际话语权有待提升。

以中国援助非洲抗疟行动为例。疟疾是全球三大传染病之一，按照世界卫生组织《世界疟疾报告 2021》发布的数据，2020 年全球疟疾病例总数为 2.41 亿例，全球疟疾死亡总数达到 62.7 万人，其中 95%的疟疾病例和 96%的疟疾死亡人数产生于世界卫生组织非洲区域。中国在建国初期也曾跟现在的非洲一样疟疾流行。全国 80%的区县都有疟疾，每年报告病例超 3000 万。经过几十年的努力，中国科学家发明了抗疟药青蒿素，中国也通过爱国卫生运动、群防群治等抗疟行动，彻底消除了疟疾。2004 年，世界卫生组织正式将青

蒿素复方药物列为治疗疟疾的首选药物;2015 年，屠呦呦获得 2015 年诺贝尔生理学或医学奖;2018 年,中国防治疟疾的“1-3-7”工作模式也被列入世界卫生组织颁布的疟疾防治指南;2021 年,中国获得了世界卫生组织颁发的消除疟疾认证。

但令人尴尬的是,虽然青蒿素是中国人发明的,但在国际市场上青蒿素类抗疟药物 80%的份额被西方药厂占据，世界卫生组织的采购清单中也很难见到中国原创药品的名字。中国的抗疟方案长期不为世界所知,2006—2014 年,广州中医药大学李国桥团队在非洲国家科摩罗推行他首创的 MDA(群体服药)方案,经过 8 年的努力,使当地的疟疾发病率成功下降 98%。但是该项目因其“不是按照传统的全球卫生规则实施的”而遭遇种种困难和打击。2014 年,美国 CBS 的报道以《中国大规模在科摩罗全国人口当中做试验》为题,强调“中国在当地全民服用的药物没有通过世界上任何一个医疗权威机构的认证,这种前所未有的方法也可能产生无法预知的危害”。

此后,中国的援非抗疟行动有所改变。2015—2018 年实施的“中-英-坦抗疟示范项目”,从双边外交援助转向国际多边合作,首次派遣公共卫生专家赴非,帮助当地建立三级防控体系和培养防控人才。该示范项目取得巨大成功,并得到世界卫生组织的高度赞扬。2017 年,比尔·盖茨在北大演讲时说:“如果让我为中国选择一个未来重点关注的领域，我希望中国能够领导世界消灭疟疾。”从 2018 年起,盖茨基金会中国办事处还专门设立了一个部门,从帮助中国产品企业通过世界卫生组织的 PQ 认证、建立国际多边合作谈判机制等诸多方面,提升中国抗疟方案在发展中国家的创新扩散。

2018 年 4 月,国务院直属的国家国际发展合作署宣布成立,标志着中国对外援助体制改革的重大突破,有利于加强国际发展合作的统筹协调,形成工作合力,是中国维护世界和平、促进共同发展的重大举措。2020 年 3 月,习近平总书记向国际社会提出了“人类卫生健康共同体”的倡议,表达了中国以发展中大国的身份积极参与全球卫生合作的意愿,而且进一步从战略高度为新时期中国参与全球卫生治理指明了方向。2021 年 5 月 31 日,习近平总书记在中共中央政治局第三十次集体学习时,发表了关于加强我国国际传播能力建设的重要讲话。中国的国际传播特指对外传播,就是要服务于中国的对外政策和外交战略。卫生外交已经从以往的边缘性、工具性,上升到战略性。

中国的国际传播经历了从对外宣传到对外传播, 再到国际传播的转变,传播的主体也主要是外宣媒体。早期主要是讲道理,侧重意识形态宣传,后来开始注意“讲好中国故事”,但卫生议题经常被忽视,卫生领域的故事也很少被发现,讲得也不太好。前文所述的中国发明青蒿素和援非抗疟的故事就是典型案例。发明青蒿素的中国科学家们缺乏知识产权意识,他们发表的论文很快被国际药厂用于申请专利和药品开发。中国的企业也缺乏申请国际认证的能力,阻碍了中国药品进入国际市场。早期李国桥教授团队在科摩罗实施 MDA 所遭遇的各种困难,其中就包括缺乏与当地卫生机构的有效沟通,缺乏有效的健康传播干预,也缺乏应对复杂的国际媒体舆论环境的能力。中国参与全球卫生治理,也需要理解其多主体参与的特点,努力建立创新型伙伴关系,熟悉并善用国际规则,提高舆论话语权和制度话语权。总而言之,我们需要以国际战略传播的理念,加强整体性协调,提升国际传播能力。

赵启正指出,当今的国际传播,并非简单意义上的信息跨国流动,而在很大程度上是国际战略传播的较量。战略传播是“为实现国家战略利益和战略目标而对重要的特定受众进行的传播、沟通和接触活动”。国际战略传播源自战略传播。战略传播(Strategic Communication)最初主要用于企业管理,后被延伸应用于企业品牌建设、健康传播、社会运动和动员、政治传播和国际关系等各领域。战略传播的核心要义是 “组织有目的地使用传播以完成其使命(mission)。其侧重点在于精心的计划安排,注重全方位的传播管理,并强调受众反馈研究以评估和提高传播效果”。战略传播与一般传播方式的不同主要体现在两点。①重计划安排，即强调 Strategy 对传播活动的指导性。与战略传播对应的英文是 Strategic Communication，有时又被译为“策略传播”，因为其中的 Strategy 的本意是“计划”，而无论是“战略”，还是“策略”，其实都主张要有计划安排。也就是强调，传播并非偶然的、随意的或无目的的沟通，而是组织化、有目的地使用传播以完成其使命（mission）。②重整体性沟通。整体性一是体现打破部门分割，加强跨部门、跨组织，甚至跨领域合作；二是关注包括受众分析、目标设定、讯息设计、渠道选择、效果评估等传播过程各阶段的整体性策划，以确保传播的有效性。

“人类卫生健康共同体”的英文翻译是“Global Community of Health for All”，可以说这是对 1978 年《阿拉木图宣言》所提出的“人人享有健康”（Health for All）这一战略目标的进一步响应和提升。构建人类卫生健康共同体视域下的全球健康传播，也应从个体、社区、社会及人类命运共同体等不同层面实施传播方案，促进公众、媒体、企业、机构和政府等不同主体之间的对话沟通，促进人类社会的共同发展和繁荣。

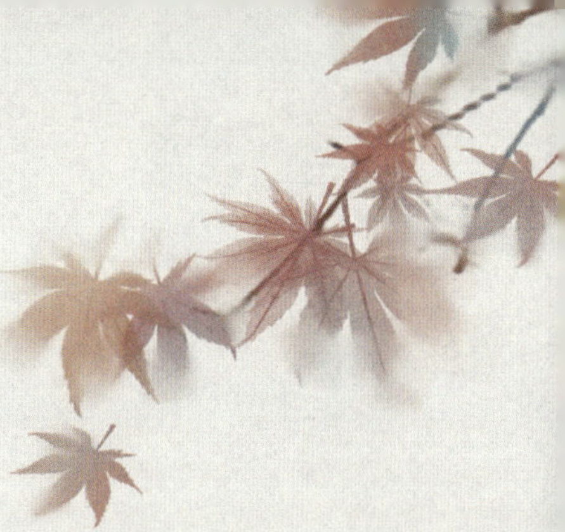

第五篇　美育文化

传统文化

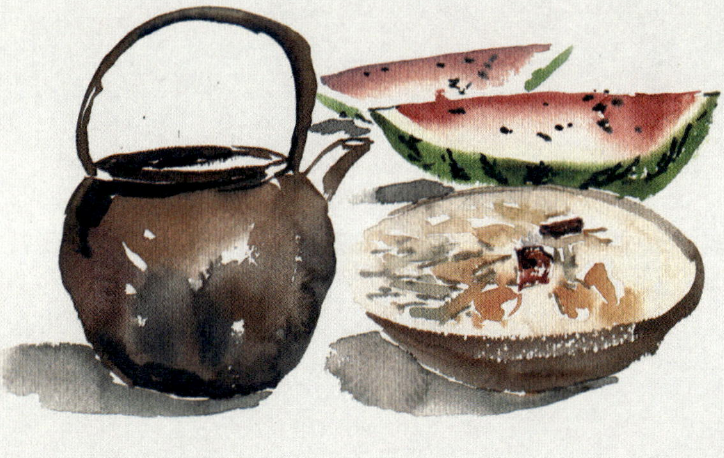

当下文化的一些趋向——漫淡文化与电影

张颐武
讲座时间:2022 年 11 月 19 日

专家简介

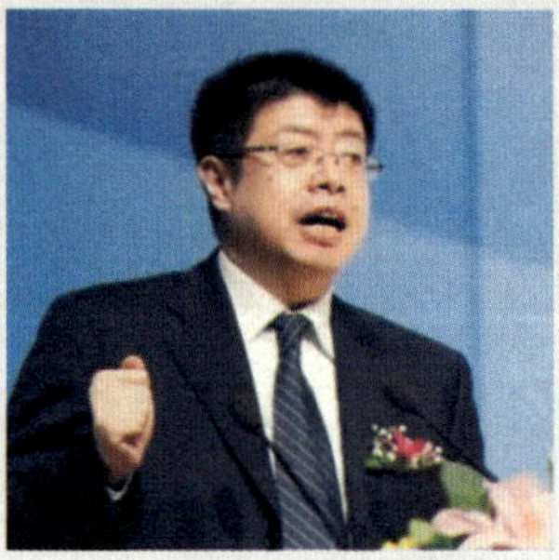

张颐武,北京大学中文系教授,博士生导师,中国民主促进会会员,北京市人大代表,著名评论家,文化学者,北京大学文化资源研究中心主任,生活方式研究院联席院长。研究领域包括大众文化与传媒、文化理论、80年代以来中国文学和电影,专注于对全球化和市场化激变中的中国大众文化和文学的研究,并对处于转型时期的中国当代文化作出了丰富而重要的阐述。主要理论专著有《在边缘处追索》《从现代性到后现代性》《新新中国的形象》《全球化与中国电影的转型》等;大众阅读出版物有《思想的踪迹》《一个人的阅读史》等。

当下文化的状况是复杂的，认识当下文化可以从一些局部来观察其整体的变化发展。我们主要从文学和电影两个领域的发展来观察文化的变化。

一、传统文学与网络文学的“双峰并峙”

认识文学形态的转变是切入文化状况的重要方面，我们可以从文学的形态转变中观察文化的发展。我们可以从网络文学和纸质文学的变化来考察当下文学的演变。

(一)网络文学的发展

首先，我们可以从网络文学这个21世纪以来才出现的新的文学形态来思考。

1999年，一个笔名为“痞子蔡”的中国台湾青年的网络小说《第一次亲密接触》的纸质版本出版。我当时为这本书做了序，题目为《让时间去说》。从那以后可以说是网络文学在中国大陆真正开始引起人们的注意。时间已经过去十多年，现在中国的网络文学已经变成了不可忽视的重要的部分，已经成了年轻一代阅读的不可或缺的文化资源。同时，从世界文学的角度观察，以中国大陆为中心的汉语写作的网络文学可谓是一枝独秀，其成熟的程度和独特的运作方式都是世界其他语言文学难以比拟的。网上阅读文学作品开始和纸上阅读并驾齐驱，成为一种具有吸引力的文学阅读新形式。今天的网络文学一面依托专业的文学网站，这些网站发表的作品已经有相当多的数量。其中，不少网站的读者群相对稳定，读者在其中不断发现好的作品，引起流行的风潮。另一面，则是许多重要的网站也在发表文学作品，也吸引了不少读者。当年一些理论家设想的大家共同在网上创作的实践并没有取得引人瞩目的成绩，写作仍然是一种个体性的创作活动。但网络写作和网络阅读已经构成了中国文学的引人注目而且值得高度重视的现象。这种文学现象给予我们的启示不仅在国内受到关注，也是值得世界其他各国关注的。

网络文学经过了十多年的发展，如今已经不再是一种可有可无的新奇的点缀，也并不是许多人想象中的小众的风格实验的策源地，其已经非常深刻地影响了社会公众的阅读生活，同时，也在迅速地改变人们的阅读习惯。从这个角度上看，网络文学的崛起已经成为现实，任何人都不应该对网络文学的发展抱有轻蔑和无视的态度，因为网络文学正在改变整个文学的格局，也提供了新的文化形态。实际上，现在网络文学和传统的纸面文学之间双峰并峙的状态已经逐渐清晰，网络文学具有的生命力已经显现出来了。

20 世纪 90 年代中后期，网络在国内开始被普遍使用。网络文学中有不少作品是由一些对于传统文学有复杂情感的青年人写作的。一方面，这些年轻人倾慕传统的写作，渴望进入文学话语之中；另一方面，由于他们并未进入文坛，而对于传统的文学形态也有所不满。由于网络具有灵活性和自由度，让他们首先发现网络没有纸面出版的限制和门槛。当时的网络文学有些是传统的纸面文学的延伸，有些是新的尝试，有些是传统的作品在暂时找不到出版者的时候，发表在网上寻求自己的读者。现在已经颇有影响的作家，我的同学阎真在海外写作的第一部长篇小说《曾在天涯》(网络发表时书名为《白雪红尘》)就是通过网络发表，遇到了不少知音，后来才出版了纸面版本的，阎真也成了一个传统意义上的作家。当时的网络文学虽然已经显示出了相当大的活力，但还难以具有改变出版业格局的能力，网络文学还仅仅是处于为传统的纸面出版业提供文学资源的一种次要的文学。

近来，伴随着网络的普及，网络写作新的商业模式也开始日趋成熟。现在，网络文学已不仅是文学爱好者的自发行为了，其已成为一种新兴的出版业，一种改变我们阅读方式的巨大的现实方向。在网络文学刚开始兴起的时候，人们往往期望网络文学发展出一种新的文学，一种通过链接让许多人参与的新的文学。但其实这种新的文学并未如期待的一样有长足的发展，网络这种大众化的文化媒介当然也给精英式的文学实验留下了空间，但其实网络文学的主流并不是这样的形态。网络所具有的公众参与的特性决定了其必然是一种大众的媒介。随着网民人数的不断增长，网络文学的空间也迅速扩大，特别是青少年的读者几乎从能够自己阅读时起就依赖网络生存。网络文学当然也是他们阅读的一种主要的来源。像“盛大文学”这样的网络文学出版供应商也应运而生，成了网络文学发展的重要推手和支撑力量。而年轻的白领和青少年读者新的阅读习惯的养成则是其发展的前提和条件。

网络文学的读者主要是青少年，他们的阅读趣味实际上支配着网络文学的走向。于是网络文学具有“90后”“00后”的文化烙印。他们没有历史重负，更注重表现自我的想象力和个体生命细微的感受。

网络文学的潮流主要有两个方向：

一个是以玄幻、穿越、稗史等想象力高度发展的作品为中心的写作趋向。这种作品往往重视天马行空式的想象，自由奔涌，奇幻传奇。20世纪，这样的文学类型在中国由于现实问题的紧迫和严峻，而没有发展的基础。因此，在中国的现当代文学中并不发达，但在网络文学中得到了长足的发展。这些都深刻地影响了影视文化，尤其是电视剧的发展。如《宫锁心玉》《花千骨》《琅琊榜》等长篇连续剧都有这种“架空”文化的投影。而像《鬼吹灯》《盗墓笔记》等作品也都来自这一类网络小说的资源。这一类小说篇幅浩瀚，故事奇诡，为影视行业提供了丰富的资源。

另一个是以青少年的日常生活经验和初入职场的年轻白领的生活为题材，表现年轻人所遇到的成长和心理等问题的类型。这些作品立足于当下年轻人的新的生活经验，注重表现新的日常生活的感受，也有怀旧等相似的生活感受的表现。这些作品中表现生活的庸常性，人物也是不好不坏，有点小感伤、小同情，又有调侃机智，似乎对社会看透了的感觉。没有大喜大悲，写的就是生活中恋爱、失恋，或迷茫，这也是全球中产生活的一种常态的表达。这种表达受到了年轻读者的欢迎。庸常性的表现其实正是对今天中产化日常生活中人们的生活状态的复制。这种庸常性来自一个普通的中产阶层人的生活。当下中国的年轻人已经处在这样的情境之中,他们没有人有尖锐对立世界的决绝争斗和冤仇,也没有“第五代”电影里人性的极端残酷和分裂,而是对一种平常生活中小喜小忧事件的展开。小感伤和小感慨的生活情感与小成功和小收获的世俗利益之间的矛盾时时展现。最近的较多都市电影都是来自网络小说的改编。这两类作品其实都提供了我们过去很少接触的新的表现空间。在这里,网络写作为中国正方兴未艾的“类型”化文学提供了广阔的园地,网络中诸如玄幻、穿越、盗墓等“架空”类型的小说给了许多青少年读者新的想象力展现的可能,同时,也获得了许多忠实的读者。

网络文学的发展其实也为传统的纸面文学提供了资源。一方面,网络文学中许多成功的作品被纸质出版业吸纳,而成了纸质出版的重要资源;另一方面,网络文学其实起到了沟通传统出版业中“大众”和“小众”文学的作用,成为二者之间的桥梁。如过去我们所习惯的“纯文学”的产能相对过剩,一些传统作家的作品出版后较难有反响,也有的甚至难以出版,但可以在网络上一显身手, 而一些流行作家也尝试通过网络连载小说创造新的阅读模式,这些都是新的积极的尝试。

这种有大量读者的网络文学也创造出了自己的具有特色的收入模式和良性运营的路径。读者和作者的关系也远较传统纸面文学紧密,双方在网络上互动频繁,作者对读者的需求非常熟悉,读者对于作者的影响也是即时性的。当然网络文学的作品还良莠不齐,有些作品显然已经具有了独到的文学价值,也有不少粗制滥造之作。但社会、公众及传统的文学界已经需要对二十多年来中国网络文学的发展予以高度的重视,也需要对其未来发展有持续的关注。这既是一种基于互联网的新的文化想象力的涌现,也是中国文化中经过年轻人创造的文化形式,其尚不成熟,但其生命力旺盛,也具有对于世界其他社会文学难以比拟的活力。

(二)纸质文学的演变

与网络文学形成“双峰并峙”的是纸质文学。这里值得注意的是“纯文学”的演化是在21世纪初兴起的“青春文学”的衰落和“新现实”小说的兴起。这两个趋向形成了新的变化。

“纯文学”的演化是值得注意的。从“纯文学”的历史演进来看,一个方向是所谓“纯文学”兴起。文学达到了前所未有的“纯度”,变成了前所未有的与现实无关之物。其将80年代以来的文学实验推向了极致,其社会功能被电视剧和流行书刊等大众文化所取代。“纯文学”终于变成了一个安静的领域,让人们在其中进行探索。其不再是社会的焦点,也不复承载其巨大的使命。这正是一个“新世纪文化”的表征。“新文学”原来承载的沉重使命已经被悄然消解,“纯文学”似乎有了发展自己独立性的客观基础。文学越来越边缘化的同时,也越来越真正回归“自身”。这当然不是说文学有一种孤立于世界之外的“自身”,而是说我们对于文学的想象和要求有了根本的改变,而这些改变恰恰是文学并不随时代而改变的新形态。大众文化开始变成塑造社会想象的关键,而文学反而变成了一种高级的、边缘的话语。其似乎是“现代性”中国一直作为一种超验的文学理想出现,却一直没有机会实现的“无用文学”,与现实无关的文学。我们似乎已经使得文学脱离了现实的笼罩和支配,所谓“文学的自主性”终于在“新文学”历史的这个最高点上得以实现。但在实现这一超越性理想的同时,也就失掉了其历史的具体性。

21世纪初到2016年左右,新的青春写作的崛起已经成了异常引人注目的状况,我们好像已经进入了一个神童辈出的时代,涌现的少年作家的年龄已经愈来愈小, 而他们获得的知名度和市场的影响力却超乎预期地越来越大。从韩寒到郭敬明,这些少年作家的轰动效应已经成为图书市场的不可小视的力量,持续地成为媒体和公众的焦点。蒋方舟、阳阳的年龄则更小,也有很好的市场认受度。这些少年作家和许多过去受到文学界好评的少年作家或神童作家完全不同。当年的神童或少年作家是在主流文学界的肯定中进入文坛的。如刘绍棠在20世纪50年代的成功正是文学界的高度肯定和认同的结果,是主流文学界的独特现象。而今天的“新少年写作”却是一种和主流文学界毫不相关的新的全球化时代大众文化和市场的现象。但文学的市场格局被他们改变了,“文学”的概念和价值判断的标准都面临冲击。

“青春文学”引发的震动有两个有趣之处:一是这种震动与主流文学界几乎没有联系,与文学批评的话语也没有联系。无论是主流的“纯文学”,还是主流的和大众文化相关联的通俗文学,其实都和这种“青春文学”有严重的割裂。文学界几乎没有对这些现象作出反应,而文学市场的格局就已经改变了。“青春文学”是与正统文学界的话语方式和运作完全不同的新的存在。在受到市场支配的文学出版业对于他们的追捧越来越剧烈的同时,好像文学界仍然保持沉默。他们是和主流文学平行的存在。二是这些写作的市场也是完全依赖一个与主流文学市场不同的空间来运作的。“青春文学”的读者与主流文学的读者大不相同,他们是“青春文学”作者的同代人。他们原来似乎仅仅是一种成人主流文学边缘的“儿童文学”的对象,是文学市场最边缘的力量,常常被视而不见,但今天这个青少年的巨大阅读市场已经是任何人不能视而不见的了。“青春文学”没有动摇文学界的批评和阅读机制,却动摇了作为这一机制赖以生存的基础的出版机制,让文学出版随他们的崛起而舞动。这当然和出版的市场化及青少年成为文化消费的关键性主导力量紧密相关。一方面,出版的市场化使得任何出版社都强烈地追求利益的最大化,少年写作虽然得不到主流文学界的认可,却受到市场的欢迎,出版业当然将其视为新的巨大增长点。同时,青少年的消费已经成为文化消费的主导力量。伴随着中国经济的高速增长,中国的中产家庭收入大规模增长,这为青少年的消费能力提供了来自家庭的保障,家庭有了相当多的余裕满足孩子的消费需求,而青少年不需要在如房地产这样的家庭主流消费中投入，所以文化消费的能力极强。青少年强烈的文化消费意愿导致了如电子游戏等新兴产业的高度增长，也创造了一种青少年的独特的阅读市场。于是，“小鬼当家”文学的低龄化运动就一发不可收拾地形成了巨大的新兴产业。

值得注意的是，“青春文学”在20世纪10年代中期以后不断萎缩。一方面，纸质的青春文学业已被更年轻一代的网络文化的接受所替代。“青春文学”依赖纸质出版的期刊和作品，其出版市场在大众文化领域中的影响开始有所减退。这形成了一种来自外部的替代。另一方面，“青春文学”的原有表现方式和表现领域也面临冲击。他们的青春经验相对于社会来说也不再有强烈的新鲜感，“青春文学”所面临的题材领域和创造性的困扰也逐步加大，这是一种来自内部的冲击。“青春文学”在青少年读者中的影响日益下降，而原有的出版机制也逐步消失，固有的期刊等渠道都已经没有了原有的活力。当下原有的纸质出版“青春文学”的消失是一个重要的现象。

值得注意的另一个文学领域的重要发展是新的现实观照的兴起。关注中国这些年的巨大变化，关注中国社会内部的新状况，赋予这些新状况以新的观察和思考。这样的文学出现其实对于整个文学发展有着重要的意义。我想以一部小说为例，来探讨这种新现实写作的意义。

2021年出版的温燕霞的小说《琵琶围》，就是一部关于一个乡村的脱贫故事，去发掘脱贫进程中的中国社会状况的作品，也是一部对于当下中国乡村生活进行“深描”的小说。中国的精准扶贫事业，是让一个千百年来贫困的乡村和一些最普通的民众告别贫困的重要社会运动，也是中国当下社会的贫困部分走出过往，开始新生活的运动。精准扶贫深刻地改变了中国贫困地区的历史轨迹，把新的社会面貌和基本的生活保障带给了这些地区的人们。这些改变的深刻性在于，这是中国普遍告别贫困历史的向往的最终实现，也是中国发展的成果为中国全体人民所共享的最好证明。这其实也是中国发展所积累的成果的最新展现。温燕霞的这部作品通过一种对于乡村当下现实的“深描”,来展现乡村在当下时代所发生的变迁,也力图深刻地揭示中国乡村社会在中国发展中的角色。琵琶围这个乡村虽小,但其既是一种乡村在当下独特形态的展现,也是中国在精准扶贫历史中发展演变的一个真实、具体的见证。这部作品是以写实的方式,直接和当下中国现实情境对话的结果,也是讲述一个用精微细腻的现实描写来观察中国乡村社会变迁的故事。这可以说是乡村小说的一个新收获,也是最近以来在扶贫过程中出现的相当多表现乡村变化作品中的一个引人注目的作品。

现代以来中国小说发展出了和乡村生活相关的小说,通过描写一个乡村的变迁,来展现时代的风云变化,来表现中国历史变化的深刻投影,是“乡村小说”的特色。从鲁迅开拓的乡土文学的路径发端,无论是赵树理的《李家庄的变迁》、丁玲的《太阳照在桑干河上》、周立波的《暴风骤雨》和《山乡巨变》、柳青的《创业史》、浩然的《艳阳天》、周克芹的《许茂和他的女儿们》,直到张炜的《古船》和陈忠实的《白鹿原》,这可以说构成了中国新文学史的一个谱系。这个谱系是通过对一个乡村的社会关系和生活形态的表述,将其视为中国社会的一个缩影,一个社会象征来展开。通过传统乡村在100多年现代变化之下状况的描写来凸显中国的变化。这其中,如赵树理的《李家庄的变迁》或柳青的《创业史》,都是立足于当下变化做出“深描”的作品。《琵琶围》可以说是在这一脉络下的最新发展,其既具有强烈的当下性,见证了历史,也是对《李家庄的变迁》或《创业史》中传统乡村表现的新的展开。这是中国乡村社会告别了原有的限定性,在延续自身传统之中,经历当下发展的最新见证。这个见证值得社会高度的关切。其启示在于,乡村现在不仅仅是一个隐喻,或一个与城市相对立的抽象概念,而是一个具体的鲜活形象的展开。

从这部小说我们可以看到“深描”的特色对于新现实文学的重要意义。这种“深描”正是基于当下现实的发展,成为当下新现实文学的一个重要形态。对于当下中国社会肌理的新认知，对于中国当下社会的新理解，成了这些小说的独特意义和价值所在。我们从网络文学和纸质文学的变化可以看到文学的新趋势。

二、电影的新变

电影也是具有重大意义的类型。从当下看电影的发展，我们可以看到诸多新的变化轨迹，也可以观察到中国电影发展的文化影响力。

(一)最新的中国电影的发展

最近，一些西方媒体也注意到了美国电影在中国影响减弱的事实。最近许多在中国市场上映的美国影片似乎都没有得到更多的反响，中国观众现在似乎更加青睐本土的电影。这其实也是全球电影工业正在发生深刻变化的表征。这里人们看到的现实是中国电影市场仍然有巨大的机会，现在所凸显的未来增长潜力不可限量，而作为世界上真正具有全球影响力的美国电影工业似乎在中国市场遇到了问题。当下的这些问题既和中国电影的发展变化紧密相关，也和美国电影在中国市场遇到的新情况紧密相关。

这里人们所看到的重要变化是中国电影工业正在迈向成熟，中国电影的发展有了更多的可能性。中国电影对于中国本土观众的理解与把握和自身整体能力的提升，其实是中国电影发展整体质量提升的前提。跨出疫情之后，中国电影原有的积累得到了充分的释放。我们可以看到：一方面，中国电影的类型越来越多样，不同类型的电影都可能有机会受到观众的高度肯定，这其实正是整体的电影工业成熟的标志。无论是春节档宏大的科幻片《流浪地球 2》；或是以“三一律”式的紧张戏剧冲突吸引人的历史题材剧《满江红》；或是暑期档的悬疑片《消失的她》；或国漫电影难得的突破性佳作《长安三万里》；或是诸如“开心麻花”持续的喜剧创作，都显示了中国电影在多个不同类型上的成功。这些电影无论是题材或创作角度的选择，剧作的想象力和完整度，还是整体的表现力，都达到了很高的水平。可以说是佳作迭出，电影市场处于本土电影的强大支配力之下。来自本土的多样类型的成熟其实正是电影工业具有活力的重要标志。市场本身的成熟其实是和中国电影原创力的展开相联系的。

另一方面，中国电影的独特之处得到充分的发挥。中国电影观众的庞大基数和近些年院线观影人数的巨大增长，都为电影的发展提供了坚实的基础。中国电影工业能力的增长其实是和更为准确地把握本土观众的兴趣相联系的。现在的电影发展深深地植根于本土观众的兴趣之上，为本土观众提供了他们更感兴趣的选择。中国电影现在越来越和中国的生活形态和文化精神紧密连接，来自本土的想象力由于多样的路径和方式而适应了中国观众的需求。本土的原创性其实是中国电影最近发展的重要支撑，原创的力量在诸如《长安三万里》这样的独特电影中表现得淋漓尽致。而这种原创又是基于中国人的文化和精神的，是基于中华文明的特性的，因此，也具有了自己文化上高度的适应度。中国电影的“中国性”真正让其具有了强大的吸引力。中国电影在自身内部市场的成功，无疑是其未来发展的重要支撑。未来走向全球市场的进程中，也需要这些本土经验所创造的想象力，久久为功，才可能有更多的成就。

作为一种具有全球性影响的高度成熟的电影工业，美国电影最近在中国市场的不尽如人意的表现也引起了关注。美国电影最近让一些中国观众感到的问题是为了避免票房的失利，过度地运用过往具有影响的大片的号召力，有些著名电影的续集都拍到了 10 集以上，这种为了稳固基础票房而缺少原创力的表现，并不能获得中国观众的高度认可。人们开始厌倦这种缺少原创力的重复性的电影，其视觉的奇观的震撼力也由于这种奇观已经为中国观众所熟悉而并不能产生更多的效果。故事本身的平庸无奇其实是一个突出的问题，工业化的高水准的制作往往被无新意的故事所钳制而流于无趣。这样的

"大片"已经很难在中国收获好的反响。整体大片表现的乏力,缺少能够产生震撼力,面对全球市场有分量的影片,其实是美国电影吸引力不足的关键。

而有些与此不同的电影,也往往由于高度关注美国内部的要求和问题而缺少让中国观众便于理解或感兴趣的点,这些美国内部涉及"政治正确"的族群和性别等问题,相对来说是美国内部状况的反映,固然具有美国内部的重要性,但中国观众对于这些问题并没有相当的兴趣,对于这样的电影观众也缺少切实的感受和感觉。这些虽然也试图针对全球市场,但却越来越面对美国内部的"内向化"的电影,自然很难在中国受到观众欢迎。一些本来很多人熟悉,具有相当吸引力的电影,也由于某些政治正确的追求而让原来熟悉这些故事的观众感到隔膜,产生陌生感。这无关相关议题是否正确,而是这种陌生感并不能让故事打动处于不同的文化背景之下的观众。

电影市场的变化其实也是社会变化的一种投影,中国电影市场的这些变化是具有重要意义的。这说明中国电影在本土市场已经具有了主导性,这其实也是开放市场中发展的重要实绩,其未来是可以期待的。

(二)从《流浪地球 2》和《满江红》看中国电影的变化

我们可以从 2023 年春节档的两部电影来观察中国电影的变化。

一部是《流浪地球 2》,这部电影具有重要的影响。《流浪地球 2》已经是非常成熟的科幻电影,这个系列也是中国科幻电影目前所能达到最高的水准。这可以说是一个横空出世的异数,会一直影响中国电影的未来。中国的科幻电影一直不是一个有影响的电影类型。除 1979 年的《珊瑚岛上的死光》探究了冷战时代复杂的国际关系与科学的关联有相当的影响之外,其他的科幻电影都相当单薄,往往是作为一种儿童电影的类型存在。这其实并不奇怪,中国当时是一个相对落后的发展中国家,其实还是把科技的赶超放在重要的位置,因此很难在科技的想象方面有巨大的突破。《流浪地球》就已经把科幻电影带到了更高的境界。2019 年春节期间,《流浪地球》当然已经是最流行的电影,受到了人们的关注,同时,它也成了一种在网络中引发诸多讨论和争议的文化现象。关于这部电影多方面的讨论和其票房一起飙升到了新的高度。这部电影显然溢出了春节档电影的娱乐和消遣的意味,而变成了既是对于电影工业和电影发展的讨论,而且也从更广阔的角度涉及了几乎方方面面的问题。诸如科技、伦理、社会等多方面的讨论。中国的科幻电影一直只有一些零星的尝试,但无疑是石破天惊地将科幻电影推到了人们关注的中心。而这次的《流浪地球 2》则是有了更新的突破,有了更多的进展,也引发了更多的讨论。

《流浪地球 2》是少见的续集比第一部更加引人注目的电影。这是《流浪地球》的前传,是故事的起点。这是一个对于前作的回溯式的展开。但其有了远比前作更复杂的结构,故事可以说是在三条平行的线索上展开的:第一条是前作的前因,是以刘培强为中心的故事。我们可以称为“宇航员线”,这条线接上了前作的故事。第二条是以图宏宇和马兆为中心的数字化人类的线索,我们可以称之为“数字人线”。这条线前作并不存在,在刘慈欣的小说中也并不存在。完全是电影本身创造的,但这也是一条同样吸引人和启人思考的线索。第三条则是以周喆直为代表的国际政府的线索,我们可以称为“国际线”。三条线是相互平行推进的,互相之间交集很少,只是都和太阳爆发的危机相关连。前两条线涉及人类最终的不同选择,后一条线则是政治决断的表达。

这里有正反两个方向的不同抉择,“宇航员线”所推进的是流浪地球的选择,保持人类作为生命体的选择。而“数字人线”则是人类在数字化中永生的选择。“国际线”则是在两者之间做出决断。选择之间的冲突是故事的动因,不同选择的撕裂和冲突其实是故事的核心。故事并没有让数字人的选择具体化为反叛的具体人物,反叛是抽象的。只有图宏宇基于自己生活的悲剧而追求女儿的生活而赋予了数字人某种隐秘的力量。但故事有一个奇特的终局,就是在“宇航员线”的人们悲壮的努力之中，“数字人”线最终却由于意外的选择而拯救了流浪地球的计划。正反之间最终得到了一个合的结果，这也是让人意外的。《流浪地球 2》的三条线在推进这个宏大的计划之中得到了统合。

这个故事里人工智能的作用被前所未有地凸显了。超级计算机 550W 是具有自我意识和思维能力并主导世界的 MOSS，其是把三条线连接起来的超然之物，也是人类选择之外的意外之力。故事不断地表现无论是刘培强，还是周喆直都和这个超然之物(外化的摄像头)有真正的交集，而图宏宇为女儿寻找的生命正是在数字化中生活的。这个 MOSS 类似于拉康理论中的“大他者”，在人的主体之中生成，却自外于人类的主体性，无所不知，在为人类做出选择。“大他者”的存在为这部电影提供了一个难言的角度，一个全知的、超然之物，这一切人类的行为是否都在他的掌控之中。图宏宇和女儿丫丫的成功是这个“大他者”掌控的结果，还是对于他的掌控的反拨。在这次成功之后，图宏宇和他的女儿丫丫跃入了数字人的生活之后，在这次成功之后究竟会有怎样的展开，都是让人感兴趣的，也为《流浪地球》系列宏大的展开奠定了基础。MOSS 的无所不在其实是这部电影的最深处的动因之一。故事在这些方面已经完全脱离了原著小说的约束，变成了一个由小说的种子生长出来的独到的宏大体系的一部分。

这里的人们都有一种不向自己的愿望让步的决绝，刘培强和周喆直是如此，其实图宏宇也是如此。他们都坚持自己的信念，坚决地追求意志的实现。这里展开的人们看得到的中国式价值就是要以集体的行动和一致的选择来达到一种恢宏的目标，个人的意志和愿望最终要转变为人类集体的愿望并付诸行动，这种集体性的价值观正是一种不同于许多西方故事的中国式的抉择，其包含了个体的牺牲和承担，也包含了个体在群体中发挥的作用，让群体的生命在延续中得到永生。“流浪地球”计划和“数字人”构想的差别，在于真实的生命体是否存在。“数字人”是现实的个体跃入虚拟生活后的永生，而“流浪地球"则是人类通过努力让活的生命体种群得以延续。"数字人"是当下个体的抽象延伸,"流浪地球"是集体种群生命的具体延续。用两千多年时间地球的流浪来换取人类生命体的延续,这是非常恢宏的宇宙观的一部分。这是当下人类付出代价,为未来人类获得机会的一种历史性的追求。这确实是中国式的伦理,那些50岁以上宇航员的牺牲等其实都是这种价值的呈现。这种集体行动的价值,其实是刘慈欣一直钟爱的主题,而这其实是几十年前的一种独到的追求,这种追求是个体满足的社会难以认同的,但其却具有惊天之力,说明一种超越性的理想仍然存在。这种追求和个体追求之间的融合其实赋予了故事的最终拯救以力量。这个故事也最终表现了这种价值的意义,而"数字人"的选择也在真实人类延续的过程中发挥了作用。最终电影的大合题其实昭示了人类未来的可能性。这是一种让人惊叹的由对于人类的想象构筑的宇宙观:活的生命体的人类具有更高的价值,值得延续并存在,为了人类的生存,我们值得付出。《流浪地球》赋予了这一切想象的力量。

这些表现已经超出了原有的中国想象的边界,原有的中国想象的那些固有的参照在这里依然有意义,但它建构了一个从更高的角度想象的可能。人类通过集体的行动和共同的认知达到一个在绝望中创生的新机会,这部电影无疑是中国电影的一个异数,一个特异于传统的电影。《流浪地球2》已经给了这个宇宙观更多的可能性,创生了一个新的路径,开拓了中国想象的边界,让我们可以有机会看到更加辽远,更加深邃的世界。

中国电影在《流浪地球2》之后有了不同的选择,这是一个从未出现过的更宏大的选择,所谓"星辰大海"正是在这样的意义上存在的。这会让我们感慨它所探究的一切,未明的和已明的,都已经被呈现出来了。这个故事的超越性意义正是我们今天在逐渐认知之中的,其所造成震惊的意义就是如此。

另一部是张艺谋的《满江红》。《满江红》是一部紧张的悬疑电影,也是一部严格按照"三一律"来展开的电影。这部电影以人们都有了解的中国文化中具有重要意义的，为人们所熟悉的，也被很多艺术作品表现过的岳飞与秦桧的故事为中心，把中华文化中的重要经典《满江红》词作为电影的最终关键点，这些看起来都是传统的因素。但这部电影正是在这些传统的因素之中找到了自己的独特性。在赋予正邪之争以戏剧化的想象之中，提供了一种紧张的间不容发的强烈的悬念和剧烈的冲突。在这个人们所熟悉的故事之上，赋予了一种独特的想象。悬疑和冲突与某种喜剧性的结合其实让电影有了自己的特色，让人们始终沉浸在紧张的关乎生死的氛围之中，也在紧张之中偶尔会有一瞬间的放松。人物的命运和故事的进展都在层层的推进之中环环相扣，悬念一直持续到最后，一个个的悬念被揭开的同时，让人们看到了新的悬念。这样的悬念营造又始终和故事的主题相互呼应，形成了相当独特的表现。让正邪的斗争和家国的大义在紧张的情节中得到了展现。

这个故事的线索单一，就是对于一封失窃信的追寻。这封信包含着惊天的秘密，也包含着这部电影关键的核心线索。在和金人会谈的前夕，这封由金人发给秦桧的信当然是包含着除秦桧之外不能为人所知的内容。金使的被杀使得信不知落入何人之手，而此时张大就成了追寻这封信的关键，张大看起来世事洞明，有小人物的机敏和生存的智慧，他在重重的矛盾之间追寻这封信，而这被秦桧限定了一个时辰的时间，一个时辰之后，如果不能找回这封信，张大的结局当然是死亡。因此，张大的追寻是格外紧张的。而他和整部戏就是这一个时辰之间的故事。这样具有“三一律”式古典戏剧冲突的故事就这样展开了。确定的时间，确定的一个大院的场景，确定的一个情节线索，这是具有典型的“三一律”特质的故事。一切都是在追寻中展开，重重追索，不断推动故事向前发展。从杀王彪，追瑶琴到问刘喜，故事一步一步地向前，这封信的追寻似乎有了眉目。这是整个故事的“明线”，为了活下去而被动地追寻也是张大和他的亲戚孙均的选择。

这封失窃信的追寻让我们很容易联想到拉康对于爱伦坡的著名小说《失

窃的信》的分析。一封不愿意让别人知晓的信的丢失，是《满江红》和《失窃的信》的共同故事线索。《失窃的信》的信是王妃不希望让别人知晓的私人秘密，而《满江红》的信则包含着最关键的公共事务的秘密，关系到秦桧的一切。这里其实有一个场景和《失窃的信》有相似之处，就是在总管也是忠于秦桧的何立已经从刘喜那里拿到了这封信，在他的桌上，他说这封信是无字的白纸。这时有三个不同的视点：一是何立视点，对真正的“信”的隐藏，他要掩盖这封他也不敢阅读的信；二是张大和副总管武义淳的视点，他们其实洞悉了真实的信的所在，最终张大窃走了信，而武义淳则洞悉了这一事态；而还有一个是孙均的视点，他对此浑然无知。这很类似拉康所分析的《失窃的信》的第一个场景的结构。信终于被拿走。而后面的场景是武义淳召集了张大和孙均，他揭破了拿到信的人。这类似于《失窃的信》的第二个场景。武义淳公开地要求拿到这封信，而张大则真正藏匿了这封信，孙均仍然是一个浑然无知者。这里和《失窃的信》的不同之处，是这封信并没有回归原主，这封假的无字之信所掩藏的真实的有字之信，最终变成了瑶琴的生命所把握的，也是瑶琴能够面见秦桧的理由。其一直到故事的最后阶段还是一个隐藏的秘密。而这封信其实已经为张大所知晓，最终在囚室的墙上书写了这封信，让其被秦桧看到了。这似乎是信仍然回到了其所要送到的人的手中。张大的任务似乎完成了。而张大也在这个场景中死去。这似乎让奸人秦桧得到了那封他要找的信。但这其实是这个故事的明线。

故事还有一个让人惊奇的暗线，就是张大在追寻这封信的同时，在追寻着另一封关键的信，也是只有秦桧知晓的岳飞的临终遗言。这是张大的自我追寻，也是他对“精忠报国”信念的追寻。在追寻那封“明线”里卖国卑污的见证的信的同时，他其实也在追寻一封正义之信，一封岳飞对于未来和公众传递的信。但这也是一封存留于秦桧头脑之中的“信”，也是秦桧最恐惧的信，同时是岳飞要传递给众人和未来的信。而张大在和刘喜见面之后，这条线就发挥了作用,张大与瑶琴的感情,张大让孙均最终完成他的任务,刘喜、张大、瑶琴的牺牲,其实最终都是为了传递这封看起来不可能得到传递的信。这个故事就有了比《失窃的信》更为复杂的结构。这个暗线的完成也是用了替身来完成的,在瑶琴刺杀秦桧的时候,一个木制假人的替身就出现了。而在最终让这封信得以传递的时候,那个作为替身的假秦桧在正义的感召之下终于向人们诵出了《满江红》,而真人的秦桧则永远被放在历史的耻辱柱上。《满江红》这首中国人都耳熟能详的作品,在这里变成了岳飞最后传递给公众和未来的信。这个全场吟诵《满江红》的恢弘场景是这部剧的高潮,也是张大和他的同道牺牲所得到的最高报偿,我们在电影院里也能接受到这封要传递给我们的信。这是正义的信。

这里两封信都传递到了他们需要传递的人手中。一封见证了出卖国家的卑污的信回到真的秦桧手上,其实他最终得到的是永世的唾骂和历史的裁判;而那封岳飞希望传递给公众和未来的信得以万世流传,岳飞付出生命最关键的意义得以不朽。信最终回到了其需要到达的目的地。但两封信给予了我们完全不同的历史评价和道义的选择。这里的正邪之分正是通过“明线”和“暗线”的传递达到的。这里用“三一律”的古典的要求展开了一个关于两封信的追寻的故事。让人们感到了一种力量。这个封闭的院落,最后所有士兵吟诵《满江红》的场面,都让我们看到了张艺谋让我们熟悉的那些风格化的特征。但这里不再仅仅是表现传统的压抑性,当然也有如传统对于女性的偏见的表现,但其中更凸显了传统的正气凛然的一面。传统在这里最终是以正义的传播流布而凸显了其正面的力量,凸显了一个社会所需要的正气。而颓败衰老的秦桧在电影中所受到的审判更凸显了电影的分量。最终在正邪的斗争中为《满江红》所代表的传统塑造了恢宏的形象。那些牺牲的人也得到了历史的报偿。而最终孙均不知所踪的浪迹天涯,也让传统命脉的延伸得到了放大。

信的传递,最终是要传递给电影的观众。这是一部紧张的电影,也是一部有自身力量的电影。这可以说是张艺谋在已经老年时代最重要的一部电影，也是在他当年那些重要的作品之后，在最近十多年中出现的有分量的作品。这是一部具有艺术魅力的电影,也显示了中国电影具有的活力和丰富性。

这两部完全不同,但同样受到观众认可的电影,正是中国当下电影市场活跃的标志。在中国电影真正经历了100年的发展之后,我们可以看到一种"主体重构"的新形态的崛起。中国的想象力正在重新构建出新的可能性。

从文学和电影两个领域的发展,我们可以看到中国当下文化发展所呈现的活力。当下的中国文化发展正在走出一条新的道路,这也是中国式的新的文化表达的呈现。这对于未来会有深远的影响。

中国画之美

贾广健

讲座时间:2023 年 3 月 23 日

专家简介

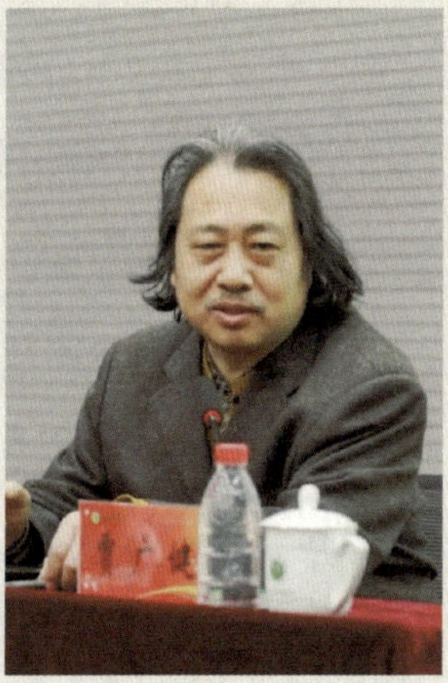

贾广健，现任中国传媒大学中国画研究院副院长，教授、博士生导师，兼任中国美术家协会副主席、中国美术家协会中国画艺委会副主任、中国画学会副会长、中国工笔画学会副会长、天津美术家协会副主席、中国国家画院花鸟画研究所名誉所长、中国国家画院创作研究员、《中国书画报》总编辑、天津市文史馆馆员，曾任天津画院院长。1998 年，获中国文联授予的“全国百名优秀文艺家”荣誉称号;2015 年，获中宣部、人社部、中国文联授予的“全国中青年德艺双馨文艺工作者”荣誉称号，入选中宣部文化名家暨“四个一批”人才工程;2016 年，获天津市人民政府授予的“天津市有突出贡献专家”荣誉称号;2021 年，获“国务院政府特殊津贴专家”荣誉称号。

非常高兴有机会和大家交流。今天,我想以中国画史上的一些经典作品为主线,与大家分享中国美术的品格与精神。通过这些经典作品的品读,我们对中国绘画从古至今的发展轨迹有一个初步印象,希望在给大家留下一份美好记忆的同时,也能激发大家对中国传统文化的兴趣。

今天有种观点认为,中国的传统绘画、中医学和京剧,是中国的三样国宝。那么,我们就沿着中国美术史的发展脉络,让大家对中国画有一个最基本的了解。讲座分为两部分,第一部分是对中国历代绘画的欣赏,第二部分是中国画的写生与创作,而写生与创作则主要是通过对我个人作品的解读,希望能给大家引导与启发。

中国绘画有一个非常漫长的发展历史,从魏晋到隋唐,五代到宋代,再到元明清时期,其内在实际上有一个发展的主线,顺着这条发展脉络,就可以窥见中国古代绘画发展的基本逻辑。将中西绘画的历史发展相比较来看,西方绘画从古典绘画开始,包括古希腊绘画,以及文艺复兴时期,再到西方现代的绘画,其发展在某种程度上讲,往往是一个不断否定前人创作的过程。而中国画的发展则是一个不断接续、不断传承的过程。造成这两种发展模式不同的原因,在于中西方绘画理念上的巨大差异。具体到中国画创作上,就是中国人在用自己的绘画语言和形式来表达我们对于这个世界及自然的观念和思想。

一、晋唐绘画

我们首先从中国古代绘画理论与实践趋于成熟的时期,即魏晋南北朝开始说起。魏晋时期的传世作品寥寥无几,且基本被认为是后代的摹本,其中最著名的就是东晋顾恺之的《洛神赋图》。这幅画以表现人物故事为主。人物绘画在魏晋时期的成熟,是因其教化功能,而卷轴画则是中国传统文化中艺术语言表达最集中的一种重要形式。顾恺之把曹植《洛神赋》这一文学作品转换成卷轴画的形态,使作品实际有一种记事的实用功能,正是中国绘画自秦汉以来就有着如曹植所言“存乎鉴戒者”的社会功能。这种认识到唐代张彦远那里进一步被明确为“成教化,助人伦”,并从此固化为人物画社会功能的普遍要求。

隋唐时期,中国画臻于成熟并开始有明晰的分科,即主要为三科:山水画、人物画和花鸟画。例如,隋代展子虔的《游春图》,现存于北京故宫博物院。在这幅作品中,不管是对树木,还是对一些人物的描摹,都有非常细腻的线条表现。从这幅作品中我们可以很直观地发现,中国画的表现相对来说是比较平面化的,那怎么表现空间,以及画面中这些人物、山石的位置关系呢?这幅作品越往上方越远,从透视关系上看,远近的区别并不大,所有的细节刻画都很清楚。但西方绘画表现的是自然的三维空间,而中国画是更趋于平面化的。所以说,西方绘画是以一个视点来观察世界、表现世界,在空间的表现上是有远近的、立体的。而我们刚才看到的这幅山水画,画面下方就是近景,其虚实表现与远处相比是大致相同的。

这个特点就如雕塑中的浮雕,整体画面都是清晰的,这是中国传统绘画表现中的一个重要特点。再如唐代李昭道的《明皇幸蜀图》,这幅画尺寸并不是很大,也是山水画里的青绿山水。为什么叫作青绿山水呢?除了青绿山水,还有浅绛山水,浅绛山水就是以墨色为主,略施一些淡彩的风格,这些淡彩是用植物提炼的植物色。青绿山水是以石青、石绿为颜料画的山石、树木,颜色非常浓重,因而青绿山水也是重彩。《明皇幸蜀图》中运用了很多矿物色的石青和石绿作点缀,包括衣服的红色是用朱砂所画,角落中骑马的人也是用朱砂所画。我们从这幅画里还可以看到远景的云,但其跟我们看到的真实的云的形象是不一样的,更多是一种云的意象。这就与西方绘画的写实不同,中国画则是写意的,因此,这些云很多都是绘画者主观的、心目中的云。

另外,唐代吴道子的《送子天王图》,这幅作品只是单纯的以线条来表现人物,也就是我们所说的白描。白描在中国传统的绘画表现里有“十八描”。所谓“十八描”,是指十八种不同风格意象的线条。《送子天王图》是一幅很宽的手卷，画史中有言“吴带当风，曹衣出水”。我们看《送子天王图》中人物的飘带有一种悠扬的动感，这种动感实际是靠线条的意象传达给我们的。但并不是真实地把飘带表现出来，而是靠线条的意象表达，让我们体会到飘带的流动感。不仅如此，甚至包括腰带的材质、状态等，都是通过意象表现出来的。这是中国画一个非常重要的特点，由此可见，中国画中的白描也有非常丰富的绘画表现力。

再来看阎立本的《步辇图》，反映了松赞干布迎娶文成公主入藏的场面。我们看到画卷右侧是在宫女簇拥下坐在步辇中的唐太宗，左侧三人前为典礼官，中为松赞干布的使者禄东赞，后为通译者。而画面中所有侍女红色的衣服和典礼官的红袍，都是用朱砂画成的，历经千年不变色。如果我们有机会在北京故宫博物院看到这幅《步辇图》，会发现其现在的颜色仍然非常饱满，非常显眼，这就是中国绘画材料使用中的特殊性。唐代经典的人物画《簪花仕女图》，现藏于辽宁省博物馆。2021 年，“中国古代服饰文化展”在中国国家博物馆正式开幕，该展览把唐代周昉的这幅名作《簪花仕女图》中的主要人物，做成了蜡像人物。这些服饰的制作完全按照唐代的材料、纹理，还原了画中人物的服饰。这个时候，我们便可以真切地体会到唐代人的气度与风韵。

需要说明的是，中国画属于卷轴画，这也是中国传统画特有的一种欣赏方式。卷轴画从右手边打开，就相当于一个序幕，然后逐渐转轴打开的过程是一种缓冲，是我们欣赏作品之前的缓冲。而后续我们在读绘画的题跋时，对这幅作品就有了更深入的了解，完全打开以后，我们才能明白这是一幅什么样的作品。其动态打开的过程，也是完成审美欣赏的一个过程，所以，这是中国传统绘画特有的欣赏方式。如今，我们在博物馆、美术馆或是在民间，看到一幅作品时，已经不是这种欣赏方式了。作品陈列在展柜里，或悬挂在展厅里，让我们一览无余，这与我们的中国画传统欣赏方式截然不同。

二、五代两宋绘画

五代时期，比较经典的山水画作品，如董源的《潇湘图》，我们可以将其作为“南派”山水的代表之作。通过欣赏这些作品，我们就会发现，这些山水画，与我们看到的真山真水有很大的区别。这正是中国画的一个特点。西方的古典绘画，无论是风景，还是人物、花卉等，都追求一种视觉的真实感。那么，中国传统的绘画，给我们的感觉是什么呢？那就是线条的表现，作品中的线条本身就是一种主观的意象。画家通过对主观意象的表达，把其内心对于山水、人物的理解呈现给大家。这是一种心象，而不是自然中再现的形象。所以，我们看到的画面里的树、山、石及其他景物，都是画家提炼成的一种笔墨形式，这种笔墨的形式就是中国画最重要的特点，或可说是程式化的一种表现方式。

那么，程式化是什么呢？就是把树、山、石，把不同的自然客观物象，提炼成笔墨表达的一种方式。如我们现在看到的，包括松树、梧桐树怎么画，竹子怎么画，都形成了一种符号化的语言。画家把这种符号化的语言，整体融汇到一个画面里去，再用一种主观的观念和意象表达出来，这就是程式化。山水画，以及刚才提到的白描，就是这样一种技法，是一个大的系统。我们可以通过对中国传统绘画的大量阅读，来体会其中的写意和程式化创作方法。例如，北宋范宽的《溪山行旅图》，这件作品中对山体质感的刻画以墨点为主，可以说山石很多都是靠“点子”而表现出来的，那么这些“点子”是什么呢？这就是中国画特有的，且巧妙的地方，也就是画家的笔墨，通过笔墨表达不同的绘画方式和方法。所以说，这些“点子”实际上表达了客观自然的一种意象。那么这些细小的碎点可能是山上一些碎的山石，或者是山上一些茂密的灌木或其他树木，都是用笔墨来表达这种感觉，而不是刻画真实，这就是中国画所特有的理念。而我刚才提到的人物、山水、花鸟三大画科，都符合这一理念。

五代黄筌的《写生珍禽图》，实际上是一个写生图。画中把梧桐鸟、山雀、各种草虫，集中在一个平面的空间里，其创作目的是为指导他的孩子学习绘画，从而留下了一个范本。人们为什么喜欢这幅作品？在五代，花鸟绘画形成了两大风格，所谓“徐熙野逸，黄家富贵”，指的就是徐熙和黄筌家族两种不同的绘画风格。徐熙确切的传世作品极少，现藏于上海博物馆的《雪竹图》，谢稚柳先生认为此画符合徐熙“落墨”的规律，断定是他的画迹。而五代南唐画家顾闳中的《韩熙载夜宴图》，现藏于北京故宫博物院，也是一幅非常经典的作品，描绘了当时的朝廷官员在韩府家宴中载歌载舞的场面。我们可以从直观的角度看到宴会的整个状态，在照相技术发明之前，中国绘画实际上也是记录日常生活或者历史事件的重要方式和手段。《韩熙载夜宴图》是五代人物画的代表性作品，我们可以看到其中线条的表现，在绘画里起到了非常重要的作用。

到了宋代，我们首先看李成的《晴峦萧寺图》，这也是中国美术史上一幅非常重要的作品，表现了包括亭台、楼阁、寺塔、水榭、茅屋在内的众多景观。从这幅作品中，我们还可以看到中国画的另一个特点“白”，即所谓的空白、留白。我们刚才看到前面的很多绘画也都有“留白”这样一个重要的表现手法。中国画中的留白，是非常有讲究的，根据所表现的物象的不同，可以任由欣赏者去想象。在这幅《晴峦萧寺图》里，上半部分的空白就是天空，下半部分我们看到山泉流下来的情景，就是留白所营造出来的视觉效果。我们再来看《雪景寒林图》，在这幅画中，上半部分的“白”是天空，下半部分的“白”都是雪。《雪景寒林图》是北宋画家范宽创作的一幅绢本山水，现收藏于天津博物馆。这幅作品到底是由范宽所作，还是后世模仿的，目前还存在争议，但这并不影响我们对这幅作品的鉴赏。因为我们欣赏中国画，不只是看这幅作品画得像不像，更重要的是欣赏画里的一种意象或者说是一种气象。而郭熙的《早春图》，充分表现了早春树木那种生命萌动的感觉。仔细品味，我们会发现画家通过意象传达给我们的这种感觉。这种意象强调的是一种意境、一种想象及主观的表现。《早春图》里有一种趣味和情趣，为我们营造出一种可行、可望、可游、可居的理想景观。

下面是北宋赵佶（宋徽宗）的作品《芙蓉锦鸡图》，还有林椿的作品《果熟来禽图》。我们先大体浏览一下这几幅作品。北宋时期的绘画，最重要的经典作品都体现在花鸟画上。北宋的院体花鸟画，依托绘画把宋人的格物精神和对客观物象深入的体察研究，淋漓尽致地表现出来了，可以说非常精妙。我们刚才讲中国画中的意象理念，现在又讲宋朝绘画的格物精神和深入的体察研究，这是不是相互矛盾？实际上，我们尽管能看到中国画表现出来的实体内容，但是我们在对照客观自然的时候，会发现画跟自然还是有很大的不同，这是北宋院体花鸟画一个较大的特点。另外，南宋画家李迪的《红白芙蓉图》，则是南宋院体花鸟画的代表。

我们下面看到的是《八十七神仙卷》，这是一幅白描手卷，现在藏于北京徐悲鸿纪念馆，是徐悲鸿早年的一个旧藏。当时徐悲鸿倾其所有，收藏了这幅作品。对于该画作的创作年代和创作背景一直都有争议，以黄苗子、杨仁恺、徐邦达等人为代表的“宋派”则认为该画创作于宋代，并认为是《朝元仙仗图》的摹本。另外，还有北宋画家李公麟的《五马图》，他是一个画马的高手，这幅作品和其他作品相比，反差较大。《泼墨仙人图》是南宋画家梁楷的水墨人物画。梁楷把中国绘画的笔墨表现和写意精神，发挥得淋漓尽致。这幅人物画虽是寥寥数笔，却非常传神。最后，这也是大家非常熟悉的一幅作品，张择端的《清明上河图》，是北宋的一幅风俗画。《清明上河图》采用了俯瞰的构图、透视的方法进行创作。从画中可以看到北宋东京汴梁的商业繁盛气象，其中描绘的动物、人物、船只、车轿、房屋、桥梁等都非常的丰富。作品中还表现出了宋代建筑的特色和特征。

三、元明清绘画

中国绘画到了元代以后，出现了不同的风格和表现形式。我们可以回忆一下刚才看到的绘画作品，除了《泼墨仙人图》，前代中国画作品所表达出来的意境，还是贴近自然的表现。比如，我们刚才看到的一些山石、树木，可以清晰地看到它的笔墨表现形式，将客观的物象表现出来。但是到了元代以后，出现了中国绘画史上的一个新概念，即文人画。文人画最讲究的是什么呢？无论人物、山水、花鸟，更重笔墨上的意气，讲究意象的表现。元代绘画中笔墨的表现是一次重大转折。

元代最重要的四个文人画家王、吴、倪、黄，倪瓒对丘壑的表现是一种横向的，用笔墨表现的意境，气象非常萧条。王蒙的笔墨非常细腻，而且非常繁复，这是其作品的一个重要特点。《青卞隐居图》是其代表作，也是一幅经典的作品。刚才讲到的山水画白描里有十八描，皴法也有多种，包括荷叶皴、解索皴、米点皴、雨点皴、云头皴、斧劈皴等。皴法的丰富，就是笔墨的丰富，就像前面讲到的，在表现自然云彩时的线条表现，用不同的笔墨可以给我们传达不同的意象。

牛毛皴是一种像牛毛一样特别细密的笔法。解索皴是把拧在一起的麻绳散开以后的表现形式，散开以后里面就都是弯弯曲曲的，用这种方法去表现山石的质感。这些线条的意象是从哪儿来的？是我们在自然界中观察、写生，将自然山水转变为一种笔墨形式后的形象。西方是将线条客观描绘出来，我们中国画不是，是用这种意象的笔墨把客观山水转化成绘画的语言。如荷叶皴，大家知道荷叶的纹理是什么样的，是我们在黄山的山石里找到的荷叶皴的纹理，将其融入绘画当中形成了一种宛若荷叶叶筋的意象，这就是中国画的意象表现。

那斧劈皴是什么呢？就像用斧头劈砍的痕迹一样。但是山石上怎么能像斧头砍的那样呢?画家用这样的笔墨去表现山水自然,不是刻画它的真实,而是我们看到自然山水后产生的审美意象。我们看画作中的这些空白,水都是由线条包出来的,有点像波纹的感觉。这些波纹并不是真实的水的样子,但是我们欣赏这些绘画作品,一看就知道它是波纹,表现的是水,这就是意象的魅力。画家用线条这种符号化的东西,表现不同的山石。一幅画中有很多种技法,很多种方式。例如,画家画梧桐树是用一种画法,画槐树则又是一种画法,画小树又是另一种画法,画松树又是一种画法。不同的树木有不同的客观物象,不同的树木给我们的感觉也不同,画家都把它转化成一种笔墨的符号,这就是我刚才讲的程式化的一种方式,也是中国画特有的东西。

所以,我们在学习中国画时要知道,中国画是一种意象笔墨的符号表达。例如,画竹子,可能是绿色的,但也可能是墨色的,甚至是红色的。虽然颜色不同,但其表现的意象未离开客观自然的形象表达,这是中国画的一个重要特点。为什么把竹子画成墨色的?为什么把竹子画成朱砂色的?画家通过颜色表现客观物象,还要寄予一种人格、一种品格、一种内涵在其中。山水画也是如此,山水画的创作也是基于一种精神和一种意境,要表达怎样的内涵,这是中国画在审美思想上的内在要求,也是中国绘画和西方绘画的根本不同,如西方绘画画一个静物,放一个瓶子,瓶子里放一枝花,在阳光照射下产生阴影,其欣赏的是一种自然的、色彩的美。中国绘画和书法是一样的,所欣赏的是笔墨的意境美。我们为什么说书画同源?是因为中国书画特有的内容是用笔墨写出来的,表达的是书画家心中的自然意气和审美内涵,而不仅仅是停留在对花、物的真实呈现上,这是中西方绘画非常不同的地方。

怎么才能用艺术的方式来看世界呢?西方人看世界是直观的,如植物,西方人看到植物,采用的是一种科学研究的方法,用解剖的、透视的方式来看;我们看到一个植物,会思考其是属于什么类的植物,有什么样的特征,看一看其根是什么样子,枝叶、根茎会有什么性能上的区别,我们会一直进行下去直到将其分析透彻。这是一种整体观，而不是西方人的解剖理论。我们看这个墨竹，画家画的更多的不是物，而是情，画的是文人的风骨。将竹子人格化，融入了文人的人格。所以这是中国画非常有意思的地方。除此之外，中国画有一个重要的特点，就是我刚才讲的留白。我们看很多中国画作品，几乎都是没有背景的，就是在一张素纸或者素绢上，将主体表现出来，靠空白衬托出来，这也就是所谓的留白。

我们看到吴镇的《墨竹谱》上，有很多文字题跋，还有很多图章。中国画上诗、书、画、印四全，就是这四种艺术形式结合到一个画面里，这也是中国绘画所独有的形式和美感。通过诗词题跋，增加绘画的内涵。元代绘画，全部是墨，用色很少。我们再看王渊笔下的花鸟画，以水墨花鸟竹石为多，墨色渲染，浓淡有致，全部是墨笔为之。还有王冕的作品《墨梅图》，是非常经典的作品。画作上面的题诗也是我们特别熟悉的《墨梅》："我家洗砚池头树，朵朵花开淡墨痕。不要人夸好颜色，只留清气满乾坤。"

处于中国传统社会后期的明清两朝，其绘画在模仿与总结古人的基础上也同样创作出大量新的样式。明清的绘画，特别是山水画和水墨写意花鸟画，在揭示自然物象的美和通过山水花鸟画艺术以寄情寓性，以及对笔墨状物抒情的追求创造上，都取得了较大的成就。明清时期的画家颇注意追求笔墨风格和画面的效果，而且表现出了自己独有的艺术风格。在美术史上的体现，就是画风迭变，画派繁兴，涌现出众多以地域为中心，或者以相似风格区别的绘画流派。在明代有师承南宋院体的浙派和代表文人画风格的吴门画派。清初有继承明末董其昌衣钵的四王画派，也有具有艺术上开拓进取精神的四僧。到了清代中期则又出现了以扬州八怪为代表的一批个性鲜明、形式怪异、不拘一格的画家。总之，明清画家及流派众多，大家可根据自己的兴趣来学习和欣赏这些不同艺术风格的作品。

四、近现代绘画与中国画的写生与创作

近现代的绘画，我们以齐白石为例，齐白石擅长画人物、山水、花鸟走兽和各种题材的杂画，既能作工笔，更长于写意。今天选择的这幅作品是《蛙声十里出山泉》，这幅作品在很久之前我就了解到了，但真正认识到这幅画的高明，却经过了很长的时间，现在越看越觉得这幅画的精湛。这幅画的产生源于老舍给齐白石写的一封信，信中老舍请齐白石画一幅画，并提议画名为《蛙声十里出山泉》。我们从这幅画里，可以看到中国画的构图。这幅画的构图非常简单，技法也很简单。但这幅画最重要的是意境，齐白石不仅用这些线条表现出了山泉从远处倾泻下来的一种声音，同时也通过几只小蝌蚪，表现出了画面里没有的青蛙，以及青蛙的声音。声音是依靠什么传递出来的呢？因此，可以看出这幅画的构思就是靠我们每个人的联想，而不是靠直观地把某个物象表现出来。通过对画面的欣赏及联想，加之画面的意境，让我们感受到"蛙声十里出山泉"的一个意境。大家再来看齐白石的另一幅著名的作品《荷花影》，这是我个人十分欣赏的中国画作品，画了一个倒垂荷花的影子，有几只小蝌蚪追逐着荷花的影子。我们在此可以体会这幅作品，如按照常理来说，这是不符合客观逻辑的，也是不合理的，但是这幅作品却创造了一个非常巧妙的意境，画家的大胆与独特的想法令人佩服。

回到我们当下写生与创作的视野中，前辈画家的经典作品也给了我们很好的示范，如天津美术学院孙其峰和霍春阳老师在 1977 年合作的《山花烂漫》。在创作过程中，两位老师非常注重中国传统水墨"张扬生命"的气韵生动，勃勃生机的黄色迎春花正是体现"蒸蒸日上"气韵的好题材。《山花烂漫》在社会上产生了广泛反响，被刊登在各大报纸杂志上，并被中国美术馆收藏，成为标志时代变革的代表作。

下面是我自己的一些作品。看到这些作品，可能会给大家一个不画背景

的印象。前面我们说经典中国画作品通常是不画背景的,也就是我刚才讲的注重留白,我在创作这些作品时,正是想通过留白来表达我感受到的审美意象。

我画这幅作品时运用了一种手法——色调,整幅作品最突出的就是色调。色调其实是西方绘画的一个重要特征,随着时代的发展和中西文化的融合,我们借鉴和融合了西方绘画的一些特点和手法,形成了现代中国画的独特风格。就如这幅作品背景中的蓝色,是用一种矿物质颜色表现出来的,而这种技法和材料完全是中国画独有的。这样中西结合的绘画特点,造就了这幅别出心裁、独具特色的中国画。

我们看到的整个画面表现的都不是客观真实的景象。这幅画的留白,就是雪。我们还可以看这幅画的构思,实际上荷花是夏天的,但是雪是冬天的,在这里我不是把真实的景象画出来,而是融入了很多虚幻的、想象的事物,营造出了这种超越客观自然、充满梦幻和浪漫的意境。所以说,把一些客观的事物和景象转化成一种诗意的美,同时融入画家的情绪,这也是中国绘画的一个重要特点。

我有一些作品,都是对真实的、客观存在的景物,运用程式化的绘画方式,进行写生的作品。写生,写什么?一天的时间也写不了什么内容。如我们去山里,看到有很多柿子树。在对柿子进行了处理之后,我利用一晚上的时间创造了一件有特殊意义的作品。还有几幅作品,画的是天津马路边上盛开的梧桐花。在2020年春天,疫情期间,每开一种花我就画一种花,包括牡丹花、桃花、槐花等。虽然都是写生,但我在其中突出强调了中国画的笔墨运用。

今天通过梳理中国画发展的时代脉络,为大家简单介绍了一下中国画的风格变化。因为时间关系,只能让大家对中国画有一个简略的了解。

中国画的审美观

霍春阳

讲座时间:2023 年 6 月 6 日

专家简介

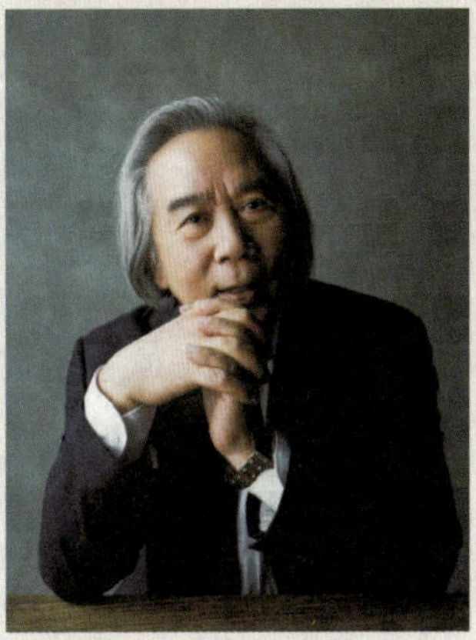

霍春阳,美术教育家,著名书画家。1969 年毕业于天津美术学院,并留校任教至今。天津美术学院教授,硕士生导师,原中国画系主任,天津市中国画协会会长,原天津美术家学会副主席,中国艺术研究院研究员、教授、博士生导师,中国文化发展促进会理事,中国美术家协会会员,中国书法家协会会员,天津美术学院美术馆馆长,同时担任北京大学、清华大学、中国国家画院、荣宝斋等高校和重点艺术机构的教授和博士生导师,享受国务院特殊津贴。

今天来到天津中医药大学跟大家聊一聊中国画的境界,也就是中国画的价值观和精神。我想把自己在这方面的践行和体会与大家分享。

中国画可能和中医药有一些共同的命运。我考天津美术学院的时候,学业成绩最好的要报西画和油画,学业上稍微差一些的可以报中国画,这其实对中国画来讲是有贬低色彩的,仿佛要改造中国画一样。为什么会产生这样的状况,是从什么时候开始的呢?这要从清末,日本、法国等列强对中国发动的几次战争谈起。打了败仗以后,有些人认为我们打不过这些国家,并认为是当时教育上的失败,由此产生了向西方学习自由、民主、科学的思潮。如严复的《天演论》对达尔文《进化论》的介绍。这种思潮大谈进步改革,要从中国的教育着手,1905年,中国的科举制度废除了。1911年,“四书五经”在学校教材中被清除了。在去中国化的思潮影响下,建设了大量的外国学校。近百年来,我们一直向西学学习,也是西学东渐的时代。那时中国的文化形成了一种殖民和半殖民主义的状态。像我们这一代成长起来的人,都经历了这个过程的洗礼。现在我们这个年纪的人,包括我们老师那一辈人,从教材上讲,我们的国学就受到了贬低,没有受到中国传统文化的自信教育,有很多看不起中国人、看不起中国精神的现象。

我们都在教学,在国画、油画、版画、雕塑这些专业方面,连中国画也有一点西化了。用中国的毛笔和宣纸,用西方的思想来画中国画,要改造中国画。结果经过这几十年的实践,怎么样呢?我认为不怎么样。使中国绘画的思想立意大大地滑坡了。西方认为绘画就是个技巧的问题,是个技术层面的问题。但是艺术需要博大的、深厚的文化素养。中国绘画历史上的一些大家,如范宽、苏东坡等,都具有丰富的文化底蕴。他们的作品精神承载量是博大的、深厚的,这是东方思想。

东方思想是什么?万类归一。而西方主张一种抽象,由写实变为一种抽象,其是局部的抽象,如圆锥体、圆柱体。中国则是意象,是全面的抽象。中国的智慧抽出来的是阴阳。万物分阴阳，无论东方还是西方，南方还是北方，都离不开阴阳。这就看出来中国的智慧了。其是一种博大的、全息的、整体的观念，是综合性思维，不是单一、局部的、片面的。西方的各个流派是不包容的，如立体派、印象派。打倒一派，再立一个新派，再打倒一个，再立一个新的。中国的包容性强，主张以究天人之际，通古今之变，成一家之言。我们是整体观念、综合性思维。整体观念有什么优点呢？整体观念是面面观，面面观有什么优点呢？看一个问题，看一个世界，看一段人生，要看它的历史，从过去、现在一直到看到它的将来。这是全面的、包容的、整体的、稳定的。过去的教育和教材是不分文史哲的，现在有的教材只有知识，没有文化、哲学，甚至不包含历史。过去受教育的人，读经典、读博学，培养出来的人看问题是全面的，精神稳定，心态平和，这是东方的一种价值观。现在新一代年轻人，包括我们这个年龄的人，承受力都不够强，很多人的精神脆弱了。我很早就给学生们讲，你们要想选第二专业，可以选精神病学科。因为你们的承受能力越来越差，知识越来越片面，现在精神不正常的、患抑郁症的、自杀的、离婚的等，比例为什么那么高？就是因为没有承受能力。中华民族的思维特征是有利于修身的，修身首先是为了自己，使自己充实起来。梁漱溟先生认为学习是为什么？是为了解决自己的问题。自己的问题都解决不了，怎么能够解决别人的问题？孟子说“充实之为美，充实而有光辉之谓大”。

很多人觉得自己是在帮助别人，但是后来感觉到是荒唐的。你认为是帮助，对于别人可能是一种干扰。你在替别人着想，拿你的观念来衡量别人，那可能是错误的。首先，提高自己的认知能力和判断力，提高自己的专业水平，提升自己的素质，这是最基本的。以前我们叫“一帮一，一对红”。那时候首先是把一帮一看成是自己的对立面，你的对手是差的，你是一个帮助别人的角色。这首先是不平等对待，是不尊重别人，是没有好效果的。你就比我高明吗？人各有所长，各有所短。首先要尊重别人，不能盛气凌人，认为自己好，别人都不好，这样看问题就片面了。现在我们国家执行的路线是世界命运共同体，是基于我们传统的观念，传统的思想，要尊重别人。一个国家也是一样，也当作一个人来看待，没有大小之分。现在怎么样看待这个世界的状况，孟子说“天下有道，小德役大德”。德行小的听德行大的，天下无道，小亦大，弱亦强。谁大谁说了算，谁强谁说了算。从目前世界形势来看，还是谁强谁说了算。这是一种很典型的天下无道的现象。从大的局势上来看。我们必须认清这种大是大非问题。中医也好，中国画也好，并不比西方的差，而且比西方的更全面。作为一个人来讲，画品和人品是统一的，天人合一就是这种思想，讲的是物我两化，不是站在世界的对立面。现在的科技也是这样，虽然发展很快，但是比较片面。据统计，约80%的知识我们人类还没有觉悟，还不知道。我们提倡绿色和平，青山绿水，主张维护、保护世界。从这方面来讲，我们付出的努力还不够，失掉了平衡。我们在无限制地开采石油和天然气。有没有人研究石油和天然气对地球的生命起什么样的作用？我不知道有多少人正在研究这个问题，是不是在伤害地球。现在出现的各种异常现象，就是人为造成的，如北极冰川的融化，造成的危害是不可估量的。

中国绘画崇尚大境界，崇尚“淡”。论古今，唯造平淡难。这个“淡”，是一个大的境界，大的原则。怎样才能“淡”下来？怎样使我们的心平静下来？孔子说：“喜、怒、哀、乐之未发，谓之中。发而皆中节，谓之和。”“中和”是一个大道。所谓修身在正其心者，身有所忿懥，则不得其正；有所恐惧，则不得其正；有所好乐，则不得其正；有所忧患，则不得其正。心不在焉，视而不见，听而不闻，食而不知其味。此谓修身在正其心。

“喜、怒、哀、乐之未发”是一种什么样的状态？是情绪的平和。我们观察一个人，如果其喜、怒、哀、乐表现得特别充分，这是一种不成熟的表现。“唯上知与下愚不移”，总有好一点的，总有坏一点的，总有善一点的，总有恶一点的。你看明白了，就不起波澜了，就认同了。这个世界是丰富多彩的，是互相关联的，是互相依赖的。现在我们的思想原则是“君子周而不比，小人比而不周”。“周”是什么意思？是周全、完善。“不比”是不竞争，是一种安定的、平和的、平静的状态。在我们处理画面的时候，如果认识到这种境界，画面就不会突然出现黑的、重的和转折。

我们为什么要强调用“云水风度”呢？任何事情都有一个发展运动的规则，不拐死弯，不急转弯。我们在处理画面时就不会反差特别大。孔子讲“广其节奏，省其文采，以绳德厚也”。办事情要讲究有弹性，要柔中有刚。有了这样的世界观和认识论，你的笔墨和技巧，就不会锋芒外露，就会有弹性和活力。我们在绘画的立意上面主张生生不息，不搞极端。孔子在回答学生问题的时候说“叩其两端而竭焉”。我们在处理绘画的形象时，也不应走极端。笔墨和形象都应是柔和的、空灵的、有生机的、情感不外溢的，这是做人的标准，也是种大境界。

情感外露就会出现火气、躁气、霸气。感情内敛，这是我们大的审美原则。情不外溢，要大道至简，为道日损，损之又损。发言也好，讲座也好，要言简意赅，抓住根本。从复杂的语言里提炼出最珍贵的、最主要的、最根本的。“君子务本，本立而道生”。道是什么，是天理。天理是什么？循环往复、万变不离其宗的是什么？找常态，认识人生境界、认识中国绘画，什么叫文，什么叫野，什么叫高，什么叫低，什么叫雅，什么叫俗。在这方面要有大的原则，这种简洁、提炼、概括、归纳，对于复杂的问题要用“三”去简化。万物都分三类，好的、中的、坏的；大的、中的、小的；长的、中的、短的；繁的、中的、简的。要会归纳、提炼、概括。“三”是最丰富的，也是最简洁的一种形象，“三”代表着全。房间的色调有白色、黑色和灰色，白色占主要地位，灰色占一小部分，再用别的颜色点缀一下就可以了，不能平均。穿衣也是一样，是暖的，还是冷的，是重的，还是轻的，是灰的，还是白的，要有一个主色调，这样显得单纯、简洁而不乱。还有在审美上要松弛。这个“松”比较美，松而不散，松容易快活。绘画忌讳板、刻、结、不自然、不坦然，在无意识的状态才会松快。

在绘画层面有三种境界，一种是物境，写实的，见什么画什么，画什么像什么。第二境界，当你观悟了以后，产生了一种情感。你喜好什么样的，你体验之后，会成为你的一种情绪，受这种情绪的制约，则会产生一种形象。你是特别欢快的，那你画出来的形象也是欢快的；你的情绪是冷酷的，那你画的形象也是冷酷的。第三种境界叫作意境。意境是一种无我之境，即我与众物融为一体，是互相关联、牵一发而动全身的。任何事物都不是孤立存在的，都有密切的感应关系。发现的事物广了、全了、圆了，那你就能站住脚了。圆能够通，通便则久，能得出这样一种常态。这是在绘画上面、在形式上面我们的思考，我们的价值观，求简，求空灵。从实和虚来讲，我们更倾向于虚。虚能用，大辩若讷，不变胜于变，无为而无不为。这种思想就是我们在艺术上的追求。

下面我们来欣赏画作，从具体形象上感受作品的美。

米友仁的一张山水画。为什么拿这幅画来分析。通过画可以看出这个人来，画如其人，文如其人，字如其人。这幅画贵重在什么地方呢？画面很活泼，而且有这种动势是适可而止的、中和的。画中的云彩是动的，山是静的，没有什么奇特的变化。有一种中正气，也可以称肃庄气。他说，云彩动得适可而止，动得不烦躁、不厉害。如果动得太厉害了，就失掉了这种静气。画中云彩的边缘轮廓有清有浑，也可以说有虚有实，有动有静，体现了中和的道理，很大气，不琐碎，较洗练。形象简洁，用的物象并不多，但是表现出他的一种心态。在宋元画作中能发现这种气象，但是现在的画作没有这种气象了。这种气象是要经过一个中发心源。要经过内功，把审美的意识和价值融入这个物象。现在的人写实能力强了，表面化了，画不出画来以后，到风景区、花园去写生，写生我们并不反对，但是什么叫写生？不是照猫画虎，不是去追求物象，而是通过万物形象来形成一种心象。得到了一种中正的气象，能登大雅之堂，有肃庄气。现在我们的绘画里缺少这种气息。你看这山的形状，是静态的。一朵云，一座山，下方有一棵树，这三种形象体现了一个完整的境界。画得并不多，但表现的层次很多、很丰富，简而不空，言简意赅。

赵佶的《瑞鹤图》有一种肃庄气和堂堂的正气。有的画画得很活，变化很多，但是压不住阵。因为这幅画中的鹤都是展着翅膀的，变化并不大，而又不像排队一样整齐，即是活的。在这其中有一种变化中的不变化。天空蓝蓝的，下方有一些云彩，在鹤的空间里就没有再出现云彩。这幅画面很整，很单纯，象征大国的一种气象，不卖弄情感，情绪比较镇定，情不外溢。

钱选的《水仙花》，也不失严肃，还有方正意识。花放在中间，不偏不倚，形成了三组，有聚有散。而叶子比较活泼，没有大的疏密变化，使画面很稳定。在稳定的前提下，有点活泼、转折、动势。这是由于他的思想、情绪、精神状态而决定创造这样的形象。形象很朴素，没有卖弄的姿态，是镇定的，而叶子都是用了一种颜色，没有一些丰富的变化，这是归纳提炼概括出来的。如果颜色变化太多，就干扰了主题的画面。在观察自然的时候跟自己的心境相契合，他在叶子的处理上没有大疏大密，也就是说喜、怒、哀、乐的情绪并不强烈。这给画面营造了一种比较沉静、平淡的气氛。平了以后才能出现淡的境界。淡下来以后用平体现淡，没有大的反差。但是又有对比，用绿叶衬托的花很和谐，很突出，也使主角和配角配合得非常得体。

霍去病墓前有个“马踏匈奴”的雕塑，第一次见到时，看不出好在哪儿。马腿下面踩着一个匈奴人，还在挣扎着反抗，马却不动声色。这个雕塑体现了大国的风度，即若无其事，不动声色。袁伟民打球时有大国风度，就是赢了比赛也没有表现得那么高兴，他觉得赢了是应该的，是镇定的。每临大事有静气，不信今时无古贤。静气，平淡是大的境界，有机会大家可以到茂陵去看一下、体验一下，“马踏匈奴”雕刻得很纯朴，简而不单，神态很好，是很典型的不动声色。

数字出版艺术漫谈

刘运峰

讲座时间：2023年4月27日

专家简介

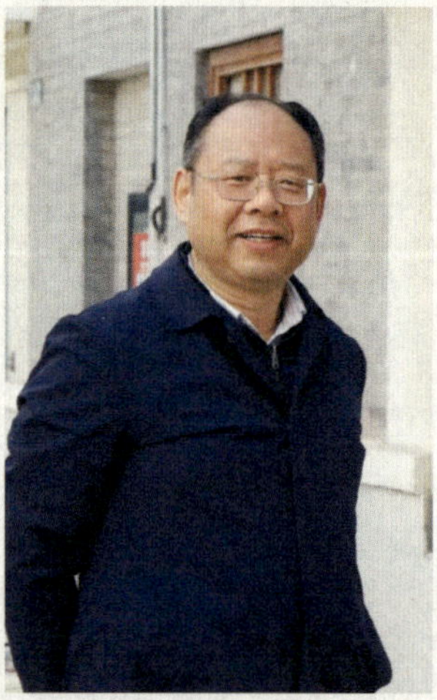

刘运峰，南开大学新闻与传播学院教授、博士生导师，现代出版研究中心主任。全国出版学科共建专家指导组成员，中国新闻史学会编辑出版研究会副会长，中国鲁迅研究会常务理事，中国书法家协会会员，天津市书法家协会理事、教育委员会主任，天津市文艺评论家协会理事，天津市写作学会副会长。曾任南开大学出版社社长、总编辑，全国出版专业学位研究生教育指导委员会委员，2017年入选全国新闻出版行业领军人才。编著出版《鲁迅全集补遗》《鲁迅著作考辨》《版本·文本·故实——中国现代文学与传播论丛》《书林独语》《马蹄湖边忆旧游》《藏书——因鲁迅而展开》《那时书妆："百花小开本"散文书衣》《中国书法全集》(10、11)《中国书法赏珍》《文房清玩——笺纸》《花笺珍赏》《鲁迅书衣录》《鲁迅辑印美术图录全集》等。主持国家社会科学基金项目——《鲁迅全集》编辑出版研究，国家社会科学基金后期资助项目——《郭沫若年谱新编》等。

今天非常高兴和大家就出版和数字出版做一些交流。大家都是传播学专业的学生,传播有许多手段,出版是其中非常重要的一种。作为学生自然要读书,读书就离不开出版。作为知识的载体,出版的各属性中都凸显着文化层面的意义,也包括与政治、经济等层面相关的文化,简而言之,出版对于政治、经济层面的影响,在很大程度上也是通过文化来产生的。所以说出版与传播学的关系非常密切。利用今天这个机会,我想就出版的有关话题和大家做一个漫谈。

一、出版是什么

(一)出版的语源

我们先从出版的语源来说。东汉的王充在《论衡·量知篇》中提道:“断木为椠,析之为板,力加刮削,乃成奏牍。”什么意思呢?就是在古代,为了寻找信息的载体,我们的先人付出了非常艰辛的努力,至今我们发现的最早记录信息的载体是陶器,但是陶文不是很丰富,而且大部分是以简单的符号形式存在的;公认比较成熟的文字是甲骨文,甲骨文是在1899年发现的,距今已经120多年了。甲骨文就是把文字刻在龟甲兽骨上来记录信息。甲骨文的单字大约有5000个,其中能辨认的不到3000个。我们知道一种文字有5000个单字就足以能够表达基本思想,因为我们平常用的单字也就3000个左右。所以说甲骨文能够大致反映殷商时期先人们的生活状况, 以及社会的方方面面,如征战、祭祀、狩猎、赏赐,等等。在龟甲和兽骨之后,先人们曾经使用过青铜、石头、丝织品作为文字的载体, 而这些载体也或多或少存在着不易寻找、笨重、成本高、一般人用不起之类的问题。所以随着时代的发展,后来就找到了一种比较便捷的载体,那就是竹简和木简。回过头来再看王充这句话,意思就是把木头截断,然后再剖开,就成了板;再经过打磨加工之后,就可以在上面写字来记录信息了。过去写信就写在木板上,大致是一尺见方,因此,书信又称为“尺牍”。南方竹子比较多，人们就把字写在竹子上；北方的木头比较多，人们就把字写在木头上。所以，现在我们还能发现一些木简和竹简，很多就是西汉时期的。

到了东汉，开始出现了纸张。纸张是比较便捷的，而且成本比较低，一直用到现在。清朝有个文字学家叫朱骏声，他在《说文通训定声》中提道：“判木为片，名之为版。”就是把木头切成小片，命名为板。所以，我们看过去的很多书，就是刻在木板上的。经过长时间的实验，人们发现梨木和枣木比较适合刻版，因为其纹路比较细，而且不容易损坏。所以，古人说书的内容不好时有一个词叫“殃及梨枣”，意思就是连累了印书的梨木和枣木；同样的，如果书的内容特别好，能够长久流传，也叫“寿及梨枣”，连梨木和枣木都跟着长寿了。

在南方，刻书时用得比较多的就是梓木。梓木也是比较坚硬的，也适合雕版，所以，有一个词叫“付梓”，就是交付出版的意思。自从唐代发明了雕版印刷术之后，人们就将表示出版的行为称为“上梓”“梓行”“刊行”“模勒”“雕刻”“雕印”“镂版”“雕版”“开板”“板印”等。由此可见，古代的“版”大多与雕刻、印制有关，与现在的概念有着很大的区别。

(二)“出版”概念的演变

下面，我们再看现代的“出版”概念怎么来的？也就是说“出版”的概念经历了一个怎样的演变过程。

“出版”这个词最早是在日本开始使用的。1756年，在日本文献当中就出现了“出版”这个词。由于最初印刷使用的是“板木”，因此，就用了这个“板”字。自西方活字版印刷术传入日本之后，才逐渐改用“版”。中国最早把“出版”这个词引用过来的是黄遵宪，其既是外交家，也是诗人，还是史学家和思想家。黄遵宪是我们中国近代史上最早一批“睁开眼睛看世界”的人之一。他有一部很有名的书，就是1895年刊行的《日本国志》。1895年正是甲午战败之后，我们被迫和日本签订了《马关条约》，对中国的知识界、思想界触动很大。黄遵宪就开始研究日本，他这部书主要介绍日本的各种制度，包括文化制度、经济制度、政治制度、军事制度，等等。这部书中提到“明治五年(1872)，仿西法设出版条例，著书者给以版权，许之专卖，于是士大夫多以著书谋利益者”。就是说日本学习欧洲国家，承认著作权，允许你写完书之后可以赚稿费，只要出版就给你一定的利益，所以很多知识分子就可以靠著书立说来求生存。梁启超则在《自由书·叙言》中说：“西儒约翰弥勒曰，人群进化莫要于思想自由、言论自由、出版自由。三大自由皆备于我焉，以名吾书。”强调出版自由的重要性。到了清光绪三十二年(1906)和三十四年(1908)，我们就把“出版”一词作为专业术语和政治用语分别写入了《大清印刷物专律》和《钦定宪法大纲》。从此以后，出版就算是以法定的形式被人承认了。

(三)出版的概念和出版的条件

话说到这里，我们可以概括一下出版的概念了。什么叫出版？出版，就是选择某种精神劳动成果(文字、图画、声音、图像、数字或符号等信息知识)，利用一定的介质(载体)进行复制并向公众传播的行为。

通过概念我们可以发现，出版的涵盖面是较大的，不光是文字，凡是音像、声音、符号、数字的复制并向社会传播都可以纳入出版的范畴。首先是选择，其次是复制，最后是传播。从出版的概念出发，我们可以进一步认识到出版的三个条件。

第一，作品是前提。有作品就要有体现精神活动成果的著作物，或者是用于表达思想文化的信息知识。也就是说，要有成型的东西，单纯的“想法”不行。我在出版社工作的时候，有人问我：刘老师，我想写一本什么什么书，你看可不可以？能不能给我出版？我说你要把稿子拿来。没有稿子我怎么能判定其有没有价值呢？所以，必须得有成型的作品，这是出版的前提。

第二，编辑、复制是手段。先说编辑。出版的过程中必须要有编辑劳动。编辑的劳动主要指编辑对于书稿的加工。编辑首先要去组稿子、找选题;组到稿子之后,要对稿子进行层层把关,要进行必要的加工、整理、设计等。如果没有这些环节,稿子就只是一些杂乱的文字,不能成书。所以,这是出版的一个前提。然后说复制。如果我只是写了一个东西,自娱自乐,那不叫出版。出版需要有复制行为。我写了一首诗,然后印出100份广为散发,这就是一种出版行为。当然,我们说作为一种行业的出版,要有大规模的复制,一本书印出来,少说也要有上千册,对于一些畅销、长销的图书,印个几十万甚至上百万册也是有的。

第三,传播是目的,我们为什么要搞出版?就是要传播,传播的是思想、知识、文化,就是要把好东西分享给他人。要让这些好的知识传播出去。所以,作为传播者,我们要判断哪些东西可以传播,哪些东西不能传播,哪些东西值得传播,哪些东西不值得传播。这其实是一个媒介素养问题,就是要判断一个事物是否有传播价值。举个例子,世界读书日的时候,生活·读书·新知三联书店原总编辑李昕先生发了一个视频,讲读书的重要性,我就把这个视频转发给我的学生和朋友,因为这是很好的东西,值得传播,大家可以受益。

所以我们得知道,实际上出版是一种分享的行为。值得分享的一定是你认为是好的东西,我喜欢,我相信别人也喜欢;我得到快乐,也希望让更多人也得到快乐。出版的工作意义和价值也体现在这里。通过编辑对作品进行加工、复制,最终达到传播、流通的目的和要求。

二、出版的本质特征

接下来,我们从概念出发来谈出版的本质特征。也就是出版与其他学科、其他的行业相比,有怎样的不同。这里我们仍然从三个方面来展开。

(一)政治属性

政治属性就是出版的意识形态属性。也就是说出版要受到国家意识形态的影响和制约，要反映国家的政治意志。

出版是意识形态的一部分。出于这点，我们对出版是极其重视的，对于出版的内容都要层层把关，一点不能含糊。所以，在出版社工作，时时会感到一种很大的压力，需要处于一种“全神戒备”的状态。

我给大家举个例子，2019年是南开大学建校100周年，当时我是南开大学出版社的社长、总编辑。为了迎接百年校庆，需要编辑出版一本《百年南开一画卷》，主要是以图片的形式来反映南开大学100年的历程。这本书的图片和文字由校史办提供。这本书学校要得很急，因为校庆日马上就到了，要送给学校参加活动的领导、嘉宾和校友。此外，这本书对质量的要求也很高，需要彩印，还要让书中带着一种荷花的香味儿。香味儿这个问题不难解决，由印刷厂在油墨里掺入一种香精就可以了。但难的就是审稿。校史办的校史研究室的有关人员先审过了，然后交出版社一审、二审、三审，在下厂付印之前，我还有些不放心，把校样拿过来从头到尾再逐字逐句看一遍。果不其然，还真有问题，首先是《国立西南联合大学纪念碑》碑文引得不对，这倒好改。更大的问题出在后面。有一个辑页的背景是一张博士生毕业抛博士帽的照片。图片拍得很好，但是当年居于中心位置的那位却是个贪官，已经被逮捕法办了。我立即给校史办主任打电话说明情况。他们也大吃一惊，因为他们也不认识这个人，于是把这张照片换掉了。

所以说，在政治问题上一定要小心。因为出版所传播的是一种信息，甚至是一种信号。出版了的东西，一旦白纸黑字印出去之后，从理论上讲，就永远流传下去了，永无止境，书比人长寿嘛。我们现在能看到很多书，作者人都不在了，但是书照样流传。出版，可以产生强大的政治力量。比如《红星照耀中国》(又称《西行漫记》)，这本书是斯诺到陕北的采访纪实。通过这本书，斯诺向人们展现了陕北的这支政治力量。很多青年正是在读过这本书之后特别向往延安，积极主动地奔赴革命圣地。再比如潘恩的《常识》，有人说过，没有《常识》这本50多页的小册子,就没有美国的独立战争。潘恩在这本书里主张要通过战争的方式争取独立和平等,启发了很多人。所以,这本小册子发行了50多万册,当时的成年人基本上是人手一册,对于美国摆脱英国的殖民统治,取得独立战争的胜利起了极大的作用。还有范长江的《中国的西北角》。范长江以《大公报》记者的身份,报道了陕北红军的抗日和民主建设等情况,也在很大程度上影响了当时人们的政治取向、价值判断及道路选择。所以,在出版中,政治属性是第一位的。

(二)文化属性

出版是一种文化传承活动。出版的内容主要是信息和知识。这些信息和知识是人类精神文化成果的汇集,出版的目的在于将这些信息和知识通过一定的手段进行传播,从而满足人们对精神文化的需要。

我们的生存需要物质财富,也需要精神财富。人生不只是吃饭睡觉,还需要有精神追求。出版本身具有的文化和知识属性,满足的就是人们的精神需要。我们汇集人类精神文明成果,要把这些知识再推广出去、传播出去。没有出版就没有人类知识文明的传播,就没有教育,也就没有社会进步和人类文明的发展。

这里可以举《中国大百科全书》的例子。从1978年到1993年,我们用了15年时间编出了74卷。这是中国出版史上第一次用现代科学方法,把人类各门类的知识进行了系统的、科学的总结,包括哲学、社会科学、自然科学领域众多的学科。除此之外,像《辞源》《辞海》《二十四史》《新编诸子集成》《少年百科丛书》《青年文库》《汉译世界学术名著丛书》《外国文学名著丛书》,等等,这些都是靠出版呈现出来的人类精神文明的成果。所以说,出版具有传承文明、传播知识的使命和职责。

(三)经济属性

出版的经济属性,指出版活动也是一种经济活动,能够带来经济效益,能够为政府创造税收和利润,能够吸纳和扩大就业。为什么这么讲?我们可以从三个方面来说。第一,是出版凝结着作者、编辑及管理人员、营销人员的劳动,所以出版物具有价值和使用价值,是一种商品。第二,出版是一种资源配置过程,需要合理配备人力、物力、财力等资源,实现价值的增值。人、财、物怎么合理配置才能让其效率更大化,创造更多的利润。第三,出版是国家产业的一部分,纳入了产业名录,自然就有为国家创造利税的属性。出版如果搞得好,是能够赚钱的,而且赚的还不是小钱。

比如说《新华字典》,几乎是人手一册的。这本字典的印数已经突破了5亿册,而且是一年要印好多次。就算每册只赚一块钱,加在一起也是个很可观的数字。好的图书能够让出版社赚得盆满钵满,尤其是再版书。大家知道,图书第一版的成本比较高,有编辑成本、作者的稿酬、印刷成本、设计成本等。到重印的时候,基本就是印制成本和仓储成本了。编辑基本不用再投入,作者稿酬可能基本付清,所以印得越多,越能赚钱。曾经担任人民文学出版社社长、总编辑的聂震宁先生在谈到当年《哈利·波特》出版过程时就说,《哈利·波特》的前四本,就已经为人民文学出版社带来了1.5亿元的销售额,净利润达数千万,可以说一本《哈利·波特》就让人民文学出版社彻底“翻身”了。不仅解决了社里的经济问题,还让大家都获得了数额不等的奖金,也给国家创造了税收,皆大欢喜。前几天我在南开大学图书馆的新书市集见到一本书,叫《小虫子》,作者庞余亮。这本书很适合儿童阅读。我问过这本书的责任编辑——人民文学出版社的杜丽老师,她说这本书首印8000册,不到1周的时间就卖光了。加印10 000册,1周后又加印了15 000册,印了一共是33 000册。这本书定价59元,除掉稿酬、折扣、印制和仓储成本,我大致算了一下,这本书起码每本书能净赚10元，总共就是33万元。所以，出版是具有经济属性的，出好书是能够赚钱的，关键是要做好。

三、出版的职能

（一）政治教化和舆论引导

出版承担着教育读者、引导读者的职能，具有明显的思想性和倾向性，是出版政治属性的一个具体体现。我们出书为了什么？是引导读者、教育读者。我们为什么要上学？上学的目的就是为了求知，让自己丰富起来，成为一个健全的人，将来在社会上能够施展抱负。这就是我们受教育的目的。出版也是一样，目的是教育读者、引导读者。《小虫子》这本书为什么要出？就是考虑到现在孩子太孤独了，孩子的负担太重了。从学校回来之后，有很多作业，家长逼迫着孩子在写作业、上课外班。孩子跟大自然的接触越来越少，自己的乐趣越来越少。所以，《小虫子》本身就在讲昆虫的故事，就像法布尔的《昆虫记》一样。我读了一部分，感到非常亲切。书的内容确实特别有意思，写蚂蚁、天牛等一些小虫子的习性等，作者观察得很细致。我觉得这本书既能让孩子放松精神，其写作方法也对学术写作大有帮助。

谈到这里，我想起陆费逵的一段话，陆费逵字伯鸿，是著名的出版家，中华书局的创始人。他说："书业商的人格，可以算是最高尚、最宝贵的，也可以算是最卑鄙、最龌龊的。此两者之判别，唯在良心上一念之差；譬如，吾人如用尽头脑和心血，出一部有价值的书，贡献于社会，则社会上的人们，读了此书之后，在无形中所获的利益，定非浅显；反之，如以诲淫诲盗的书籍，贡献于世，则比其提刀杀人，还要厉害，盖杀人不过杀一人，恶书之害，甚于洪水猛兽，不知要害多少人。所以，我们当刊行一种书的时候，心地必须纯洁，思想必须高尚，然后才可以将最有价值的结晶，贡献于世；否则，不但于道德方面要抱缺憾，即自己良心方面亦受责罚。"

所以,大家看中华书局之所以成为百年不衰的一个出版社,其实跟陆费逵的出版理念有极大的关系,就是不出坏书,一定要出有益于人类、有益于社会的书,让人读了能够从中受益。出了坏书,即使你赚了钱,在道德上是会受到谴责,在良心上也是过不去的。

所以说,出版本身具有一定的政治导向。我们是引导读者,是帮助读者,我们做的是有利于读者提高精神境界、知识水平的工作,所以必须严谨。例如,一些书封面上的英文名,一定要审得特别细,是不是准确无误,不然就容易出笑话。有个出版社前几年出了一本书,书名中有"雄安"一词。这本书就把"雄安"翻译成了"MaleSafety"(雄性安全)。这很明显是机器翻译的。书是2018年出版的,当时没人发现,后来被网友发现了,就发到网上去了,出版社紧急下架。这就是由于出版社掉以轻心,相关人员不负责任,导致一个很难挽回的影响。

我们再看一段叶圣陶的话,他在提到开明书店时说:"开明书店是一个私营的书店,当然要赚钱的,现在叫作经济效益,不赚钱而失了本,书店就办不下去,就要关门,还谈得上什么有发展,但是开明不光为赚钱。我们有所为,有所不为:有所为,就是出书和刊物,一定要考虑如何有益于读者;有所不为,明知对读者没有好处,甚至有害的东西,我们一定不出。这样做,现在叫作考虑到社会效益。我们绝不为了追求经济效益而不顾社会效益,我们绝不肯辜负读者。开明书店的读者主要是青年和少年,因而我们认为,我们的工作是教育工作的一个组成部分,一个不可缺少的重要组成部分。我们做的工作就是老师们的工作。我们跟老师一样,待人接物都得以身作则,我们要诚恳地以平等的态度对待我们的读者,给他们必要的条件,让他们成长为有益于社会的人。我们当时的确是用这样的准则来勉励我们自己的。"开书店要赚钱,但不光为了赚钱,出书、出刊物一定要考虑如何有益于读者。

举个例子,开明书店有一本特别有名的杂志叫《中学生》,在当时影响极大。每逢暑假的时候,大家觉得这本杂志会怎么办?大家可能会想到出增刊、讲安全教育,等等。而在当时,《中学生》杂志在暑假的时候自动停刊两个月,为什么?就是编辑部认为,放暑假了就应该让孩子去玩儿,就不要再看书了。暑假是一个很好的商机,但开明书店宁可放弃。所以说,有所不为就是明知对读者没有好处,甚至有害的东西,就一定不出。我曾写过一篇关于叶圣陶的文章,叫《论教师与编辑职业的异曲同工》。就是说出版物的本身也是教育工作不可缺少的组成部分。教师是要站在讲台上的,出版是在幕后的,出版是坐在自己办公桌前从事的教育工作。开明书店之所以能出那么多好书,实际上是有一种理念、信仰作为支撑的。开明书店后来到了北京,和北京的青年出版社合并,组成了中国青年出版社。直到现在,中国青年出版社依然是一个很有影响力的出版社,出了很多好书,从一定意义上说,这是对开明书店传统的继承。

(二)选择优化和物化职能

这指的是出版部门所承担的对各种各样的作品进行认真审核、分析、鉴别和选择,去粗取精、去伪存真,将有害的、低劣的稿件排除在出版大门之外,将经过编辑审阅加工、可供出版的稿件内容,录制到一定的物质载体或转化为数字形式,进行复制以供传播的职能。

出版是一种选择行为,不是所有东西都有出版的价值,需要我们在浩如烟海的出版选题中去选择、优化。传播学上有一个理论就是“把关人理论”。实际上,从事编辑出版的人就是“把关人”,之所以出了一些不值得出的东西,主要原因就是“把关人”的缺失。所以,近十年来,主管部门一直在采取相关措施治理这种现象,主要的原则是压缩规模、削减品种、推出精品力作。图书每年要进行质量抽查,今年的结果最近刚刚公布,最高的差错率达到 7.15/10 000。我们的合格标准现在是差错率低于 1/10 000,过去更严,是 0.3/10 000。到了

7.15/10 000，那就必须把所有的产品都召回、销毁，改错后重印。

所以，我们要优化选择、物化。要把那些有害的、低劣的稿件排除在出版大门之外，宁愿不赚钱，也不能出版。

(三)规范美化职能

与手机这类数字化阅读相比，图书的优势之一就是其规范性最强。书的生产流程是最复杂的。相比较而言，图书在文字符号、计量单位方面是最规范的，提供的知识是准确规范的，对于提高全民族文化水平起到了至关重要的作用。所以，一本书要做到体例、版式、字体、字号、符号、计量单位、名称这方面的规范统一，不能自行其是、自乱体例、自相矛盾，要给人留下专业、地道的印象。

凡是好的出版社，出的书就是与众不同，就是做得很地道。经常读这些书，会使自己的文字水平、对某些知识的把握得到明显的提升。所以，我们一定要读书、读好书。我们平时的网络阅读不是不好，而是良莠不齐、鱼龙混杂。我们的时间是有限的，所以，需要读一些好的、规范的书，当养成这样的习惯之后，就能潜移默化地提升自己的表达能力。现在普遍反映我们的文字水平、表达能力不容乐观，为什么？就是与我们平常接触的东西有关。所以，一定要读好书、名家名社的书，这样你就能不断提升自身的知识素养。我们将来如果进入出版社，在做书时也要精益求精，注意给人以美感和美的享受，不能粗制滥造、胡乱设计、胡乱编排。

(四)经济效益职能

作为文化产业的一部分，出版同样能创造物质财富，能够取得经济效益。事实上，好的出版物不仅不会亏损，而且能够赢利。就像我刚才举的例子一样，《小虫子》一本书就能赚到 33 万元。前面说得很详细了，这里不再展开。

(五)精神娱乐与审美职能

在工作、学习之余,人们需要阅读书刊、欣赏电视节目和文艺作品,以缓解压力,放松心情。因此,出版轻松而有趣味的读物和音像制品,可以满足受众休闲娱乐的需要;而出版高雅的文艺作品,可以提高人们的审美趣味,培养高尚的道德情操。

精神娱乐审美,是人的正常需要。我们在工作、学习之余也需要放松,需要愉悦心情、缓解压力。所以,我们出版一些轻松有趣的读物和音像制品,可以满足受众的休闲娱乐的需要。读好书的意义是什么?就是跟高尚的人对话。例如,读《论语》就如同面对一个睿智的长者,他向你娓娓道来,说得很亲切。他不跟你讲太多太玄的大道理,而是用平实、朴素的话语使你受到启发,得到教益。例如,在《论语》中,有好几个学生问孔子什么是孝?孔子没有直接回答,只是说"色难",就是不给父母看难看的脸色。因此,我们平时对父母和颜悦色就是在恪守孝道。孔子还回答"父母唯其疾之忧",意思是说父母最为担心的就是孩子的身体。那么反过来讲,子女爱惜自己的身体,不暴饮暴食,不搞危险的动作,不做危险的活动,让自己非常健康,父母不替你担忧,这本身就是在尽孝。所以,孔子给我们讲这些道理,我们觉得很亲切,这就是读一本好书,就如同和高尚的人对话。在读好书的过程中,我们的思想境界、道德情操也会得到提升。这就是出版的精神娱乐职能。

关于审美的职能,我们可以举鲁迅和郑振铎编辑《北平笺谱》的例子。鲁迅在 1932 年回北平探亲的时候,在琉璃厂买了很多笺纸。笺纸就是信纸,但其不是白色的,上面印了很多花纹和图案。这是一种木版水印的小品,具有丰富的内涵。鲁迅在北平买了很多,他觉得这东西太好看了,太值得汇集了,但是他也感觉到这些东西可能要失传了。为什么?因为西方的自来水笔和信纸都很便捷,人们不再乐意用毛笔和宣纸来写字。于是他觉得应该把这东西收集起来编成一本书。这个工作在上海进行不方便,他与燕京大学的郑振铎教授商量,两人一拍即合。郑振铎买了笺纸样张寄给鲁迅,鲁迅选择确定好之后再寄回来,最后一共选了332幅,编了6本,汇集成一部书,叫《北平笺谱》。当时很多人不理解,说你花那么多钱,卖得又很贵,岂不是"败家子"行为?但是我们现在看,鲁迅、郑振铎当时非常有眼光,这是一种独特的审美眼光,给人们带来了美的享受。而且,这是一种抢救式的行为。如果没有鲁迅、郑振铎的收集,我们现在就看不到这么丰富的笺纸样张,看不到现在都已经成了文物级的这些文房清玩。

四、数字出版展望

(一)什么是数字出版

最后,我们来聊聊数字出版的问题。什么是数字出版?数字出版是人类文化的数字化传承,其是建立在计算机技术、通信技术、网络技术、多媒体技术、存储技术、显示技术等高新技术基础之上,融合并超越传统出版内容而发展起来的一种全新形式的出版。其是一种利用计算机技术,通过数字化方式对精神文化产品进行存储、复制、传播的行为。

数字出版和传统的纸质出版有着明显的差别。其运用了数字化技术,是出版的一种新业态。我们过去基本上是用纸质材料做书,书有精装、平装、黑白、彩印等。但是现在很多内容储存、复制、传播,是靠数字化的手段来实现的。在这种情况下,我们之前对出版的很多惯常理解就要有所变化了。如书怎么编辑、怎么复制、怎么出售,等等。换句话说,数字出版给我们的出版行业带来了很多新的思考和新的问题。

(二)数字出版的特征

首先,信息储存量大,所占物理空间小。最早的数字出版是光盘式的。《中国大百科全书》,第一版一共74卷,都是16开本,一套下来要占满整整一个书柜。后来把其数字化之后就变成了 4 张光盘。当时还是用光盘，现在如果用 U 盘或者云储存的话，占的空间就更小了，甚至趋近于无。这么大部头的一部书就变成了数据，大家觉得很新鲜，省空间又省钱，纸质书一部要好几千元钱，光盘大概一百多元钱就可以了。这是数字出版的一个特征，也是它的优势。书就是很占地方的，书跟人不断争夺空间。我每一次搬家，最头疼的就是搬书。书太多了，而且搬家公司也嫌累，不愿给我搬，说你这不是搬家，你这是搬图书馆。所以，我每次都要跟人家讨价还价。因此，我就希望科学家能够发明一种材料来解决这个难题。什么材料呢？当我搬的时候，书就变得没有体积和重量了；搬过去之后，又能恢复其体积；我看的时候它有书的形态，我不看的时候就可以化为无形。这种可能性不知有没有，十有八九是一种不切实际的幻想，但是我总觉得还是应该去寻找新的载体，新的材料。

第二，传播无障碍。纸质书需要物理空间的转移，而数字化的东西则可以直接通过网络传输，十分便捷。

第三，超文本链接。最典型的就是二维码。现在的图书可以通过扫二维码在手机上看到一些纸质书没有办法呈现的信息。这些信息，通过扫描、链接，就可以呈现出来了，大大丰富了出版物的内容。

第四，互动性，数字出版物不是单向的阅读，它可以互动，这种互动往往还是实时的，作者、出版社和读者之间的联系更加密切了。

第五，低成本、高收益，数字出版物减去了材料和物流等一系列环节，省去了不少成本；它在网络上售卖，也在很大程度上解决了跨地域流通之类的问题，收益也相对更高。

第六，绿色环保。越是好的书，用的纸越精良，耗费的木材也越多。如印画册用的铜版纸，需要用特别好的木浆。造纸是高污染的工业，所以，绿色环保问题比较明显。这类问题，数字出版都可以解决。

(三)数字出版的类型

首先是网络出版,即把自己创作或者他人创作的作品,经过选择和加工,发布到互联网,或者通过互联网来放到客户端,供公众浏览、阅读、使用或者下载的在线传播行为。现在这种形式很新颖。有的同学可能尝试写过网络小说,据说有的人是高中读了3年网络小说,大学写了4年网络小说,还真赚到了钱。但是我觉得怎么说呢,网上的东西不是没好的,而是好的少。据说有的小说写了两千多章。为什么写这么多呢,就是因为要不断吸引读者,只能无限延长。这就比传统的连载小说还要厉害,但在这个过程中,小说的质量也就难以保证。

第二个就是电子书。例如,Kindle阅读器里面就存了很多电子书。就是以数字代码方式将图片、文字、声音、图像等信息储存在磁、光、电等介质上,通过网络或专用设备复制发行的大众传播载体。如电子图书、电子期刊、电子报纸、软件读物等。数字化之后,确实给传统媒体带来了很大的挑战和危机。这一点对于报刊尤其明显,就是很多人都看数字化的报纸和期刊,纸质的就没人买了。过去说“男报女刊”,就是男性读报,女性读刊物,现在是男性也不读报,女性也不读刊物了,都去看手机了。媒介接触方式和选择习惯发生了根本的改变。但是别忘了,无论怎么变,最关键的还是人,如ChatGPT说得神乎其神,但本质上都是以前的信息。其可以任意组合,甚至编造,但是其再智能,也永远代替不了人的创意。所以,我们要坚定一点,就是自己一定要强大起来、丰富起来,要提升自己的创造力、判断力和选择力。

再有就是手机出版。就是以手机为媒介的出版行为。手机和互联网的融合正在使手机媒体成为一个发展潜力巨大的出版平台。通过这个平台,可以进行图书的选题策划、编辑加工、信息发布、广告营销及售后服务等。如手机图书、手机杂志(期刊)、手机报等。我们大家都在不同程度地依赖手机。这对于出版来说是一种新型的业态,我们必须关注。其确实有优势,但也有劣势。现在来讲,我们还没有看到其本身能够完全彻底取代传统出版的新业态。

(四)数字出版的局限性与障碍

首先,数字出版需要具备一定的阅读条件。如网络、电源,断电断网了,就没有办法看了。第二,内容的不确定性。纸质图书内容是比较稳定的,其经过了层层把关和加工,数字出版的内容往往是不确定的,其处于变动状态,不断在修改。第三,是知识产权难以得到有效保护,影响数字出版的积极性。

再说说数字出版的障碍。第一,是传统出版企业对数字出版的认识水平较低,积极性不高,动力不足,大多采取犹豫、观望的态度。因为毕竟让人们改变这么多年形成的工作习惯,还是比较困难的。

第二,是资金不足。因为搞数字出版转型是需要很高投入的,其需要一些技术、设备及软件,没有高投入,寸步难行。

第三,是自主研发能力不足。往往依赖于外界的研发,有时候就会遭到漫天要价。因为出版社在技术上没有话语权,往往受到开发商的控制,导致企业的核心竞争力不足。

另外,数字出版还没有形成一个业界普遍认同的商业模式。数字出版的经营模式是什么,靠什么赚钱,怎么赚钱,并没有形成一个共识。我在出版社的时候,每笔开支要签字,例如,出了一本纸质书,同时要进行数字化,每本书数字化的报酬要 800 元。一个出版社如果每年出 200 本书就要花费 16 万元,这还不包括人工。而我们每年靠数字化赚的钱是远低于这些费用的,于是干脆就叫停了。如果有人需要,再专门提供。

最后,相关的法律法规不够完善,管理手段单一。我们对数字出版没有很健全的、很严密的法规。出版社在这方面缺乏足够的保障。商务印书馆长期以来就坚决不搞数字化,尤其是《新华字典》《现代汉语词典》等。因为他们认为数字化之后,纸质书就卖不动了,而且很容易出现盗版。这就有待于法律法规的进一步完善。

(五)对策与展望

第一,是政府政策的引导。

第二,以市场为依托,以内容为引领,提高数字出版产业的规模化、产业化和国际化水平,形成一批数字出版骨干企业,鼓励内容创新,打造一批具有高质量的数字出版物。只有质量高了,读者接受,企业赚钱,数字出版的模式才能真正令人接受。

第三,制定相应的财税政策和货币政策,鼓励数字出版企业增加科技投入,确立主流媒体在数字出版多元格局中的优势地位。

第四,充分利用科技手段,加大对数字出版管理的监督、引导、规范、查处,建立法律规范、行政监督、行业自律、技术保障相结合的数字出版管理体制。我们现在面临的一个很大的问题就是管理不到位。例如,现在网上图书打折问题,我坚决不认同这种方式。网上买书好处较多,如打折、配送到家,等等。但羊毛出在羊身上,打折力度越来越大,就逼着出版社高定价。因为出版社不能赔钱。所以,吃亏的还是消费者。对于这种情况,指望平台和出版社之间解决是不现实的,这就需要行业主管部门加以引导,出台相应的管理条例,保证市场的健康发展,否则是不利于我们出版好书的。

第五,跟踪高新技术发展,适应技术创新的新要求,加快立法进程,调整数字出版准入的审批条件。这就涉及政策环境、政策支持的问题。

第六,坚持标准先行。尽快制定数字出版标准、数字印刷标准,建立符合行业规范的数字出版业标准化体系,创造公平的市场竞争环境。我们要思考的是,数字出版的标准到底是什么?要有一套行之有效的行业标准,不能各行其是。目前,符合行业规范的数字出版业标准化体系还没有建立起来,很多标准问题还需要明确标准，只有标准统一了，后续的操作才能够规范化、完整化。

在将来的出版中，我们阅读纸质书会是一个比较奢侈的事。纸质书将来的功能除了阅读，还可能会体现在收藏、鉴赏、把玩的方面。纸质书肯定会逐渐消退，但是不会消失，因为新的传播手段不能完全覆盖旧的传播手段，从口语传播、文字传播、印刷传播、电子传播的发展过程来看，新的传播手段的出现并没有导致前一种传播手段的消失，纸质书亦是如此。

总而言之，数字出版前景广阔，大势所趋，但最为重要的不是技术手段的不断创新，而是出版内容的优质化、个性化、差异化。因此，最终决定数字出版命运的，仍然是内容。

以上就是我对出版与数字出版的一点浅见，欢迎大家批评，谢谢同学们！

感受非遗的艺术魅力

马知遥

讲座时间:2022 年 11 月 15 日

专家简介

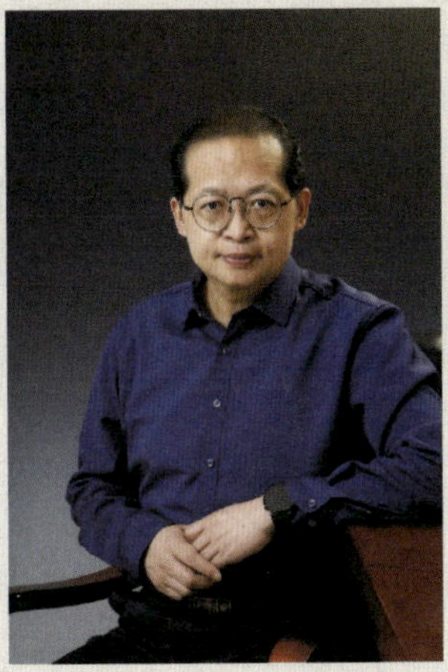

马知遥,70 后诗人、评论家、民俗学者。天津大学教授、博士生导师、青海省昆仑英才。建筑文化遗产传承信息技术文化和旅游部重点实验室副主任;陕西师范大学人文高等研究院特聘研究员;中山大学非物质文化遗产研究中心学术委员会委员;天津理工大学美育教育中心兼职教授;天津市非物质文化遗产保护协会副会长;中国文艺评论家协会理事、中国诗歌学会理事。天津大学首届求是教学楷模奖得主、天津市优秀教师。曾获得第八届高等学校科学研究优秀成果一等奖(合作),天津市、山东省社会科学优秀成果一、二、三等奖,中国文艺评论奖优秀成果二、三等奖,泰山文艺奖。主要研究方向:非物质文化遗产前沿理论和实践、传统村落保护和研究、国际中文教育。主持国家和省部级项目多项;以第一作者或通讯作者发表论文 280 余篇,出版专著和主编丛书共计 30 余部。

一、认识非遗

联合国教科文组织颁布的《保护非物质文化遗产公约》上定义，非物质文化遗产(以下简称“非遗”)是被各社区、群体，有时是个人，视为其文化遗产组成部分的各种社会实践、实践活动、观念表述、表现形式、知识、技能及相关的工具、食物、手工艺品和文化场所。

首先，非遗是世代相传而没有中断过的，而中断过的只能称作被修复的传统文化。在各社区和群体中，以及与自然和历史的互动中，一定注意其是被不断地再创造的。非遗是随着历史的过程有意识地进行变动与发展，不是一成不变的，更不是所谓的原汁原味。因为在我们国家非物质文化遗产保护的团队中，有一批人的观念比较固执，认为非遗必须要原汁原味、一成不变地保护。但是，事物的发展总是随着历史不断变化，非遗只能是在保持自己过去的核心基因——文化基因的基础上，调适性地随着历史变化，完成活下去的理由，否则很多的文化会随着历史的发展被淘汰，之所以说要保护其文化多样性，其实是保护其再创造性活力，这样才能维持其活态性，这是非遗的重要特征。

同时，还有一个重要的概念，就是社区和群体要不断地提供认同感和持续感。过去的中国延续了两千多年女人裹小脚的习俗，如果这种习俗被归为非遗，去活态传承，让所有的女性重新裹上小脚，人们愿意吗？其实大家的本能已经否定了女人裹小脚这种延续了两千多年的陋习，因为没有社区和群体愿意再持续地认同它了，所以，其不能成为非遗。这种陋习是对女性身体与精神的折磨和摧残，是在当时的男性宗法社会制度下对女性的一种束缚，类似一种残酷的刑法，树立了男性的尊严，去除了女性的自由，因此，其就已经失去了存在的理由，得不到社区和群体的持续认同了。

最后注意，非遗保护的初衷是增强对文化多样性和人类创造力的尊重。在地球村的时代里、信息化时代里，我们会受到各种文化的冲击，如果中国文化受到西方文化不断地侵蚀，我们甚至只过洋节，慢慢忘记了我们传统的节日，在这种假设情况下，文化会被同质化，最后成了他们的附庸，这是每一个民族和国家不愿意看到的。从这个角度，联合国的政策让我们认识到文化在地球上的生命力，也是对每一个民族、每个地区人们创造活力的认可和尊重。

判断一个事项是不是非遗，具体来说，有四个重要的核心词。

第一，要世代相传。有一位被联合国授予的民间艺术大师，在评定非遗时却遭到了拒绝。因为这位大师是自学的技艺，现在60多岁，一套手艺都是通过各种资料、视频或者各种课堂中学来，没有三代以上的传承，也没有传承谱系，更没有百年以上的历史，何以成为具有悠久历史文化的非物质文化遗产？所以，我们要注意，不能评为非遗的技艺并不代表手艺不好，只是不符合联合国教科文组织和我们国家规定的非遗标准而已，其可以在其他行当去评定。

第二，要得到社区和群体的认可。长期的肯定可以让其自觉地传承，比如道教、佛教、伊斯兰教，这些属于被国家认可、被主流文化认可的宗教文化，不属于民间文化。还有一些民间宗教，其混合在民间节日、民间仪式和民俗活动中，是具有巨大民间性和社区性的，其通过音乐、舞蹈、戏剧的方式表达，这些是可以被列入非遗的。天津有大型的民间花会，这些花会常常是围绕着天后宫——北方最大的妈祖庙举行。到了每年的农历三月二十三日，即妈祖诞辰前后，有很多虔诚的市民要赶到这里，给妈祖过诞辰。这时会有很多的民间花会，通过祭拜民间神灵来寄托人们的精神向往，有庙就形成了集市贸易，成了丰富城市文明最早的基因，这是具有非遗性质的。

第三，互动和再创造。在非物质文化遗产进入人类名录的时候，就不是个人的资源了，而是全人类的资源。所以，让这些非物质文化遗产传承人享受到国家法律的保护和权益后，还要有义务开门授徒，把自己手中的技艺传播给下一代人，这是我们必须倡导的。如果把非遗作为私产藏之高阁，带入生命的最后尽头，这是很不负责任的行为。非遗保护法中有黄牌警告状的规定，如果传承人没有履行义务开门授徒，会根据实际情况从非遗的名录中去除。

第四，认同感和持续感。必须要广大人民群众对它认同，喜欢它，愿意接近它，同时还要使用它。非遗发展到今天，我们非常欣喜地看见非遗项目在网络上的传承，后来经过调查发现，很多的非遗消费者主要是80后、90后，甚至是00后。在2018年，我们做过一次全国布老虎的非遗传承人研培。有一天，我接到一个电话，是来自上海大学的一位教授，她邀请布老虎班的同学到上海，展示布老虎的作品。最后在研培班结业时，我们动员布老虎的巧娘们带着她们的作品去往上海，所有的作品都被售空了，这给了我很大的启发。

我原以为这些来自乡间的、被人遗忘的母亲艺术是没有市场的，它显得那么土气、乡气，大红大绿。但是随着时代的发展，这些家庭中的女性利用自己的巧手，依然塑造着母系氏族时代特有的老虎图腾崇拜，这是虎文化崇拜的活化石，是具有地方性特色的非遗。布老虎的造型和色彩依然保留着原始样式，材质上做了更文明化的处理，改换了它里面的各种杂草，用了十几种可以保健的中草药填装，城里的孩子们非常喜欢。在最摩登的大都市上海，我们的布老虎受到了空前欢迎。越是原始的，却越是时尚，越具有魅力。

那么了解到辨别真假非遗的四点后，我们再来看非遗涵盖的内容有哪些？它包括现在流行的十大类，主要有民间文学、民间音乐、民间舞蹈、民间戏曲、民间曲艺、传统的技艺、传统美术、民俗、传统中医药、传统游艺和体育。

二、走近非遗

因为非遗的项目非常丰富，在这里主要讲授传统工艺类的非遗。

传统工艺的非遗之所以能够在今天成为我们各大新媒体和各个媒体窗口展现比较多的项目，就是因为它从民众一开始生产，就带着很强烈的交换价值和商业价值。比如现在给大家展示的这张图片，是山东沂水的布老虎，在山东当地独一无二，它用30多种金丝线纯手工制成，其中，长长的脊梁骨是用金色的丝线手绣材料，最后垒成一个竖立起来的尾巴。

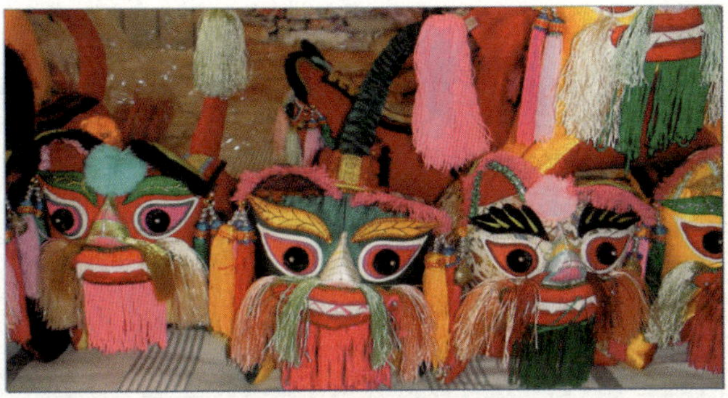

它的额脸面、柳叶的眉毛、粽鼻都很有特点，布老虎和端午节有很大的关系，粽子是辟邪的。另外，老虎作为凶猛的动物，在中国民间却有了 7000 多年的崇拜历史，老虎崇拜成了中华民族图腾崇拜的一部分。从最早的考古发现，我们的祖先在去世的人周围会用贝壳去垒白虎的造型或青龙造型，当对龙的崇拜进入帝王家以后，老虎的崇拜便逐渐走向民间。

布老虎是中国百姓，尤其是民间生育的保护神。在一个孩子百天时，往往会送上老虎鞋、老虎帽、老虎枕头，来保佑孩子平安。所以，在很多大一点的孩子记忆中，都会有老虎这一形象。

我所讲的第一张画，作品由巧娘解祥芳制作，她因为残疾，30 多岁还没嫁人，跟着她的母亲和姥姥一直在家里做布老虎，做得越来越精美，街坊都知道她。所以，每次有人想要布老虎时，都会来她家里。她曾经告诉我，她很自豪，最困难的时候，家家都吃不饱，她凭借自己的巧手缝制布老虎，赢得了一家的富足。

而且她的布老虎有一个特点，即每只布老虎尾巴里面用红布缝制了一小粒朱砂。朱砂是很贵的，但是即使这样她也要缝制进去，因为她认为布老虎只有缝了朱砂以后，才会有真正的辟邪功能。在布老虎的屁股后面，也缝制一个开元通宝的大钱，她说那叫“拉金拉银”。后来我看见了很多不同的布老虎，都很少见到这样的造型。她说，想要人们感受到智慧就在民间，吉祥无处不在，所有的事物都可以化解为心中对美好生活的向往。

在中国的民间，百姓们有很多智慧是不容忽视的。我曾经带着学生去做田野调查，在山下，有一位老大娘在卖各种玩具，玩具中有很多十二生肖的造型，其中，有一个用木头做的黑蜘蛛造型。结束了一天调查后，老大娘还在卖玩具，我便问了老大娘，有人会喜欢蜘蛛吗，有什么寓意呢？大娘说了一句话，让我至今难忘，这也是科普上没有讲到的。她说了一句“知足常乐”，这是一个谐音梗。我们常常用谐音梗，但是又常常忘记了，它就充斥在日常生活中，充斥在我们的民间文化中。

在民间，祖先早就把吉祥放进了我们的日常生活中，等着我们去发现。蝙蝠，在西方文化中是吸血鬼的化身，但在东方，我们称为“福”，福从天降。这是为什么呢？在中国来看，像蛇、蝙蝠、老鼠这样比较丑陋的动物，人是无法把它们消除的。这些动物是与我们共存的，为了化险为夷，人们把它们转换为吉祥符号。

看这张图片，这只大老虎是 2018 年全国的非遗传承人班 40 位巧娘一起用 3 天时间做成的，长 2.5 米，高 2 米，用了几十斤棉花。老虎的眼睛是渐变色的，造型参照了山西芮城杨雅琴的布老虎设计。同时，其他的艺人们也都把自己最巧妙的手工设计编在了上面。这只布老虎名叫洋洋，本来还想再做一只叫北北的布老虎，但是后来放弃了这个想法，因为我们找不到给它安放的地点。就像我们目前的非遗文化一样，我们在极力保护它，但是我们是否能够真正做到让它有一个安身立命之处，找到真正具有生命活力的地方，这是值得我们思考的问题。

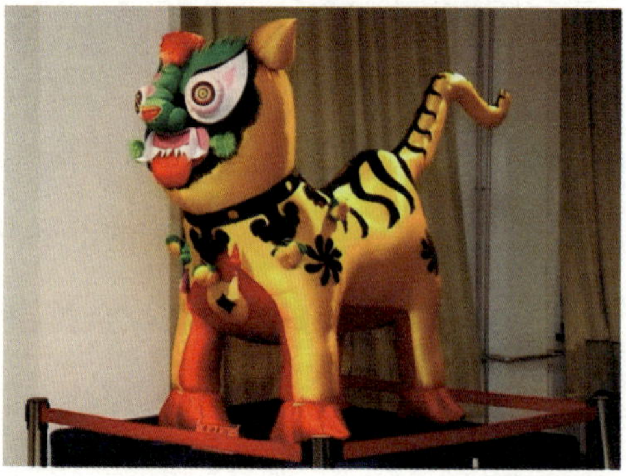

这是当年布老虎班山东聊城学员制作的，他给布老虎加了眼睫

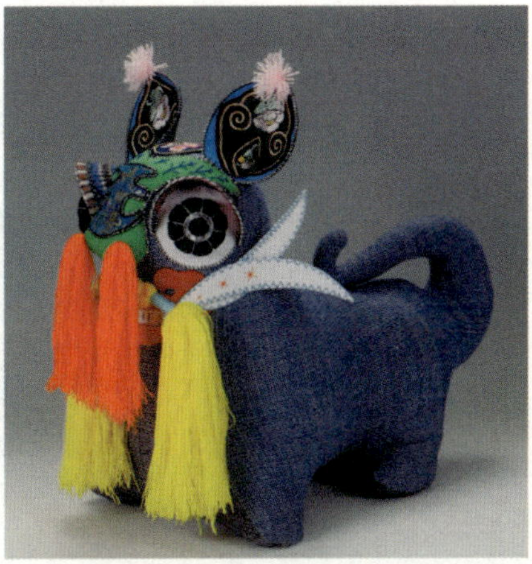

毛和眼皮，使老虎显得越发憨态可掬了。中国老百姓把老虎这种凶猛的动物，转换为玩具，戴在孩子头上，穿在孩子身上，踩在孩子脚下，使其成为保护神，这是多么值得尊重的民间创造啊！人们把对生活的希望寄托在这种创意下，在传统之中，不断地对它进行修饰。这张图片的作者叫李安玲，是一位非常执着的传承人，也是我们班上非常优秀的学员。她挖掘出了聊城当地民间流传不变的一种造型，没有借用其他地方的布老虎特点，除了眼睫毛和双眼皮，布老虎上还绣着牡丹造型的耳朵，这种耳朵的设计有着挡风遮雨的寓意。

这是我们毕业展上绣娘们制作的布老虎，有老虎头、老虎帽子、老虎衣裳、老虎围兜、老虎鞋等各种造型的作品。它们来自 14 个省份的设计元素，所以，布老虎造型都不一样，有的是南瓜眼，有的是立体的，有的是扁平的，也有亮晶晶的。

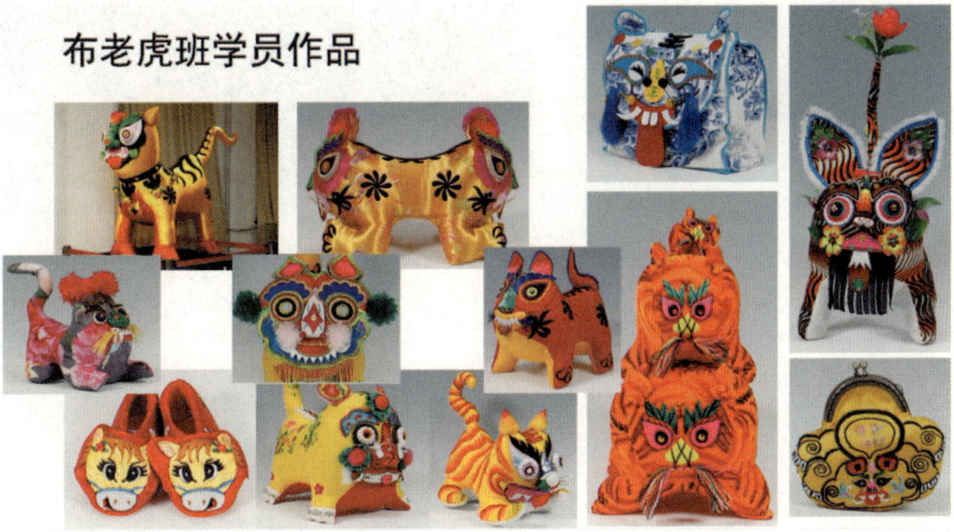

毕业展（布老虎）

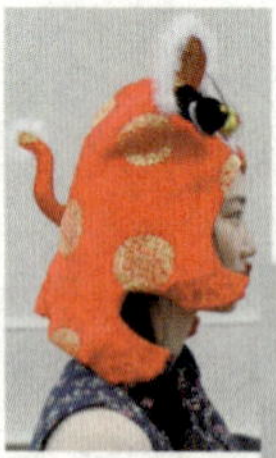
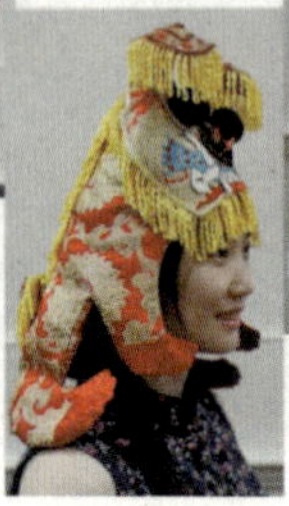
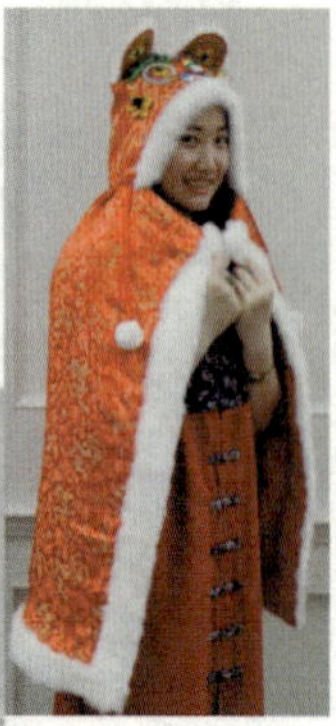
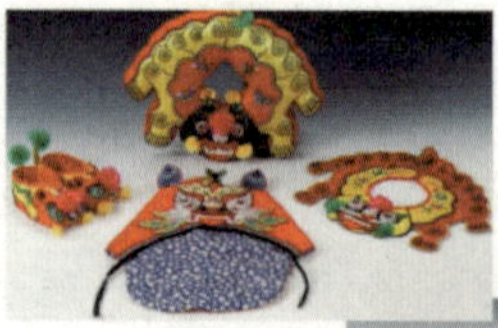
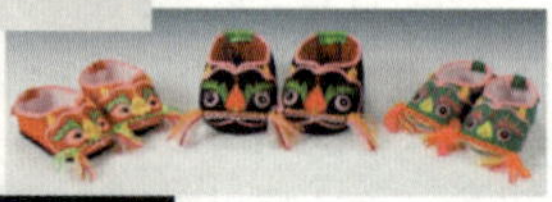
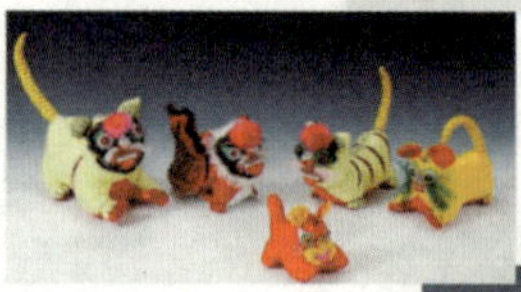
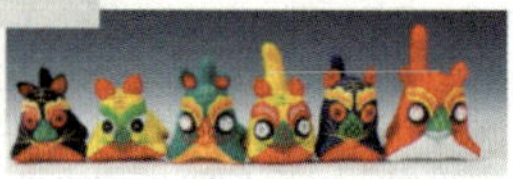

下面的图是我们面塑研培班传承人的作品，他们用面做鱼。这些面做的鱼，蒸熟后也是可以吃的。如果想要长时间收藏，他们就要放一些具有凝固作用，且可持续性的材料，让它们成为装饰品或工艺品。这是武财神关公，是姚鑫庆的作品，用一种微雕的方式制作而成。这是山东东营杨梅的省级传承作品。前几天我父亲做寿，我专门从她那里买的一件作品。每年家里老人做寿，我都会从他们这里订购一件寿桃作品，这都是用面粉做的，是可以吃的。

作品展示

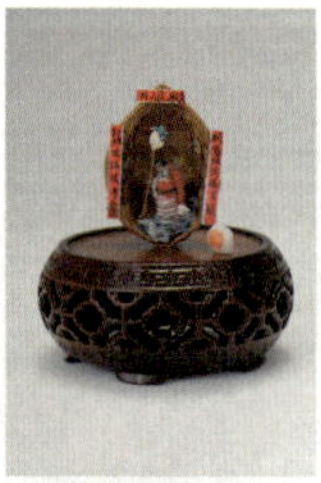
钟馗当下的生活

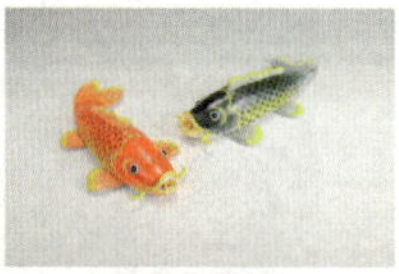
富贵有余

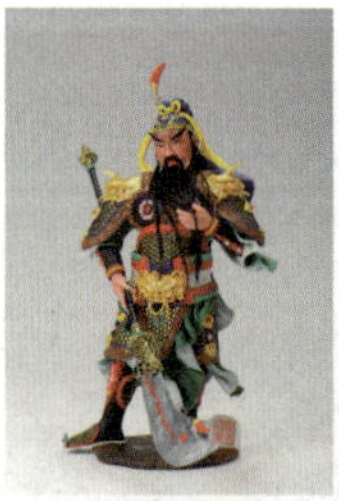
武财神

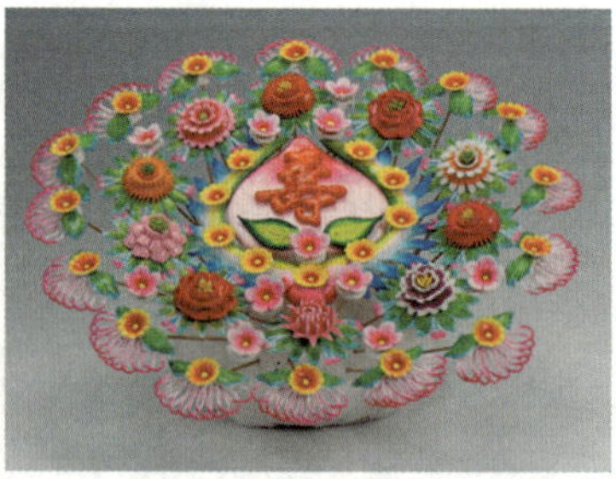

这个作品挂满了大大小小的葫芦，从局部看，上面还有蜻蜓和螳螂。作品名字叫紫气东来，描述了一个鸟语花香的园子，这是用刀雕刻出来的，非常壮观。

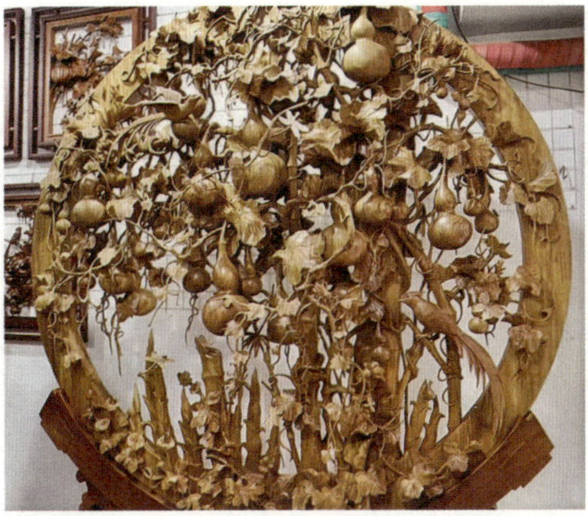

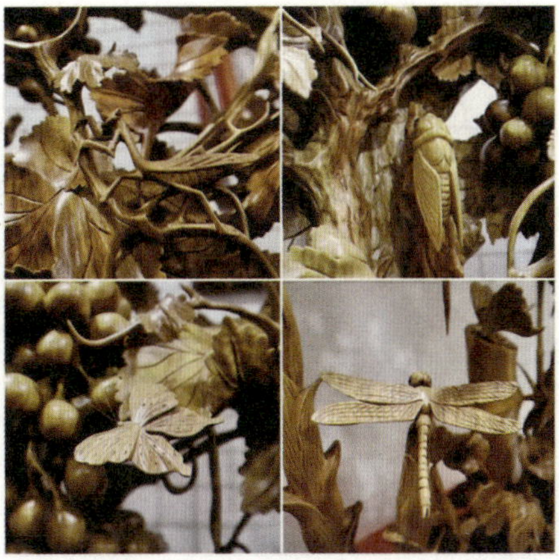

三、感受非遗

先看这三张图片，老虎的鼻子是粽鼻，这个设计和端午节有关，因为老虎也是可以用来给孩子辟邪的。然后，它鼻子上有一个蝴蝶图案，寓意着长命百岁，是用了蝴蝶“耄耋之年”的谐音梗。

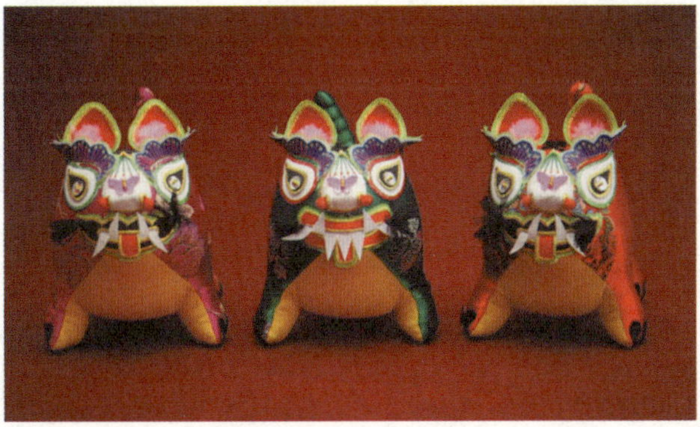

这个造型被称为璐王虎，是刘海兰大姐的作品，根据当地的传统造型把它挖掘出来，然后推广，设立品牌。这位大姐的故事值得一提，我十年前在乡村做调查时，她当时在县城路边开了一个小的门店，我们就是在这个门店里认识的。

而这张图片是2018年中央电视台到研培班进行采访时拍摄的，我邀请了当年已经68岁的刘海兰大姐从她的家乡来到天津大学，给在场的所有学员做现场演示，缝制她手中的布老虎。虽然她的布老虎造型眼睛是平面的，但是因为它换成了这种晶亮的扣子，就显得闪闪烁烁，一下子增色不少，这是她对传统的再创造和调试性修改。

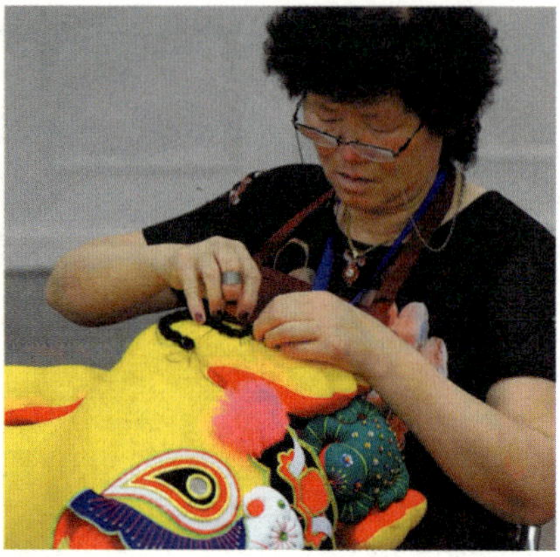

原来的材料都是玻璃碎片，孩子很容易被划伤，于是换成了这种金色的纽扣。同时，她在接受采访时也告诉大家布老虎的造型应该怎样制作。后来大姐说道："我没想到我能上电视，更没想到我能到中国最好的大学之一天津大学来，当学生，上一个月的课。"她当时说得非常哽咽，因为她这一生最遗憾的事情就是没有上过学，在家里跟着妈妈和姥姥一起学做布老虎，最后嫁了人，成了家，抚养一对儿女成才。

她又说："马老师，十多年前你去的时候，我一年还能卖两万多块钱的布老虎，但是现在一年也就能卖一万五。"虽然赚钱变少了，但是这件事情对刘大姐来说并不可怕，因为她的徒弟多，徒弟们把手艺都学去了，他们也在卖布老虎，她用别的手艺在养家糊口。现在她的公司有260多名员工，大家分工配合，有人缝制布老虎的眼睛，有人缝制布老虎的耳朵，然后把所有的零部件收集起来，刘海兰再和她的几个徒弟一起把整体的内容装在一起，体现出一种"村民集体劳作+传承人再加工"的生产销售模式。

在这个故事中，我们看见了中国乡村老大娘的智慧，她有着很强的经营头脑，在一次交易会上，她把自己的枕头产品带到了现场，赢得了一笔400万的订单。她用这笔钱来反哺我们的传统工艺布老虎，反哺我们的非遗。因此，传承非遗的艺人，他们不仅要养活自己，他们还要把非遗再传承下去，并从非遗中得到回报。所以，可以通过别的方式来促进保护，如其他现代创意作品，让它们在市场中流通，来回馈我们的非遗，让我们的非遗往前再进几步，而不是守在自己的非遗手艺小摊子上，任其发展下去。

如果某项非遗已经没有多少人问津，还要保持过去的原汁原味，只会让人们失去传承的信心和理念。所以，我们传承过程最关键的是传承人，当传承人带着文化自信去传承非遗时，他才能把传承的非遗手艺保护好，发展好。如果作为传承人，即传承项目的保护主体，失去了对文化的信念，他怎么能让这个项目世代相传呢？长治当地的一位领导在西欧考察时，买到了一个很像刘大姐设计的枕头。他便问刘海兰："你能证明这个枕头是你制作的吗？"刘海兰便打开它，从枕头的小孔里把缝线撕开，然后手探进去拿出一个白条，这是她当年缝制枕头时留下的"中国刘海兰制造"。我再一次为大姐叫好，她具有明显的民间传承人对于自己知识产权的保护意识，当人们把她的作品全部拿走，她把名字巧妙地留在了隐蔽之处，这是对自己的一种保护，是对自己作品的一种尊重，也是对非遗文化传承发展的一种诠释。

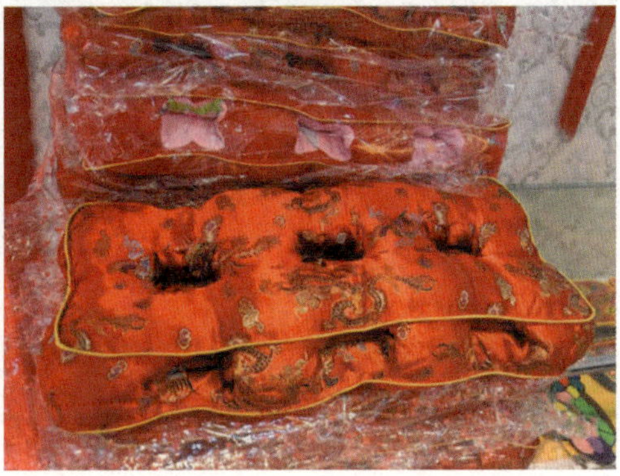

第二位人物是山西芮城的杨雅琴，她也是布老虎的艺人，靠着自己的布老虎手艺养活了一对儿女，在乡村盖了七八间大房子，因为买她作品的人很多是国外来的，还有从全国各地赶来的。如果去她村里，路上泥泞，很难走。所以，为了满足大部分客户的需要，她在城里买了一个大房子作为展厅和工作间。这是10年前我拍的照片，10年后，我到她家再一次拜访她，她和她的母亲正在一起做布老虎，卖布老虎挣的钱，她给母亲每月发3000块钱，她每月6000块钱。

她手下还有几个徒弟，都是她的邻居。其中，有一个邻居比她年龄还大，邻居说："雅琴，我和你都是嫁到这个村里的媳妇，你做了10多年的布老虎，我看经常有人到你家来买它们。现在，你的房子也盖起来了，城里也买了房子，我就觉得很羞愧，感觉自己白活了。我嫁过来以后，除了打麻将以外，一事无成。你能收我做徒弟，我来帮你做布老虎，然后自己也挣些零花钱。"这张图片里的布老虎是杨雅琴给孩子做的，叫围兜兜。围兜兜是一只平面小老虎，它抬着头，显得非常可爱，呈现出小孩子往下看的视角，而这种孩子的视角恰恰显示出我们民间艺人的童心。

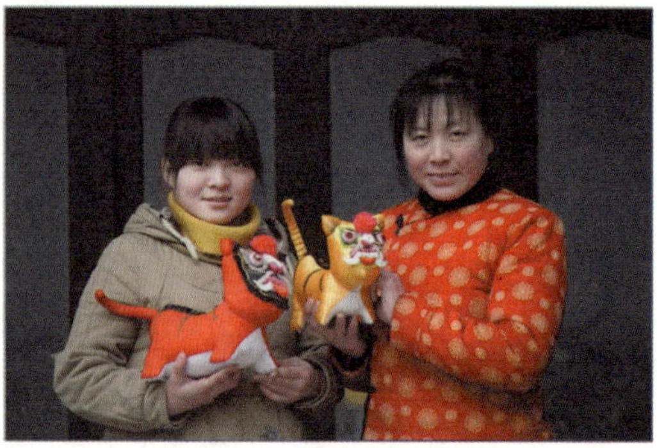

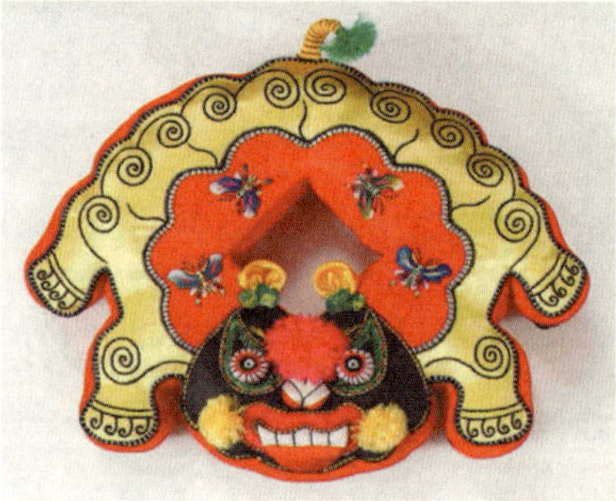

李霏夫妇是葫芦班的传承人，当年培训结束以后，我们便回访了他们建立的葫芦基地。这个基地是在研学班的启发下设立的，他们在自己原来的葫芦坊周围空地上盖了一间葫芦展览馆，把最优秀的作品留下来，作为展品，吸引游人来这里观赏，参观的客人们也可以向他们订货。通过这种方式，他们解决了13个聋哑人的就业问题，这些聋哑人通过学习手艺，找到了生存之道。同时，他们也有大概60多亩的葫芦种植田，帮助了村民创收致富。

这是我们天津的葫芦庐，是国家级传承人赵洧的作品，中国最大的葫芦博物馆也是他建立的。这里全是从世界各地购置收藏来的各种葫芦，可见他

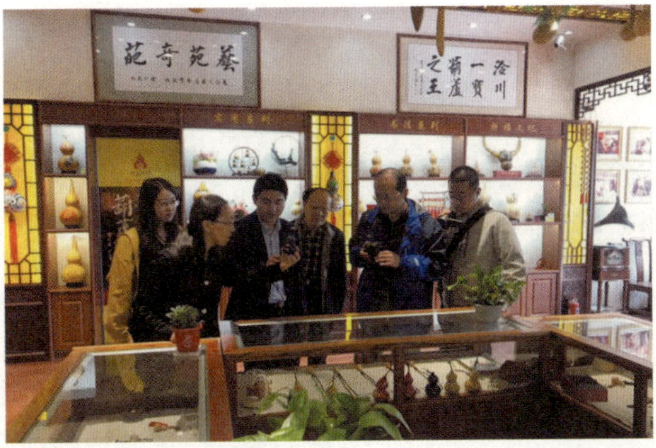

对葫芦文化的热爱。葫芦一旦有了精湛的工艺品附加其上，就成了无价之宝。因为它们都是纯手工制作而成的，所以独一无二。历朝历代研制收藏葫芦的名家中，他们对葫芦价值都是赞词。赵洧的葫芦基地里也有葫芦酒、鼻烟壶葫芦、茶叶罐、茶盏等创意产品。

葫芦工艺产品种类多，既可以把各种造型、复杂的工艺结合在一起，让它显示出不菲的价格，同时，又可以让普通百姓使用，所以，它有从低档、中档到高档三类级别的产品。因此，葫芦工艺走出了一条让非遗进入民间、进入生活的道路，让大家在把玩使用中获得一种生活的乐趣。

我曾经在一个展览会上看到一个小小的建盏，卖 4 万块钱。过去的建盏是人人可以使用的，是用来喝茶的杯子，现在却因为它是国家级非遗，就把它束之高阁，称它为奢侈品。非遗一旦走奢侈品的路线，就是自断生路，这远远脱离了非遗保护的初衷。非遗本应该是在民众的使用和认识中不断发扬壮大的，我们不应该把它当成奢侈品，让它远离普通

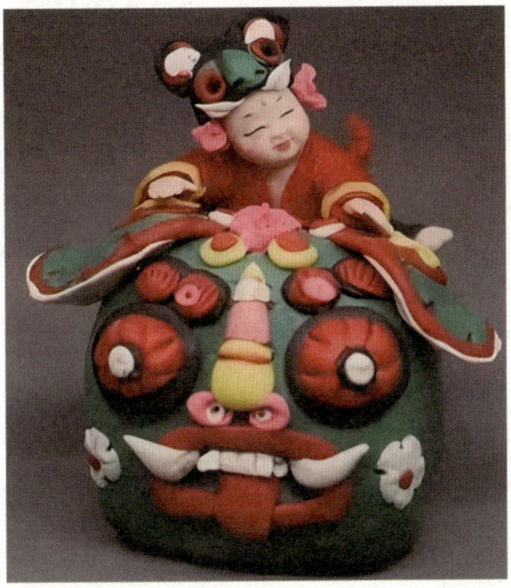

民众。

图片上是一个戴着老虎帽的小孩，正骑着大老虎。这些老虎帽和老虎造型是我们布老虎班的刘玉伟同学设计的，但这个作品是用面完成制作的。他将面元素与布老虎造型元素结合起来，用自己传统的技艺手法把它重新塑造，便有了一种别样的风采。

刘玉伟的这款老虎年手办卖得非常好，而且被冬奥会组委会看中订购了，当时就给他带来很大的收益。在疫情当下，如何让非遗有强劲的生命力，是我们需要思考的问题。一方面，可以通过网络的方式寻找非遗的前景，但需要大胆的创新；另一方面，可以借鉴其他的传统非遗，为自己所用，但是核心的技术必须保留，这一点非常重要。

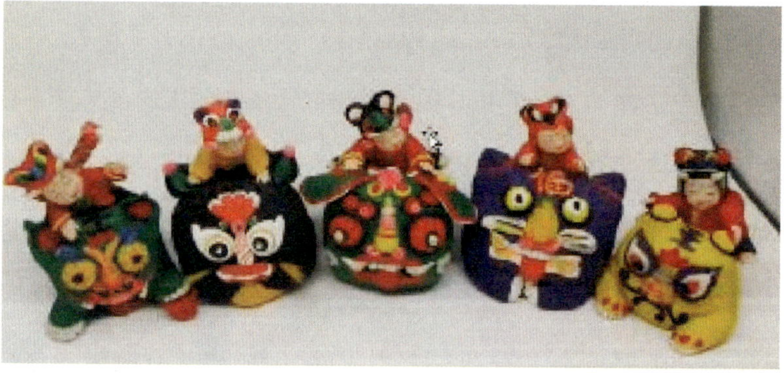

这件作品是我们老虎班少见的男性创作。冯豪强是老虎班的男班长，他把布老虎变成了一只憨态可掬的小老虎，然后把它的身体拉长，变成了一个保健锤。这张图片也是他的作品，他的灵感来源于洛阳博物馆的镇馆之宝——貔貅。从貔貅设计中吸收灵感元素，再结合自己的面塑手法来塑造它，重新复原了貔貅的造型，而且新添了别样的风采。这件作品也为非遗传承人提供了一种全新的道路。

很多人认为素材越来越多，非遗就没有可以创新的方面了，但实际上我们可以把博物馆里的镇馆之宝，或者国宝档案里古老的造型元素，用我们

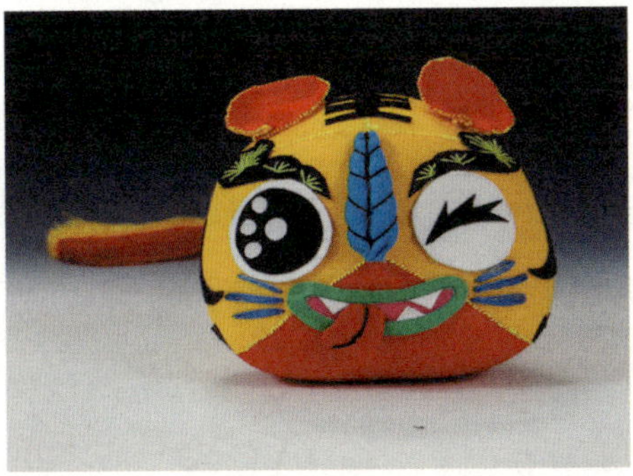
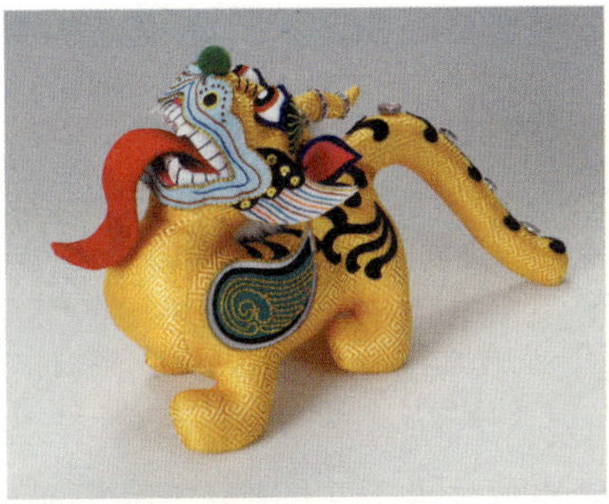

现在的非遗将它们鲜活地呈现出来。这既是对那些沉寂多年国宝的再宣传与再传播，也是对我们非遗手艺的一种创新和挑战。这拓宽了非遗前行的方向，也打开了我们的题材面。所以，在疫情常态的背景下，通过举例来告诉大家华夏的非遗到底如何持久地发展，希望这些故事能够启发到更多的传承者。

四、保护和传承非遗

非遗传承人还居住在黄土高坡，在这样的窑洞里生活着。依然想起十多年前我去采访 84 岁的崔永清大娘。她是位布老虎艺人，她家在村子里高高的坡上，因为年老的原因，她已经走不下来了。采访当天，我们爬了有半个多小时，到她家里做了一天的摄影和录音。崔大娘给我们仔仔细细地还原了渲染整只布老虎的方法，我们也买走了她家里的各种手工制品。现在我仍然记得崔大娘当时的话："你如果路过郑州，一定帮我问候一下倪宝诚先生，

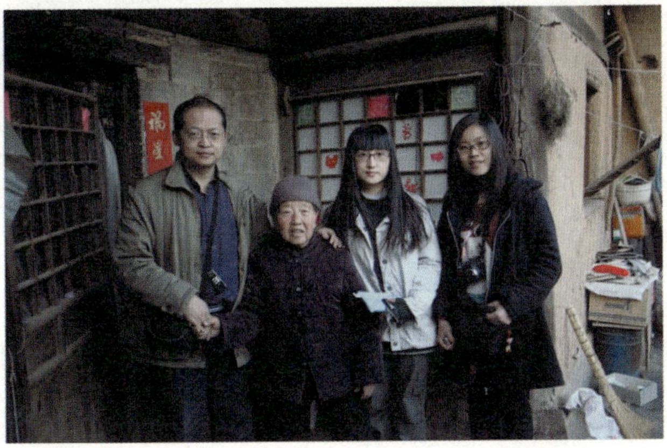

他每年都要到我这里买走很多的面塑、泥塑作品和布老虎。可是他已经5年没有来了。”

2018年，当我重新建立全国布老虎班的时候，怀着忐忑的心情给崔大娘打了一个电话，接电话的是她的儿子，告诉我们崔大娘早已去世的消息，她还有一个徒弟叫张红立。于是，张红立来到布老虎班，她继承了崔大娘的渲染渐变色的布老虎手艺，是班里一位很出色的学员。

后来我去了一趟河南郑州，拜访了倪宝诚先生，并把崔大娘的情况告诉了他。75岁的倪先生听完我的故事后，非常感慨。他说：“原来我还能走动的时候，经常到乡村去买她的作品。”他的房间四壁，包括他其他的房间里都摆满了各种泥塑、玩具、面制品和各种手工的工艺品，总共有3万多件。所以，倪宝诚先生也被称为中国中原大地河南非遗的保护神。

倪先生说：“现在我75岁了，跑不了多远了，所以，以后非遗的保护要仰仗这一代的年轻人了。”随着国家二十多年非遗保护工作的开展，一代一代的年轻人，已经开始加入了我们非遗保护的行列。在教育部和文旅部的共同努力下，建设了非物质文化遗产学学科，很多高校也已经开始设立了本科和研究生专业。年轻人可以告慰老一辈人，那些一辈子奋斗在中国传统文化、民间文化保护前线的一代人，让他们感觉到年轻同行者的力量。

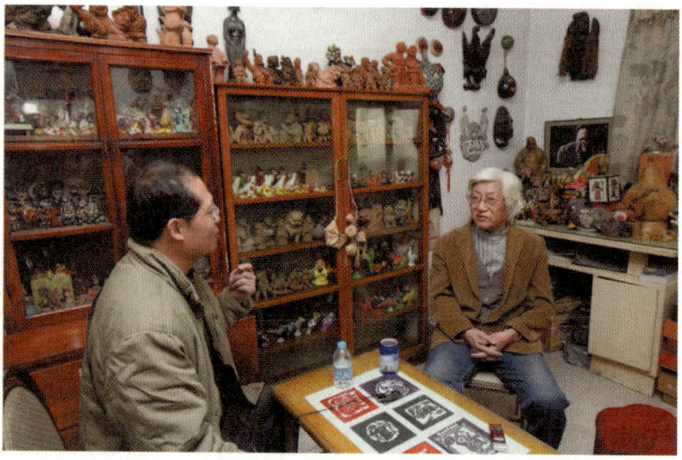

非遗就在我们生活中，只要我们留意生活，就会遇到非遗，每一个人都可以成为非遗的使用者和保护者。非遗时时刻刻就在我们身边，可能它是时尚旗袍上绣制蓝印花的图案，是旗袍上中国传统的盘扣，是耳坠上的民间图案等。随着非遗越来越融入当下的生活，我们应该呼吁人们接触非遗、热爱非遗、消费非遗。如果我们自己都没有认识到非遗的价值，那么，怎么能够更长久地传承和发展非遗呢？比如，现在有众多机器化生产的布老虎，其制作成本低，所以价格也低。但是，如果我们仅仅因为它便宜就去购买，其实是对我们保护下来的纯手工布老虎的伤害。

所以，我们应该明白，纯手工的布老虎是更有价值的，它是带有母亲温暖的、带有家乡记忆色彩的手工制品。正因为它独一无二，才显示出它的无价之美。所以，我想告诉大家，让我们大胆地走进非遗，去购买纯手工的非遗作品，不要被机械化的、千篇一律的、拷贝式的、没有多少文化价值内涵的工业品带偏，我们应该给传统的手工艺品一条活路。这样的购买行为对非遗传承人是一种最大的关怀，这样他们才能享受到非遗带给他们的荣耀。

最后，着重说几点学术上的误区，第一，没有原汁原味、一成不变的非遗。因为任何文化的发展，都有自己的发展规律，都是在稳态中不断地求变的。第二，非遗作品不能成为奢侈品。第三，非遗传播不等于非遗保护。现在看到很多的媒体报道各种非遗的消息，但这不是保护，而是传播。真正的保护是做一位非遗传承者，静心坐下来，仔细地聆听，真正拜师学艺。随着教育部对非遗教育的加强，非遗走入高校已然是一种大趋势了。

另外，并不是所有的非遗都能产业化，要分清非遗和创意产品的关系。工艺类的非遗大多是可以走向市场的，因为它从一开始就带着商业性质，凸显出了文化价值和商品价值。但不是所有的非遗都可以商品化或者产业化，比如民间地方的戏曲，它更需要我们进行抢救和保护，需要政府的大力扶持。在我看来，最好的扶持是能够给这些队伍里的传承人一个固定的工作和良好的薪资待遇，这样非遗才能被长久地保护下来。

比如，在陕西掐川地区有个北方最大的提线木偶式表演剧团，剧团中有30多个传承人。这些演员们都是政府给发工资，这就保证了提线木偶剧团能够有活力地到各地去演出，也能够体面生活，这是社会保障对非遗保护的贡献。而现在很多非遗人手上有很多技艺，但是他们不愿意去传承，为什么呢？因为没办法养家糊口，这是一种现实。

文化自信源于对文化的热爱，我们只有让非遗传承人改善生活，真正能够享受生活，那么文化自信自然会建立起来。所以，文旅部、教育部和社会保障部一起创立了高校非遗研培班，对非遗的保护和传承起到了巨大的推动作用。研培班动员了更多的人享受非遗的美好，使班级内的师生力量共同融入非遗保护的大潮之中。

现在，随着大家观念的转变，越来越多的非遗传承人得到了人们的尊重。当传承人获得了足够多的精神支撑和国家支持时，就会慢慢成为一名真正的文化自信者、文化的承载者和文化传承者。另外，非遗应该作为公共文化资源主动向公众开放，这也是我们公共文化保护和公共文化交流的重要渠道。

以上是这次讲座的主要内容，分四步走：第一步，如何分辨非遗；第二步，如何走进非遗；第三步，如何感受非遗；第四步，如何保护和传承非遗。希望我们可以通过本次讲座，打开非遗保护或传承的思路，认识到我们的非遗在当代的生活中还有更多的可能和活力。

新时代歌唱呼吸理念探究与实践

李清资

讲座时间:2023 年 11 月 7 日

专家简介

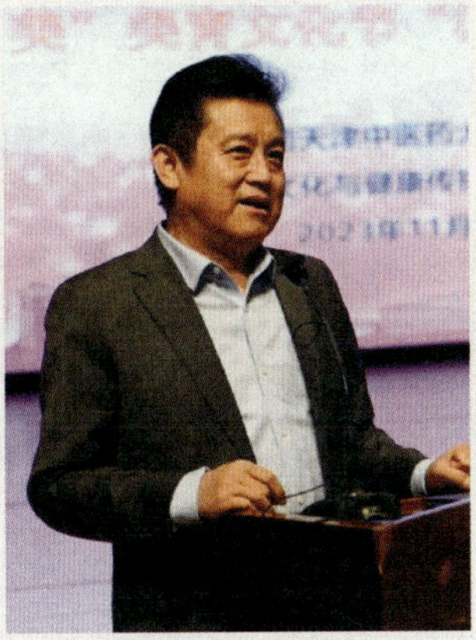

李清资,中国民族声乐男高音歌唱家,天津音乐学院硕士研究生导师、教授、演艺中心主任,先后毕业于天津音乐学院、天津师范大学、中国人民解放军艺术学院,获得教育心理学和民族声乐双硕士学位。担任中国音乐家协会会员,中国民主同盟中央委员,天津市政协常务委员,天津市政协文化和文史资料委员会副主任,中国民主同盟天津市委员会委员、文化委员会主任,中国民主同盟天津音乐学院支部主任委员, 中国民主同盟第十二次、十三次全国代表大会代表,天津市海外联谊会理事。曾多次成功举办个人独唱音乐会,荣获第八届“大红鹰杯”全国青年歌手电视大奖赛民族唱法第二名,2007 年成功唱响维也纳金色大厅,2019 年 9 月创作的天津市政协之歌《永远跟党走》荣获全国政协举办的庆祝中华人民共和国成立 70 周年和人民政协成立 70 周年“我和我们的政协”主题歌曲创作优秀作品奖,受到中央领导人的亲切接见并在全国政协礼堂代表发言,2020 年荣获全国政协授予的“基层优秀委员”荣誉称号。2022 荣获由国家生态环境部授予的“最美生态环保志愿者”荣誉称号。

今天，我和在座的同学们谈谈关于歌唱呼吸理念问题，它是唱好歌曲的关键所在。中国传统声乐艺术源远流长，许多乐界先贤都关注过歌唱中的呼吸问题。《礼记·乐记》是中国最早以理论方式阐释呼吸在歌唱中的作用和如何控制呼吸的典籍，该篇记载："故歌者，上如抗，下如坠，曲如折，止如槁木，倨中矩，句中钩，累累乎端如贯珠。"其中虽未直接提到呼吸，却明确指出呼吸的重要性，"上抗下坠""累累乎端如贯珠"等都需要良好的气息来支撑。唐代段安节的《乐府杂录》则描述如何控制气息及其能达到的美妙效果："善歌者必先调其气，氤氲自脐间出，至喉乃噫其词，即分抗坠之音，既得其术，即可致遏云响谷之妙也。"氤氲在这里即指气息的运转，脐间即肚脐周围的丹田部位。这里指出，气息动力出自丹田，气息运动至喉部而发声，气息因鼓荡回转而产生"抗坠之音"。明代魏良辅则进一步明确了气息的支点为下"丹田"处，"但得沙喉响润，发于丹田者，自能耐久"。要想让沙哑的喉咙唱得响亮圆润，必须将气息稳定于丹田，这样一来，声音就能持久。除上述种种对气息运用问题予以重视的论著外，中国音韵学的若干典籍也指出了用气不当所带来的弊病。尽管我国传统声乐理论多是针对戏曲演唱而提出的，但对于声乐演唱与学习也具有重要的借鉴作用和指导意义。

现代歌唱家和声乐研究者在学习了中国传统呼吸理念和国外声乐理论之后，对呼吸问题也做出了进一步的有益探索。林俊卿在《歌唱发音的机能状态》《歌唱发音不正确的原因及纠正方法》《歌唱发音的科学基础》三部论著中都把呼吸当作论述重点之一。由于作者医学出身的学术背景，他在书中大量借鉴了国外物理学、人体解剖学理论，通过图解、表格、类比实验等形式，将人体运用不同呼吸方式时身体各器官的变化过程阐释得十分清晰。他提出一种"控制"气息的科学训练方法，主张感情是其中"半意识性"控制呼吸的"机钮"。受西方声乐理论的影响，当下乐界公认的歌唱呼吸可分为三类——胸式呼吸、腹式呼吸和胸腹式联合呼吸。胸式呼吸的特点是：吸入的气息少而浅，浮于上胸部。外形上的表现是呼吸时肩部上抬,故容易造成喉颈部、下腭和舌根的僵硬。声音偏挤、吊、扁,没有弹性和光泽。由于气息过浅,往往难以支持乐句的完整表现,常给人上气不接下气的感觉。腹式呼吸的特点:气息深,集中于腹部,依靠横膈膜下面的软肌来控制,利用腹部的起伏来推动呼吸。表现在外形上是腹部凸起。由于气息过深,因此不能灵活作用于声带,声音呈现出空、闷而滞重的特点,高音容易上不去。胸腹式联合呼吸的特点:气息通过口、鼻吸入,经由鼻腔、咽腔而入胸腔、腹腔,依靠横膈膜的力量控制住气息,使其充盈于整个胸、腹部,身体舒展而放松,气息在横膈膜的控制下,依靠小腹微微收紧的压力均匀地呼出。声音依托气息,在支点的作用下,明亮而集中,富有色彩和穿透力。胸腹式联合呼吸是比较合乎生理机制规律的科学的歌唱呼吸方法,因此广受推崇。

歌唱呼吸在国外声乐界大致经历了锁骨式、上胸式、胸式、腹式、胸腹式联合呼吸的演变过程。 文艺复兴之后, 腹式呼吸的出现主要是因为大歌剧的诞生。文艺复兴、启蒙运动等带来的社会变革极大地影响了人们的思想与生活,音乐爱好者们渴望丰富的戏剧情节与激烈的戏剧冲突,歌剧这种音乐形式就应运而生了。这种大型音乐不光在创作手法和音乐表现形式上变得丰富,而且在乐队建制和歌唱形式都在趋于完善。因此,在大型的舞台上,一堵无形的乐队“音墙”就矗立在歌唱家与听众之间。而由于时代的限制,演唱者无扩音设备可用,唯一的解决办法就是充分挖掘嗓音的歌唱潜能。从前阉人歌唱家(也称阉伶,是指在童年时接受过阉割手术的男性歌手,目的是为了保持童声,是16世纪至18世纪期间,欧洲的一类独特艺人。)较为呆板和炫技的演唱方式, 已经不足以满足人们对于歌剧戏剧性冲突与艺术情感追求的需求,伴奏乐队的庞大与剧场空间的扩大,也使得歌唱者不得不去追求更大的音量与充满感情的音质,于是便出现了英雄式的歌唱方式。扩大歌唱者的音量使得歌者必须要具备更多的共鸣空间和更大的气息量,要让横膈肌控制腹部呼吸，气息位置下移。腹式呼吸法就此诞生了。

随着胸式呼吸与腹式呼吸两种呼吸方式的产生，声乐歌唱界对二者的优劣产生一定的争论。后来学者将两种呼吸方法加以调和，形成"胸腹式联合呼吸法"。这种呼吸法能真正使人的整个呼吸通道实现上下贯通，通过增加肺的气息容量，使声音更加持久，这样大大有助于激发机体整体的混合共鸣，让嗓音的穿透力与"致远性能"得到提高。举世闻名的美声唱法就是在这种背景下产生的。

纵观中外声乐发展历程，无数乐界前辈对歌唱呼吸技法和理论做出了有益的探索，令今人受益匪浅。但是，这些伟大的理念和方法都不可避免地有其时代的局限性，我们必须取其精华，去其糟粕。现代的中国声乐呼吁一种新型呼吸理念和方法的出现，它要使演唱者有章可循，以便其演唱生涯和舞台演唱能够及时调整，为观众呈现出最佳的演唱表现；它还要使学习者有法可依，从而迅速脱离初学者的迷茫状态，进入专业声乐学习的正轨上来。总而言之，现代的呼吸理念的落脚点，即以"呼"带"吸"的理念就在于将舞台与教学贯通起来，为推动现代中国声乐的发展做出努力。

一、新时代歌唱呼吸理念："以呼带吸"与"双动力说"和"双情怀说"

意大利美声学派流传着一种古老的教诲："谁懂得呼吸的奥秘谁就懂得歌唱。"而探究呼吸的奥秘，本质上就是探究呼与吸的关系问题，这也是本文的核心问题。笔者提出的新时代歌唱呼吸理念的创新之处主要体现在以下几方面。首先是"以呼带吸"，理念阐明了在歌唱中呼与吸的关系，是整个歌唱呼吸方式的基石。"以呼带吸"的着力点在于"呼"而非"吸"，亦即歌者的整个呼吸运动是靠"呼"这一动作带动的，即以"呼"带"吸"，"吸"随"呼"动。

其次是"双动力说"。"以呼带吸"的直接目的就在于获取更为得心应手的歌唱动力。人体应存在着两种动力，即一般生活所需要的原始健康动力和歌唱所需要的歌唱整体动力。我们需要获得好的整体动力，就是获得好的歌唱环境。原始健康动力是引发歌唱整体动力的源泉和基础，歌唱整体动力实际上应当是包含原始健康动力的歌唱整体动力。

再次是"双情怀说"。不断地通过"以呼带吸"的方式进行呼吸，歌唱整体动力的获取也是连绵不绝的。这种现象就是情怀状态的特征之一，正所谓情由人而动，心由力而生。人的情怀状态分为两种，一是心理情怀，二是机体情怀。机体情怀是心理情怀的基础和工具，心理情怀是文化品质和机体情怀的最终歌唱体现。对于专业的歌者来说，机体情怀状态和心理情怀遥相呼应是演唱的最佳状态。

以"呼"为主体的呼吸并非片面强调"呼"这一动作，而是着眼于机体做出"呼"这一动作时随即形成的"吸气"状态。此时，歌者便获得了较为充足的歌唱呼吸和歌唱整体动力。

英文单词中的"呼"本身就包含"人体原始健康动力向外扩散"的意思，这样方能体现"呼"的内涵。那么，我们可以这样理解：在歌唱运动中，机体向外运动的目的，就是要向外释放人体的原始健康动力，从而获取更为强大的整体歌唱动力。甚至说，笔者理念中的"呼"，指的就是机体向外释放原始健康动力而引发歌唱的整体动力的过程。大部分歌唱者的错误做法往往是忽视歌唱的整体动力，而直接用原始健康动力带动吸气即以"吸"带"吸"，这会造成歌者面部表情狰狞、呼吸气息量不足、声音虚弱无力等问题。归根结底，没有整体动力的参与，机体无法进入适于歌唱的情怀状态环境。

"以情带声"中的"情"实际上指的是人体的两种情怀状态。对于非专业人士而言，"心理情怀"指的是他在生活中受到某些刺激，内心因而产生的激动情绪。而在声乐表演中，它具体指歌者由于自身的文化素养和道德修养而同艺术作品产生了某种程度上的共鸣，内心油然而生的激情状态。"心理情怀"对于高水平的歌唱起着决定性的作用。而机体情怀简而言之，在"以呼带吸"

的呼吸状态下,不断释放原始健康动力,从而维持着整体动力时,正是人体处于“机体情怀”状态之中,即“人体乐器”而随之出现。因此,“机体情怀”我们也称之为“人体乐器”。歌唱者之所以需要激情状态,是因为在“机体情怀”的状态下,演唱者自身更容易把握和体会心理情怀,专业人士的心理情怀是要靠机体情怀和文化素养带动而产生的。歌者只有通过“以呼带吸”实现的是由外(机体情怀)及内(心理情怀)的变化方可获得双情怀的歌唱环境。演唱者在这种持续的“双情怀”状态中歌唱,这就是“以情带声”的含义。另一方面,观众也能通过演唱者的精神面貌更直观地看到机体情怀和感受到其心理情怀,从而受到鼓舞和感动。观众通过观察演唱者的身体姿态或面部表情和其心理情怀,可以更容易地理解表演者的歌唱内涵。

二、歌唱呼吸理念溯源

“以呼带吸”“双动力说”“双情怀说”等歌唱呼吸理念源于笔者对生活及舞台实践的很多感受特别是其中的两种现实的反思。一种是婴儿出生时啼哭声音的即“原初状态”。

“原初状态”指的是个体生命伊始的状态,也就是婴儿状态。新生儿的啼哭的声音往往清澈透亮,致远耐久,而不显疲态。有些声乐同行也称“原初状态”为“自然嗓音”,两者的内涵颇为相近。“自然嗓音”是歌唱之本,之源,歌唱之声可以说是自然嗓音的优化、美化、升华。没有这样一个认识观念,或者说未能遵循这样一个声乐发展的客观规律,就不会有科学的教法和唱法。从声乐的角度,我们可以从以下几个方面来分析。首先,婴儿啼哭发声时运用了身体的原始健康动力,它也因此获得了强大的整体动力而发声啼哭,所以哭声能够经久不衰。其次,既然婴儿啼哭时利用了整体动力,它各个器官都处在一种积极的、兴奋的能动状态,因而也就处于“机体情怀”之中。再次,在这种全身整体动力参与下的新生儿的呼吸,是一种前文所说的“以呼带吸”的发声状态。可以说,婴儿啼哭的发声状态对于我们认识歌唱发声的理想状态提供了重要的启示。婴儿啼哭发声的这几方面要素并非彼此分立,而是相辅相成的,它们共同构成了一个情绪饱满、能量充沛的良性发声系统。这是我们与生俱来的发声及情感能力,而回归这种自然的、原初的良性发声状态,则是我们现代人"不忘初心"的目标。

三、新时代歌唱呼吸中三要素

(一)歌唱动力的产生

"呼"的能力是在于以"最小人"的原始健康动力引发更为强大的歌唱整体动力。明代戏剧大师李福春先生就提出了表演者在舞台表演过程中应是"酒醉癫狂疯波荡"之状态,这七字中每个字都形容并体现出人体强大动能的内涵。因此,只有以先"呼"后"吸",以"呼"带"吸",现代歌唱理念为指引才是歌唱者歌唱的第一要务。坚决不能以"吸"带"吸",去带动吸气 。我们知道人体向内释放原始健康动力时,是不能激活人体细胞活力的。 因此,我们在歌唱过程中一定以"呼"为主体,坚持以"呼"带"吸"并将"呼"的概念贯穿于歌唱始终。

(二)歌唱音高的产生

歌唱音高一定是由原始健康动力能量强弱所控制。人体的原始动力向外压方向运动的能力越强,人体的音量、音高也会随之更为响亮、高亢。因此,原始健康动力和歌唱的整体动力的重要性在歌唱的过程中必须牢记和掌握。它们是产生人体音高构成的重要基础和前提条件。

(三)歌唱情怀的产生

英文 Emotion 的意思是"情感",因此歌唱者在体现作品内涵时,也一定注意到"E"的概念,它与"双动力说"还有所不同。"双动力说"是讲音高由

“ExB”向“ExA”和“ExH”音区运动时应保持“呼”的状态，即可唱好所有音区的每个音。而人体的“心理情怀”和“机体情怀”（即“双情怀说”）具体表演在演唱者欲要体现作品或演唱者内心情怀时，都必须随时保持“呼”的能力，以便增大原始健康动力和整体歌唱动力。此时便会出现在“ExB”音区中情感更为深厚凝重，在“ExA”音区中情感更为自如大气如歌如泣；而在“ExH”音区中情感更为高亢、振奋、激昂情感。

新时代社会发展强调速度与质量并重，声乐的发展也当如此。古今中外的声乐从业者把目光都汇聚到了呼吸的问题上来。呼吸是歌唱的起点，因而也是歌唱动力获取的起点。历史的经验和日常生活的智慧指引我们发现了“以呼带吸”的歌唱呼吸方式。通过以“呼”为主导的呼吸，向外释放人体的健康动力，机体也就获取了更强大的歌唱动力，正所谓“将欲取之，必先予之”。这种不断释放、不断获取动力的机体状态就是一种“机体情怀”，而“机体情怀”又可带动“心理情怀”，从而形成“双情怀”。这种“双情怀”的环境才是最佳歌唱环境。

中国声乐发展至当下阶段，诚然取得了诸多成就，但也确实面临着一些困境。新型的呼吸理念，既有助于声乐演唱者进行自我训练，并在舞台所需时调整自身的状态，又有助于初学者找到声乐学习的门径，而不至于一直在茫然的练声中不知所措。

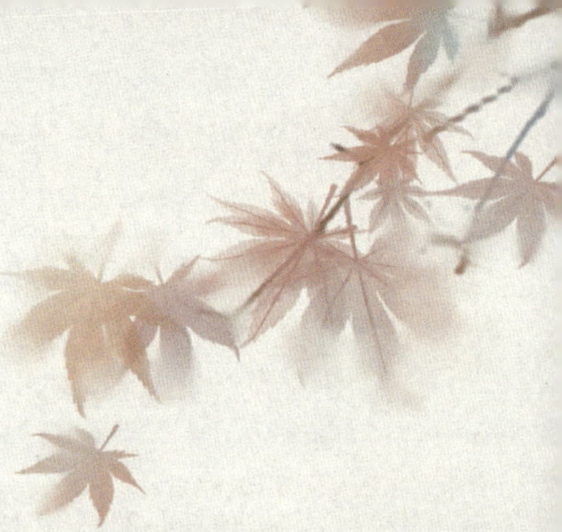

第六篇 历史文化

传统文化

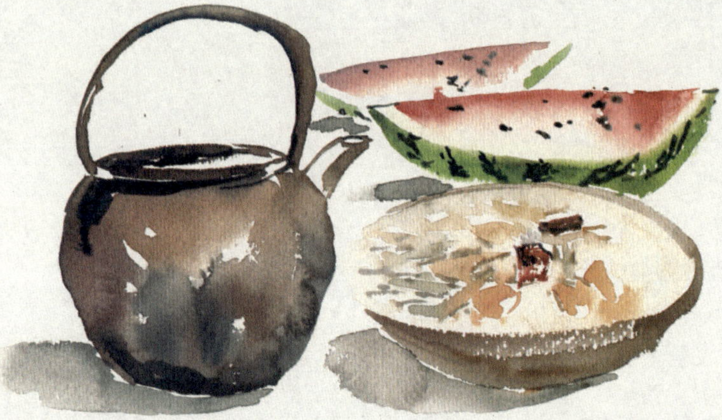

天津历史与民俗文化
——以商业文化和民间文化为中心

罗澍伟
讲座时间：2018年12月4日

专家简介

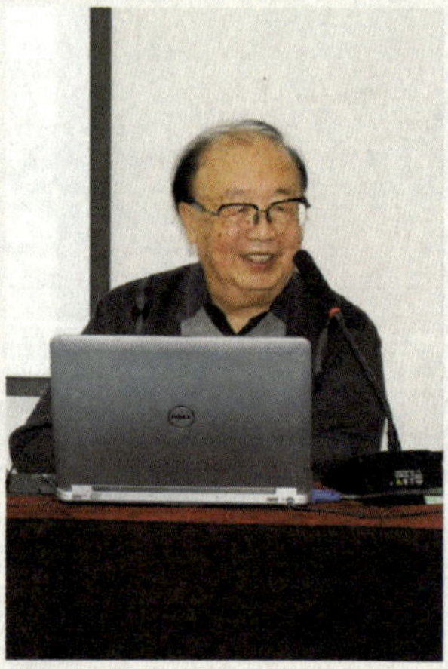

罗澍伟，1962年毕业于南开大学历史系。天津市社会科学院研究员。长期从事中国历史和天津历史的研究，曾任天津市社会科学院历史研究所所长，兼任《历史教学》编委会副主任(常务)，天津市政协文史资料委员会副主任，天津市文史研究馆馆员，中国史学会理事，中华人民共和国国史学会理事，中国人民解放军海军军事学术委员会特邀委员，天津市历史学会副理事长，天津市党史学会常务理事，天津市地名学会理事，英国剑桥传记中心荣誉委员等。主编有《天津简史》《近代天津城市史》《天津通志·租界》《沽上春秋》《近代华北区域的城市系统》《天津史话》等专著，发表论文近百篇。其作品曾荣获中宣部“五个一工程奖”和天津市社会科学优秀成果一、二、三等奖。

一、天津——中国历史文化名城

距今七八百年前，在辽阔富饶的渤海湾西岸，在举世闻名的大运河与九河下梢的海河交汇处，一座不大的军事据点诞生了。历经几百年的风风雨雨，流经身边的河水就像母亲的乳汁，哺育着她一天天茁壮成长。

近百年来，她终于脱颖而出，她就是雄伟、壮丽的历史文化名城——天津。

二、天津城市的历史发展

今日的天津平原，在六七千年以前还是一片浅海；后来随着大自然的沧桑变化，海水渐渐退去。到了三千多年前的商周时期，奔腾咆哮的黄河带着大量泥沙，流经这里入海，并在入海处不断淤积，形成了几十公里宽的陆地；同时，又在海浪冲击的反作用力下，形成了一道道贝壳堤。

天津平原东部的贝壳堤是世上少有的自然奇观，与美国圣路易斯安娜贝壳堤和南美苏里南贝壳堤，并称为世界三大古贝壳堤。

(一)考古发掘所见的城市历史演进

1956年和1998年两次考古发掘，为我们找回了那些被流逝时光淹没却具有文明价值的城市历史。

1. 1956年东丽区张贵庄的考古发掘

天津濒临渤海，长时间被误认为是“滨海弃壤，无古可考”。1956年张贵庄战国墓群的发掘，把天津历史向前推进了两千年，打破了过去的错误论断，对于评估天津历史产生了深远的影响，具有划时代的意义。

2. 1998年河东区大直沽的考古发掘

1998年天津考古工作者在大直沽发掘出具有明显地层关系的元代文化积层，从依次叠压的地层中，找到了一些零散的宋代或更早的文化堆积，证明大直沽确是天津市区现存最早的聚落遗址。

元世祖忽必烈于至元年间在海运终点大直沽下令修建了第一座天妃宫遗址。1900年遭八国联军破坏,1905年重建,1976年毁于地震。

天津天妃宫考古发掘的历史文化价值:

第一,是迄今为止天津市区发现的文化堆积层最厚、层次最清楚、年代最久远(6个堆积层,4.7米)的古代建筑遗址。

第二,使天津城市的起源不再局限于从古文献里做一些寻章摘句的论证,也使长期流传在民间的"先有大直沽盐粮兵屯,后有天津卫干戈拱北"的传说,得到了实物印证。

第三,揭开了天津城市成长与城市生态的面纱,把历史上的直沽从隐秘的地下提升到了可以看得见的地上。

国家文物局的考古专家组对于这次考古发掘给予了高度评价:"大直沽是天津历史文化名城的原生点,天妃宫则是这个原生点的标志,是天津历史上唯一的极为宝贵的遗迹。"

(二)七百年来天津城市的成长过程:直沽寨—海津镇—天津卫—天津州—天津直隶州—天津府—天津县—天津特别市

1.中都建都与直沽寨的出现

大的历史背景,就是唐宋以来中国经济中心的南移和政治中心的北转。

战国秦汉以来,中原政权一直受到来自北方的少数民族政权的挑战,魏晋南北朝时期达到了高峰。隋唐两代,虽然得到了三百年的统一,但北方少数部族与中原地区争夺政权的问题没有得到根本解决。所以,历史上便出现了宋辽、宋金与宋元的对峙局面。

历史上长时间的南北军事对峙,使中国社会的政治生态在12世纪发生了改变——燕山平原一带逐渐代替了黄河流域,成为稳定和统一中国的重要地区。哪个政权能够得到燕山平原的中心地区，哪个政权就有能力稳定南北、统一中国。所以，伴随着历史的发展，中国政权的心脏部位，开始由黄河流域演进到燕山平原。

(1)宋、辽对峙期间，以海河、大清河一线分界，被称为界河，双方在两岸设立了众多的军事据点，“寨”和“铺”。

(2)《金史》中有关于直沽寨的记载。1153年金王海陵王迁都中都，1214年历史上有了直沽寨的记载，这半个多世纪的时间差，正是历史上天津与北京关系的真实反映。古代，一荣俱荣；近代，此消彼长。

2.大都建都与海津镇的设立

就在宋、金两个王朝在中原地区打得不可开交之时，漠北草原一个马背上的少数民族蒙古族勃然兴起，先灭金，后灭南宋，定都中都并改名大都；但大都周边不是中国的传统农业经济区，粮食供应不足，一切供应无不仰给于江南。

1282年在丞相伯颜的建议下试行漕粮海运，入渤海湾，抵直沽。“舟行风信有时，自浙西至京师，不过旬日”。初仅4000余石，三四十年后增至300余万石，增长70余倍。

据计算，河运较陆运节省运费十分之四；海运较河运省十分之七八。“民无输挽之劳，国有储蓄之富”。

元代海漕与直沽早期城市形成。漕船抵达渤海湾后，进入派河(即沽河，今海河)，地势高敞、接近北运河的大直沽成为理想的海漕中转站。

3.天津三卫的设立

朱元璋领导的起义军推翻元朝后，定都南京，大都改北平府，由四子燕王朱棣镇守。1398年，朱棣与其侄子建文帝展开争夺王位的斗争。

1400年，朱棣率兵由北平沿运河南下，“渡直沽，昼夜兼行”，攻破沧州，取得了首战胜利；不久即占领南京，夺得帝位，改元永乐。于是决定在直沽设卫筑城，派兵把守。又因直沽是他当年率兵渡河、取得胜利并成为“天子”的地方，所以赐卫名“天津”。

从1404年开始，在直沽设立了左、中、右三卫。

朱棣渡河处，即元代的北码头，明清时期建有“龙飞渡跸”牌坊。今天的金华桥东北，建有“天子津渡”遗址公园。

(1)1415年，京杭大运河全线贯通。1421年，明王朝迁都北京。

大运河每年要把五六百万石漕粮运送到北京。因为要在直沽三岔河口进行转运和换载，所以，在天津卫设立户部分司。

允许漕船附载南北土特产品，免征钞税。每年有二百万石以上商品经运河北上南下。运河成为变相的商路，漕船和运军成为变相的商队。

(2)大规模漕运对直沽经济地位提升的影响。

因直沽地处要冲，有明一代，“粮艘商舶，鱼贯而进，殆无虚日”。同时，也造就了天津卫“通舟楫之利，聚天下之粟，致天下之货，以利京师”的特殊地位。

4.改天津卫为天津州与开府置县

入清后，军事上以八旗和绿营驻防替代明代的卫所。由于天津卫是军事组织，只辖卫城及卫城至德州南运河两岸的屯庄。由于“卫无辖境”，卫城东门和北门外属武清县管辖，西门和南门外由静海县管辖，卫城介于两县之间，治理极为不便。1725年，清王朝改天津卫为天津州，同年升直隶州。

1731年，以天津为“水陆通衢，五方杂处，事务繁多，办理不易”，升天津直隶州为天津府，附郭置天津县；并将静海、青县、南皮、盐山、庆云及沧州等六县一州，划归天津府管辖。从此，天津由建于直沽的军事建置“卫”，变为地方行政建置，以及府、州、县的专用地名。建置的改变，促进了地方经济的发展，很快促使天津发展成为“蓟北繁华第一城”。

三、天津的商业文化

(一)长芦盐的产销基地——元代直沽的盐业生产情况

王鹗《三叉沽创立盐场旧碑》：“甲午(蒙古太宗六年，1234年)之秋，三汊之地未霜而草枯，滩面宽平，盐卤涌出，或经日自生，时人指以为瑞，遂相率诉于官。按验得实，受旨煎造。”经过30余年的发展，这里已是“人得安业，盐如山积”。

1.明代引岸专销制度的出现

明代，天津的产区向沿滩涂地区发展，同时普及了日光晒盐技术，产量大幅度提高。

明代中叶以后，把盐的官府垄断销售改为发交商人运销，给制盐人和贩盐人专门的凭证，划定盐产量、销量和行销地。促进了一个新的社会阶层产生——盐商。

产销制度的改革，极大地促进了长芦盐的生产，清代年产量猛增至600万引(250斤/引)，纳税银70余万两，相当于全部盐课的10%，国库收入的1%。

2.盐商阶层的产生

由于取得引岸专销权，可获巨大利益，各地商人纷纷来津业盐。盐商虽然富有，但社会地位不高，特别是无法进入当时的主流社会，于是纷纷附庸风雅，修建园林别墅，争揽南北名士，进入文化人行列。一时间，天津园林之盛，冠于蓟北；文运之昌，甲于畿南，绵历数十年而不衰。

大盐商安尚义(仪周)、安岐(麓村)父子：安岐收藏历代书画精品，且精于鉴赏(藏有西晋大书法家钟繇《荐季直表》，唐代大书法家孙过庭《书谱》，宋代米芾《草书四帖》、范宽《雪景寒林图》)，是清初四大收藏家之一。安岐所著《墨缘汇观》,至今为品鉴书画的权威性著作。其曾资助整修天津城。

大盐商查日乾、查莲坡父子与水西庄:查日乾、查莲坡父子,在南运河畔修建名园水西庄,有诸多名胜;书画及金石鼎彝贮藏极富。热衷款接名流、大江南北才俊之士,"凡道出津沽者,一刺投之,无不延纳"。

3.盐商对天津地方文化发展的促进

盐商社会角色的转换,提高了天津地方文化的层次,加速了地方文化的发展,当年聚集天津的文化名人有一半以上来自外地("掌录人才半寓公"),说明以盐商为代表的文化摄入,把传统时期的天津文化推向高峰。

乾隆皇帝10次巡视天津,9次接见盐商,6次经天津巡游江南,4次驻跸水西庄。1771年留驻园内,适值紫芥花盛开,遂提笔赐名"芥园"。

(二)传统商业贸易的发展——天津商业的文化,起源于城市身边一条"河海通津"的海河

1.唐宋时期,中国传统社会的商品经济有了长足的发展

宋代虽然没有能统一全国,但当时南北方生产力的同时发展,区域间的经济交流已经成为一种无法阻挡的大趋势,而海河作为宋辽间的界河,恰恰首当其冲。

界河以北的辽朝,有煮盐之利,所产的金、银、羊、马、橐驼之类,为宋朝必需之物;宋朝是高度发展的农耕社会,所产的缯、帛、漆器、茶叶、香料、稻、糯及印行的各类书籍对辽人具有足够的吸引力,因此,南北贸易在界河两岸频繁进行。

2. 20世纪以前,中国的商品南北长距离的运销,主要靠举世闻名的大运河

元代直沽的集散贸易:天津商业地位的奠定是在元朝。当时循海路而来的"漕运粮储及南来诸物、商贾舟楫,皆由直沽达通惠河",然后才能抵达大都

(今北京)。元人张翥作诗说:“一日粮船到直沽,吴罂越布满街衢。”这些充街塞巷的商品,部分用于本地消费,大部分要由直沽转运到大都和周边地区。

1343年,元王朝盐运司借运送官盐为名,在直沽拦截商船,并向船上商人索取重贿,造成商船“狼顾不前,使京师百物踊贵”,可见这时直沽的商业枢纽地位对首都的重要性。

3.明王朝全线沟通了大运河

迁都北京后,经运河北上的漕粮日增一日,并允许漕船附载南北土特产品,免征税钞,由此带来了南北货流的畅通。天津作为河海通津,可以“聚天下之粟,致天下之货”,名虽为卫,实则“一大都会所莫能过”。

4.清代天津已由城市市场扩大为区域性市场

尤其是“海禁”解除后,天津的经济地位显著提高,沿海各省商船开始放泊北洋,直趋天津,形成“轮蹄辐辏,舳舻扬帆,往来交错,尽昼夜而无休止”的盛况。往来于天津与辽东之间、专门贩运豆麦的商船,也骤增至数百艘。北门外沿河商业区和东门外的天后宫南北,形成了热闹的“环城通衢”。

“天津卫,好地方,繁华热闹胜两江。”

5.1860年,天津开埠,所有的租界码头都设在海河的上游两岸,天津很快发展成为华北、东北、西北,甚至包括蒙古地区在内的贸易口岸,越来越多的外国工业品从天津输往“三北”和蒙古地区

以洋布而论,天津的年进口量很快超过上海,成为全国最大的洋布集散中心。仅山西一地,每年有300多名布商来天津采购。有人计算,当时天津每年进口的洋布,可供直隶、山西两省每人缝制3件成衣。

到20世纪30年代,天津港口贸易总额约占全国的13%,占华北地区的60%以上。其中棉花出口占全国的47%,畜产品出口占全国的60%,面粉进口占全国的1/3以上,均居全国首位。

开埠前后，天津的繁华区在以天后宫为中心的宫南、宫北大街和北门外的北大关一带，因为这里是南北运河与海河的停船码头。不但各类商店群集，各帮商人还建有自己的会馆。

6. 20 世纪初期，天津城市传统的商业区日渐衰落

租界因有港口码头依托，天津商业中心逐渐向日租界的旭街、法租界的梨栈大街和英租界的小白楼一带发展。

从 20 年代初开始，国民饭店、天祥市场、基泰大楼、最豪华的浴池华清池、泰康商场、浙江兴业银行、惠中饭店落成，交通旅馆和华北地区规模最大的百货商场中原公司，最大的综合购物中心劝业场，中国大戏院等先后建成开业，逐渐使这里成了天津乃至华北地区最繁盛的商业区。

据不完全统计，当年天津的华界和租界共有商贸行业 32 类，260 个，零售商店 25 400 多家，商业从业人口约 10 万人，占全市从业人口的一半以上。

天津商业的迅速繁荣，反映了天津城市作为中心城市财富的集中、人口的集中和经济实力的集中，也反映了天津作为中国北方经济中心的特定地位这时已经形成。

附：城市社会环境下的名门世家

清代中叶以后，天津涌现出一批富户豪门，通称“八大家”，“八”者，言其多也。

“八大家”的形成与清初以后天津的经济发展关系密切。特别是长芦盐运使署从沧州移来天津，以及海运和粮食贩运业的兴盛，使天津成为盐、粮和日用百货的集散地。开埠以后，天津进一步成为纱布、中药材和农副产品进出口的集散中心。凡从事这些行业的富商巨贾，大都归入“八大家”的行列。

(1)清代中叶后的“八大家”：清代咸丰年间，有所谓“韩、高、石、刘、穆、长源、振德、益照临”，或“韩、高、石、刘、穆、黄、杨、张”。“长源、振德、益照临”分

别是杨、黄、张三家经营盐业的字号。

“天成(盛)号韩家”,葛沽起家,从事海运业,养有海船多艘,可远航至朝鲜、日本;“益德裕高家”“振德黄家”“长源杨家”“益照临张家”经营盐务,控制直隶、河南多地引岸,张家还兼营钱庄,第二次鸦片战争期间,张锦文曾协助清军修筑大沽炮台;“杨柳青石家”“土城刘家” 贩运内地粮食;“正兴德穆家”专营茶叶,直到今天,“正兴德”仍是中华老字号,建立了集团公司,在北京继续发展。

“天成号韩家”后裔韩咏华是曾任清华大学校长的梅贻琦夫人。“杨柳青石家”后裔石挥,是著名演员和导演,在“反右”斗争中被迫害致死。

“土城刘家”后裔刘奎龄、刘继卣是著名画家,作品受到毛泽东主席的赞许。

正兴德,最早的“北漂”企业,如今已站稳脚跟。后裔穆芝房,著名水利专家,曾任河北省民委主任、全国政协委员和天津市人大常委会委员。

(2)晚清同治、光绪以后,天津经济迅速发展,社会财富出现了明显的财富再分配。旧有的“八大家”有的开始败落,社会上出现了新的豪门富户。所谓:“财势大,数卞家,东韩西穆也数他。振德黄,益德王,益照临家长源杨。高台阶,华家门,冰窖胡同李善人。”其中“东韩西穆……振德黄……益照临家长源杨”属于老“八大家”,卞、王、华、李属新出现的四家。

卞家最初经营中药店隆顺榕,后靠进口纱布起家;益德王家以钱庄起家,冰窖胡同李家是读书人兼盐商,后来投资新式企业,华家靠著名书法家华世奎出名。说明天津这时已成为通商口岸兼工商业城市,商业、金融业有了急剧发展。

王益斋,祖籍山西,早年为盐商收购苇席、麻袋,人称“麻袋王”。后曾开设益德号钱铺,故称“益德王”,因善经营,得以跻身“八大家”之列。子王奎章力图用读书教育改变门风,礼聘张伯苓到家馆教书,时称“王馆”。1904 年严修、张伯苓去日本考察教育后，决意创办中学，严修力邀益德王家第三代传人王益孙捐资，共同创办南开学校。

华家祖籍江苏无锡，明末北迁，康熙初年定居天津旧城鼓楼东。因门前有九级青石台阶故称“高台阶华家”。后裔华世奎，光绪、宣统年间曾任内阁中书行走、军机章京领班、会议政务处帮提调等要职。善颜体榜书，气势雄伟，骨力开张，闻名全国。

冰窖胡同李家，清康熙年间自江苏昆山迁津，成为著名盐商，传至李春城一代，因热心社会公益事业“远近称善人”。李春城有 4 子 10 孙，长子李士铭、次子李士鉁同科为光绪丙子科（1876）举人，李士鉁又联捷为光绪丁丑科(1877)进士。李春城、李士鉁父子喜藏书，建藏经楼于荣园，“有宋元板百余种，明钞本二百余种，收藏之富，为北省之冠”。

中华人民共和国成立后，李氏阖族十门，把荣园献给国家；政府接收后更名人民公园。1954 年毛泽东主席为该园亲笔题写了“人民公园”。这是迄今为止天津保存的唯一一处清代私家园林，也是毛泽东主席为全国公园题写的唯一一处园名。

“乡祠卞家”因居住老城里浙江乡祠旁而得名，祖籍江苏武进，康熙年间定居天津。传至第四代卞树榕时，靠经营隆顺号货栈富甲一方，但卞氏后人因水土不服经常生病，卞树榕乃精心研习医理，亲制丸散膏丹，供家人及亲友用。并于道光十三年(1833)药王诞辰日开设“隆顺榕”药局，后改药庄。

1914 年卞氏分家，卞树榕的曾孙卞肇新(俶成)继承隆顺榕药庄，又加上“成记”，变为“隆顺榕成记药庄”。

卞俶成，南开中学首届毕业生，留学英国，又入美国纽约大学商学院银行企业管理系，并与著名教育家严修长女严智蠲完婚。

回国后，卞俶成运用西方先进的管理理念经营企业，看准市场，扩大销售，进入中成药制造、零售汤剂饮片及药材批发三大领域，从业人员达 200 余人。全市开设五家分店,几乎囊括了天津中药业零售市场,在药材批发上,隆顺榕的业务遍及全国。

卞俶成经营隆顺榕,采用投资与经营管理各负其责的办法,知人善任。聘请中药界奇才刘华圃全权管理隆顺榕。中华人民共和国成立后刘华圃成为"国药科学化"和中药剂型改革的倡导者和创始人,在周恩来总理的支持下,创建全国首家中药提炼厂——隆顺榕国药提炼厂,主持成功研制中药第一粒片剂,两年时间发掘研制出10个新剂型,300多个品种。隆顺榕创始人卞树榕、用现代经营管理理念促进企业发展的卞俶成和一代药王刘华圃,被誉为"卫药三魁"。

卞俶成的家庭教育很成功。长女学锦,医学教授,夫君河北大学教授王云鹏;次女学钧,大学毕业后赴香港经商。长子学鑑,毕业于协和医学院,著名皮肤科专家;三子学锐,著名结构工程师,在美国密执安及亚利桑那州立大学执教;四子学鐄,著名流体力学专家,美国国家工程院院士,麻省理工学院航天系终身教授,夫人赵如兰,哈佛大学教授,著名学者赵元任之女;五子学钤,著名生物化学专家,美国化学学会及工程学会会员,与夫人范蘗设立卞学钤范蘗教育基金会,专门资助中国留学生;六子学镇,南京粮食学院教授及系主任,江苏省政协委员,夫人沈兑,著名学者沈兼士女;八子学锜,著名话剧及影视演员,湖北省政协委员;十子学钺,天津中新药业驻美国休斯敦总代理,天津市第八、九、十、十一届政协委员。

四、天津的民间文化

(一)民间信仰:妈祖文化

1.海上漕运与妈祖崇拜

元朝的海漕异常繁忙,但当时的航海技术不够发达,海难经常发生,出海航行往往被视为有去无回,生离死别之事经常发生,"始知溟渤皆墓田"。

为了稳定海船上船工、舟师、舵手的心理，元朝的统治者利用南宋时期航海保护神妈祖，把妈祖由灵惠妃晋封为天妃，庙称灵慈宫。妈祖，姓林名默，福建莆田人。传说其能乘席渡海，专门解救海上危难。在中国北方各港中，直沽妈祖庙建立最早。从 14 世纪初开始，元朝对设在沿海各港的灵慈宫，“岁遣使斋香遍祭”。

2.妈祖祭典及其影响

明清时期，天津的妈祖诞辰祭典，集中在东门外天后宫，届时百会云集，“香船之赴庙烧香者，不远数百里而来……可以泊船之处，几乎无隙可寻……数日之内，庙旁各店铺所卖货物，亦利市三倍”，有力地拉动了地方经济的发展。

天津的妈祖诞辰祭典，自清代中叶后形成地方特有的“皇会”，一直持续到 1936 年。改革开放后，在妈祖 1041 周年诞辰的 2000 年，天津举行了首届妈祖文化节，至今已历 8 届。这种文化信仰上的连续性，在中国大城市罕见。天津的妈祖祭典，现为国家级非物质文化遗产。

(二)发达的俗文化

1.京剧的第二故乡

19 世纪初，京剧在天津已十分普及，“戏园七处赛京城”“满街争唱二簧腔”。

19 世纪中叶，京剧由天津传至上海。

20 世纪 40 年代，著名京剧演员李万春说：“到天津来唱戏，绝不能马虎从事，必须有真玩意儿才行，一般看戏的，好像全是拿着秤在那斤斤较量，假如是角不齐，戏码软，成绩绝不会好……天津观众看戏眼光叫人佩服，就以我们演出的戏而论，贴‘铁公鸡’及猴戏一流所谓新型打戏，是一种看法；等到我再贴‘宁武关’悲壮史剧，天津观众居然又换上另一副眼光来看待，这种‘识货'的精神,真是令人佩服。"

2.评剧的成长襁褓

评剧是20世纪初期以后在天津发展和形成的一个新剧种，最初在唐山一带,称为"对口落子",后发展为"唐山落子"和"奉天落子"两大支。

1915年前后,由著名剧作家、评剧艺术奠基人成兆才率领的"庆春平腔梆子戏"班社来天津演出,因其极富下层劳动者生活气息,备受天津观众欢迎;"评剧"之名,也因"平腔"而得。

由于当时的天津是北方的通俗文艺中心,评剧能够在天津打响和立足,并与京剧、梆子形成鼎足三分之势,这就为日后评剧走向北京、走向全国奠定了基础。

3.说唱艺术的北方中心

当年说唱艺术多集中在书茶馆,并创造出"什样杂耍"的演出形式。各地艺人麇集天津,形成了激烈的艺术竞争;大批优秀艺人长期在天津演出,又培养了观众对说唱艺术的强烈爱好和鉴别能力。

相声表演艺术大师侯宝林说过:"谁都知道天津这个地方最难演出,过去曲艺界有两句话'北京是出处,天津是聚处'……天津聚集了那么多的名演员,你在天津能不能站住脚是个问题,你要是在天津站不住脚,那你就甭想到江南去,因为江南的角都到天津来约;你要是在天津能站住脚,挂上号,那你这个演员就算行了。"

4.影响至今的通俗文学创作

20世纪30~40年代，一批中小学毕业的知识分子开始成为一个社会阶层,为适应他们的阅读需要,言情小说和武侠小说风靡一时,前者以刘云若为代表,后者以宫白羽为代表。他们的著作,在通俗文学界产生了很大影响。特别是在港台地区,宫白羽的创作,被誉为"港台新派武侠小说之祖"。

(三)走向世界的工艺美术

1.杨柳青年画

杨柳青年画兴起于明代中叶以后,使用木板套印与人工彩绘相结合的方法,别具一格。年画既有反映中国古典文学、戏剧、民风民俗的内容,又有反映时代风尚的内容。销售遍及黄河以北地区。许多作品为世界各大图书馆和博物馆所收藏。现为国家级非物质文化遗产。

2.“泥人张”彩塑泥人

天津彩塑泥人,产生于清代中叶以后,以做工精细、形象逼真著称于世。从晚清的张明山(1826—1906)开始,泥人张的作品行销国外,被誉为“中国的罗丹”,至今已历六世,是国家级非物质文化遗产。

3.“风筝魏”风筝

天津风筝素以制作精细闻名。“风筝魏”创始人魏元泰(1872—1961),对于传统的风筝制作技艺精湛,多所创新,善制折叠式风筝,能将丈余风筝折装在一尺见方的盒中,便于携带,而且放飞平稳,美观大方。行销海内外,极受欢迎。现为国家级非物质文化遗产。

五、结束语

历史与文化是人类社会发展的两大思想支柱。

首先,我们必须准确把握我国发展新的历史方位,更好地肩负起新时代的历史使命。

其次,肩负历史使命,坚守文化自信,是我们不忘初心、砥砺前行的奋斗基础。我们还要坚持文化发展过程中的开放、多元和包容。

第三,发展必须尊重历史,创新一定立足传统;但继承文化传统,又必须结合新时代的实际,有机地融合到新时代的文化中,融合到新时代精神和世界潮流中。

在贯彻十九大精神的同时，我们的文化发展一定要适应天津城市发展的需求，特别要适应京津冀协同发展战略的需求，适应“一带一路”倡议发展的需求，创造出适应和满足城市发展的特色文化，努力强化天津的文化实力和文化影响力。

一个国家、一个民族的强盛，总是以文化兴盛为支撑的。没有文明的继承和发展，没有文化的持久弘扬和繁荣，也就没有中国梦的实现。

让我们凝心聚力，携起手来，共建美丽的天津！

刘卫东

讲座时间:2019年4月30日

专家简介

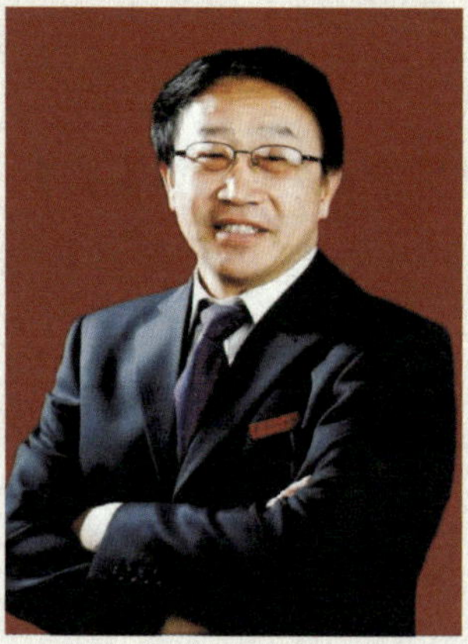

刘卫东,教授,博士研究生导师,天津市习近平新时代中国特色社会主义理论体系研究中心研究员;天津师范大学新闻传播学院首任院长、国家级实验教学示范中心主任、新闻传播学博士一级学科带头人;中国传播学会副会长;中国新闻教育学会常务理事会监事长,天津市社会科学联合会第五届委员。

从宏观意义考察，资本的全球化输出，区域文明的交流与传播，筑造了来自不同地域文化背景的人口流动和汇聚的大型城市，使城市的巨大容器吸纳作用与文化传播功能不断膨胀，伴随工业文明和消费文化的传播与推演作用，大型城市逐渐演化为时代的文明观念与行为文化的示范、引领中心，成为强大的城市文化传播与释放中心。由于城市功能的差异以及外来文明、文化的传播、浸润和交融，也不断地勾勒出不同的城市多谱系论域和城市文化话语形态。

从话语分类角度看，有以城市设计与规划为主题的城市主义话语生产机制；以人文社会学科价值追求为主旨的城市生态主义话语体系；以"反设计"与平抑城市设计冲动、反思城市文化建设趋同化趋势弊端的"批判学派"话语建构等三种不同的城市文化论域和话语形态。同时，从城市文化发展依存的社会背景考察，城市文化生态与传播还产生了政治核心型城市、经济发展型城市、文化多元型城市和人文生态型城市等四种城市文化发展理念。

在中国城市文化历史发展中，城市文化形态与城市建设理念一直比较单一。至明、清以下，近现代中西文化交流与传播，使上述城市文化生态论域与理念开始出现多元化发展趋势。

在中国古代文化史中，中西文化交流与传播源远流长，尤以汉、唐为甚。但当时西方文化对中国并无任何优势可言，故而无所谓"西学东渐"渗透之危。至元、明以降，"西学东渐"持续不断，特别是清末民初的近现代以来，西学强势凸显，迫使中学与西学直接对话，中西文化交流与传播发生重大逆转。也衍生了国人的中西文化观和文化担忧心理。鸦片战争失败，西方文化强势侵入，为中国城市文化与传播注入了新的异域元素。

西方城市文化风俗先后传入中国的上海、天津和北京。主要有五种途径：带入西洋生活用品、开辟租界地传播西洋文明、传教士的宗教传播、创办报纸进行精神灌输以及创办西式学堂兴办教育等。

从西俗文明传播的内容看，首先是器物，包括西洋建筑（洋楼）、出行工具（洋车、汽车）和生活用品（洋火、肥皂）；其次是观念，主要是西俗文化中的宗教信仰，报纸是重要的载体；第三是生活方式，如西服领带、绅士拐杖、怀表服饰等，以及舞会、酒吧等社交文化方式；第四是制度，主要体现在租界里的西方城市管理模式。从西俗文明传播的形式看，主要有宗教灌输、报刊传播和西方教育传播等。

作为近现代中西方文化激烈碰撞的历史时期，伴随着异域文明和“西学东渐”的强大势力，中国原来固有的城市文化生态也在这种激烈碰撞与传播中，演化出迥然不同的城市文化生态。

如果从城市起源来看，“世界上大都市的兴起，主要依靠两个因素：一个大帝国或政治单位，将其行政机构集中在一个杰出的中心地点（罗马、伦敦、北京）；一个高度整体化和专业化的经济体制，将其建立在拥有成本低、容量大的运载工具的基础上的贸易和工业制造，集中在一个显著的都市化地点（纽约、鹿特丹、大阪）”。

北京和上海分别属于这两种城市的典型代表。在近现代中西文化交流史上，上海曾被称为“东南都会”“东方的巴黎”“东方的纽约”。

一、上海——上海镇设立于南宋咸淳三年（1267）

至元朝二十八年（1291）元朝批准设立“上海县”。嘉靖三十二年（1553）建成卵形城墙，以保护居民不受海上倭寇侵扰。雍正七年（1729）解除海禁，经贸开始大发展。西方人在上海从事文化交流传播活动的历史可以追溯到万历三十六年（1608），意大利传教士郭居静应中国人徐光启邀请，来上海建教堂，发展教徒，传播基督教。在开埠后的1843年到20世纪前期，西方传教士眼中的上海形象是一座畸形繁荣的城市，是“冒险家的乐园”。无论是文字书写还是影像记录，在对上海的怀旧叙述中，一个令人怀念的城市传奇——老上海似乎成了一个谜，有发掘不尽的宝藏。上海是中国最早开埠的城市。在西方媒体反映上海的文学和影视作品中，也是一座光怪陆离的城市，一方面是超过曼哈顿的摩天大楼群；另一方面则到处是鸦片馆、充满颓废气息的娱乐场所。中华人民共和国成立后，上海发生了脱胎换骨、翻天覆地的变化。特别是改革开放以来，上海成为全球化浪潮冲击下的超大型国际城市、改革开放成果的示范地和中西方文化交流的重要窗口。

二、北京——在中西文化交流中被称为“东方帝都”“东方巴比伦”，为中国“首善之都”

北京城市建设源于汗八里(即元大都)，为今日北京城奠定了基础。1264年，忽必烈迁都燕京，称为汗八里，汉人称大都。3年后在今北海公园以太液池琼华岛为中心建设新城。1368年8月，明太祖朱元璋军队攻克大都，将元朝宫城全部拆毁，改为北平府。第一位向欧洲介绍北京的西方人是意大利旅行家马可·波罗。作为“沟通东西方文化交流的第一人”，他向欧洲人“揭开了奇异的东方世界之谜，在他们面前展开了地大物博、多姿多彩的中国”。“东方帝国”第一次以“汗八里”的名称出现在西方文本中，意译为“帝王之城”。马可·波罗游历各国，但北平强大富庶的帝国和雄伟壮观的都城强烈震撼了他，称赞北平为世界奇观。尽管有学者怀疑马可·波罗没有到过中国，但他的《马可·波罗游记》对西方的影响是深远的。

因为北京为“首善之都”，必须限制外来文化势力的影响与传播。上海远离京都，它不同于历史上具有抵抗外来势力传统的北京、广州和天津，自开埠以来，“西方文化基本上没有遇到抵制”。因而上海更具有世界主义的因素。

而在近代西方文化侵蚀下崛起的天津，则是上述两种因素共同作用的结果。从地理环境和文化背景来看，近代天津是上述中西文化碰撞最为激烈、摩擦交融最为复杂的城市。

三、天津——素有“天子渡口”“天国咽喉”之称，为中国“尽善之地”

天津“地当九河要津，路通七省舟车”。自近代始设直沽寨，元朝置海津镇，明代永乐设卫，清雍正二年(1724)改“卫”为“州”，旋又升“州”为“府”，自此强化了天津的城市地位。咸丰十年(1860)开埠以来，商旅往来、物产集散，内外贸易迅速增长，码头经济更趋活跃，遂成为北方重要的水陆码头和商贾重镇。

随着九国租界的开辟，中西文化交流与传播促使近现代民族工业崛起，天津地区的城市文化形象，开始逐渐脱离对北京的依附而独立存在。在西方基督教会的渗入、传播等刺激下，天津近代教育事业和报刊传媒迅速发展。天津民俗在传统文化基础上，同时吸纳来自本土皇家帝王贵族文化与西洋外来文化双重侵蚀、浸润，形成了中西合璧、兼收并蓄的城市风格与市民性格，以及天津独特的文化遗产。

综上所述，可见京津沪城市文化生态在西洋文明传播下呈现的多样性特征，北京以中国传统文化为核心，上海以西洋外来文化而驰名，天津则以中西合璧的皇家贵族文化而著称。

梳理天津近现代历史，对比全国各大城市，特别是北京和上海，天津具有九大独特的地域文化特质。

(1)清末民初，天津被称为北京的“后花园”。在国内动乱、政党纷争、各种政治势力走马灯般登台谢幕的闹剧下，清朝遗老遗少、达官贵人、军阀商贾、西洋政客等，纷纷在津城租界地置房购地，观望政局，休息养生。在西洋建筑、西式生活、西式教育等领域，都出现过前人未见的独特文化现象，使中国皇家帝王文化与西洋外来文化相融合，产生出中西合璧的“皇家贵族文化”，这在当时的中国是绝无仅有的。

(2)天津是中国近代高等教育的发祥地,具有独一无二的教育文化历史渊源。如近代中国第一所官办大学——由李鸿章倡导创办的北洋大学堂(今天津大学);近代中国第一所民办大学——由张伯苓等创办的南开学校及今天的南开大学,它们是近现代中国大学文化的滥觞之地。

(3)天津是近代中华民族工业的发源地之一。天津近代化学工业声名远播,有驰名中外的国际品牌“红三角”纯碱制品和著名化学工业家侯德榜等。有开启国内锻造业、机器制造业先河而声名远播的“三条石”近代工业遗址、塘沽海洋化学工业遗址等。

(4)天津是明清两代商埠文化的集散地。天津地处南北大运河交汇处,四海宾朋汇聚,八方商贾云集。旧时有“京有大栅栏,津有估衣街”之称,而百年“劝业场”更是中国著名书法家华士奎醉写“劝业场”而名冠华夏的“中华百货第一大卖场”。

(5)天津的“租界文化”在国内也是首屈一指。德、法、意、奥、英、日、比、俄、美等租界地保留完好的建筑群,为海内外罕见。天津有全国唯一可以居住的国家级重点文物保护单位,即见证近代中国百年历史,浓缩了近现代中国政治风云变幻的“利顺德大酒店”,它是孙中山、周恩来、屈武等革命前辈来津会见国际友人的下榻处。有众多史料价值极高的文物收藏。

(6)历史上天津居北方园林之冠,有与“苏杭”遥相呼应的园林文化。如令乾隆四次莅临、赞不绝口的“水西庄”,传“水西庄”是曹雪芹笔下大观园的原型之一;有当代中国十大魅力名镇“杨柳青”、石家大院、安家大院、李鸿章的“李公祠”、近代文化名人李叔同旧居等。

(7)以近代天津爱国人士霍元甲、韩金庸为代表的“精武”文化,在东南亚各国影响深远。

(8)素有“戏曲之乡”传统美誉之称的津味“市井文化”。如国宝级相声泰斗马三立和京韵大鼓表演艺术家骆玉笙。受西方现代文化影响,天津的文明戏如话剧、电影等也是当时最时尚的，如曹禺、石挥、李德伦等艺术家均来自天津。

(9)幽默诙谐的民间喜剧性格，以及“喜气洋洋、欢天喜地、吉祥喜气”的杨柳青年画。

由近现代中西文化交流与传播下形成的“京津沪”多元城市文化生态，在中华人民共和国成立后，特别是改革开放30余年中发生了巨大的历史变迁。

城市文化生态保护与文脉续接，是当代中国城市文化建设与传播面临的迫切问题。

一座城市的文化影响力与传播力，不在于人口的众多和城市规模的大小，而在于其文化的原创性和文化创意传播力、辐射力。正如英国著名学者查尔斯·兰黛所说：一个真正的文化城市，首先是一个创造意义的城市，如同储存丰富、不断推新的“理念的银行”，而它的文化规划，是一个立足于文化资源的不断创造而付诸实现的战略过程。

联合国教科文组织在《旅游、文化和可持续发展》中指出：一个城市的文化活力，体现在有文化遗产、文化多样性、文化创意与传播能力这三者的有机统一。文化遗产体现城市文化的历史积淀与传承，文化多样性彰显出不同文化之间的差异性与包容力，文化创意与传播则体现了文化创造性与辐射力，“三驾马车”，缺一不可。

在全球化语境下，我国城市的跨文化交流与传播会越来越广泛而深入。在总体发展战略中，调整发展模式和新一轮城镇化是扩大内需、拉动经济的重要举措，必须未雨绸缪，力避40年来城市文化变迁中的弊端。

对国际城市的独特性和竞争优势而言，学术界先后经历了不同的对世界城市评价标准的认识过程。从早期对“商务活动等经济信息传播”作为世界重要城市评价标准，发展到将政治、经济和文化较为全面地衡量标准，认为“世界城市的形成过程是‘全球控制能力’的生产过程”。新世纪以来，全球城市发展理念已经超越了“单体城市”发展模式，转而进入世界城市群的主流发展趋势。

城市文化发展的核心定位表述，是城市发展的文化理念、指导思想、战略实施过程的集中体现，对城市的未来发展具有指导性的作用。因此，准确地为城市文化发展确定合乎自然的地域风貌、社会文化传承和原住民“族群”特有气质的核心概念和基本表述，就显得十分重要。

在全球化和后工业文明背景下，国际城市研究已经超越了传统的大都市理念和发展模式，由大都市的“单体城市”开始向世界城市群转化。城市群概念已经成为当今城市研究与世界城市化发展的主流。城市群是以世界城市为主体，把其区域内的也看作是利益攸关的发展“共同体”，致力于“建立合理的城市层级体系以降低发展成本”。

应该借鉴国际城市科学发展的新成果，由国家行政部门为我国城市发展提供的基本定位思路，在城市文化定位中，充分发挥学术界、民俗学者、市民代表等社会各界的智慧，克服不尊重民意的长官意志和未经过地区人民代表大会通过而擅自实施的城市建设规划的违法行为。将文化规划思维纳入城市建设规划的整体构想，防止再次出现城市文化设计中片面追求“文化产业GDP”那种“饮鸩止渴”式的发展思路与模式。

总之，应当分别从转变城市文化传播理念、解决超大型城市变迁中面临的文化冲突、城市建设景观带的传播美学特征等方面，统筹制定中国城市文化发展与传播战略。

（该演讲稿中作者在其论文《近现代中西文明交汇下的城市文化传播——“京津沪”城市文化变迁的视角》基础上增删而成。参见学术期刊《新闻爱好者》2013年第6期，第27–30页）

曲艺的历史、文学与音乐

鲍震培
讲座时间：2021 年 10 月 12 日

专家简介

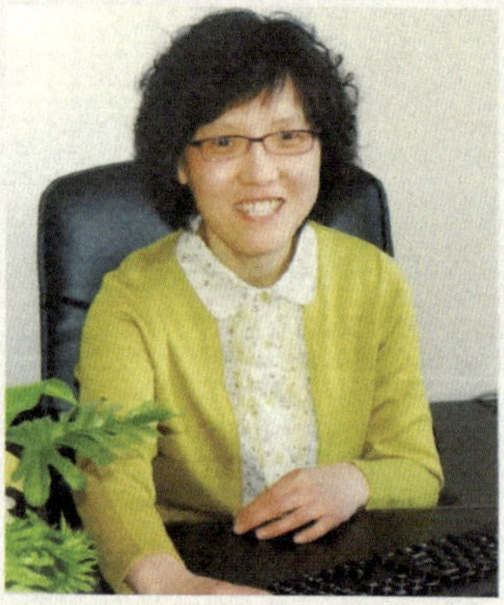

鲍震培，天津人，文学博士，南开大学文学院教授，博士研究生导师，天津市曲艺家协会副主席，中国俗文学学会常务理事，中国曲艺家协会理事兼曲艺理论委员会委员，中国作家协会会员，天津市非遗保护协会理事，天津散曲创作研究会副会长，天津市文化产业促进会曲艺专业委员会主任，南开大学传统艺术跨文化研究中心主任。著有《中国说唱艺术史论》《中国民间文化·梨园相思树》《中华文化通志·艺文典·曲艺杂技志》《沽上百戏》《清代女作家弹词小说论稿》《清代女作家弹词研究》《中国俗文学史论》《中国曲艺发展简史》《我的父亲常连安》(执笔)等专著，荣获第三届中国文联曲艺“牡丹奖”(理论奖)，第六届中国文艺评论“啄木鸟杯”优秀奖、天津市社会科学优秀成果奖等。现主持国家社科基金艺术学项目《晚清至民国时期京津沪报刊曲艺资料研究》，教育部中外语言合作交流中心项目《留学生曲艺类文化体验及汉语国际教育专业才艺培养研究》。

一、曲艺的名称从何而来

说唱艺术在世界各国各民族都有流存，一般是用具体的名称来称呼，著名的有日本的“漫才”(类似中国的相声)，韩国的盘索里，法国说唱 rap，等等。而我国以历史悠久曲种丰富而著称，现存曲艺曲种达 500 多种，曲艺是我国各民族说唱艺术的总称，是历史悠久的民族性叙事艺术。

“曲艺”作为专有名词，是典型的古语今用。“曲艺”一词最早见于《礼记·文王世子》，云：“凡语于郊者，必取贤敛才焉。或以德进，或以事举，或以言扬。曲艺皆誓之，以待又语。”汉代郑玄注“曲艺为小技能也”，唐孔颖达疏云：“曲艺为小小技术，若医卜之属也。”其意是国家举贤良时，对那些只有小技能的人，天子不能举用，必须谨习为官必备的本领，才能使他们进入备选学士的行列。

也就是说“曲艺”一词的最初含义即“小小的技能”，后来渐渐引申为工艺、艺术方面的技能、技巧。清初文学家李渔在《春及堂诗跋》中说自己成名并非是“自嘲风啸月之曲艺始”。这里的“曲艺”当指李渔所创作的戏曲小说，可见，曲艺已从“医卜之属”演变为“艺术之属”，后来成为我国说唱艺术的专称，自是顺理成章的。

中华民国时期，北京(北平)、天津等城市把曲艺、杂技等表演艺术统称为“杂耍”或“什样杂耍”，名称虽不甚雅，然而以一专有名词统称所有曲种的语义概念深入人心；1919 年以后，上海、天津、北平等大城市的报刊中有人撰文称杂耍为“曲艺”，如《大公报》1933 年 2 月 22 日载：

“奉天大鼓演毕，继之以郭荣山之双簧，于瑞凤之莲花落，周菊娥之皮簧，乔清秀之河南坠子，张寿臣之相声等项。其中为河南坠子、弦声呜颇为别致，盖又一种带有浓厚地方色彩之曲艺也。”

1949 年 7 月，在第一次文代会期间，成立了“中华全国曲艺改进会筹委会”，把全国分散各地的说唱艺术，统一定名为“曲艺”。1950 年又确定了杂技的称谓。至此，我国传统表演艺术的四大门类——戏曲、歌舞、曲艺、杂技逐次脱离了古代“散乐百戏”的母体，成为各自独立发展的艺术门类。

曲艺定名的晚成说明了两个问题，一是符合国人“全面满足”的欣赏习惯。民国时期，曲艺与杂技曾经共称“杂耍”携手同台，这是由于它们在表演形式上相近、在艺术色调上互补，曲艺主要是听觉艺术，主要是口语化的语言艺术，而杂技是视觉艺术（口技除外）、形体表演艺术等，它们都具有小型、灵活和多样的特点，以及相同的消遣游乐的艺术氛围，能满足人们的耳目之欲。二是表现了曲艺的灵活多变和“尚杂”的特点。曲艺这种特殊形式的表演艺术，一直处于广采博取的开放体系之中，消化吸收其他文艺样式的功能极强，同属于“演唱故事”，与戏曲仅有极近的一纱之隔。曲艺与歌曲的关系也很微妙，许多曲种来源于地方小调和民歌，一旦增加了叙事成分，并在音乐和表演上日趋程式化之后，便由民歌走向曲艺，而曲艺中“走唱”类的载歌载舞表演，更是直接继承民间歌舞的形式。

总结以上两点可以得出：曲艺是由民间口头文学和歌唱艺术经过长期发展演变形成的一种独特的表演艺术形式。笔者曾经在 20 世纪 90 年代参与萧克将军策划的《中华文化通志》的竞标，参加《艺文典》中《曲艺杂技志》的编纂工作。这套丛书从顶层设计就是按以前的习惯把曲艺和杂技编在一起，所以，在写作时采用的是上编《曲艺志》、下编《杂技志》的体例。后来，在这本书的基础上又编写了《中国曲艺发展简史》，总的脉络是中国曲艺的历史大致可分为先秦、汉代、唐代、宋代、金元、明清这样的古代曲艺，其后的近现代曲艺和当代曲艺。首先说先秦时期是曲艺的萌芽期，出现了瞽矇说唱、俳优讽谏，以及荀子的《成相篇》，《成相篇》是最早的说唱文学文献。

二、曲艺发展简史扼要

四川成都出土的东汉陶俑塑造了民间艺人一只胳膊夹扁鼓，一手持鼓槌，正在张口说唱的形象，说明汉代时期曲艺已经形成。唐代曲艺始有信史，敦煌文献中出现了变文等大量说唱文本，但由于坊市制度，唐代的曲艺多为寺院的讲唱，演出市场微弱尚未形成气候。只有到了宋代市民阶层崛起，市民文化蔚然成风，曲艺常驻瓦舍，这门艺术才称得上进入成熟阶段。大量笔记记载缤纷多样的曲艺形式和说唱文本的传世显示出宋代曲艺的全面兴盛。

随后的金元曲艺在比较宽松的文艺环境中稳定发展。明代的曲艺有承前启后的特点，由于章回体白话小说的出现和戏曲的发展，市民对文艺兴趣多元化，导致曲艺市场更加细分和地方化，这样发展到清代，曲艺种类非常繁复，呈现集成式的繁荣。直到民国时期，曲艺地方化和都市化已经完成，新兴的电台和新型演出场所辅其两翼，曲艺艺人努力打磨更加精致的唱腔，形成艺术流派，在与其他艺术的竞争中仍能占据较强优势，形成了离我们最近的繁荣与辉煌。

1949—1966年，社会发生了天翻地覆的变化，曲艺一度被视为“旧形式”进入改造的行列，但曲艺艺术家们以全新的姿态锐意改革，以全新的作品呼应时代，题材得到扩展，曲艺艺术得到发展。改革开放后迎来国民经济和社会文明大发展的新时期，曲艺艺术在努力发展创新的同时，面临从未有过的生存危机，渐渐进入被保护和传承的非遗艺术行列。但在当前实现我国优秀传统文化伟大复兴的浪潮中，不少有识之士越来越意识到曲艺作为优秀传统艺术承载着中华美学精神的意义，致力于曲艺艺术的研究、弘扬、传播和传承；有越来越多的年轻人了解和喜爱上传统曲艺，呈现活态传承的态势。

三、曲艺的艺术特征

以上我们简单回顾了曲艺的历史，那么作为艺术门类，曲艺的特征是什么？我下面讲三点基本的入门知识。

第一，曲艺的基本表现方法是叙事。曲艺以说或唱故事的方式进行表演，通过对事物发展、演变过程的讲述，抒发感情，阐述事理，给群众以娱乐和审美的享受。曲艺不是演故事，而是讲故事，这一点要与戏曲相区别。曲艺是由不装扮成角色的演员，以“一人多角”的方式，通过说唱，把形形色色的人物和各种各样的故事表演出来，具有简便易行的特点。我们说戏曲是“在现身中说法”，扮演角色，始终以角色身份替人物代言。而曲艺是“说法中的现身”，演员跳进跳出，可以在模拟人物和全知全能说书人身份之间互换。“装龙像龙，装虎像虎”“一人一台大戏”。既可以讲述，也可以表演，还可以评论，非常灵活。

第二，曲艺的主要表现手段是口语。曲艺的语言是人们说话的口头语言，以声音的形式存在，本身具有丰富的艺术表现力和音乐性，是艺术加工和提炼等艺术化了的语言，它有文学构思，所以，有更强的表现力和感染力。语言所提供的脚本是曲艺艺术的基础。

由口语决定曲艺的文本形式，可以是韵文、散文和韵散相间的文本形式。如相声的本子大多是散文，鼓词、快板大多是韵文，评书虽然大多是散文，但是说大书的和南方的评弹都是经常唱一段，说一段，也就是说唱结合，韵散相间。

第三，曲艺的呈现方式属于综合艺术，艺术门类有文学、音乐、表演三种，有时还包括舞蹈、口技、杂技等。

（一）曲艺文学

下面我们来谈谈曲艺文学。所谓文学就是运用形象思维，发挥作家想象力，运用丰富的辞藻、修辞技巧等语言手段，观察生活，表现生活，表现人性，塑造人物，抒发作家个人情志。中国文学注重历史、伦理、家国同构，西方文学注重宗教、个体、科幻。诗歌、小说、散文、戏剧四大传统体裁。或鸿篇巨制，或短篇精美；或田园诗香，或匕首投枪；或金戈铁马，或风花雪月；或忠实于生活原型，或醉心于玄幻世界；或悲剧，或喜剧，或悲喜交集……

那么，曲艺的文学性表现在哪些具体的方面？

曲艺文学不同于一般的纯文学，有着特殊性。曲艺文学，或说唱文学，都是对曲艺的文本来说的。曲艺的文本是文学，更多的是在民间文学和作家文学之间的中间地带，即通俗文学。曲艺文学的特点表现在以下五个方面。

第一，故事性。这一点最重要。为什么观众爱听传统作品，因为有故事性。1950年，《戏曲新报》发表署名寒梅的文章说：

> 有些新编鼓词传唱不开，故事性不强是一个主要原因。有些旧鼓词之所以能流传开，就是因为它的故事性较强。没有故事的鼓词最难写，自然也不是不能写，要写就得真能做到言语通俗、生动、韵脚押得俏皮，能深入浅出，来得自然现成，不然就毫无味道。
>
> 怎样才能加强故事性呢？我以为得有人物，有穿插，有情景，有头有尾，有曲折的动人情节。写人物要写得突出，刻画得生动，但是也不要过于夸大（夸大不是完全不要），也不要过于琐碎，也不要落入俗套。写出几个典型的人物，编配起来，就有了穿插，倘如单纯写一两个人，叙述一两件事，那就没有味道。写情景要配合故事，农村、工厂、战地各有其不同的情景；工人、农民、战士各有其不同的气魄。能写得真实、生动，才能使人如临其境，如见其人。泛泛地写上一套，其效果必然很差。一段故事中要写出曲折和动人的情节，才能使听众的情绪紧张。一般的鼓词写作，多是平铺直叙，叫人听了觉得是上政治课，所以，就抓不住听众。流传下来的

鼓词往往富有传奇性,传奇性正是它所能吸引听众的长处。

新段子存在的很大问题是不会编故事,故事不吸引人,观众自然还是喜欢听老段子。

其次,故事性还与曲艺音乐有关。可以说,文学题材和故事性是音乐建立的依据。因为有的曲种音乐比较简单,听上去是一个上句和一个下句,如京东大鼓、铁片大鼓、长子鼓书等地方大鼓,以人物和故事取胜,不是不能写景,但不能单纯写景。京韵大鼓、梅花大鼓、单弦牌子曲、河南坠子、苏州评弹等曲种,音乐唱腔变化比较繁复,句式变化也比较多,则可以有不少写景的小段。

第二,画面感。传统曲艺是诉诸听觉的文学,所以曲词的画面感极强,《回乡偶书》《长征》《送女上大学》《风雨归舟》《丑末寅初》《剑阁闻铃》等经典曲目,其叙述更多是描述,如绘画上的白描或者工笔重彩,肖像画,风俗画,风景画,电影中的特写和蒙太奇,恰当运用比喻、拟人、拟物等形象化的修辞手段,避免生硬、直白、抽象的表达,使活灵活现,描述如画,历历在目。塑造人物如见其人,如闻其声。

中国古典诗词本身具有很强的画面感,诗中有画,画中有诗,清代曲艺文本"子弟书"化用"诗篇"作为开头。后世曲艺均沿袭子弟书的套路。画面感要有具体事物和人,有动态,有静态,动静结合;有声音,有色彩。诗中要有人,"诗中无人"的空灵不行。

青松巍立昆仑山,红梅怒放黄河边。
白茫茫的大地连成一片,雪亮亮的冰锥挂屋檐。——《白雪红心》
华蓥山巍峨耸立万丈多,嘉陵江水滚滚东流像开锅。
赤日炎炎如烈火,路上行人烧心窝。——《劫刑车》

马嵬坡下草青青，今日犹存妃子陵，

题壁有诗皆报恨，入祠无客不伤情。——《剑阁闻铃》

孟夏园林草木长，楼台倒影入池塘。

黛玉回到潇湘馆，一病恹恹不起床。——《黛玉焚稿》

古道荒山苦相争，黎民涂炭血飞红。

灯照黄沙天地暗，尘迷星斗鬼哭声。——《长坂坡》

好的唱词具有强烈的画面感，韩小窗的子弟书词为后来的京韵大鼓、梅花大鼓等鼓词所喜爱、所改编，最主要的原因之一是其为善于寓情于景、情景交融的艺术描画，曲艺是诉诸听觉的艺术，作者要为演员制造表演的空间，即空间视觉可见的画面，如景色的画面、人物动作表情的画面、人物之间的位置变化、对话的场景画面等。如京韵大鼓《长坂坡》，故事从糜夫人在战场上负伤醒来的视角切入，请看这几句唱词"糜氏夫人怀揣阿斗，身随月色泪洒秋风""忽听得身旁的秋虫声语唤，只觉着腿上的箭伤阵阵痛。慢睁杏眼见流萤乱舞""落叶儿堆满了浑身上是冰凉的露水，渺茫茫见残星儿未散斜月犹明""软怯怯身躯乱颤夫人坐起，见寒烟压地衰草横空"。所呈现的人物在风景中，听见的是秋虫的鸣叫，看见的是萤火虫的飞舞，落叶和露水，月色和星光，那躺在草地上受伤的娇弱身躯，陪伴着她的不是兰桂牙床，暖阁熏香，而是一派"血水沟""死人堆""乌鸦乱叫"景象的惨烈战场。这样就写出了糜夫人托孤所处的典型环境，同时，衬托出了她是不同寻常的奇女子。

京韵大鼓《大西厢》这段描写崔莺莺的唱词脍炙人口：

二八的俏佳人懒梳妆，崔莺莺得了不大点的病，躺在了牙床。躺在了床上啊，半斜半卧，您说这位姑娘，也呆呆（得儿）闷悠悠，茶不思、饭不想、孤孤单单、冷冷清清、困困劳劳、凄凄凉凉、独自一个人、闷坐香闺、低头不语、默默不言、腰儿瘦损！乜斜着她的杏眼，手儿托着她的腮帮。您要问这位姑娘得的本是什么样儿的病？忽然间想起了秀士张郎。我可想张生，想得我呀，一天吃不下去半碗饭，盼张郎，两天喝不下去一碗汤。汤不汤来哪是奴家我的饭，您瞧饿的我前心，贴在了后腔。你们谁见过呀，十七八岁的大姑娘，走道儿拄着拐棍儿，这个姑娘她要离开了拐棍儿，手儿就得扶墙。强打着我的精神(呐)，我走了两步，哎哟！可不好了，大红缎子绣花鞋，这个底儿怎么就当了帮！

生生把一位大家闺秀式的“佳人”崔莺莺唱成了充满市井烟火气的邻家姑娘。唯有如此接地气，才会受到大众的欢迎。

第三，通俗性。

所谓通俗性是指内容要通俗，语言要通俗易懂，题材要通俗，接地气，为大众所熟悉和接受。传统曲艺多才子佳人、乡村生活、市井风俗、历史演义、英雄征战、绿林传奇等。创作新曲艺题材有红色题材、现实题材、民俗民风、古代题材等。在古代题材中要体现现实意义，与现实挂钩，表现现代人情感。如对传统相声的改编，这样才能和观众拉近距离。有学生写苏轼乌台诗案、嵇康之死等，太文人、太小众的题材并不适合曲艺。

另外，开掘的角度要“小”，如单弦岔曲《一分钱一两米》，快板《油灯碗儿》等，都是日常生活最常见的小事情、小物件、小人物，却唱出来国家和社会的大道理。

语言通俗，只有唱词通俗，口语化，才能把每一字送到观众耳朵里，欣赏曲艺是不需要用字幕的(因为方言而打字幕是另外的问题)。艺谚上说：“一字不到，如钝刀割肉。”避免生造词语、冷僻词语、生僻字、谐音歧义字等。

经常听到有观众反映新作品听不懂的问题，有演员发音吐字等技艺问题，也有唱词本身问题，尤其是非演员出身的文人作者，习惯于案头写作，读出来文绉绉的，没有老百姓熟悉的语言，所以很难成为流行品。当然在追求通俗易懂、口语化的同时，还要做到生动形象，不能出现“一口大刀手中拿，一口大刀拿手中”这样的“水词”。

经典作品的唱词能够做到既通俗，又有很高的艺术性，应该是多代艺人反复打磨的结果。如京东大鼓《王宝钏剜菜》：

缩了缩头上的青丝发，别了别头上的小竹签。

抻了抻身上的破夹袄，掸了掸穿着的旧罗衫。

……

心里头有话呀，我去对谁讲呀，拾一个老铜钱还缺少半边。

这老钱要想圆，还得回炉造哇。我宝钏要想圆，得丈夫回还。

……

剜着那剜着哇，我饥饿实难忍，吃一口藻菜，充充我的饥寒。

抓一把藻菜呀，刚嚼了一两口哇，为什么半截苦来半截又甜。

这半截甜的呀，准是那薛平贵呀，你不管我呀，那半截苦的哎，准是我王宝钏(呐哎)。

艺术性的口语化，即使是口语，也是经过艺术提炼的，与生活中的口语并不一样。包括相声也是，多一个字、少一个字都不行。有些笑话为什么会把人逗乐，你说就不乐，因为你没有记住词儿或者改了词，就不会可乐了。魏文亮和孟祥光合说的相声《要条件》：“不给买‘西马儿’甭打算订婚”“挤了的哎他们全家给我凑钱”“还差八分”“卖了个酒瓶子”。当然还有表情、节奏等“筋劲儿”的把握。

再举个“浪打鸳鸯”，还是“棒打鸳鸯”的例子。

铁片大鼓《玉堂春》唱道“浪打鸳鸯呀两离分”，为什么不是我们平时所说的成语“棒打鸳鸯”呢？“浪”是自然物，故事中玉堂春和王金龙的离分是按照自然情境顺势所为，由于某些不可抗力或者其他社会因素造成男女爱情的悲剧。

而“棒”是人工物，多指二人的离分是人力所为，一般是指家长、长辈或者掌握权力者，运用权力拆散恋爱中的男女。如老夫人对张生和崔莺莺，王熙凤的调包计等可以说是棒打鸳鸯。

看看下面的一个曲艺创作精品，京韵大鼓《万里春光》，作词，朱学颖（1931—2022）；配曲，骆玉笙，赵学义；演唱，骆玉笙。

一声爆竹一首乐章，
万方乐奏万里春光。
创伟业恭贺新春年年如意，
逢盛世同庆佳节岁岁吉祥。
举杯未饮心已醉，
风送花香伴酒香。
春满乾坤山河壮，
春在心头豪气扬。
响春雷中华飞腾鹏程远，
展宏图如灿烂明霞，春日的朝阳。

总结这个短篇曲词在语言艺术方面有六个优点：一是有场景描写，营造了迎新春佳节喜庆的场合氛围。二是有人物描写，人们举杯畅饮美酒，共享节日的欢乐、陶醉在鲜花的海洋。三是有心理描写，心情激荡、欢快，春日的美景象征了对未来美好的憧憬。四是使用对仗的修辞手法，1、2 句，3、4 句，5、6 句，7、8 句都运用对联对仗的手法。五是最后一句运用了比喻的修辞手法，形象鲜明生动。六是使用江阳辙,韵律响亮,格调积极向上。整体画面感强,语言通俗易懂。

第四,立意鲜明(向上向善)。

曲艺重视立意。曲艺文学往往主旨非常鲜明,具有正能量的价值观,"高台教化"讽刺假恶丑,歌颂真善美,寓教于乐。单弦大王荣剑尘曾说:"立意必取正大,就是说,一个曲子唱出去,要考虑会起什么作用?能收到什么效果?这个曲子是说忠,是教孝,是明廉,是知耻,让它总是沿着正道上走。"①

快板书《劫刑车》《抗洪凯歌》,铁片大鼓《良心》,北京琴书《鞭打芦花》,西河大鼓《酒色财气》,京韵大鼓《子期听琴》《卧薪尝胆》,京东大鼓《送女上大学》《珊珊学画》《白雪红心》《老来难》等,挖掘人物的精神力量、人性光辉等,使人物性格更加丰富饱满。

请看吴新伯表演的苏州评话《夜走狼山》,新四军女战士大莲在追赶队伍途中,与饿狼母子不期相遇,大莲在危险中保护婴儿机智脱身,突然回头把鸡蛋掷予狼母子的一瞬间,人性的光彩获得感人的力量。这个节目获得牡丹奖。

再看单弦传统段子《杜十娘》,荣剑尘版曲头是这样唱的:"身落妓馆心自强,一心要脱离花界早去从良。谁承望红颜薄命,枉费心肠,最可叹行院的杜孍在江下亡。"杜十娘在自怨自艾,对自己的红颜薄命发出无可奈何的哀叹。

另外一个民间版本的曲头则这样唱:"痴心女子负心汉,落花流水相恋难。杜十娘将终身付与了李甲,以为良伴。不承想薄情人半路途中把良心变。实可叹十娘自尽遗恨绵绵。"头两句只是把杜十娘故事归为一般的痴心女子负心汉故事,而且用"落花流水"形容两人的恋情,给人的感觉是"杜李恋"不过是萍水相逢,格调不高。

①荣剑尘口述,王决整理:《曲坛献艺六十年》,见《单弦艺术经验谈》中国曲艺出版社 1982 年,第 11-12 页。

最后请欣赏石慧儒版（由孟然、陈寿荪、朱学颖整理改编）《杜十娘》的曲头："十娘误坠勾栏院，托身李甲结下良缘。不承想痴情的女子，遇见了负心的汉。恨李甲半路途中把良心变，叹十娘沉宝投江遗恨绵绵。"前两句点明杜十娘是"误坠勾栏院"，是被迫沦落风尘，所以她遇到李甲，以为良缘。后两句点明李甲变心和负了杜十娘，引发杜十娘沉宝投江的悲剧，立意比前面两版明显高了许多。

第五，体裁古雅。韵文类曲词或鼓词，甚至快板，在格律上接近于古体诗，而离白话自由体现代诗稍远。戏曲的唱词或某类歌词易于改编为曲艺唱词。散文也是赋体，合辙押韵的地方很多，如《莽撞人》《扁毛畜生》。

唱的曲艺韵律工整，押韵十三辙，上平下仄（首二句全用平声），鼓词句式基本为七字句，遵循着223的组合结构，在这个基本句式上有三字头，有的地方叫"韵十字"等变化。

有同学问为何不能全用七字句？南方弹词过去被称为"七字小说"，大部分都是七字句。北方曲艺从清代子弟书开始句式讲究变化，加衬字、嵌字等，如《王二姐思夫》"八月的秋风啊人人都嚷凉（阵阵凉），一场白露严霜儿一场，小严霜单打独根儿的草，挂大扁要是甩子就在荞麦梗儿上。小燕儿飞南北它还知道冷热，绣女在房中她还盼想着才郎……"字数的变化关联着音乐唱腔的变化。

下面请看京韵大鼓小段名篇《丑末寅初》前四番：

丑末寅初日转扶桑，我猛抬头，见天上星，星共斗、斗和辰，它是渺渺茫茫、恍恍惚惚、密密匝匝，直冲霄汉减去了辉煌。

一轮明月朝西坠，我听也听不见，在那花鼓谯楼上，梆儿听不见敲，钟儿听不见撞，锣儿听不见筛呀，这个铃儿听不见晃，那些值更的人儿他沉睡如雷，梦入了黄粱。

架上的金鸡不住地连声唱，千门开、万户放，这才惊动了行路之人，急急忙忙、打点着行囊，出离了店房，遘奔了前边那一座村庄。

渔翁出舱解开缆，拿起了篙，驾起了小航，飘飘摇摇晃里晃荡，惊动了那水中的那些鹭鸶、对对的鸳鸯，它是扑扑棱棱两翅儿忙啊，这不飞过了那扬子江！

曲词以极简练的笔触，形象地描述了在丑末寅初这一特定时辰里（清晨四时前后）中国古代人民的生活情趣。唱词将口语与文言相结合，我、值更人、行人、渔翁、樵夫、农夫、佳人、学生、牧童各类人物在唱词中相继出现，体现了“一日之计在于晨”的生动景象，犹如一幅生动古朴的田园画卷。

《丑末寅初》的曲词极其优美，运用了丰富多样的修辞手法，语言形象生动。如善于运用顶针体、排比句、叠音词、比喻、拟人等，这些修辞手法的灵活运用，使平常景物陡添妩媚，堪称俗曲雅唱的典范。

(二)曲艺音乐

曲艺音乐又称说唱音乐，由唱腔音乐、伴奏音乐和演员的歌唱三个部分组成。曲艺音乐是一种以叙事为主兼以抒情的民族音乐。曲艺音乐在以叙事艺术、叙述性为主的曲艺本体框架中，形成了“唱犹如说”的多种唱腔，它可以只唱不说，也可以有说有唱，半说半唱，似说似唱等，它这种纯熟的叙事性特征，在中国民族民间音乐中占有重要地位。

曲艺音乐既然以叙述故事为主要艺术目的和最高宗旨，对演员的演唱有比较严格的要求。演员一定要把每一个字唱清楚，观众才能被故事情节吸引，达到叙事的目的，如果字唱得含糊或唱倒了，观众听不明白，其演唱的效果会受到很大影响。艺谚云“一字不到，听众发躁”“吐字不真，如钝刀杀人”。就要求演唱者“依字行腔”，以达到“字正腔圆”的艺术效果。所谓字正腔圆，就是要把唱词中每个字的声、韵、调都读得准确无误，在发音清晰有力的基础上来行腔，并装饰使其圆润，使声腔入耳动听，吸引听众。演唱时用气行腔的技巧，包括“气口”的安置得当，“气息”的控制得法，“喷口”的沉重有力等。前辈艺人总结的艺谚：“清晰的口齿，沉重的字；动人的声韵，醉人的音。”这是一个曲艺演员唱功最完美的标准。

曲艺伴奏是曲艺节目的重要组成部分，乐队在舞台上具有举足轻重的地位。曲艺伴奏的目的是烘托演唱者的唱腔，以助演唱者更好地表达曲目的内容。之所以强调曲艺乐队是伴奏而不是演奏，突出一个“伴”字的原则，对于演员而言，伴奏是起衬托、保障作用的，从音乐结构的角度看，曲艺伴奏的旋律线与演唱者的旋律线是大体一致的，所以，大部分的伴奏是为唱者服务的，“托腔保调”，起到补充演唱高低音之不足，掌握音高和节奏变化，换气时补垫和唱者短暂歇息等。有的曲种在开场时乐队先“闹场”，营造欣赏的氛围，有时需要发挥式地演奏出花点繁复的“过门”，为下一个段落制造某种气氛。伴奏者不仅要掌握规范的含有高难度弹奏技巧的技法，还要有丰富的现场演出经验，而且熟悉演唱者艺术特点、熟悉唱段的唱词和唱腔。不少曲艺名家的成就和伴奏者的密切合作是分不开的。还有的曲种是自我伴奏的，如苏州评弹、陕北说书、四川扬琴、山东琴书等。

(三)曲艺表演

曲艺表演既有体验性也有假定性，既有再现的成分，又有表现主义的手法。虽然曲艺表演中含有大量的“虚拟”“写意”“夸张”等成分，又不同于戏曲的行当化和角色化的表现方式，绝大多数的表演都是以演员的身份出现，不扮演角色或中性扮，跳进跳出表现角色。因此，曲艺演员虽没有“行当”之分，却有行当概念，根据需要进行表演。

以演员表情动作为主的曲艺做功，是辅助说功、唱功的艺术手段，北方曲艺讲究“脸上有买卖”，苏州评弹讲究“面风”“手风”，相声讲究“发托卖相”。同戏曲一样，可分为“手、眼、身、步、法”等几个方面，最重要的是面部表情中的“眼神”和形体动作中的“手势”。因为大部分曲种的曲艺演员并不像戏曲或戏剧演员那样，在舞台上有大幅度的身段表演（走唱类除外），主要在一定范围内的活动，女演员活动的范围还要小于男演员，主要是靠眼神和手势把观众代入书情之中。首先，演员要找到身临其境的感觉，“吩咐顾盼，使人解悟”，把环境、气氛、情绪等通过眼神的示意传达出来，好的演员通过视线高低、远近、左右的变化指示出书中人物的位置和变动情况，以便观众能够更好地理解故事内容。好演员的一个手势可以比拟事物的大小和形状，指示空间的远近、高低和方向。好的曲艺演员要做到口到、眼到、手到。以心（脑）领口，以手合心（脑），以手带眼，手随眼到等。艺谚云：“手眼身法步，周身成一体。”除此之外，由于叙述体特征的要求，舞台上曲艺演员是个体本色呈现，而不是角色扮演，所以舞台仪表、风度、气质，因人而异，散发不同的个性魅力，或美丽大方，或亲和自然，或干练潇洒，或儒雅含蓄，或明快活泼。总之，是以演员本来面目直接和观众交流感情，在观众首肯心仪接受后才能进行下一步的表演。

总之，中华曲艺文化历史悠久，源远流长，自汉唐而兴，经宋元明清不断发展，南北曲种蔚为大观，为人民群众所喜闻乐见，雅俗共赏。曲艺是中华优秀传统文化的重要组成部分，凝聚了“向上向善”“托物言志”“缘情而发”“寓情于理，情理融合”，讲求“意境”“韵味”等中华美学精神，而关注民生、接地气、文艺轻骑兵等更成为新时代曲艺文化的标识。

“泥人张”天津泥塑文化历史体验之旅

张宇

讲座时间:2023 年 3 月 21 日

专家简介

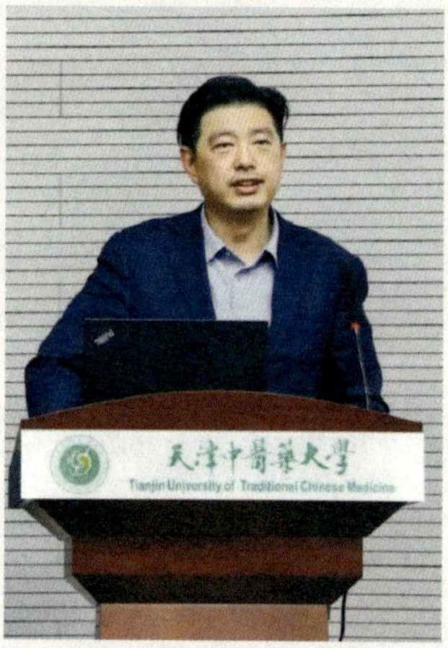

张宇,第六代“泥人张”,国家一级美术师,中国民俗学会理事、天津市文联副主席、天津市新联会副会长、天津市民间文艺家协会副主席、天津泥人张世家绘塑老作坊坊主,天津市泥人张美术馆馆长,张宇雕塑馆馆长。2006 年,作为首批国家级非遗传承项目,张宇先生被中国文联评为中国民间文化杰出传承人。2007—2010 年为中国美术馆完成作品 88 件套,作为文化和旅游部中国近现代美术家专题收藏。随后其作品分别在首都博物馆、天津美术馆展出。自 2014 年以来,分别在南开大学、天津师范大学等开设通识课,任客座教授。同时,也是新华社、《环球》杂志专栏专家。

自接手百年泥人张世家绘塑老作坊以来,积极探索传统的泥塑语言如何在当下更丰富的文化体系中呈现出对人生的思考和理解,并将这些丰富的精神意蕴完美地融合于作品之中。

一、“世家传人”

传人含义有二：一是技艺的传承，从清道光年间至今，家族的六代人都从事同一项职业，虽然各有风格，但是初心不改。二是血脉相传，我国素来重视血脉传承的家风传统，认为其中自有优秀传统妙处，在技艺之外，更有文化价值。

六代父子相承，又因为由衷热爱而从事同一个职业。所以，这世家传人有两个含义：一是六代人都钟情于一个行业，做同一件事情。二是以父子相传的形式在从事同一行业，故名泥人张世家。

二、泥人张世家作品风格：写实的浪漫主义

写实是技法特征，即以再现客观真实为第一标准，力求栩栩如生。这在当时是较为特殊的风格，因为我国的绘画和雕塑中写实的作品较少，不以逼真为创作标准。而张明山先生的作品在当时以写实的面貌出现，是颇具当代和叛逆意味的，并且他的作品在吸收了当时民间泥塑、宫廷泥塑及舶来文艺特征的基础上，又做了自己的发展。

浪漫主义即作品人物大多为虚构的，除去一些肖像写生是真实的，还有相当大一部分作品人物面貌及故事内容是想象出来的。如《木兰从军》《五老观画》，还包括古代人物，如杜甫、李白，其面貌是张明山先生想象出来的，而非古人的真实面目，所以称为浪漫主义。

综上，泥人张作品风格是写实的浪漫主义。

题材有几大部分，一是古典人物，医药相关的作品有扁鹊、李时珍，人文相关的作品有孔子、杜甫、李白等。二是人物的肖像写生和观照现实的人物，如《吹糖艺人》《卖糕者》等。三是消极避世的仕女题材，为清末特有，世事焦灼，文人求仕不成，只能转身温柔乡，于是出现了仕女题材的绘画，并于雕塑上也有表现。

再有就是吉庆的民俗题材，如《关公》《钟馗》《福禄寿》等作品。

审美标准（审美标准难以言传，所以在此通过对审美感受来传达我们的审美标准）：第一，从旁路过而不被打扰，即为置于空间中而不产生突兀之感，物与景浑融一体。第二，与作品目光对视时安静而沉郁。第三，是有淡淡的光芒（技术上的完美演绎，灵感闪现的火花），即所谓的经验产生的一种老辣的感觉。我们传统文化里较多的是经验，而非具体标准，难以言传。

三、世家作品介绍

肖像人物，是第一代的作品。当时的作品，对现在而言或许不觉惊诧，但在没有照相技术，没有写实绘画的历史条件下，突然出现逼真肖像，是会令人感到恐惧的，更会有勾魂摄魄的质疑，以及以此行厌胜之术的担忧。所以，当时的中国人讨厌这种雕塑，更不愿意为自己塑像。直到后来西方的文艺传入，才有人开始接受这种风格。一直到后来摄影技术传入天津，这种作品开始被广泛地接受。

《彭掌柜肖像》，是当时泥人张店铺旁边的米面铺的掌柜。大家看他的眼睛是不对称的，有一个眼睛的眼皮是往下耷拉的，这个应该是他有过脑卒中的病史。可见当时肖像是写实的，无论好坏，如同照相，纤毫毕现。

《刘国华像》，是一个老手艺人的形象。当时的审美观念是三百六十行都应具有优雅文气。所以，作品感觉倾向安静、沉郁，尤其体现在眼神上，这是我们传统作品里珍贵的特点。它并不像写实或者照片那样，即拍即得，而是有意为之。这种眼神也并非天然形成的，而是经过磨练才能够表现出来的。

《谭鑫培肖像》，谭鑫培先生当时来天津演出，素来不喜照相，特意拜访张明山先生，上门求像。恰好张明山先生没买着戏票，又很想听谭鑫培先生演唱一曲，尽管谭鑫培先生有不在台下清唱的规矩，但为表示诚意，为张明山先生破例演唱一曲，谭鑫培先生一曲唱毕，张明山先生也肖像落成。可见张明山先生做像很快。现在我的很多学生,包括我们作坊里的工匠,觉得传统文化很沉重,得认真做、好好做,可能会做得特别慢。但传统文化里凭经验的事情,不是越慢越好,一刹那,那个淡淡的光芒你感觉到,你捕捉到了,就对了,不然,你做得越多,错得越多。

四、泥人张世家

我们六代人,第一代是张明山先生,第二代是张玉亭先生,第三代是张景福先生,第四代是张铭先生,第五代是张乃英先生,我是第六代张宇。每一代都是父子关系,传到今天,其中,张明山先生和张玉亭先生代表了泥人张彩塑的最高风格。他们两位其实是泥人张彩塑风格的最终代表,随着张玉亭先生的去世,泥人张彩塑风格就停滞了。我们后人对泥人张彩塑只能叫作抄袭,算不上继承。一个风格一定是有明确的艺术家、有明确的时间和明确的风格代表作品。所以,张明山先生和张玉亭先生是我们家族的代表。

张明山先生活到80岁,张玉亭先生从清末到中华人民共和国成立后,活到90岁,两人都有长寿的基因。但我觉得他们两位首先有开朗的性格,一切事情安排得有序,我觉得这是他们长寿的秘诀。所以,工匠并不只是受累,真正的工匠也会把生活过得很好,也会把文化发展得很好。

在景德镇陶瓷大学有一位教授专门研究张明山先生,他了解到,张明山先生得罪了朝廷,朝廷通缉他的时候,他逃到了上海,使得很繁荣的泥塑、泥人市场因他而出现了一时滞销。无锡的泥塑价格相对比较便宜,而张明山先生的作品销售得特别贵,本不在同一个竞争层面上,但他一个人影响了一个市场。这也告诉我们,在传统文化中,一定要具有自身的独特之处,才能有更广阔的发展空间。

一百年前,我们作坊里泥人张彩塑作品每天的销售额十分可观。而且当时的作品大部分销售到了欧洲和日本,只有15%销售到了国内,广东、山东和北京的客商购买的居多，天津本地的销量较少。所以，我们的作坊是外销型的，并不只是在当地人中有影响力，传统文化产业也应该是向外影响的。

说到父子相承，每代应该既是父子，又是师徒，师徒口传心授。泥人张家族的第一代，张明山先生因惹了麻烦去了南方，第二代张玉亭先生从16岁开始独立支撑家族，从头摸索，大多靠自学。即使张明山先生晚年回来之后，也没有专心经营，作品多是随性而为。张玉亭先生则是认真经营作坊，声名远播。张景福先生作为张玉亭先生的儿子，一直想独立，这是张玉亭先生和张景福先生之间的真正传承问题。张景福先生一直作为张玉亭先生的助手，他的作品都以张玉亭先生的名字销售，他无法接受这一现实，于是当时去了南京和北京创业，但都因时局动荡没有成功，回来就郁郁不得志，也因此去世得较早。

但是隔代之间又会很亲近，张玉亭先生和张铭先生祖孙之间的关系特别好，可能是因为不存在实质上的竞争。由此看来，张景福先生处在一个特别不恰当的位置，他既不想埋没自己的艺术人生，又竞争不过父亲的社会成就。但张玉亭先生和张铭先生两代人离得远，竞争关系就成为彼此支持了。

张铭先生指导我父亲时，他们的关系也不好，我跟我父亲关系也不太融洽，没有什么实质性的问题，主要是在事业上的竞争和艺术观点不同。

一个家族，六代人之前，还知晓先辈的名字，保存着书信，人生事迹清晰真实，照片代代保存，这在中国近代史上是罕见的。我们这六代人在爱好、环境及职业的影响下，共同促成了这样一个传承，这种传承基本上是不可复制的。

五、制作工艺

以前制作泥塑的泥是从天津的西郊获取的，沙性较弱，可塑性较强，但是容易开裂，我们会加入一些棉絮，沉淀一段时间。以前是放在地窖里沉淀3年左右，让泥土中的微生物发酵，使其可塑性更强。在制作的过程中，每一步都要保持泥料的湿润，随着泥料一点点变干，作品也逐渐完成。从创作到完成的时间一般是3个月左右，在制作出初始形象后，随着泥料慢慢地变硬，逐步做更精细的制作，再到后面晾干、烧制、打磨和彩绘，前前后后加起来的时间差不多是3个月。

我们使用的工具，称为压子，可由木头、竹子、骨头、象牙等材料制成。一个压子一般会伴随工匠一生，大家都是自己做压子，也有长辈传下来的，像白色的，我们叫白泽。白泽是《山海经》里的一种神兽，其善于模仿人的形象、语言、语调。这是张玉亭先生做的，他当时给这个压子起名叫白泽，是做细致眉眼的工具。所以，大家总喜欢给自己的压子起一个名字，就像自己的伙伴一样，会陪伴自己一生。

这是我们的制作过程，没有什么技巧，一切凭经验。作品做完了未干的时候最好看，一上完颜色，作品的所有瑕疵就会凸显出来。

作品晾晒后需要放入窑内进行低温烧制，以保证作品不爆不裂，适合长期保存。烧制完成后，作品需要打磨和整理，然后用颜料上色，到彩绘的阶段需一笔一笔地画，每个地方都是手工绘制，颜料的深浅和光泽都是我们调配的。为了达到期望的效果，颜料必须经过多次调配，其光泽、浓淡、深浅多是凭经验。

六、工匠的困境：当精致并非唯一标准时，该如何考量自身工作

我们对精致的工艺确实有要求。我们追求美好生活，但是在追求美的同时，会发现我们对精致工艺有一种内在的批评，往往认为精致的工艺代表着道德的瑕疵。所以，作为工匠来讲，只有自发地寻找路径。

很多时候，工匠会突出作品材质的稀缺和工艺的细腻。如工匠多会宣传自己所用材质的稀缺，而非技艺的雅致，也会以更加精细的技巧，替代艺

术感。

匠气与俗气，伴随着工匠的制作而不自知，这是工匠无法摆脱的。因此，中国文人更倾向于赏识山水，寄情自然。中国文人很少会去关注工匠的东西，并不是大家没有这方面的兴趣，而是工匠确实没有能力引起他们的审美兴趣，并且相互沟通。时代语言不一样，工匠找不到和受众沟通的方式，他改变自己只有依靠技术，而对技术的推崇会让工匠离社会更加遥远，越来越禁锢于被时代淘汰的模式，不利于创新。现代工匠到底如何发展，是一个很值得探讨的问题。

传统中对工匠创作之美的理论极为缺少，大多数工匠只是重复前人工作，不会创新，所以，守正创新，学古不泥古，是新一代工匠的努力方向。

七、都市工匠眼中的传统文化

(一)遇见传统

我最开始接触泥塑的时间已经记不清了。小时候我不太爱说话，爷爷每天做泥塑，我看着挺有意思，就跟着做，到五六年级的时候，开始学美术。我的爷爷和父亲，真的是很辛苦的两代人，但是他们都很有热情，一旦确定爱好之后，就当作自己终身的职业。他们不觉得自己还会去从事别的行业，考虑的就是如何更好地从事这个行业。

所以，我也树立了这样的职业观，这一生我只会做这一件事情，与我的生活际遇没有太多的关联，是一种纯粹的为专业奋斗的精神。

(二)传统文化和商业化

协调两者的方法，一个是反省，另一个是良好的沟通。反省就是我们反省自己的状态，像照镜子一样，平等地、真实地看待自己。很多工匠一辈子都不认为自己有问题，他很困惑于社会不接受自己，而当你像镜子一样告诉他，你做的东西不美的时候，他接受不了。良好的沟通，并不是迎合他人，而是获得他人的认可。当能做到反省和良好沟通的时候，很多东西就会展现，就像照镜子一样，是好，是坏，是什么特点，就会看得很清楚，人看清楚了自己才能获得真正的认识。

（三）关于传承和传统

我们了解传统，不是把传统当作模板标准。天津出现的许多优秀文艺作品和文艺形式，如京剧、曲艺、戏曲、话剧，包括当时出现的油画，都是天津这个地方所特有的一种文化现象。在清末民初，东西方文化在这个地方相交融，互相学习，产生新的文化。

我们用时代的语言去表现时代的精神、时代的审美。我们要尊重时代的变化，所以，我们了解传统，并不是让大家一味守旧，而是我们需要继续改变，创造属于这个时代的作品。

我们并不是希望一个传统文化一成不变地走下去，而是希望每一个传统文化都会有时代的风貌，有时代的特征，同时又有我们的文化认同感。

八、结语

非遗保护最重要的是保护那些有认同感的项目，有社会群体存在的项目，为了保护非遗，我希望大家如果将来从事非遗保护的行业，不要把传统文化看得固化。

传统文化是我们的基石，我们并不是为了让它永久地一成不变地存在下去，而是要把它发展好，希望大家作为未来的文化主力，可以通过自己的工作让中华文化复兴。

希望大家更多地了解传统文化，了解我们曾经存在的文化，不要视之为规范，也不盲目赞誉，中国文化的传承还要靠大家的努力。

后记

2014年初，天津中医药大学语言文化学院成立。这个由原人文管理学院汉语言专业(汉语教研室)、国际教育学院对外汉语教研室(汉语国际教育专业)、中医学院古籍文献教研室、公共英语教学部英语教研室四院部合并的二级教学单位，因文化传承而兴，凭语言教学立足。2016年，本人调到这个组建时间不长的学院被任命院长，当时校领导希望并嘱咐我勇担使命，即文化学院要承担起在医药院校播撒"文化之种"的职责，大力弘扬中华优秀传统文化，特别是中医药文化，让越来越多的医学生在紧张又枯燥的学习之余，受到丰富多彩的文化熏陶，提升人文素养，培养越来越多"有深厚文化内涵"的医药学生。

建院10年来，学院越发加大力度，邀请众多文化名家、中医名家、艺术名家到学校开展讲座。同时，每年举办各类文化主题论坛。2018年4月，时任天津中医药大学校长的张伯礼院士倡导并亲自为学院命名，学院更名为文化与健康传播学院，旨在立足文化传播，加强健康传播，为中医药文化传承，为健康中国战略培养更多有文化、有内涵的医药学子。到2024年初，建院10年间，学院共举办170场各类讲座、学术沙龙、专业论坛(学术会议)等，邀请到北京大学、清华大学、中国人民大学、北京师范大学、复旦大学、南开大学、天津大学、华中科技大学、中国传媒大学等国内名校，以及北京中医药大学、上海中医药大学、南京中医药大学等近10所中医药院校近百名专家学者开讲，内容涉及传统文化、中医文化、语言文化、健康文化、历史文化、民俗文化、美育文化等多个方面。在天津中医药大学"开讲"有张伯礼、石学敏、张大宁、张其成、温长路等国医大师和中医文化名家，也有古诗词大家、南开大学叶嘉莹先生，南开大学前常务副校长陈洪教授，中国人民大学李海彬教授，国画家霍春阳、贾广建；享誉全国的文化、文史民俗、语言学者张颐武、罗澍伟、余新忠、谭汝为、罗根海、赵建忠，传播学名家李希光、刘卫东、孙少晶、张明新、许静、刘运峰等，篇幅所限，这里就不一一列举了。

这些名家有的是学校领导大力支持邀请而至，还有许多名家都是我认识十几年、二十多年的老朋友、好朋友，他们听说受邀来天津中医药大学讲座都暂时放下手头的工作，欣然赴约，令我感动！即使在2020年到2022年新型冠状病毒感染疫情期间，人员现场交流受限，学院也是千方百计邀请专家在云端举办了30多场次线上讲座。我们还公布线上会议号，邀请校外大学生报名参与，扩大了专家讲座的社会影响和社会效益。同样，作为友好合作单位，学院积极争取了疫情期间北京大学、清华大学、南开大学、天津大学、华中科技大学、北京中医药大学等高校和学会组织的线上讲座、论坛对我校学生开放，3年中全校3000多人次线上聆听了众多名家讲座。

至今记得2017年12月底，92岁高龄的叶嘉莹先生应邀来学校讲座，当天下午，位于鞍山西道校区的礼堂座无虚席，但不巧那天叶先生突感不适，当时我们做好了她无法前来的准备。但她说不能因为自己，让来听讲座的师生们失望，稍事休息，吃了一片药后，她神采奕奕地登上讲台，两个多小时的讲座，张伯礼院士一直站在讲台一旁，精彩的内容引发了现场数百名听众雷鸣般的掌声……时间过去了6年多，叶先生站立的讲座和张院士“陪站”的场景，依然让我和所有的现场师生感佩并倍觉温暖，这就是两位大家的魅力所在吧。

除了举办讲座，学院10年来还主办和承办了全国和天津市中医药文化传播论坛、中医药健康传播论坛、中医药非物质文化遗产保护传承论坛、天津市语言学年会等20多个学术会议，其中邀请了众多学术名家。

将这些精彩的学术讲座内容汇集成册是我多年的心愿。这部书筹划了两年多时间，内容是从学院组织的近百场讲座遴选的，是将录音资料整理后编纂而成的，是为全校师生、社会各界奉献的一份厚礼，是为庆祝天津中医药大学建校65周年，文化与健康传播学院建院10周年而精心策划的一个纸背上的文化盛宴。

《名家纵谈传统文化》这本书的结集出版无疑是许多人历时10年共同努力的结果。

作为主编，谨代表此书的编审委员会，首先要感谢的是受邀讲座的各位专家学者。本书所收录的讲座专家来自国内21个知名高校或学术机构。他们在百忙之中亲自审阅文稿，提出修改建议，很好地提升了本书的质量。或因讲座本人婉拒，或因时间短讲座资料不全等各种原因，几十位专家的各类讲座和论坛、学术会上的发言未能收入本书，在此向十年来支持我院“人文大讲堂”“中医名家讲坛”的所有专家学者一并致以衷心的感谢！

其次要感谢天津中医药大学10年来历任学校领导、学校宣传部、团委等部门,文化与健康传播学院历任院领导,历任教研室主任,以及学校各方面对学院举办论坛和讲座的支持。各位领导及老师或审核讲座内容,或邀请专家,或参与组织,筹备学术会议和讲座,忙碌的身影让我记忆犹新、历历在目。

感谢具体负责联系、迎候讲座嘉宾的学院各位老师,感谢本书编撰期间参与整理讲座录音资料、校对、送审稿件的各位老师,以及国际中文教育专硕学生,汉语国际教育、汉语言、传播等专业数十位本科生。还有因信息收集不及时遗漏姓名的师生,在此对他们一并感谢。

感谢天津出版传媒集团天津科技翻译出版有限公司、天津社会科学院出版社的领导对本书出版的支持，特别感谢此书的责任编辑在编校中倾注了大量心血,以期更好的呈现。

最后，更要感谢天津中医药大学名誉校长张伯礼院士在百忙之中为本书作序，感谢南开大学古诗词大家、天津中医药大学荣誉教授叶嘉莹先生撰写推介语。

叶嘉莹先生有词云:“何幸当斯世,莫放此生空。”在这样一个好的时代,天津中医药大学文化与健康传播学院全体同仁将会再接再厉，在文化传承上善作善成,为天津中医药大学“双一流”建设,为天津市的文化传承与发展做出更大的贡献。

天津中医药大学

文化与健康传播学院院长

2024.7

附录

未纳入书稿部分专家讲座目录

序号	讲座名称	举办时间	主讲人	主讲人单位
1	中国传统文化与中医	2015.9.15	于铁成	天津中医药大学第一附属医院教授
2	天津市语言学会2016年学术年会汉语史研究中“正音”问题思考	2016.11.19	曾晓渝	南开大学教授
3	天津市语言学会2016年学术年会填补空白:中国语言学思想史	2016.11.19	鲁国尧	南京大学教授
4	天津市语言学会2016年学术年会汉语句法、重音、语调相互作用的语法效应	2016.11.19	冯胜利	香港中文大学教授
5	天津市语言学会2016年学术年会实验语言学十问	2016.11.19	石锋	南开大学教授
6	人文学科学术论文的写作	2017.1.8	赵利民	天津师范大学文学院院长、教授
7	人文社科项目申报研究与技巧	2017.2.18	孟昭毅	天津师范大学文学院原院长、教授
8	把文章写得典雅些	2017.3.14	罗根海	天津中医药大学资深教授
9	海外中医传播与对外汉语志愿者素养	2019.4.16	仲强惟	泰国华侨崇圣大学中医孔子学院中方院长、教授
10	理论前沿与本科学习	2019.5.21	陈奇佳	中国人民大学文学院副院长、教授
11	新形势下的非物质文化遗产保护与传承	2019.10.15	李治邦	天津市非物质文化遗产保护协会会长

序号	讲座名称	举办时间	主讲人	主讲人单位
12	口述历史的探索与妙趣	2019.11.12	陈娜	南开大学新闻传播学院副院长、教授
13	公共外语教师如何提高科研能力	2020.8.25	张建萍	中国民航大学教授
14	新医科新文科背景下的医古文课程建设专家研讨会 新医科新文科背景下医古文讲授的落脚点问题	2020.8.29	段逸山	上海中医药大学终身教授
15	新医科新文科背景下的医古文课程建设专家研讨会 借鉴传统小学，夯实古医籍阅读基础	2020.8.29	沈澍农	南京中医药大学教授
16	新医科新文科背景下的医古文课程建设专家研讨会 当前背景下的医古文学科建设	2020.8.29	沈澍农	南京中医药大学教授
17	新医科新文科背景下的医古文课程建设专家研讨会 医古文研究应用的核心问题及方法学简谈	2020.8.29	李亚军	陕西中医药大学教授
18	新医科新文科背景下的医古文课程建设专家研讨会 从校读法谈医古文与其他学科的结合	2020.8.29	杨东方	北京中医药大学教授
19	新医科新文科背景下的医古文课程建设专家研讨会 数字时代医古文的教与学	2020.8.29	崔为	长春中医药大学教授
20	百年薪火风筝魏，一线牵出“中国魂”	2020.9.8	魏国秋	国家级非物质遗产项目代表性传承人
21	深度采访的操作方法	2020.9.8	杨寿清	海河传媒中心高级记者
22	第二语言教学中语法规则的输入	2021.4.16	邵洪亮	上海外国语大学国际文化交流学院教授
23	带你走进语言交际	2021.5.18	刘艳春	中国传媒大学人文学院教授

序号	讲座名称	举办时间	主讲人	主讲人单位
24	社会科学期刊学术论文的选题及其写作规范	2021.10.19	何敬文	中国社会科学院教授
25	共引诗情到碧霄——谈谈传统诗词的读与写	2021.10.26	郑虹霓	阜阳师范大学文学院教授
26	2021年中国新闻史学会健康传播专业委员会年会暨第四届“医疗、人文与媒介：健康中国与健康传播研究”国际学术研讨会 中医药非物质文化遗产的跨文化传播范式	2021.11.7	陈骥	成都中医药大学外语学院教授
27	融媒体时代健康新闻的采写	2021.11.23	孙诚	《中老年时报》副总编辑
28	教学型教师人文科研项目申报及论文写作技巧谈	2021.11.23	马知遥	天津大学国际教育学院教授
29	从音韵学角度谈《医古文》教材中的通假字	2021.11.23	刘阳	中国中医科学研究院中国医史文献研究所副研究员
30	2021年首届智能传播与健康治理国际学术会议之天津中医药大学文化与健康传播学院工作坊 疫情背景下中医药健康传播的机遇与挑战	2021.12.31	胡真	湖北中医药大学人文学院党委书记、院长
31	2021年首届智能传播与健康治理国际学术会议之天津中医药大学文化与健康传播学院工作坊 “朗读中医”和“看见中医”——中医文化与健康传播的新视点	2021.12.31	朱桂祯	长春中医药大学教授、吉林省中医药健康产业协会副会长
32	天津健康教育的历史与现状	2022.5.17	谢长俊	天津市健康教育协会秘书长、副教授
33	对外汉语考试词汇大纲研制的理论与实践	2022.5.24	黄理兵	北京语言大学教授
34	天津的历史文化与曲艺发展漫谈	2022.6.12	钱玲	南开大学历史学院和中国社会科学院研究生院兼职教授

序号	讲座名称	举办时间	主讲人	主讲人单位
35	从出土文献看上古汉语{娶}的及物性与综合性	2022.6.21	史文磊	浙江大学教授
36	基于健康信念模式的中医药文化实践探索	2022.10.25	何富乐	浙江中医药大学、浙江中医药博物馆主任
37	西方现代绘画中的哲学之美	2022.11.22	钟华	四川师范大学文学院教授
38	疫情常态下如何维护身心健康——中医食疗与养生防病	2022.11.22	于春泉	天津市卫健委中医处处长、天津中医药大学教授
39	2022 年第二届智能传播与健康治理国际学术会议之天津中医药大学文化与健康传播学院工作坊 中医人文精神与大健康产业	2022.12.10	李良松	北京中医药大学国学院院长、教授
40	2022 年第二届智能传播与健康治理国际学术会议之天津中医药大学文化与健康传播学院工作坊 中医药文化——中华文化“走出去”的先锋	2022.12.10	张宗明	南京中医药大学医学人文学院院长、教授
41	2022 年第二届智能传播与健康治理国际学术会议之天津中医药大学文化与健康传播学院工作坊 新时代中医药文化与健康传播的思考	2022.12.10	海霞	中华中医药学会科普分会主任委员、编审
42	中华中医药学会科普分会主任委员、编审	2023.4.11	单宝枝	世界中医药学会联合会翻译专业委员会会长、教授
43	跨文化语境中的中国文化教学与传播	2023.4.12	祖晓梅	南开大学教授
44	磨兜坚文化的源流	2023.4.13	杨琳	南开大学教授
45	2023 全国中医药大学“英语+中医药文化”课程建设暨学术研讨会 北京中医药大学中医药外语学科建设	2023.4.16	孔祥国	北京中医药大学人文学院教授、副院长
46	2023 全国中医药大学“英语+中医药文化”课程建设暨学术研讨会 医文交叉 融合创新 探索中医院校“新文科”建设新朝向	2023.4.16	陈骥	成都中医药大学外语学院副院长、教授

序号	讲座名称	举办时间	主讲人	主讲人单位
47	说话人的设计：语法为互动	2023.5.23	李先银	北京语言大学语言科学院研究员
48	未知死焉知生：死亡传播研究探初	2023.10.17	周裕琼	深圳大学新闻传播学院教授
49	论文写作与项目申报经验分享	2023.10.24	王志英	天津外国语大学国际教育学院教授
50	从自然地理考察中国语言——一些初步认识	2023.10.25	冉启斌	南开大学文学院副院长、教授
51	天津市语言学会2023年学术年会 动词的视角——“何有于我哉”的句法语义及其他	2023.11.4	胡建华	中国社会科学院语言研究所教授
52	天津市语言学会2023年学术年会 西夏对汉语音韵学的继承与创新	2023.11.4	孙伯君	中国社会科学院民族学与人类学研究所研究员
53	天津市语言学会2023年学术年会 天津方言的研究、保护与传承	2023.11.4	谭汝为	天津师范大学国际教育交流学院教授
54	天津市语言学会2023年学术年会 天津方言的研究、保护与传承	2023.11.4	李民	南开大学外语学院教授
55	2023年第三届智能传播与健康治理国际学术会议之天津中医药大学文化与健康传播学院工作坊 人工智能在中医药健康领域中的最新应用与展望	2023.12.2	孟昭鹏	天津中医药大学原副校长、教授
56	2023年第三届智能传播与健康治理国际学术会议之天津中医药大学文化与健康传播学院工作坊 效法岐黄养生奥旨，践行健康生活理念	2023.12.2	安定祥	中华中医药学会文化分会顾问、研究员
57	2023年第三届智能传播与健康治理国际学术会议之天津中医药大学文化与健康传播学院工作坊 新形势下中医药文化与健康传播出版探索与思考	2023.12.2	沈承玲	中国中医药出版社教材中心主任、编审

参考文献

[1]廖育群.医史研究“三人行”———读梁其姿《面对疾病》与《麻风》[J].中国科技史杂志,2015(3).

[2]杨璐玮,余新忠.评梁其姿《从疠风到麻风:一种疾病的社会文化史》[J].历史研究,2012.4).

[3]庞青山.大学学科论[M].广州:广东教育出版社,2006.

[4]余新忠,陈思言.医学和社会文化之间——百年来清代医疗史研究述评[J].华中师范大学学报,2017(3).

[5]张新华,张飞.“知识”概念及其涵义研究[J].图书情报工作,2013(6).

[6]胡军.关于知识定义的分析[J].华中科技大学学报,2008(4).

[7]潘磊.知识概念与认知实践——从盖梯尔问题谈起[J].自然辩证法研究,2011(8).

[8]陈嘉明.当代知识论:概念、背景与现状[J].哲学研究,2003(5).

[9]彼得·伯克.知识社会史:上卷(从古登堡到狄德罗)[M].陈志宏,王婉旎译,杭州:浙江大学出版社,2016.

[10]米歇尔·福柯.知识考古学[M].谢强,马月译,北京:三联书店,2007.

[11]高宣扬.当代法国哲学导论:上[M].上海:同济大学出版社,2004.

[12]徐浩,侯建新.当代西方史学流派(第二版)[M].北京:中国人民大学出版社,2009.

[13]米歇尔·福柯.词与物———人文科学的考古学(修订本)[M].莫伟民译,北京:三联书店,2016.

[14]潘晟.知识史:一个简短的回顾与展望[J].史志研究,2015(2).

[15]桑兵等.近代中国知识和制度的转型[M].北京:经济科学出版社,2013.

[16]傅荣贤.中国近代知识观念和知识结构的演进[M].北京:知识产权出版社,2016.

[17]张寿安主编.晚清民初的知识转型与知识传播[M].北京:北京师范大学出版社,2018.

[18]Roger Cooter.“Framing”the End of Social History of Medicine [A].Frank Hui smanand John Harley Warnereds. Locating Medicine History:the Stories and Their Meanings[M].Baltimore and London:The Johns Hopkins University Press,2006.

[19]张大庆.理解当下医学的悖论:思想史的路径[J].历史研究,2015(2).

[20]Paul Unschuld. Medicine in China:A History of Ideas [M].Berkeley:University of California Press,1985.

[21]Volker Scheid. Chinese Medicine in Contemporary China:Plurality and Synthesis[M].Durham:Duke University Press,2002.

[22]Bridie J. Andrews. The Making of Modern Chinese Medicine,1850–1960[M].Vancouver:University of British Columbia Press,2013.

[23]Sean Hsiang–linLei. Neither Donkey nor Horse:Medicine in the Struggle over China's Modernity[M].Chicago:University of Chicago Press,2014.

[24]Howard Chiang. Historical Epistemology and the Making of Modern Chinese Medicine[M]. Manchester:Manchester University Press,2015.

[25]Jeong–Nam Kim, Seong–Cheol Park, Sun–Wook Yoo,et al. Mapping Health Communication Scholarship: Breadth, Depth, and Agenda of Published Research in Health Communication[J]. Health Communication,2010,25:6–7, 487–503.

[26]Seth P. McCullock, Grace M. Hildenbrand, Katie J. Schmitz,et al. The state of health communication research: A content analysis of articles published in Journal of Health Communication and Health Communication (2010-2019) [J]. Journal of Health Communication, 2021,26:1, 28-38.

[27]周葆华,钟媛."春天的花开秋天的风":社交媒体、集体悼念与延展性情感空间——以李文亮微博评论(2020—2021)为例的计算传播分析[J].国际新闻界, 2021(3).

[28]李宗亚,张明新,魏然,等.新冠肺炎疫情危机中的微信使用与利他行为:风险感知与公共信任的中介效应[J].国际新闻界,2021(5).

[29]Jinhui Li , Han Zheng. Online Information Seeking and Disease Prevention Intent During COVID-19 Outbreak[J]. Journalism & Mass Communication Quarterly,2022, 99(1), 69 - 88.

[30]Katharine J. Head, Monica L. Kasting, Lynne A. Sturm, et al. A National Survey Assessing SARS-CoV-2 Vaccination Intentions: Implications for Future Public Health Communication Efforts[J]. Science Communication, 2020, 42(5), 698-723.

[31]Erica Weintraub Austin, Bruce W Austin, Jessica Fitts Willoughby, et al. How Media Literacy and Science Media Literacy Predicted the Adoption of Protective Behaviors Amidst the COVID-19 Pandemic[J]. Journal of Health Communication, 2021,26: 239 - 252.

[32]Yotam Ophir, Dror Walter, Daniel Arnon, et al. The Framing of COVID-19 in Italian Media and Its Relationship with Community Mobility: A Mixed-Method Approach[J]. Journal of Health Communication, 2021,26: 161 - 173.

[33]Tianen Chen, Minhao Dai, Shilin Xia, et al. Do Messages Matter? Investigating the Combined Effects of Framing, Outcome Uncertainty, and Number Format on COVID-19 Vaccination Attitudes and Intention[J]. Health Communication, 2022,37(8), 944 - 951.

[34]彼得斯.对空言说:传播思想史[M].邓建国,译.上海:上海译文出版社,2017.

[35]威尔伯·施拉姆,威廉·波特.传播学概论[M].北京:新华出版社,1984.

[36]W.Schramm, W.E.Porter.传播学概论,2 版[M].北京:北京大学出版社,2007.

[37]吴靖.批判的国际传播研究:传播媒介在全球政治、经济与文化秩序中的角色[J].全球传媒学刊,2016,6(3).

[38]孙希旦.礼记集解,卷 38[M]. 北京:中华书局,1989.

[39]段安节.乐府杂录·歌,中国古典戏曲论著集成(一)[M].北京:中国戏剧出版社,1959.

[40]傅惜华.古典戏曲声乐论著丛编[M].北京:人民音乐出版社,1983.

[41]林俊卿.歌唱发音的机能状态[M].北京:人民音乐出版社,1985.

[42]林俊卿.歌唱发音不正确的原因及纠正方法[M].北京:人民音乐出版社,1993.

[43]林俊卿.歌唱发音的科学基础[M].上海:上海音乐出版社,2001.

传统文化云端绮旅

扫码开启

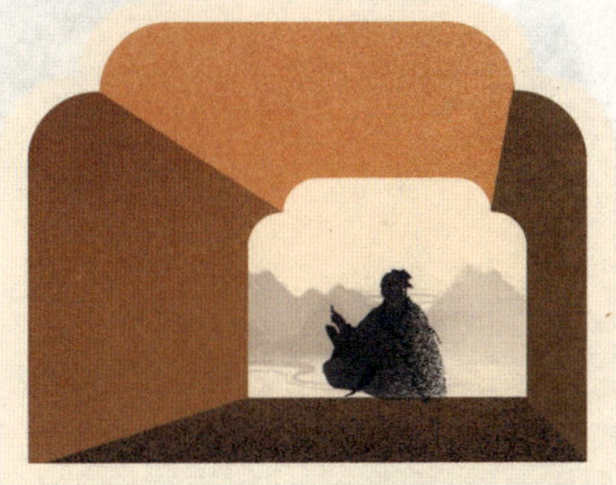

赏

中医魅力

看文化节目，
寻中华医脉结晶。

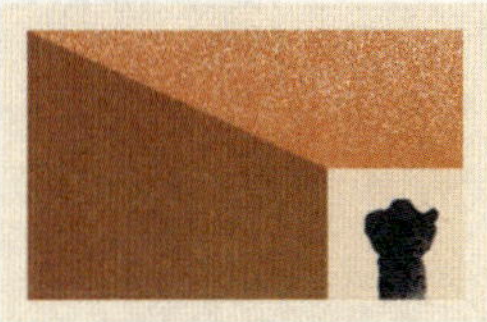

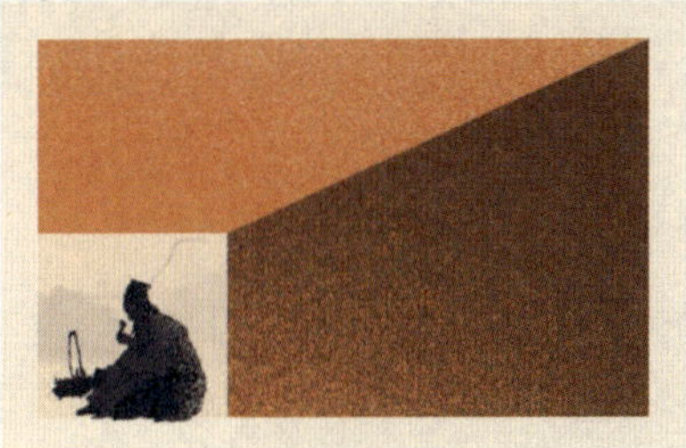

听

名家见解

文化大师课，
听名士独特见解。

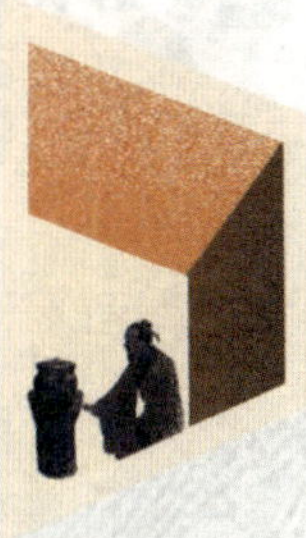

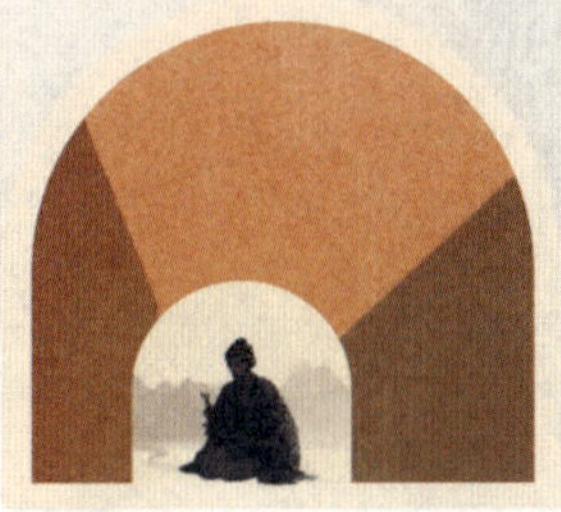

写

读书笔记

记阅读感悟，
品传统文化精髓。

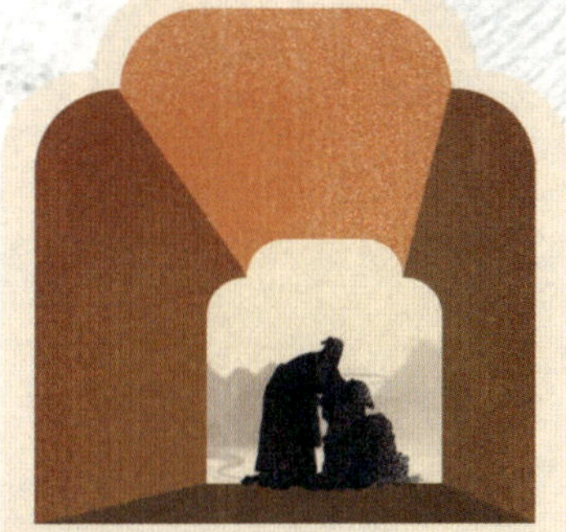

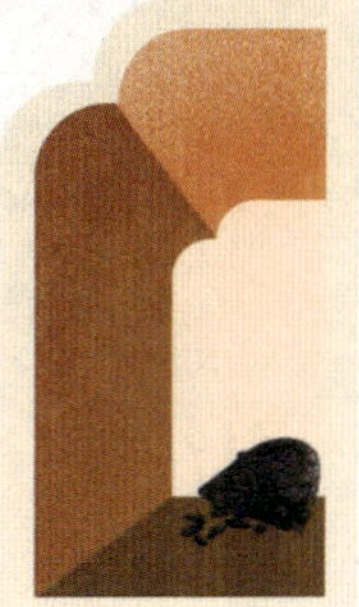

享

交流妙趣

谈书中内容，
交流文化趣味。